ONCOLOGÍA RADIOTERÁPICA
de bolsillo

Manual de oncología radioterápica del MD Anderson Cancer Center

Editado por
CHAD TANG, MD
AHSAN FAROOQI, MD, PhD

Asesores
STEPHEN HAHN, MD
PRAJNAN DAS, MD, MPH

THE UNIVERSITY OF TEXAS
MD Anderson
~~Cancer~~ Center

Making Cancer History®

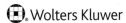 Wolters Kluwer

Philadelphia • Baltimore • New York • London
Buenos Aires • Hong Kong • Sydney • Tokyo

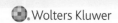
.Wolters Kluwer

Av. Carrilet, 3, 9.ª planta, Edificio D - Ciutat de la Justícia
08902 L'Hospitalet de Llobregat, Barcelona (España)
Tel.: 93 344 47 18   Fax: 93 344 47 16   e-mail: consultas@wolterskluwer.com

Revisión científica
Horacio Vidrio Morgado
Médico cirujano con especialidades en Cirugía General y Cirugía Oncológica.
Médico especialista del Centro Oncológico del Hospital Médica Sur, México.

Traducción
Néstor Zumaya Cárdenas
Médico cirujano por la Universidad Nacional Autónoma de México, México

Dirección editorial: Carlos Mendoza
Editora de desarrollo: Núria Llavina
Gerente de mercadotecnia: Simon Kears
Cuidado de la edición: Doctores de Palabras
Adaptación de portada: Jesús Esteban Mendoza
Impresión: C&C Offset Printing Co. Ltd. / Impreso en China

CCS0121

DEDICATORIA

Dedicamos este libro en memoria del Dr. James D. Cox, MD, quien dedicó gran parte de su vida a MDACC, RTOG, ABR y Red Journal. Él fue y siempre será un mentor para todos los estudiante pasados, actuales y futuros en oncología radioterápica.

Mitchell S. Anscher, MD
Professor and Genitourinary
  Section Chief
Department of Radiation
  Oncology
University of Texas MD Anderson
  Cancer Center
Houston, Texas

**Alexander Augustyn, MD,
PhD**
Resident Physician
Department of Radiation Oncology
University of Texas MD Anderson
  Cancer Center
Houston, Texas

Zeina Ayoub, MD
Clinical Instructor
Department of Radiation Oncology
American University of Beirut
  Cancer Center
Beirut, Lebanon

Alexander F. Bagley, MD, PhD
Resident Physician
Department of Radiation
  Oncology
University of Texas MD Anderson
  Cancer Center
Houston, Texas

Houda Bahig, MD
Staff Radiation Oncologist
Centre hospitalier de l'Université
  de Montréal
Montréal, Quebec, Canada

Peter Balter, PhD
Professor, Department of
  Radiation Physics
Division of Radiation Oncology
University of Texas MD Anderson
  Cancer Center
Houston, Texas

Vincent Bernard, PhD
Postdoctoral Fellow
Translational Molecular Pathology
University of Texas MD Anderson
  Cancer Center
Houston, Texas

Michael Bernstein, MD
Assistant Attending
Department of Radiation
  Oncology
Memorial Sloan Kettering Cancer
  Center
New York City, New York

Andrew J. Bishop, MD
Assistant Professor
Department of Radiation Oncology
University of Texas MD Anderson
  Cancer Center
Houston, Texas

Eric D. Brooks, MD, MHS
Resident Physician
Department of Radiation Oncology
University of Texas MD Anderson
  Cancer Center
Houston, Texas

Samantha M. Buszek, MD
Resident Physician
Department of Radiation
  Oncology
University of Texas MD Anderson
  Cancer Center
Houston, Texas

Joe Y. Chang, MD, PhD, FASTRO
Professor
Department of Radiation Oncology
University of Texas MD Anderson
  Cancer Center
Houston, Texas

**Bhavana S. Vangara
Chapman, MD**
Resident Physician
Department of Radiation
  Oncology
University of Texas MD Anderson
  Cancer Center
Houston, Texas

Seungtaek Choi, MD
Associate Professor
Department of Radiation
  Oncology
University of Texas MD Anderson
  Cancer Center
Houston, Texas

Kaitlin Christopherson, MD
Resident Physician
Department of Radiation
Oncology
University of Texas MD Anderson
Cancer Center
Houston, Texas

Caroline Chung, MD, MSc
Associate Professor
Department of Radiation
Oncology
University of Texas MD Anderson
Cancer Center
Houston, Texas

Lauren Elizabeth Colbert, MD, MSCR
Resident Physician
Department of Radiation
Oncology
University of Texas MD Anderson
Cancer Center
Houston, Texas

Bouthaina Dabaja, MD
Professor and Lymphoma Section
Chief
Department of Radiation
Oncology
University of Texas MD Anderson
cancer center
Houston, Texas

Prajnan Das, MD, MPH
Professor and GI Section Chief
Department of Radiation
Oncology
Deputy Department Chair for
Education
Residency and Fellowship
Program Director
University of Texas MD Anderson
Cancer Center
Houston, Texas

Brian J. Deegan, MD, PhD
Radiation Oncologist
Department of Radiation
Oncology
Cancer Specialists of
North Florida

Jacksonville, Florida

Patricia J. Eifel, MD
Professor
Department of Radiation
Oncology
University of Texas MD Anderson
Cancer Center
Houston, Texas

Adnan Elhammali, MD, PhD
Resident Physician
Department of Radiation
Oncology
University of Texas MD Anderson
Cancer Center
Houston, Texas

Penny Fang, MD, MBA
Resident Physician
Department of Radiation
Oncology
University of Texas MD Anderson
Cancer Center
Houston, Texas

Ahsan Farooqi, MD, PhD
Resident Physician
Department of Radiation
Oncology
University of Texas MD Anderson
Cancer Center
Houston, Texas

Steven J. Frank, MD
Professor and Deputy Division
Head
Department of Radiation
Oncology
University of Texas MD Anderson
Cancer Center
Houston, Texas

Clifton David Fuller, MD, PhD
Associate Professor
Department of Radiation
Oncology
University of Texas MD Anderson
Cancer Center
Houston, Texas

Adam Seth Garden, MD
Professor
Department of Radiation
 Oncology
University of Texas MD Anderson
 Cancer Center
Houston, Texas

Amol Jitendra Ghia, MD
Associate Professor
Department of Radiation
 Oncology
University of Texas MD Anderson
 Cancer Center
Houston, Texas

Daniel Gomez, MD
Associate Professor and Thoracic
 Section Chief
University of Texas MD Anderson
 Cancer Center
Houston, Texas

Stephen Grant, MD
Resident Physician
Department of Radiation
 Oncology
University of Texas MD Anderson
 Cancer Center
Houston, Texas

**Aaron Joseph Grossberg, MD,
PhD**
Assistant Professor
Department of Radiation
 Medicine
Cancer Early Detection Advanced
 Research Center
Brenden-Colson Center for
 Pancreatic Care
Oregon Health and Science
 University
Portland, Oregon

David Grosshans, MD, PhD
Associate Professor
Department of Radiation
 Oncology
University of Texas MD Anderson
 Cancer Center
Houston, Texas

**B. Ashleigh Guadagnolo, MD,
MPH**
Professor and Sarcoma Section
 Chief
Department of Radiation
 Oncology
University of Texas MD Anderson
 Cancer Center
Houston, TX

Jillian Gunther, MD, PhD
Assistant Professor
Department of Radiation
 Oncology
University of Texas MD Anderson
 Cancer Center
Houston, Texas

Stephen Hahn, MD
Professor
Department of Radiation
 Oncology
University of Texas MD Anderson
 Cancer Center
Chief Medical Executive
Houston, Texas

Jennifer C. Ho, MD
Resident Physician
Department of Radiation
 Oncology
University of Texas MD Anderson
 Cancer Center
Houston, Texas

**Karen Elizabeth Hoffman,
MD, MPH**
Associate Professor
Department of Radiation
 Oncology
University of Texas MD Anderson
 Cancer Center
Houston, Texas

Emma B. Holliday, MD
Assistant Professor
Department of Radiation
 Oncology
University of Texas MD Anderson
 Cancer Center
Houston, Texas

Anuja Jhingran, MD
Professor
Department of Radiation Oncology
University of Texas MD Anderson
    Cancer Center
Houston, Texas

Ann H. Klopp, MD
Associate Professor and
    Gynecology Section Chief
Department of Radiation
    Oncology
University of Texas MD Anderson
    Cancer Center
Houston, Texas

Albert C. Koong, MD, PhD
Professor and Chair
Department of Radiation Oncology
University of Texas MD Anderson
    Cancer Center
Houston, Texas

Rachit Kumar, MD
Adjunct Assistant Professor
Division of Radiation Oncology
Banner MD Anderson Cancer
    Center
Gilbert, Arizona

Jing Li, MD, PhD
Associate Professor and CNS/
    Pediatric Section co-Chief
Department of Radiation Oncology
University of Texas MD Anderson
    Cancer Center
Houston, Texas

Anna Likhacheva, MD, MPH
Adjunct Assistant Professor
Department of Radiation Oncology
Banner MD Anderson Cancer
    Center
Gilbert, Arizona

Lilie L. Lin, MD
Associate Professor
Department of Radiation
    Oncology
University of Texas MD Anderson
    Cancer Center
Houston, Texas

Jennifer Logan, MD
Resident Physician
Department of Radiation
    Oncology
University of Texas MD Anderson
    Cancer Center
Houston, Texas

Ethan Bernard Ludmir, MD
Resident Physician
Department of Radiation
    Oncology
University of Texas MD Anderson
    Cancer Center
Houston, Texas

Geoffrey V. Martin, MD
Resident Physician
Department of Radiation Oncology
University of Texas MD Anderson
    Cancer Center
Houston, Texas

Mary Frances McAleer, MD, PhD
Associate Professor
Department of Radiation
    Oncology
University of Texas MD Anderson
    Cancer Center
Houston, Texas

Shane Mesko, MD, MBA
Resident Physician
Department of Radiation
    Oncology
University of Texas MD Anderson
    Cancer Center
Houston, Texas

Sarah Milgrom, MD
Assistant Professor
Department of Radiation Oncology
University of Colorado
Denver Colorado

Bruce Minsky, MD
Professor and Frank T. McGraw
    Memorial Chair
Department of Radiation Oncology
University of Texas MD Anderson
    Cancer Center
Houston, Texas

Shalini Moningi, MD
Resident Physician
Department of Radiation Oncology
University of Texas MD Anderson
  Cancer Center
Houston, Texas

Amy C. Moreno, MD
Resident Physician
Department of Radiation
  Oncology
University of Texas MD Anderson
  Cancer Center
Houston, Texas

Quynh-Nhu Nguyen, MD
Associate Professor
Department of Radiation Oncology
University of Texas MD Anderson
  Cancer Center
Houston, Texas

Hubert Young Pan, MD
Resident Physician
Department of Radiation
  Oncology
University of Texas MD Anderson
  Cancer Center
Houston, Texas

Dario Pasalic, MD
Resident Physician
Department of Radiation
  Oncology
University of Texas MD Anderson
  Cancer Center
Houston, Texas

Arnold C. Paulino, MD
Professor and CNS/Pediatric
  Section co-Chief
Department of Radiation
  Oncology
University of Texas MD Anderson
  Cancer Center
Houston, Texas

Curtis A. Pettaway, MD
Professor
Department of Urology
University of Texas MD Anderson
  Cancer Center
Houston, Texas

Jack Phan, MD, PhD
Associate Professor
Department of Radiation Oncology
University of Texas MD Anderson
  Cancer Center
Houston, Texas

Chelsea C. Pinnix, MD, PhD
Associate Professor
Department of Radiation Oncology
University of Texas MD Anderson
  Cancer Center
Houston, Texas

Courtney Pollard III, MD, PhD
Resident Physician
Department of Radiation Oncology
University of Texas MD Anderson
  Cancer Center
Houston, Texas

Jay Paul Reddy, MD, PhD
Assistant Professor
Department of Radiation
  Oncology
University of Texas MD Anderson
  Cancer Center
Houston, Texas

Mohammed Salehpour, PhD
Professor and Director of
  Education
Department of Radiation Physics
University of Texas MD Anderson
  Cancer Center
Houston, Texas

Tommy Sheu, MD, MPH
Resident Physician
Department of Radiation
  Oncology
University of Texas MD Anderson
  Cancer Center
Houston, Texas

**Shervin 'Sean' Shirvani, MD,
MPH**
Adjunct Assistant Professor
Department of Radiation
  Oncology
Banner MD Anderson Cancer
  Center
Gilbert, Arizona

Lisa Singer, MD, PhD
Instructor
Department of Radiation
    Oncology
Dana-Farber Cancer Institute and
    Brigham and Women's Hospital
Boston, Massachusetts

Shane R. Stecklein, MD, PhD
Resident Physician
Department of Radiation
    Oncology
University of Texas MD Anderson
    Cancer Center
Houston, Texas

Erik P. Sulman, MD, PhD
Professor and Vice-Chair of
    Research
Department of Radiation
    Oncology
Co-Director, Brain Tumor Center
Laura and Isaac Perlmutter
    Cancer Center
New York City, New York

Chad Tang, MD
Assistant Professor
Department of Radiation
    Oncology
University of Texas MD Anderson
    Cancer Center
Houston, Texas

Cullen Taniguchi, MD, PhD
Assistant Professor
Department of Radiation
    Oncology
University of Texas MD Anderson
    Cancer Center
Houston, Texas

Nikhil G. Thaker, MD
Radiation Oncologist
Division of Radiation Oncology
Arizona Oncology/The US
    Oncology Network
Tucson, Arizona

Jeena Varghese, MD
Assistant Professor
Department of Endocrine
    Neoplasia and Hormonal
    Disorders
University of Texas MD Anderson
    Cancer Center
Houston, Texas

Gary Walker, MD, MPH
Staff Physician
Department of Radiation
    Oncology
Banner MD Anderson Cancer
    Center
Gilbert, Arizona

Christopher Wilke, MD, PhD
Assistant Professor
Department of Radiation
    Oncology
University of Minnesota
Minneapolis, Minnesota

Wendy Woodward, MD, PhD
Associate Professor and Breast
    Section Chief
Department of Radiation
    Oncology
University of Texas MD Anderson
    Cancer Center
Houston, Texas

Debra Nana Yeboa, MD
Assistant Professor
Department of Radiation
    Oncology
University of Texas MD Anderson
    Cancer Center
Houston, Texas

En el mundo acelerado en el que vivimos hoy, puede ser un desafío encontrar tiempo para mantenerse al día con los estándares de atención actuales y las innovaciones tecnológicas y las prácticas en constante evolución. A menudo, las pautas nacionales son demasiado vagas cuando se trata de cómo administramos la radioterapia para sitios específicos de enfermedades y los libros de texto son demasiado amplios o demasiado extensos para que los médicos puedan interpretar los conceptos clave necesarios para brindar atención. Aunque reconocemos que hay otros libros de bolsillo disponibles, hemos reducido intencionalmente nuestro enfoque y alcance en este manual de bolsillo para incluir las mejores prácticas que hemos determinado que son necesarias para brindar atención segura y multidisciplinaria basada en evidencia a nuestros pacientes. Ello se logró mediante la recopilación de años de experiencia y conocimientos de los oncólogos radioterapeutas experimentados del MD Anderson, muchos de los cuales crearon las tecnologías de vanguardia que se describen en este manual. Los residentes y asistentes tanto anteriores como actuales del MD Anderson desempeñaron un papel relevante en la creación de este manual de bolsillo y revisaron cada uno de los capítulos.

El objetivo de este manual de bolsillo es proporcionar una vista instantánea en una presentación fácil de usar que se puede utilizar para guiar la atención activa y la revisión de casos específicos. Si bien reconocemos que no es un recurso completo, el manual proporciona los fundamentos básicos que pueden guiar al profesional con las herramientas y la información necesarias para profundizar en casos específicos.

En este manual hemos cubierto todas las etapas principales de las enfermedades habitualmente tratadas e incluido técnicas de tratamiento para neoplasias malignas tanto frecuentes como raras. A diferencia de la mayoría de las referencias de bolsillo, tenemos una sección dedicada a la planificación del tratamiento y las restricciones de dosis. Esta sección también incluye figuras específicas que son útiles de bolsillo y revisaron cada uno de los capítulos.

Reconociendo el tiempo limitado que tienen los médicos y los estudiantes, incluimos solo aquellas referencias específicas que impulsan los estándares clínicos actuales. Esperamos que este manual sea un recurso valioso para usted y sus compañeros mientras nos esforzamos por brindar una atención adecuada, segura y de calidad a nuestros pacientes.

ALBERT C. KOONG, MD, PHD
Professor and Department Chair, Radiation Oncology

JOSEPH M. HERMAN, MD
Professor and Division Head, Radiation Oncology

PREFACIO

Estamos encantados de presentar la primera edición de *Oncología radioterápica de bolsillo: Manual de oncología radioterápica del MD Anderson Cancer Center*. Si bien hay muchos libros de texto excelentes sobre radiooncología, en una era de evidencia en constante evolución y tecnología que cambia rápidamente, parece haber una gran necesidad de un manual de fácil acceso con información clínicamente relevante y basada en evidencia presentado en un formato conciso y de fácil acceso. Creemos que este manual será de interés para los estilos de aprendizaje de estudiantes adultos de la generación actual.

Agradecemos a todos los colaboradores del MD Anderson Cancer Center de la University of Texas que hicieron posible el *Manual de oncología radioterápica*. Todos los capítulos fueron creados por miembros actuales o exmiembros del servicio de oncología radioterápica del MD Anderson Cancer Center. Los capítulos fueron creados por pares de residentes y médicos de base y todos los capítulos fueron revisados por un asistente experimentado que se especializó en el sitio de la enfermedad. También estamos agradecidos con el cuerpo docente anterior y actual del MD Anderson Cancer Center de la University of Texas, cuya experiencia clínica y conocimientos se reflejan en este manual.

STEPHEN HAHN Y PRAJNAN DAS, ASESORES

CONTENIDO

TÓRAX
Editores de la sección: Eric D. Brooks, Daniel Gomez

DIGESTIVO
Editores de la sección: Lauren Elizabeth Colbert, Prajnan Das

MAMA
Editores de la sección: Jennifer Logan, Amy C. Moreno, Wendy Woodward

GENITOURINARIO
Editores de la sección: Geoffrey V. Martin, Shalini Moningi, Mitchell S. Anscher

GINECOLÓGICO
Editores de la sección: Shane R. Stecklein, Ann H. Klopp

PIEL/SARCOMA
Editores de la sección: Kaitlin Christopherson, B. Ashleigh Guadagnolo

LINFOMA
Editores de la sección: Tommy Sheu, Bouthaina Dabaja

EMERGENCIAS POR RADIACIÓN, ENFERMEDADES BENIGNAS Y PALIACIÓN

Editores de la sección: Adnan Elhammali, Amol Jitendra Ghia

BIOLOGÍA DE LA RADIACIÓN

AARON JOSEPH GROSSBERG • AHSAN FAROOQI • CULLEN TANIGUCHI

LAS 4 R DE LA RADIOBIOLOGÍA

- **Reparación**
  La **reparación de daños** letales y subletales aumenta la supervivencia celular después de la radiación fraccionada.
- **Reoxigenación**
  Las **células hipóxicas** son radiorresistentes; la fracción hipóxica ↑ con el tratamiento.
- **Redistribución**
  La letalidad aumenta a medida que las células se redistribuyen a etapas más radiosensibles del **ciclo celular**.
- **Repoblación**
  La repoblación aumenta la supervivencia celular durante **el tiempo prolongado de tratamiento**; está acelerada en algunos tipos de cáncer.

VÍAS Y SEÑALIZACIÓN MOLECULAR

- **Oncogén:** la función normal es regular positivamente el crecimiento celular, a saber, *RAS, MYC, ABL, ERBB2*.
- **Gen supresor tumoral:** la función normal es regular negativamente el crecimiento celular, a saber, *TP53, RB, VHL, PTEN*.
- **Vías de señalización celular**
  - EGFR-MAPK: vía de pro-supervivencia que implica a la familia EGFR de tirosina-cinasas.
    - EGFR (ErbB-1): diana de cetuximab.
    - HER2/neu (ErbB-2): diana de trastuzumab.
    - Her3 y Her4: no tan frecuentemente mutadas en el cáncer.
  - Ras: proteína G unida a la membrana celular que transmite señales de tirosina-cinasas activadas.
    - K-RAS: mutado en el cáncer de colon y pulmón.
    - N-RAS: mutado en el neuroblastoma.
    - H-RAS: en el cáncer de vejiga.
  - VEGFR: conduce a angiogénesis; también implica las vías de la tirosina-cinasa. Diana de bevacizumab.
  - Vía PI3K-Akt-mTOR: PI3K es una proteína unida a la membrana que está regulada negativamente por PTEN, y cuyos objetivos corriente abajo incluyen Akt y mTOR, que activan la supervivencia y la proliferación celular y la angiogénesis. Diana de rapamicina, temsirólimus y everólimus (fármacos inmunosupresores), que también pueden inhibir varios cánceres que activan esta vía (carcinoma de células renales).
  - BCR-ABL: vía de la tirosina-cinasa activada en la leucemia mielógena crónica (a través de la translocación clásica 9:22), que es la diana del imatinib.
  - ALK: es una tirosina-cinasa pro-supervivencia y que se encuentra mutada en CPCNP y neuroblastoma hereditario. Diana del inhibidor de ALK, crizotinib.

TELÓMEROS, TELOMERASA Y CÁNCER

- Debido al problema de la replicación de los extremos, una célula pierde entre 50 y 200 pares de bases (pb) por división celular.
- Los telómeros son elementos repetitivos que consisten en repeticiones (TTAGGG)n que se encuentran en los extremos de nuestros cromosomas y que sirven como amortiguadores para nuestro ácido desoxirribonucleico (ADN) codificante.
- Después de ~40-50 duplicaciones de poblaciones celulares, la mayoría de los linajes celulares en cultivo alcanzan longitudes de telómeros críticamente cortas, lo que desencadena la senescencia/apoptosis (límite de Hayflick).
- Las células cancerosas contrarrestan el acortamiento de los telómeros activando los mecanismos de mantenimiento de los telómeros.
  - Telomerasa: activado en ~85% de todos los cánceres. El aumento de la actividad de la telomerasa se ha asociado con mutaciones en el gen promotor de *TERT* (que codifica el componente catalítico de la telomerasa) observadas en tumores de origen neural o mesenquimatoso (*Killela PNAS 2013*).
  - Alargamiento alternativo de telómeros: activado en el 10-15% de los cánceres. Mecanismo poco conocido, pero se cree que utiliza maquinaria de recombinación homóloga para mantener la longitud de los telómeros.

DAÑO Y REPARACIÓN DEL ADN

- **Daño en el ADN:** se define como cualquier modificación covalente del esqueleto de nucleótidos (la excepción es la metilación de citosina).
  - Ocurre con gran frecuencia a causa de fuentes tanto endógenas como exógenas.

- Aproximadamente, 1 Gy de radiación ionizante produce ~40 roturas de doble cadena (RDC), > 1000 daños en bases y ~1000 roturas de una cadena (RUC).
- Vías de reparación del ADN:
  - Reparación por escisión de bases (APE1, PCNA, FEN1, XRCC1): funciona para la reparación del daño de las bases utilizando glicosilasa y endonucleasas de ADN.
  - Reparación por escisión de nucleótidos: puede iniciarse por la vía genómica global (ERCC1, XPF, XPG) o por transcripción acoplada (complejos de ARN-polimerasa en punto muerto). Los defectos en esta vía conducen a xeroderma pigmentoso hereditario.
  - Reparación de los errores de emparejamiento del ADN: MLH1, MSH2, MSH4, MSH6. Tiene función en la eliminación del nucleótido incorrecto y el reemplazo con el correcto. Las mutaciones en los genes implicados en esta vía conducen a inestabilidad de microsatélites (MSI) y cáncer colorrectal hereditario no polipósico (CCHNP).
  - Recombinación no homóloga (RNH): es la respuesta inmediata de una célula para corregir una rotura de doble cadena de ADN. En comparación con la recombinación homóloga, este proceso es rápido pero más propenso a errores. En primer lugar, existe el reconocimiento de extremos mediante la unión de proteínas Ku → reclutamiento de proteínas cinasas (PC) dependientes de ADN (ADN-PC) → procesamiento final, punteo y unión. Es típicamente activa en la fase G1 del ciclo celular, debido a que no hay cromátida hermana.
  - Recombinación homóloga: es un mecanismo de alta fidelidad, en comparación con la RNH, para la reparación de RDC de ADN. Requiere secuencias homólogas para volver a unir los extremos rotos del ADN; por lo tanto, este proceso de reparación está activo en las fases S y G2 del ciclo celular. Después del reconocimiento de RDC de ADN mediado por ATM, el complejo Mre11/Rad50/NBS1 es reclutado para la resección del extremo 3′. Luego, RAD51/RAD52 median en la invasión de la hebra homóloga en la cromátida hermana junto con las proteínas BRCA1 y BRCA2. La inactivación de genes de reparación de recombinación homóloga (RRH) aumenta en gran medida la radiosensibilidad en modelos in vitro.

MECANISMOS DE MUERTE CELULAR

- El ADN es la diana de la letalidad celular inducida por radiación.
- Apoptosis: mecanismo de muerte celular programada que es frecuente en el desarrollo embrionario. Es el modo primario de muerte celular en las células hematopoyéticas y linfáticas después de la radiación. Es importante destacar que esta es una vía de muerte celular mediada por p53 (que está mutado en numerosos cánceres). BCL-2 contrarresta el inicio de la apoptosis. Puede iniciarse por la vía extrínseca (vía FAS-L y TRAILR) o vía intrínseca (como resultado del daño del ADN, hipoxia o estrés metabólico). Ambas vías conducen a la activación de las caspasas que interrumpen la permeabilidad de la membrana externa mitocondrial, lo que conduce a la liberación del citocromo c y la consiguiente condensación de cromatina → fragmentación del ADN → muerte celular.
- Catástrofe mitótica: consecuencia de la mitosis aberrante debida a las RDC de ADN letales inducidas por radiación. Es el modo primario de muerte después de la radiación de células no hematopoyéticas. Muchos tumores tienen p53 deficiente y puntos de control del ciclo celular anulados que permiten que las células progresen hacia G2/M a pesar de contar con RDC de ADN producidas por la radiación. **Las tres principales aberraciones cromosómicas mortales inducidas por la radiación son la formación de cromosomas dicéntricos, anillos y puentes anafásicos**.
- Senescencia inducida por radiación: se ha informado en modelos in vitro después de un estrés extenso debido al daño del ADN inducido por la radiación. Típicamente, la senescencia (o detención celular permanente) ocurre como consecuencia del acortamiento de los telómeros debido al envejecimiento. Sin embargo, el daño del ADN que se origina a dosis bajas de radiación puede inducir una senescencia acelerada debido a la regulación persistente a la alza de proteínas de respuesta al daño del ADN. Existe cierta evidencia clínica de senescencia inducida por radiación en los tumores de crecimiento lento después de la radiación (cáncer de próstata).

EFECTOS AGUDOS DE LA IRRADIACIÓN CORPORAL TOTAL

- **DL$_{50}$**
  - **3.25-4 Gy** (sin tratamiento)
  - **~7 Gy** (con antibióticos, cuidados de soporte)
  - **~10 Gy** (con TMO)
  - *Sin supervivientes > 10 Gy de exposición*
- **Síndrome prodrómico**
  - < 50% de dosis letal: fatigabilidad fácil, anorexia, vómitos
  - Dosis supraletal: fiebre, hipotensión, diarrea inmediata
- **Triage SBRT/TS con base en el tiempo de inicio de los vómitos**
  - Vómitos < 4 h → evaluación hospitalaria inmediata (dosis mediana 3.6 Gy)
  - Vómitos > 4 h → evaluación hospitalaria tardía (1-3 días) (dosis mediana 0.9 Gy)

Inicio de vómitos	Dosis estimada
< 10 min	> 8 Gy
10-30 min	6-8 Gy
30 min-1 h	4-6 Gy
1-2 h	2-4 Gy
> 2 h	< 2 Gy

- **Síndrome hematopoyético**
  - Dosis: 2.5-5 Gy.
  - Tiempo: muerte en 4-8 semanas.
  - Síntomas: (1) síndrome prodrómico; (2) período latente; (3) ~3 semanas → escalofríos, fatiga, hemorragias petequiales, pérdida de cabello, infecciones (generalmente no se observa anemia).
- **Síndrome gastrointestinal**
  - Dosis: 5-12 Gy.
  - Tiempo: muerte en 9-10 días, por pérdida del mucosa intestinal.
  - Síntomas: (1) síndrome prodrómico; (2) diarrea prolongada (indica *dosis* > 10 Gy).
- **Síndrome cerebrovascular**
  - Dosis: > 100 Gy.
  - Tiempo: muerte en horas, debido a fuga capilar en el encéfalo.
  - Síntomas: (1) náuseas/vómitos *en minutos*; (2) desorientación, pérdida de la coordinación de los movimientos musculares, dificultad respiratoria, diarrea, crisis convulsivas, coma.
- **Tratamiento**
  - < 2 Gy: sin tratamiento.
  - 2-5 Gy: tratamiento expectante (p. ej., antibióticos, transfusiones).
  - 5-7 Gy: antibióticos profilácticos, transfusiones.
  - 8-10 Gy: trasplante de médula ósea.
  - > 10 Gy: muerte gastrointestinal; cuidados de soporte.
  - Factores estimulantes de colonias administrados para > 2-3 Gy en las primeras 24-72 h.

TOXICIDAD TISULAR NORMAL

- **Efectos tempranos** < 60 días; recambio celular rápido debido a la muerte celular aguda; reparación en 2 meses.
  - α/β alta; menos sensible al tamaño de la fracción; toxicidad basada en Gy totales y Gy/semana.
  - La prolongación de la radiación permite la repoblación (↓ efectos agudos).
  - **Período de latencia** = vida útil de la célula funcional.
- **Efectos tardíos** > 60 días; tejidos sin recambio rápido; **nunca se repara por completo**.
  - α/β bajo; más sensible al *tamaño de la fracción*; toxicidad basada en *Gy total y Gy/fx*.
  - *El fraccionamiento reduce los efectos tardíos, pero no durante un tiempo clínicamente relevante.*
- **Órgano en serie**: la pérdida de función en una parte provoca disfunción de todo el órgano (SNC; tubo digestivo).
  - Sin volumen umbral; probabilidad de daño proporcional al volumen irradiado.
  - Riesgo dominado por D_{max}.
- **Órgano paralelo**: la pérdida de función en una parte solo afecta a esa parte (riñón, pulmón, hígado).
  - Efecto del volumen umbral.
  - Riesgo dominado por la **dosis promedio** o el **volumen que recibe la dosis umbral**.
- **Tolerancia cutánea**: ~60 Gy (según el volumen irradiado y el fraccionamiento).
  - Los efectos agudos ocurren en la epidermis: eritema (rápido); descamación (~14 días); depilación (~2-3 semanas, tarda ~3 meses en volver a crecer).
  - Los efectos tardíos ocurren en la dermis: telangiectasias y fibrosis.

EFECTOS DEL OXÍGENO

- **Es el factor modificador más potente de la muerte celular por radiación ionizante**.
- **Debe estar presente en microsegundos durante la irradiación.**
  - **«Fijación de oxígeno»**: la formación de radicales peroxilo cambia permanentemente la estructura del ADN.
  - El radical hidroxilo (·OH) es el radical más importante para el daño indirecto al ADN.
- **Razón de potenciación por oxígeno** $\dfrac{d_{hipoxic}}{d_{oxic}}$
  - Rango de RPO: 2.5-3.0 (habitualmente 2.8).
  - Requiere muy poco O_2 (3 mm Hg o ~0.5% O_2).
  - Una TEL más alta reduce la RPO.
  - TEL óptima: 100 keV/µM (ancho de la doble cadena).
- **Hipoxia tumoral**
  - Se considera que las células hipóxicas son «resistentes al tratamiento».
  - La capacidad de difusión de O_2 es ~180 µM a partir del capilar.
  - La fracción hipóxica típica es ~10-15% con fraccionamiento estándar.
  - La fracción hipóxica ↑ a medida que el tamaño del tumor ↑.
  - La fracción hipóxica ↑ cuando la dosis/fx ↑.

- **Abordajes terapéuticos para la hipoxia**
  - Aumento de la oxigenación tumoral: oxigeno al 100%, hiperbárico, carbógeno, transfusión, nicotinamida.
  - Sensibilización de células hipóxicas.
  - El nimorazol fue probado como radiosensibilizador hipóxico en el cáncer supraglótico de laringe y faringeo por la Danish HNC. Se encontró que mejoraba el CLR (49% vs. 33%) y SEE (52% vs. 41%) con efectos adversos leves (*Overgaard et al. Radiother Oncol* 1998).
  - Citotoxinas de células hipóxicas: mitomicina C, doxorrubicina, metronidazol, tirapazamina (no se ha mostrado ningún beneficio clínico claro que haya sido modulado por la hipoxia).

RADIOPROTECTORES

Objetivo: mejorar la relación terapéutica

- Reoxigenación: vasoconstricción o captación de radicales libres.
  - **Compuestos de sulfhidrilo (amifostina)**, SOD, DMSO, CO, NaCN, epinefrina.
- Reparación: donación de H para facilitar la reparación.
  - **Compuestos de sulfhidrilo (amifostina)**, glutatión, cisteína.
- Reordenamiento: inducción de la senescencia mediante p53; detención del ciclo celular.
- Repoblación: mejora el crecimiento de células madre o troncales.
  - Por ejemplo, R-espondina para células madre intestinales.

La amifostina es el único radioprotector aprobado por la Food and Drug Administration (FDA).

- Administrar 30 min antes de la radioterapia; reduce la mucositis y la xerostomía (cáncer de cabeza y cuello) y la neumonitis y esofagitis (cáncer de pulmón).
  - Más eficaz si se administra en la *mañana*.
- Selectivo para tejido normal porque:
  - Requiere fosfatasa alcalina para activarse (bajo en el tejido tumoral).
  - La hipovascularidad y la hipoxia del tumor limitan la penetración de amifostina.
  - El entorno ácido del tumor previene la activación.
- Efectos secundarios: náuseas e hipotensión (~60% de los pacientes; la TA se revierte en 15 min).

CARCINOGENIA Y EFECTOS HEREDITARIOS

Dosis efectiva-Sievert (Sv) ponderada tanto para el tipo de radiación como para el volumen de tejido irradiado:

$$\text{Dosis efectiva (Sv)} = \text{dosis (Gy)} \times FP \times \text{fracción de tejido irradiado}$$

- FP del fotón/e$^-$ = 1; FP del protón = 2; FP del neutrón *hasta 20*; FP del ion pesado = 20.
- Puede calcularse por *tejido* o por *cuerpo entero*.

Exposición humana anual media a la radiación ionizante

- Mundo: 3 mSv/año.
- EE. UU.: 6 mSv/año.
- **Determinista:** el efecto ocurre después de exceder la dosis umbral, y la gravedad se correlaciona con la dosis.
  - Por ejemplo, eritema cutáneo, depilación, esterilidad, cataratas, muerte, anomalías fetales.
- **Estocástico:** el efecto ocurre aleatoriamente con probabilidad proporcional a la dosis (sin umbral seguro).
  - Por ejemplo, neoplasias secundarias y efectos hereditarios.

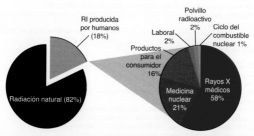

Datos del National Council on Radiation Protection and Measurements (NCRP). Report No. 93, Ionizing Radiation Exposure of the Population of the United States, 1987.

Carcinogénesis por radiación

- **Tumores sólidos**
  - Dentro del campo de radiación que recibe > 50 cGy.
  - Latencia ≥ 5 años.
  - Por lo general, un tipo de tumor diferente al original.
- **Leucemia**
  - Latencia ≥ 5 años.
  - Médula ósea > 50 cGy.
  - Distinta a LLC.
- Inducción de cáncer: *carcinógeno dominante*.
  - ↑ incidencia de cánceres poco frecuentes asociada con ↑ a la exposición a carcinógenos.
  - Estigmas de exposición (cambios prolongados en los tejidos afectados).
    ○ Radio-hueso, colorante de anilina-vejiga, uranio-pulmón, hollin de chimenea-escroto, TODOS.
- Potenciación del cáncer: mecanismo predominante: *participante carcinógeno*.
  - ↑ incidencia de cánceres frecuentes asociada con ↓ de la exposición a carcinógenos.
  - El tejido afectado es de aspecto normal.
    ○ Tiroides (bien diferenciado), mama, piel (CE/CB ≫ sarcoma), ovario, pulmón, colon.
    ○ Radioterapia para el linfoma de Hodgkin ↑ el riesgo de cáncer de mama (RR = 3.2 [a 4 Gy]; RR = 8 [a 40 Gy]).
    ○ Radioterapia para próstata ↑ el cáncer secundario (rectal, vejiga, sarcoma) RR = 1.34 a los 10 años.

Estimación del riesgo de malignidad

- **10%/Sv** para toda la población y dosis alta (> 0.2 Gy) o tasa de dosis (> 0.1 Gy/h).
- **8%/Sv** para la población trabajadora y dosis o tasa de dosis altas.
- **5%/Sv** para toda la población y dosis o tasa de dosis bajas.
- **4%/Sv** para la población trabajadora y dosis o tasa de dosis bajas.

Efectos hereditarios: efectos de la radiación que se pueden transferir de progenitores a hijos.

- Cambios producidos por la radiación en el material genético de las células sexuales (mutaciones de la línea germinal).
- La radiación no produce mutaciones nuevas y únicas, pero *aumenta la incidencia* de las mismas mutaciones que ocurren espontáneamente.
- Duplicación de la dosis (aumentar la tasa de mutación espontánea al doble) = 1 Gy.

Efectos sobre la fertilidad

- **Hombres: > 0.15 Gy** provocan infertilidad temporal.
  - **3.5-6 Gy** producen esterilidad permanente.
  - Retraso de 10 semanas para el inicio de la infertilidad después de la exposición.
  - Puede tardar hasta 6 meses en recuperar la fertilidad.
- **Mujeres: 2.6-6 Gy** causan esterilidad permanente.
  - La sensibilidad ↑ con la edad.

Estimación del riesgo de la ICRP para efectos hereditarios (calculada mediante la dosis a gónadas)

El riesgo es del **0.41-0.64%/Sv/ hijo** de un individuo irradiado.
Población total de **0.2%/Sv/individuo**; población trabajadora de **0.1%/Sv/individuo**.
No más del 1-6% de las mutaciones espontáneas se atribuyen a la radiación de fondo.

Límites de dosis individuales

- Público general: cuerpo total, 5 mSv; cristalino, 15 mSv; otro órgano único, 50 mSv.
  - Exposición continua: 1 mSv en el cuerpo total.
- Trabajador de radiación: cuerpo total, 50 mSv; cristalino, 150 mSv; otro órgano único, 500 mSv.
- El límite mensual en *mujeres embarazadas* es **0.5 mSv/mes**.

Límites de dosis de área

- Área no controlada: ≤ 0.02 mSv/h y ≤ 0.1 mSv/semana.
- Área controlada: ≤1 mSv/semana.

Estudios de imagen	mSv	mrem	cGy
Radiografía de tórax	0.05	5	0.005
Radiografía abdominal	1	100	0.1
PET	4	400	0.4
TC de cuerpo completo	~10	1000	1

EFECTOS SOBRE EL EMBRIÓN Y EL FETO

- **Período sensible: 10 días-26 semanas de gestación.**
- **Preimplantación (0-9 días)**
  - Una dosis muy baja (0.05-0.15 Gy) conduce a *la muerte prenatal*; efecto de todo o nada.

- **Organogénesis (10 días-6 semanas)**
  - La malformación estructural y la RCIU son las más frecuentes; la restricción del crecimiento se resuelve con el tiempo.
  - Dosis umbral > 0.2 Gy.
- **Etapa fetal (> 6 semanas)**
  - DL$_{50\ se}$ cercana a la de los adultos (~3.5 Gy).
  - Alteraciones *permanentes del* crecimiento *sin* malformaciones.
- **Dosis**
  - Microcefalia > 10-19 cGy.
  - Deterioro cognitivo con tan poco como 10 cGy; < 5 cG, riesgo *probablemente* aceptable.
  - Posibles defectos congénitos y acciones a dosis > 0.1 cGy.
  - Aborto terapéutico considerado cuando > 10 cGy al embrión durante los primeros 10 días-26 semanas.
  - La dosis máxima permitida para el feto es de 5 mSv (0.5 rem); 0.5 mSv/mes (0.05 rem).
- **Teratogénesis**
  - La exposición a 1 cGy ↑ el riesgo relativo de cáncer en un 40%.
  - El exceso de riesgo absoluto es ~6%/Gy.

DOSIS EQUIVALENTE

- $DBE_{\alpha/\beta} = n \times d \times \left(1 + \dfrac{d}{\alpha/\beta}\right)$

- $DEQ_{2Gy} = n \times d \times \left(\dfrac{\alpha/\beta + d}{\alpha/\beta + 2}\right)$

- $DEQ_{\alpha/\beta} = n \times d_2 \times \left(\dfrac{\alpha/\beta + d_2}{\alpha/\beta + d_1}\right)$

n = número de fracciones
d = dosis/fracción

TRANSFERENCIA DE ENERGÍA LINEAL

Radiación	TEL (keV/μm)
Rayos X kV, γ	2-4
Rayos X MV, γ, e⁻	0.2-0.5
Protones rápidos	0.5
Protones lentos	~5
Neutrones rápidos	~100
Partículas α	~100
Iones pesados	200-1000
EBR óptima	100

RAZONES α/β

Tejido normal	Reacción tardía	α/β
Médula espinal	Cervical	1.5-3.0
	Lumbar	2.3-4.9
Pulmón	Neumonitis	4.0
	Fibrosis	3.1
Vejiga	Polaquiuria	5-10
Piel	Telangiectasia	2.6-2.8
	Fibrosis	1.7
Nervio óptico	Neuropatía	1.6
Plexo braquial	Plexopatía	2-3.5
Intestino delgado		3.5-4.0
Laringe supraglótica		3.8
Cavidad bucal/bucofaringe		0.8

Tumor normal	α/β
Laringe	15-50
Nasofaringe	15-20
Bucofaringe	13-19
Amígdala	7-10
Cavidad bucal	6.6
Piel	8.5
Esófago	4-5
Mama	3-5
Rabdomiosarcoma	2.8
Próstata	1-1.5
Melanoma	0.6
Liposarcoma	0.4

Tejido normal	Reacción temprana	α/β
Piel	Descamación	9-12.5
Yeyuno	Clones	6-10.7
Colon	Pérdida de peso	13-19
	Clones	8-9
Testículo	Clones	12-13
Cavidad bucal/bucofaringe	Mucositis	8-15

ASPECTOS FÍSICOS DE LA RADIACIÓN

AARON JOSEPH GROSSBERG • MOHAMMED SALEHPOUR

DOSIMETRÍA DE FOTONES

Cálculos manuales *(asegúrese de incluir las correcciones adecuadas para DSF/DAF extendidos)*

- **DAF**

$$UM = \frac{\text{Dosis prescrita} \times \text{grosor del haz}}{FE \times \left(\dfrac{DFC}{DFP}\right)^2 \times S_c \times S_p \times RTM \times TF \times FP \times OER}$$

Dosis a una profundidad diferente (DAF)

$$\text{Dosis}_B = \text{Dosis}_A \times \frac{RTM_B}{RTM_A} \times \left(\frac{DFP_A}{DFP_B}\right)^2$$

- **DSF**

$$UM = \frac{\text{dosis prescrita} \times \text{grosor del haz}}{FE \times \left(\dfrac{DFC}{DSF + d_{max}}\right)^2 \times S_c \times S_p \times PDP \times TF \times FP \times OER}$$

Factor F de Mayneord (a distancia d)

$$F = \left[\frac{DSF + d_{max}}{100 + d_{max}} \times \frac{100 + d}{DSF + d}\right]^2$$

Dosis a una profundidad diferente (DSF)

$$\text{Dosis}_B = \text{Dosis}_A \times \frac{DFP_B}{DFP_A}$$

FE = factor de emisión calibrado para DFC
DFC = distancia de la fuente de calibración

- Generalmente DFC = 100 cm para DAF y 100 cm + $d_{máx}$ para DSF

DFP = distancia entre la fuente y el punto

S_c = factor de dispersión del colimador

S_p = factor de dispersión del fantoma

RTM = razón tejido-máximo

PDP = porcentaje de dosis en profundidad = dosis a profundidad/$d_{máx}$

- Si DSF ≠ 100, entonces: **PDP$_{nuevo}$ = factor F de Mayneord × PDP** (DSF = 100)

Cuadrado equivalente: $ES = \dfrac{2WL}{W+L}$

d fotónica$_{máx.}$ (cm)	Atenuación de fotones en tejido	PDP
- ^{60}Co—0.5	- ^{60}Co ~4.0%/cm	(DSF$_{100 cm}$ SE$_{10 cm}$ d = 10 cm)
- 4 MV—1.0	- 6 MV ~3.3%/cm	- ^{60}Co—56%
- 6 MV—1.5	- 18 MV ~2.0%/cm	- 4 MV—61%
- 10 MV—2.5		- 6 MV—67%
- 15 MV—3.0	1 cm de aire (p. ej., tejido pulmo-	- 10 MV—73%
- 18 MV—3.3	nar) equivale a 0.3 cm de tejido	- 20 MV—80%
- 20 MV—3.5	blando/líquido	- 25 MV—83%
- 25 MV—4.0		

^{a} 1 cm de pulmón ~0.3 cm de tejido.

DOSIMETRÍA DE ELECTRONES

Factores que afectan el PDP
- ↑ energía → ↑ PDP
- ↑ tamaño del campo → ↑ PDP
- ↑ DSF → ↑ PDP
- ↑ profundidad → ↓ PDP

Factores que afectan la dosis cutánea
- ↑ energía → ↓ dosis cutánea
- ↑ tamaño del campo → ↑ dosis cutánea
- ↑ DSF → ↓ dosis cutánea
- ↑ oblicuidad → ↑ dosis cutánea
- Degradador de haz → ↑ dosis cutánea
- Bolo → ↑ dosis cutánea
- Cuñas inferiores («Underwedging») → ↑ dosis cutánea

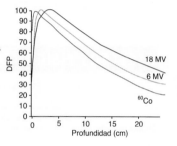

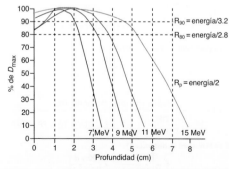

e⁻ Energía	R_{90}	R_{80}	R_p
7 MeV	2.1 cm	2.2 cm	3.5 cm
9 MeV	2.8 cm	3.2 cm	4.5 cm
11 MeV	3.4 cm	3.9 cm	5.5 cm
15 MeV	4.7 cm	5.4 cm	7.5 cm

Cálculos manuales

$$UM = \frac{\text{Dosis prescrita}}{FE \times FA \times FCI \times \text{isodosis prescrita}}$$

FE = factor de emisión (típicamente 1 MU = 1 cGy para aplicador 10 × 10 en $d_{máx}$, 100 cm de DSF)

FA = factor de aplicador

$$FCI = \left(\frac{\text{DSF virtual} + d_{máx}}{\text{DSF virtual} + d_{máx} + g} \right)^2 ; \quad g = DSF - 100$$

Blindaje de electrones: espesor del bloque de plomo para atenuar el 95% (mm).

Plomo: t_{Pb} (mm) = (0.5 × e⁻ energía (MeV)) + 1
Metal de Wood: t_{Wood} (mm) = t_{Pb} (mm) × 1.2

TÉCNICAS DE TRATAMIENTO

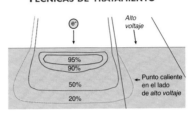

Fotón/electrón emparejados
- Las líneas de alta isodosis de electrones entran.
- Las líneas de baja isodosis de electrones se arquean hacia afuera.
- El punto caliente siempre está del <u>lado de los fotones</u>.
- Triángulo frío en e⁻ lateral.

Cuñas

Cuña inferior

Cuña superior

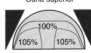

Par de cuñas

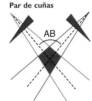

- Ángulo de cuña (AC): es el ángulo entre la línea de isodosis acuñada y una línea recta a 10 cm de profundidad.
- Ángulo de bisagra (AB): es el ángulo entre los ejes centrales de haces incidentes.
- AC = 90 − AB/2

Irradiación craneoespinal

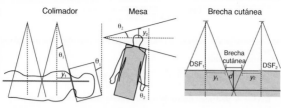

Colimador	Mesa	Brecha cutánea

Rotación colimador $\Theta_1 = \arctan\left(\dfrac{\text{médula } y_1}{\text{DAF}}\right)$	Brecha cutánea $= d \times \dfrac{y_1}{\text{DSF}_1} + d \times \dfrac{y_2}{\text{DSF}_2}$
Rotación de la mesa $\Theta_2 = \arctan\left(\dfrac{\text{cerebro } y_2}{\text{DAF}}\right)$	

BRAQUITERAPIA

- 1 Becquerel (Bq) = 1 desintegración/segundo
- 1 curio (Ci) = 3.7×10^{10} Bq
- Fuerza de la fuente = tasa kerma en el aire a una distancia de 1 m. 1 U = 1 μGy/h/m^2

Desintegración exponencial: $A(t) = A_0\, e^{-\lambda t}$	Vida media: $t_{1/2} = \dfrac{\ln 2}{\lambda} = \dfrac{0.693}{\lambda}$
Vida media: $t_{prom} = 1.44 \times t_{1/2}$	Dosis total$= D_0 \times 1.44 \times t_{1/2}$ (implante permanente) $D_0 =$ tasa de dosis inicial
Vida media efectiva: $\dfrac{1}{t_{ef}} = \dfrac{1}{t_b} + \dfrac{1}{t_p}$ $\quad t_p = t_{1/2}$ física ; $t_b = t_{1/2}$ biológica	
Equivalente de radio (mCi) $= \dfrac{\Gamma A \times mgRaEq}{8.25 R/cm^2/h}$ para fuente de actividad A y constante gamma Γ	

Cálculos manuales

$$\dot{D}(r,\Theta) = S_k \times \Lambda \times \frac{G(r,\Theta)}{D(1, \pi/2)} \times F(r,\Theta) \times g(r,\Theta)$$

- S_k: tasa kerma en aire.
- Λ: constante lambda (tasa de dosis). Convierte kerma en aire a dosis en agua.
- $G(r,\Theta)$: factor de geometría. Ecuación del cuadrado inverso.
  - Fuente puntual, $G(r) = 1/r^2$
  - Fuente lineal, $G(r,\Theta) = (\Theta_2 - \Theta_1)/Ly$
    - Si $r \gg$ longitud de la fuente, $G(r,\Theta) \approx 1/r^2$
- $F(r,\Theta)$: factor de anisotropía.
  - En ángulos perpendiculares ($\Theta = \pi/2$), $F(r,\Theta) = 1$.
  - El valor cambia a medida que se mueve fuera del eje.
- $g(r)$: función de dosis radial.
  - Fuentes γ de alta energía (^{192}Ir), dispersión $\approx$ atenuación ($r < 5$ cm)
    - $g(r) \approx 1$
  - Fuentes de baja energía (^{125}I), atenuación $\gg$ dispersión
    - $g(r) \ll 1$

Carga de braquiterapia

- **Carga uniforme:** más dosis en el centro.
- **Carga periférica:** dosis uniforme lograda aumentando la fuerza de la fuente en los extremos.

Sistemas de braquiterapia

- **Fletcher-Suit:** tándem y ovoides intracavitarios; prescrito clásicamente al *punto A*.
- **Patterson-Parker:** agujas *intersticiales* cruzadas, carga periférica para una dosis uniforme.
- **Quimby:** agujas *intersticiales* cruzadas, carga uniforme, caliente en el centro.
- **París:** agujas *intersticiales* paralelas, caliente en el centro.
- **Carga periférica modificada:** implantes intersticiales prostáticos.

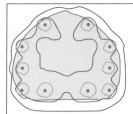 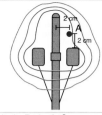

• Braquiterapia intersticial prostática con carga periférica modificada para una dosis uniforme.	• Aplicador Fletcher-Suit®. • Dosis clásicamente prescrita al punto A. • Comience con 15/10/10 mgRaEq en tándem y 6-12 mgRaEq en cada ovoide, y luego optimice según las pautas de GEC-ESTRO.

RADIOISÓTOPOS HABITUALES

	$t_{1/2}$	Desintegración	Energía media	Uso
^{60}Co	5.26 años	$\beta + \rightarrow \gamma$ emis	1.25 MeV	RTE, RCE
^{192}Ir	73.83 días	$\beta - \rightarrow \gamma$ emis	0.38 MeV	Braquiterapia
^{125}I	60 días	e^- cap$\rightarrow \gamma$	28 keV	Braquiterapia
^{103}Pd	17 días	e^- cap	21 keV	Braquiterapia
^{131}Cs	9.7 días	e^- cap	30 keV	Braquiterapia
^{137}Cs	30.17 años	$\beta - \rightarrow \gamma$ emis	662 keV	Braquiterapia
^{223}Ra	11.4 días	α	5-7.5 MeV	Mets óseas
^{89}Sr	50 d	$\beta -$	1.46 MeV	Mets óseas
^{131}I	8 días	$\beta -$	190 keV	Tiroides
^{32}P	14.3 días	$\beta -$	695 keV	Craneofaríngeo
^{90}Y	64 h	$\beta -$	940 keV	Hígado
^{18}F	110 min	$\beta +$	640 keV	PET
^{99m}Tc	6 h	γ emis/IC	140 keV	Medicina nuclear

ESPECIFICACIÓN DE DOSIS

ICRU 50
- **VTM:** volumen tumoral macroscópico; enfermedad evidente por visualización, a la palpación o radiográficamente.
- **VCO:** volumen clínico objetivo; VTM + volumen que se *sospecha que alberga enfermedad microscópica.*
- **VPO:** volumen de planeación objetivo; VCO + margen para error de configuración y movimiento de la diana.
- **VT:** volumen tratado; volumen que recibe la dosis prescrita.
- **IV:** volumen irradiado; dosis de recepción de volumen adecuada para la toxicidad a tejidos normales.
- **Dosis informada al punto de referencia ICRU** (VPO dentro del 95-107% de la dosis de radiación).
    - Relevante y representativo de la dosis de VPO.
    - Fácil de definir sin ambigüedades.
    - Ubicado donde la dosis se puede calcular con precisión.
    - Lejos de los gradientes de dosis penumbra/pronunciada

ICRU 62
- **MI:** margen interno; variación fisiológica en *forma y posición.*
- **VIO:** volumen interno objetivo; VTM + MI.
- **MC:** margen de configuración; incertidumbre en el cálculo de dosis, alineación de la máquina y configuración del paciente.
- **VPR:** volumen de planeación del riesgo; órganos en riesgo (OER) + MI y MC.
- **ICo:** índice de conformidad = VT/VPO.
- *El punto de referencia ICRU no es válido para IMRT.*
    - En su lugar, informe HDV para volúmenes objetivo y OER.

BLINDAJE

Capa de valor medio: CVM = ln 2/μ; **capa de valor décimo:** CVD = CVM × 3.3

μ = coeficiente de atenuación lineal; depende del material, la energía, el tamaño del campo y la profundidad.

Atenuación: $N = N_0 \times \left(\dfrac{1}{2}\right)^n$, donde n es el número de CVM.

Barrera primaria: $P = \dfrac{WUT}{d^2} \times B$

Barrera secundaria: $P = \dfrac{WUT}{d^2} \times B$

P = dosis equivalente permisible:

    Área controlada: 0.1 cGy/semana.

    Zona no controlada: 0.01 cGy/semana (exposición poco frecuente).

W = carga de trabajo (# pacientes/semana × dosis/paciente = cGy/semana)

U = factor de uso (piso = 1, techo = ¼ – ½, paredes = ¼, barrera secundaria = 1)

T = factor de ocupación (fracción de jornada laboral ocupada; áreas de trabajo/oficina/puesto de enfermería = 1, pasillos/baños = ¼, salas de espera/escaleras/ascensores = 1/16-1/8)

d = distancia (m)

B = factor de transmisión (CVM o CVD)

Blindaje de neutrones: cera, hormigón o polietileno borado.

ASPECTOS FUNDAMENTALES DE LA FÍSICA DE LA RADIACIÓN

Desintegración radioactiva

- *Desintegración α:* libera un núcleo de helio. Núcleos muy pesados ($Z > 52$), monoenergéticos, 2-8 MeV:

$$\,_{Z}^{A}X \rightarrow \,_{(Z-2)}^{(A-4)}Y + \,_{2}^{4}\alpha + E$$

- *Desintegración β:* libera b– (negatrón) o b+ (positrón). Sin cambios en A. Polienergético, energía compartida entre β y neutrino/antineutrino. La energía típica es 1/3 del máximo:

$$\beta \text{ negativo: } \,_{Z}^{A}X \rightarrow \,_{(Z+1)}^{A}Y + \,_{-1}^{0}\beta + \hat{v} + E$$

$$\beta \text{ positivo: } \,_{Z}^{A}X \rightarrow \,_{(Z-1)}^{A}Y + \,_{+1}^{0}\beta + v + E$$

- *Emisión gamma:* fotón emitido por el núcleo excitado, típicamente después de la desintegración α o β.
- *Captura de electrones:* núcleos abundantes en protones; convierte P → N y libera electrones de conversión interna/rayos gamma y rayos X característicos o e⁻ Auger.

Interacciones de fotones

- *Dispersión de Rayleigh:* dominante a < 10 keV. Probabilidad (P) $\propto Z$. El fotón «rebota» e⁻. **Sin contribución de dosis.**
- *Efecto fotoeléctrico:* dominante a 10-26 keV. $P \propto Z^3/E^3$. El fotón expulsa e⁻ y rayos X característicos/e⁻ Auger. **Responsable de las imágenes de alto contraste.**
- *Dispersión de Compton:* dominante a 26 keV-24 MeV. El fotón impacta e⁻ y los envía en un ángulo $\leq 90°$. $P \propto$ densidad de electrones (independiente de Z). **Es la base de la administración de dosis de radioterapia.** Deficiente para la obtención de imágenes.
- *Creación de pares:* dominante a > 10 MeV. $P \propto Z^2$ y aumenta drásticamente con E. El fotón divide la energía de 1.02 MeV en electrones y positrones, que luego liberan dos fotones adicionales (0.511 MeV cada uno) mediante una reacción de aniquilación. **Agrega dispersión** y amplía el margen alrededor del objetivo.

Radiografía	Energía	Profundidad	Interacción	Usos
Diagnóstico	20-150 kV	—	EF, Compton	Estudios de imagen
Superficial	50-200 kV	0-5 mm	Compton	Piel
Ortovoltaje	200-500 kV	4-6 cm	Compton	Piel, costillas
Megavoltaje	1-25 MV	1-30 cm	Compton, CP	Tejidos profundos

- Energía para producir un par de iones en gas: 33.97 eV.
- Bremsstrahlung: la interacción inelástica entre e⁻ y el núcleo libera fotones. Produce rayos X en tubos de rayos X y LINACs.

AARON JOSEPH GROSSBERG • CLIFTON DAVID FULLER

CONCEPTOS BÁSICOS SOBRE LAS IMÁGENES POR RADIACIÓN

kVp: energía pico de rayos X (kV). Los fotones generados tendrán un rango de energías con $E_{máx}$ = kVp.

mAs: corriente E (miliamperios) × tiempo (segundos).

Cantidad de rayos X producidos en una exposición $\propto mAs \times kV^2$

Exposición de rayos X que pasa a través del paciente a la película $\propto mAs \times kV^4$

• *La exposición de la película/detector depende mucho de kV.*

Exploración por imagen	Dosis efectiva aproximada (mrem)	Riesgo de cáncer mortal a lo largo de la vida (por millón de personas)	Tiempo para dosis equivalente de radiación de fondo
Radiografía de tórax	8	3	10 días
Radiografía de columna lumbar	127	51	155 días
Imagen gastrointestinal superior	244	98	297 días
Radiografía abdominal	56	22	68 días
Pelvis	44	18	54 días
Enema de bario	870	348	2.9 años
TC de cráneo	180	72	219 días
TC de abdomen	760	304	2.53 años

Adaptado de Dixon RL, Whitlow CT. En: Chen MYM, Pope TL, Ott DJ, eds. *Basic Radiology*. 2nd ed., 2011.

RADIOGRAFÍA (RAYOS X)

Producción de imágenes bidimensionales utilizando rayos X de baja energía (15-150 kV)

Usos: radiografías simples (tórax, abdomen, esqueleto axial, extremidades, etc.), mastografía, kV IGRT.

Interacción física: fotoeléctrico (dominante) y Compton. Debido a que la interacción (P) $\propto$ número atómico $(Z)^3$/energía del fotón $(E)^3$, las interacciones son más probables con material de Z más alto (hueso, metal) y rayos X de kVp más bajos.

Generación de rayos X: Bremsstrahlung (dependiente de la energía) y característica (dependiente del material del ánodo).

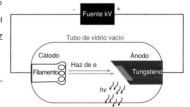

Tubo de rayos X:

• ↑ kV: ↓ contraste, ↓ exposición del paciente (dosis), ↓ tiempo de exposición (menor probabilidad de interacción).

• ↑ mAs: ↓ tiempo de exposición.

• ↑ tamaño del punto focal (ánodo): ↑ penumbra, ↓ nitidez.

Ruido: aleatoriedad de interacciones dentro del tejido. Las interacciones de Compton causan la dispersión de electrones y un aumento del ruido (energía independiente en el rango de diagnóstico).

Mastografía: para discernir el tejido glandular o las microcalcificaciones de la grasa, se necesitan fotones de muy baja energía. Ello generalmente se resuelve usando un ánodo hecho de molibdeno (17.5 y 19.5 keV) o rodio (20.2 y 22.7 keV), que emiten rayos X característicos de menor energía que el tungsteno (60-70 keV). El berilio reemplaza al vidrio como ventana del tubo de rayos X, ya que tiene una Z más baja y es menos atenuante.

TOMOGRAFÍA COMPUTARIZADA

Son combinaciones procesadas por computadora de múltiples medidas de rayos X tomadas circunferencialmente alrededor del paciente para producir imágenes transversales (tomografía). Debido a que la atenuación está estrechamente relacionada con la densidad del tejido y la probabilidad de una interacción Compton es proporcional a la densidad del tejido, el número de TC se utiliza para calcular la deposición de la dosis de radioterapia.

Contraste: depende de la atenuación diferencial, que refleja la **densidad física**. La TC usa un mayor kVp y filtración (dureza del haz), por lo que las interacciones son principalmente dispersión de Compton.

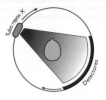

- **Unidades Hounsfield (UH):** es una escala de contraste de TC lineal que normaliza la medición del coeficiente de atenuación lineal original a las densidades de radio de agua y aire.

$$UH = 1000 \times \frac{\mu - \mu_{agua}}{\mu_{agua} - \mu_{aire}}$$

- **Ventana (ancho) = rango** de UH a mostrar
- **Nivel = punto medio** de la ventana

Sustancia	UH
Aire	−1000
Agua	0
Tejidos blandos	+100 hasta +300
Hueso	+200 hasta +3000
Grasa	−120 hasta −90
Sangre	+13 hasta +50
Sangre coagulada	+50 hasta +75
Pulmón	−700 hasta −600
Hígado	+55 hasta +65
Riñón	+20 hasta +45
Nódulos linfáticos	+10 hasta +20
Músculo	+35 hasta +55
Sustancia gris	+37 hasta +45
Sustancia blanca	+20 hasta +30
Oro, acero, latón	Hasta 30 000

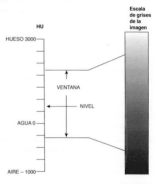

Ruido de la imagen

El ruido (granulosidad) se debe al bajo número de rayos X que contribuyen a la medición de cada detector.

- ↑ **mAs** → ↑ **número de radiografías** → ↓ **ruido**; puede verse afectado por el cambio de mA o el tiempo de exploración.
- ↑ **grosor del corte** → ↑ **número de radiografías** → ↓ **ruido**, pero disminución de la resolución espacial.
- ↑ **kVp** → ↑ **número de radiografías** → ↓ **ruido**, pero disminuye el contraste (levemente).
- ↑ **espesor del paciente** → ↓ **número de radiografías** → ↑ **ruido**.

Artefacto: toda estructura vista en una imagen que no sea representativa de la anatomía real.

- **Artefacto de sombreado:** UH más bajas de lo esperado en las regiones corriente abajo del material de alta densidad, más frecuentemente debido al endurecimiento del haz que excede la corrección.
- **Artefacto en anillo:** surgen de errores, desequilibrios o desviaciones de calibración en partes del conjunto de detectores. Los errores se retroproyectan a lo largo de la trayectoria del rayo hasta ese detector, creando un anillo.
- **Artefacto en franja:** las causas incluyen mala medición del detector, movimiento, metal, intensidad de rayos X insuficiente, efectos de volumen parcial y arqueo del tubo o desalineación del sistema.

Las limitaciones adicionales incluyen el tamaño del diámetro interior y el campo de visión (CV). El paciente debe poder caber dentro del diámetro interior. El campo de visión es siempre menor que el tamaño del diámetro interior. El contacto con el diámetro interior de la TC o el límite del campo de visión puede causar una exploración incompleta y artefactos que afectan los cálculos de deposición de dosis.

Protocolos especiales de TC

Cabeza y cuello: corte fino (< 3 mm) realizado con contraste i.v. con una sola fase recolectada ~70 s después de la inyección de contraste ± ángulos superior e inferior (en cuyo caso, la ½ del contraste se usa para las exploraciones angulares).

Pancreático (trifásico): TC con multidetector de cortes finos (< 3 mm) con contraste i.v. trifásico y contraste oral de baja densidad/agua. La fase arterial (< 30 s) muestra la anatomía/afectación arterial; la fase parenquimatosa (45-50 s) muestra masas parenquimatosas como lesiones hipointensas (ACPC) vs. isodensas (neuroendocrinas); la fase venosa portal (75 s) delinea las estructuras venosas y las metástasis hepáticas.

Hígado (trifásico): incluye la fase arterial tardía (20-35 s después de la administración de contraste), la fase venosa portal (60-90 s) y la fase retrasada (> 3 min). Los tumores hipervasculares se identifican durante la fase arterial, los tumores hipovasculares durante la fase venosa portal, y el lavado durante la fase tardía.

TC4D: TC continua obtenida durante el ciclo respiratorio. El tumor y el tejido normal se pueden identificar a lo largo del ciclo respiratorio, y el grado de movimiento se puede representar en el rastreo de planificación de simulación. Requiere cierto nivel de control respiratorio para garantizar un ciclo respiratorio completo y uniforme durante la exploración. El factor de desplazamiento de corte de la exploración se ajusta según la frecuencia respiratoria del paciente.

RESONANCIA MAGNÉTICA

Medición de la resonancia magnética: es la frecuencia de la energía liberada por los protones cuando se «relajan» de un pulso de energía en una dirección diferente a la del diámetro interior del imán (B_0). El entorno local de cada protón después de la excitación influye en su regreso a la alineación con B_0, produciendo un contraste. Al cambiar las secuencias magnéticas y los parámetros medidos, se pueden obtener imágenes de diferentes características de los tejidos.

T1 (relajación de la retícula de espín): tiempo que tardan los protones en rotación en realinearse con B_0 después de un pulso de 90°. «Tiempo de relajación longitudinal». Depende del intercambio de energía con el material circundante.

- La grasa es brillante; el líquido (LCR) es oscuro.
- La sustancia blanca es más clara que la sustancia gris.
- El gadolinio aumenta el brillo de la sangre/líquido al mejorar el intercambio de energía (T1 + C = T1 con contraste).

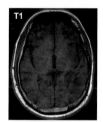

A

T2: el componente de T2* (tiempo de relajación transversal) que se debe a las interacciones protón-protón y, por lo tanto, depende del tejido. «Relajación espín-espín».

- La grasa es de brillo intermedio, el líquido (LCR) es brillante.
- La sustancia blanca es más oscura que la sustancia gris.
- El gadolinio acorta el tiempo de relajación T2 → señal hipointensa de sangre/líquido.

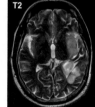

B

Secuencias especiales de resonancia magnética

- **STIR:** recuperación de inversión T1 corta (*short T1 inversion recovery*). Se utiliza para la supresión de grasa en imágenes ponderadas en T2. Señal más baja, relación señal-ruido más pobre; por lo tanto, a menudo se ejecuta con una resolución espacial más baja para compensarlo.

- **FLAIR:** recuperación de la inversión por atenuación de líquidos (*fluid-attenuation inversion recovery*). Generalmente se usa en imágenes encefálicas ponderadas en T2 para suprimir la señal del LCR y mejorar la sensibilidad a la enfermedad.
  - La grasa es oscura; el líquido (LCR) es oscuro.
  - La sustancia blanca es más oscura que la sustancia gris.

- **Imágenes ponderadas por difusión:** detecta movimientos aleatorios de los protones de agua, añadiendo gradientes de difusión secuenciales en direcciones opuestas a las secuencias ponderadas en T2. La ponderación de la difusión depende de lo siguiente:
  1. Amplitud de gradiente
  2. Tiempo de aplicación de pulso de gradiente
  3. Intervalo entre gradientes

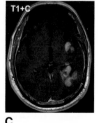

C

- **Coeficiente de difusión aparente (CDA):** calculado comparando múltiples exploraciones ponderadas por difusión con diferentes valores *b* (una medida de la fuerza y duración de los gradientes aplicados). Las áreas de baja difusión pierden la menor señal en imágenes de alto valor *b* (CDA pequeño). Las áreas de difusión rápida aparecen brillantes (pierden más señal en imágenes de alto valor *b*).

TOMOGRAFÍA POR EMISIÓN DE POSITRONES

Permite obtener imágenes de la captación biológica de un marcador radiomarcado que emite positrones. La aniquilación de positrones da origen a pares de fotones de 511 keV a 180°, que se perciben por detección de coincidencias, lo que permite el cálculo inverso de la ubicación en el espacio bidimensional en cada corte.

- **Detección de coincidencias:** son fotones liberados por aniquilación de positrones detectados al mismo tiempo por detectores a 180° entre sí. Detección dentro de 6-12 ns se considera «en coincidencia», por lo que la mayoría (~99%) de los fotones se excluyen de los resultados.
- **↑ trazador acumulado → ↑ señal**

La **FDG18-PET** detecta **la captación de glucosa** (el análogo de glucosa no metabolizado se acumula en las células metabólicamente activas). Uso más frecuente para imágenes de PET:

- **SUV:** valor estandarizado de captación. Captación de FDG en una región/tumor/tejido normalizado al radiotrazador inyectado y al peso del paciente.
  - El SUV es más preciso si se normaliza a la masa corporal magra del paciente o al área de superficie corporal, pero ello no es una práctica estándar.
  - Tejidos normales: SUV 0.5-2.5, tumor: SUV > 2.5 (habitualmente).

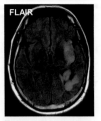

D

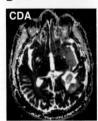

E

Preparación del paciente

- Ayuno 4-6 h: FDG-PET para mejorar la captación de FDG por los tumores. Sin cafeína o alcohol. Glucosa en sangre en el momento de la inyección < 150 mg/dL.
- Sin actividad intensa antes de la toma de imágenes.
- Dosis típica de FDG: **10 mCi.** El estudio de imagen o la captación de imágenes se inicia **60 min** después de la inyección del marcador.
- Posición: para cabeza y cuello, brazos hacia abajo; si es debajo del cuello, los brazos por encima de la cabeza (disminuye el endurecimiento del haz durante la TC). El paciente debe estar lo suficientemente cómodo para permanecer acostado durante 45 min y se debe indicar al paciente que no se mueva.
  - La PET se puede realizar en posición de tratamiento (con inmovilización) para una mejor planificación del tratamiento mediante fusión de imágenes. Ello es particularmente importante para la RTNA en el tratamiento del linfoma.
- Duración: la PET suele tardar entre 30 y 45 min.

Otros trazadores de PET

- **PET de Na F18:** imágenes de lesiones óseas blásticas y líticas (alternativa a la gammagrafía ósea tradicional con Tc 99m).
- **PET de acetato C11:** captación de cuerpos cetónicos. Relacionado con la síntesis de lípidos intensificada en células tumorales de cáncer de próstata. No es específico para el cáncer; también se acumula en la HPB. Precisión del 71% (*Jambor J Nucl Med* 2010).
- **PET de C11 o colina F18:** la colina se usa en la síntesis de la membrana celular, que aumenta en las células cancerosas. Muy sensible a la afectación de los nódulos linfáticos o metástasis. Niveles elevados de captación en hígado, bazo, riñones, páncreas y glándulas salivares. La inflamación puede confundir la interpretación de un aumento de la captación.
- **PET de F18 fluciclovina:** análogo de L-leucina. Aumento de la captación en el cáncer de próstata. No hay acumulación fisiológica en las vías urinarias ni en el encéfalo, lo que permite una detección sensible de enfermedades localizadas y metastásicas. Se utiliza para la enfermedad metastásica o recurrente, comprobada por el aumento de PSA.
- **PET de C11 metomidato:** inhibidor de la 11β-hidroxilasa, una enzima clave en la biosíntesis de cortisol y aldosterona. Se utiliza para la detección de tumores adrenocorticales.

OTRAS IMÁGENES DE MEDICINA NUCLEAR

- **Gammagrafía ósea:** Tc 99m con difosfonato de metileno (DM). El DM se adsorbe a la hidroxiapatita ósea, que está presente en los sitios de crecimiento óseo/mayor recambio. Por lo general, se inyectan al paciente 740 MBq de marcador y se explora con una cámara gamma (imágenes planares).
- **Perfusión miocárdica:** los trazadores de Tc 99m incluyen teboroxima y sestamibi. Evalúa áreas de infarto, isquemia o flujo sanguíneo reducido.
- **Imagen renal:** también conocido como *renografía* o *exploración MAG3*. Puede usar mercaptoacetiltriglicina conjugada con Tc 99m (MAG3) o dietilentriaminopentaacetato (DTPA) inyectados por vía intravenosa. El progreso a través del sistema renal se sigue con cámara gamma.

Mide el flujo plasmático renal efectivo. El 40-50% de MAG3 (20% de DTPA) es eliminado por los túbulos proximales durante cada paso.

- **Análisis V/Q:** evalúa la circulación de aire y sangre dentro de los pulmones de los pacientes. Se utiliza para la estimación preoperatoria/prerradioterapia de la función pulmonar en pacientes con cáncer de pulmón o mesotelioma. Para la exploración de la ventilación, el paciente inhala los radionúclidos en aerosol a través de una mascarilla sellada. La gammagrafía de perfusión es albúmina microagregada de ^{99m}Tc.
- **MIBG:** metayodobencilguanidina marcada con ^{123}I o ^{131}I. Se localiza en tejido adrenérgico y puede usarse para identificar feocromocitomas y neuroblastomas. El uso de ^{131}I permite tanto el tratamiento como la obtención de imágenes. Deben tomarse precauciones para la tiroides pretratándola con yoduro de potasio.
- **Identificación de nódulo centinela:** es la inyección de coloide de azufre o coloide de albúmina marcado con ^{99m}Tc inyectado 2-24 h antes de la cirugía. Se obtiene una linfogammagrafía preoperatoria para cartografiar (mapear) el patrón de drenaje axilar del tumor. En el intraoperatorio, se usa una sonda gamma para encontrar el área de mayor radioactividad.
- **Rastreo con yodo ^{123}I:** se suministra como Na ^{131}I y se administra por vía oral, en comparación con el yodo i.v. El yodo es captado por la tiroides y las imágenes se obtienen mediante una cámara gamma.
- **Rastreo con yodo ^{131}I:** al igual que el ^{123}I, es captado por la tiroides. El 90% de la descomposición es por desintegración β, lo que permite efectos terapéuticos de corto alcance; y el 10% restante a través de la descomposición γ, lo que permite la detección mediante una cámara gamma. La dosis varía de 2 220 a 7 400 MBq. Los pacientes no pueden ser dados de alta hasta que la actividad desciende por debajo de los 1 100 MBq. Se aconseja a los pacientes que recolecten orina, usen ropa y calcetines y que limpien regularmente los inodoros, lavabos, etcétera. Los pacientes que se someten a este tratamiento pueden activar los detectores de radiación del aeropuerto hasta 95 días después del tratamiento.

RADIOTERAPIA GUIADA POR IMÁGENES (IGRT)

El objetivo de la IGRT es disminuir la incertidumbre geométrica durante el tratamiento.

Fuentes de incertidumbre geométrica

- **Intrafracción**
  - Segundos: ciclo cardíaco, respiración.
  - Minutos: movimiento del paciente, variación de configuración.
- **Interfracción**
  - Horas: movimiento del paciente, variación de configuración.
  - Días a meses: cambios anatómicos, respuesta tumoral, respuesta tisular normal.

Correcciones

Recuerde que está moviendo al paciente, no al generador de imágenes. A menudo, las correcciones implican mover al paciente en dirección *opuesta* a la aparente desalineación.

- Isocentro demasiado superior (objetivo demasiado inferior en las imágenes diarias): mover al paciente hacia *adentro*.
- Isocentro demasiado inferior (objetivo demasiado superior en las imágenes diarias): mover al paciente hacia *afuera*.
- Isocentro demasiado a la izquierda del paciente (objetivo demasiado a la *derecha* del paciente en las imágenes diarias): mover al paciente a la *izquierda*.
- Isocentro demasiado a la derecha del paciente (objetivo demasiado a la *izquierda* del paciente en las imágenes diarias): mover al paciente a la *derecha*.

Abordajes IGRT

- **Marcadores de superficie:** utilice la anatomía de superficie para inferir la anatomía interna. Por lo general, junto con dispositivos de inmovilización. Establezca la posición de múltiples marcadores de superficie en la simulación y en la sala de tratamiento (en relación con el isocentro o el IDO). *No es un buen abordaje para las dianas internas móviles.*
- **Estereotaxia:** es la localización 3D de estructuras mediante un marco mecánico y un sistema preciso de coordenadas. Permite la reducción del VPO. Se utiliza con mayor frecuencia para objetivos intracraneales (VPO de 1-2 mm). Los conceptos se han adaptado utilizando simulación TC4D e inmovilización de cuerpo completo para aplicar estereotaxia a sitios extracraneales, incluido el cáncer de pulmón (VPO ~5 mm).
- **Dispositivos de imagen de portal electrónico (DEIP) de MV:** creación de imágenes radiográficas mediante haz de radioterapia de rayos X. La ventaja es que las imágenes representan el campo de tratamiento real. La desventaja es que las imágenes de MV muestran un efecto fotoeléctrico insignificante, lo que limita el contraste para detectar solo la anatomía ósea. Muy difícil de alinear con el tejido blando.
- **Exposición única:** solo se toman imágenes del campo de tratamiento.
- **Doble exposición:** imágenes de campo de tratamiento y campo abierto para una mejor anatomía.
- **Película de localización:** algunos cGy para la verificación de la configuración con imágenes.
- **Película de verificación:** fracción completa (~2 Gy) de exposición.
- **Imágenes kV:** la mayoría de las máquinas de teleterapia nuevas tienen un tubo de rayos X integrado y un DEIP ortogonal al rayo de tratamiento. La *ventaja* es que ofrece un mayor

contraste en comparación con los de MV. También incorporan frecuentemente fluoroscopia para monitorización en tiempo real. Debido al aumento de la detección de contraste por la mayor influencia del efecto fotoeléctrico, también se puede utilizar para localizar marcadores radiopacos implantados. Excelente resolución de traslación (ejes x, y y z).

La desventaja es que las imágenes no se recopilan del haz de tratamiento, por lo que existe la posibilidad de una desalineación entre el generador de imágenes kV y el haz de tratamiento. Insensible al error de rotación. Otros proveedores, incluido ExacTrac®, ofrecen imágenes no coplanares del piso al techo que se pueden comparar con imágenes integradas en tiempo real para detectar el movimiento intrafracción o interfracción.

- **Ecografía:** permite obtener imágenes de tejidos blandos con el transductor calibrado y registrado con el isocentro, tanto en el tomógrafo de TC como en las salas de tratamiento. Es la ecografía transabdominal más utilizada para la configuración del tratamiento del cáncer de próstata. Las ecografías de la vejiga también se pueden utilizar para evaluar la plenitud de la vejiga durante el tratamiento de neoplasias malignas pélvicas (cánceres de útero, próstata, cuello uterino y vejiga). Las *ventajas* son que es relativamente económica y muestra un contraste de tejidos blandos para las dianas que no se alinean de manera confiable con el hueso. Las *desventajas* son que requiere habilidad técnica, la presión puede desplazar al objetivo o los OER y que no puede obtener imágenes a través de los huesos o las cavidades de aire.

- **TC de haz cónico (TCHC):** permite la obtención de imágenes volumétricas en linac convencional utilizando un tubo de rayos X ortogonal integrado y un detector. Las reconstrucciones por TC se adquieren en la posición de tratamiento justo antes del tratamiento. Las imágenes se pueden adquirir en modo de abanico completo o de medio abanico. El CV puede acercarse a 50 cm en el plano transversal × 25 cm en el plano craneocaudal, pero puede no incluir el espesor total del paciente. La dosis total administrada suele ser < 3 cGy. Las *ventajas* incluyen la capacidad para alinear los tejidos blandos con un buen contraste en la posición del tratamiento, se pueden ver cambios interfraccionales e intrafraccionales en la anatomía del paciente y del tumor, y la verificación de imagen en seis direcciones. Las *desventajas* incluyen CV limitado, que puede no mostrar del paciente o la superficie; adquisición de imágenes lenta, lo que la hace susceptible a artefactos de movimiento y difícil de usar con «gatting» respiratorio; y dosis de radiación administrada relativamente alta.

- **TC sobre rieles:** el tomógrafo de TC convencional ubicado en la sala de tratamiento se mueve sobre el paciente y la mesa de tratamiento («sobre rieles») para adquirir imágenes. Habitualmente, la mesa de tratamiento se gira 180° desde la posición de tratamiento para la exploración. La mesa de tratamiento está elaborada de un material especial de baja atenuación. Las *ventajas* incluyen imágenes de TC más rápidas, que permiten la verificación de la inmovilización intrafraccional (p. ej., apnea). Las *desventajas* incluyen la necesidad de equipo adicional, la escasez relativa de TC en bóvedas de tratamiento habilitadas para rieles y el requisito de girar la mesa fuera de la posición de tratamiento para las exploraciones de verificación, lo que introduce una nueva fuente potencial de error.

- **Imágenes de tomoterapia:** los dispositivos de tomoterapia incluyen un sistema de imagen MV de TC que utiliza un haz de abanico y una adquisición helicoidal. Las imágenes se adquieren utilizando rayos X de 3.5 MV con salida de fotones suprimida. Con frecuencia, la formación de imágenes administra una dosis de 0.5-3 cGy. Las *ventajas* incluyen imágenes recolectadas en la posición de tratamiento e imágenes de MV que no son susceptibles a artefactos. Las *desventajas* incluyen un bajo contraste en las imágenes MV.

- **Seguimiento electromagnético 4D:** son transpondedores electromagnéticos implantados en el tejido diana para mejorar tanto el movimiento intrafracción del tejido como el error de configuración de la interfracción. Incluye balizas, consola electromagnética, conjunto de receptores y tres cámaras ópticas infrarrojas montadas en el techo. Hoy en día, en uso para radioterapia de próstata (Calypso®). Precisión menor de 2 mm.

- **Imágenes ópticas (de superficie):** el sistema de cámara óptica, a menudo infrarroja, rastrea la superficie del paciente durante el tratamiento real. Se usa para seguir el movimiento intrafracción. Los sistemas actuales incluyen AlignRT® y C-Rad Sentinel®. Las *ventajas* incluyen la velocidad, la capacidad de controlar el movimiento respiratorio y la ausencia de radiación ionizante. Las *desventajas* incluyen la imposibilidad de utilizarlos para tumores que se correlacionan pobremente con la superficie del paciente.

- **Imágenes por resonancia magnética:** utiliza unidades híbridas de RM/radiación para proporcionar una evaluación continua en tiempo real de la anatomía y el movimiento de los tejidos blandos internos. Las *ventajas* incluyen un excelente contraste de tejidos blandos, sin exposición a radiaciones ionizantes y una excelente resolución. Las *desventajas* incluyen la imposibilidad de usarlo en pacientes con implantes metálicos o marcapasos y la susceptibilidad a los artefactos por movimiento.

- **Incorporación de IGRT en la determinación de márgenes:** los ICRU 50 y 62 definen los volúmenes objetivo (VPO) y volúmenes a evitar (VPR) para tener en cuenta la configuración y la incertidumbre posicional del órgano. La IGRT se puede utilizar para disminuir la magnitud del error tanto aleatorio como sistemático, lo que permite disminuir el margen de VPO.

Error sistemático	Error al azar
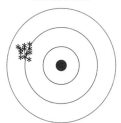	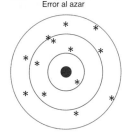

- **Error al azar, σ:** son las fluctuaciones en la posición del paciente debido a factores desconocidos e impredecibles (p. ej., cambios en la posición de los órganos, llenado de la vejiga, fluctuaciones menores en los dispositivos de inmovilización). *Errores de ejecución*. Igual en todas las direcciones.
  - Raíz cuadrada media de las DE de las fluctuaciones medidas de todos los pacientes = σ.
- **Error sistemático, Σ:** error en la configuración del paciente debido a información de posicionamiento incorrecta (p. ej., determinación de isocentros, posicionamiento láser o documentación de configuración inexactos). *Errores de preparación*. Habitualmente, en una dirección específica.
  - Son las DE de las medias por paciente de las fluctuaciones observadas = Σ.
  - Requiere 3-4 veces más margen que los errores aleatorios.
  - Puede disminuirse utilizando imágenes multimodales, protocolos de delineación clara e imágenes de portal electrónico con reglas de decisión.
- **Recetas de margen**
  Margen VCO = $2.5 \times \Sigma + 0.7 \times \sigma$ (*van Herk et al. IJROBP 2000*).
  * La dosis mínima de VCO es del 95% para el 90% de los pacientes.
  Margen OER = $1.3 \times \Sigma + 0.5 \times \sigma$ (*McKenzie et al. Radiother Oncol 2002*)
  *HDV de VPR no infrarrepresentará las dosis altas a OER para el 90% de los pacientes.

QUIMIOTERAPIA E INMUNOTERAPIA

AARON JOSEPH GROSSBERG • CHAD TANG

QUIMIORRADIACIÓN CONCURRENTE

- Quimioterapia administrada simultáneamente con radioterapia para aumentar la eficacia.
- Sinergia preclínica con RT: gemcitabina, cisplatino, bleomicina, 5-FU, MMC, bevacizumab, cetuximab, inhibidores de PARP, doxorrubicina, dactinomicina, dacarbazina.
- Asociado con una toxicidad mayor y más temprana.
- Regla estándar: las restricciones de dosis de OER a menudo se **reducen en ~10%**.

Cabeza y cuello: *nasofaringe, bucofaringe, laringe supraglótica, postoperatorio*			
Fármaco	**Dosis**	**Radioterapia prescrita**	**Notas**
Cisplatino	40 mg/m² cada semana × 6 o 100 mg/m² cada 3 semanas × 2	70 Gy/33 fx	Dosis total > 200 mg/m²
Cetuximab	Carga de 400 mg/m² → 250 mg/m² cada semana × 6	70 Gy/33 fx	Bucofaringe, 16 años, < N2b, < 10 cajetillas/año G2 + erupción acneiforme = ↑ SG
Cáncer de pulmón de células pequeñas (estadio limitado)			
Cisplatino	60 mg/m² día 1 cada 3 semanas	45 Gy/30fx *cada 12 h*	Iniciar radioterapia durante los primeros dos ciclos de quimioterapia (*De Ruysscher Ann Oncol 2006*)
Etopósido	120 mg/m² días 1, 2 y 3 cada 3 semanas		

Cáncer de pulmón no células pequeñas			
Cisplatino	50 mg/m² días 1, 8, 29 y 36	66 Gy/30 fx	También se utilizan otros dobletes de platino
Etopósido	50 mg/m² días 1-5 y 29-33		

Esofágico			
Cisplatino 5-FU	20 mg/m² días 1, 8, 15, 22 y 29 300 mg/m²/d CI	50.4 Gy en 28 fx	También se pueden usar oxaliplatino o capecitabina
Carboplatino Paclitaxel	AUC2 mg/m² días 1, 8, 15, 22 y 29 50 mg/m²	50.4 Gy en 30 fx	También se utilizan otros dobletes de platino

Gástrico			
Capecitabina	825 mg/m² cada 12 h	45 Gy en 25 fx	Preoperatorio o postoperatorio
5-FU	200 mg/m²/día CI	45 Gy en 25 fx	

Pancreático			
Capecitabina	825 mg/m² cada 12 h	50.4 Gy/28 fx	Preoperatorio o postoperatorio
Gemcitabina	400 mg/m² cada semana	50.4 Gy/28 fx	

Vesical			
Cisplatino y 5-FU	75 mg/m² día 1 1000 mg/m² días 1 y 4	50-58 Gy a 2 Gy/fx	Muchos otros esquemas de cáncer de vejiga concurrentes
Mitomicina C 5-FU	12 mg/m² día 1 500 mg/m²/día CI administrados en 1-5 fx, 16-20 fx	55 Gy a 2.75 Gy/fx o 64 Gy a 2 Gy/fx	

Anal			
Cisplatino 5-FU	20 mg/m² días 1, 8, 15 y 22 300 mg/m²/d CI	50-58 Gy a 2 Gy/fx	La dosis de radioterapia depende del estadio T y N
Mitomicina C 5-FU	10 mg/m² días 1 y 29 300 mg/m²/día CI	50-58 Gy a 2 Gy/fx	

Rectal			
Capecitabina	825 mg/m² cada 12 h	50.4 Gy en 28 fx	Aumentar a 54 Gy después de la cirugía
5-FU	225 mg/m²/día CI	50.4 Gy en 28 fx	

Cánceres ginecológicos (cuello uterino/uterino/vulvar/vaginal)			
Cisplatino	40 mg/m² cada semana	Variable	Cisplatino final con 2a BTIC

Glioblastoma			
Temozolomida	75 mg/m² al día	60 Gy/30 fx	Dosis de adyuvante 150-200 mg/m² días 1-5 cada 4 semanas × 6 ciclos (o indefinidamente)

Meduloblastoma (pediátrico)			
Vincristina	1.5 mg/m² cada semana	54 Gy/30 fx	PCV

Rabdomiosarcoma (pediátrico)			
Vincristina	1.5 mg/m²	36-50.4 Gy/30 fx	La dosis y el momento de la radioterapia dependen de la estratificación del riesgo. Compleja administración concomitante con la quimioterapia
Ciclofosfamida	1.2 g/m²		
Irinotecán	50 mg/m²		

QUIMIOTERÁPICOS Y TOXICIDADES

Subrayado = toxicidad limitante de la dosis.

Fármacos alquilantes: agregan un grupo alquilo a la guanina 7-N → El ADN se entrecruza y se rompe la cadena. Inhibe la reparación o la síntesis del ADN.

Cisplatino (20-100 mg/m² días 1-5 cada 3-4 semanas; 40 mg/m² cada semana = QRC): náuseas y vómitos, nefrotoxicidad, ototoxicidad (irreversible), neuropatía (reversible), ↓ plaquetas, anemia, cambios en el gusto.

Carboplatino (AUC 3-7.5 cada 3-4 semanas; AUC2 cada semana = QRC): mielosupresión (nadir 3-4 semanas), náuseas y vómitos, nefrotoxicidad, ototoxicidad, neuropatía, ↑ enzimas de función hepática.

Oxaliplatino (85-140 mg/m² cada 2-3 semanas): neurotoxicidad, neuropatía, fiebre, ↑ enzimas hepáticas, nefrotoxicidad.

Bendamustina (70-120 mg/m² 2 × 2 días cada 3-5 semanas): mielosupresión (nadir 3 semanas), náuseas y vómitos, fiebre, edema, erupción cutánea, diarrea.

Ciclofosfamida (1-5 mg/kg/día v.o. o 250-1800 mg/m² cada 3-4 semanas): mielosupresión (recuperación 1 semana), cistitis hemorrágica, nefrotoxicidad, náuseas y vómitos, cardiotoxicidad, infecundidad, alopecia.

Clorambucilo (0.1-0.2 mg/kg/día): mielodepresión (nadir 3 semanas), hepatotoxicidad, erupción cutánea, toxicidad del SNC, segunda neoplasia maligna.

Melfalán (2-10 mg/día v.o.): mielodepresión (nadir 4 semanas), mucositis, diarrea, fibrosis pulmonar, segunda neoplasia maligna.

Ifosfamida (1200-3000 mg/m²/día × 3-5 días cada 2-3 semanas): mielosupresión (nadir 1-2 semanas), cistitis hemorrágica, nefrotoxicidad, neurotoxicidad reversible náuseas y vómitos, alopecia.

Mecloretamina (0.1-0.4 mg/kg/día): mielosupresión, náuseas y vómitos, alopecia, mucositis, infertilidad, toxicidad del SNC.

Carmustina (150-200 mg/m² cada 6-8 sem): mielosupresión (nadir 4 semanas), náuseas y vómitos, hepatotoxicidad, hipotensión, fibrosis pulmonar.

Lomustina (100-130 mg/m² cada 6 semanas): mielosupresión (nadir 4 semanas), náuseas y vómitos, hepatotoxicidad, nefrotoxicidad, fibrosis pulmonar. **Cruza BHE.**

Busulfano (1.8 mg/m²/día): mielosupresión, náuseas y vómitos, diarrea, anorexia, mucositis, infertilidad.

Dacarbazina (375 mg/m² día 1 y 15 cada 4 semanas): náuseas y vómitos, mielosupresión, síntomas catarrales, dolor en el sitio de la inyección.

Temozolomida (100-200 mg/m² días 1-5 cada 4 semanas; 75 mg/m²/día = QT/RT): mielosupresión (nadir 3 semanas), náuseas y vómitos, cefalea, fatiga, estreñimiento, edema.

Antimetabolitos: reemplazan bloques de construcción en la síntesis de ADN. Los grupos incluyen análogos de nucleótidos (5-FU, -MP, Ara-C, fludarabina), antagonistas de folato (metotrexato, pemetrexed), inhibición de la ribonucleótido-reductasa (hidroxiurea).

5-FU (bolo i.v.) 325-425 mg/m² × 5 días cada 4 semanas o (IC) 750-1000 mg/m² × 5 días cada 4 semanas): diarrea, mucositis, náuseas y vómitos, supresión medular, alopecia, cambios en las uñas, mano-pie.

6-MP (1.5-2.5 mg/m²/d): mielosupresión, ictericia, náuseas y vómitos, diarrea, infección.

Capecitabina (1000-1250 mg/m² cada 12 h × 2 semanas cada 3 semanas; 825-1000 mg/m² cada 12 h - QT/RT): diarrea, mano-pie, mucositis, neurotoxicidad, vasoespasmo coronario, reacción evocadora de radioterapia.

Citarabina (Ara-C) ((IC) 100-200 mg/m²/día × 5-7 días; dosis alta: 1500-3000 mg/m²/día × 3 días): mielosupresión (nadir 7-9 días/15-24 días), náuseas y vómitos, diarrea, neurotoxicidad, ↑ enzimas de función hepática. **Cruza BHE.**

Fludarabina (20-30 mg/m² × 3-5 días cada 4 semanas): mielosupresión (nadir 10-14 días, recuperación 5-7 semanas), fiebre, infección, debilidad, tos, anorexia.

Gemcitabina (1000 mg/m² cada semana o 800-1250 mg/m² días 1 y 8 cada 3 semanas): mielosupresión, edema, síntomas gripales, fiebre, fatiga, neumonitis náuseas y vómitos, ↑ enzimas hepáticas.

Hidroxiurea (20-30 mg/kg/día): mielosupresión (2-5 días), úlcera digestiva, erupción cutánea, cáncer epidermoide, reacción evocadora de radiación.

Metotrexato (MTX) (rango de 30-40 mg/m²/semana a 100-12000 mg/m² × 1): mielosupresión, mucositis, náuseas y vómitos, neurotoxicidad, nefrotoxicidad, ↑ enzimas hepáticas.

Pemetrexed (500 mg/m² cada 3 semanas): mielosupresión, mucositis, mano-pie, anorexia, fatiga, ↑ enzimas hepáticas.

Alcaloides vegetales: inhiben las enzimas utilizadas en la replicación del ADN, la mitosis o la división celular. Incluyen fármacos antimicrotubulares (docetaxel, paclitaxel, vincristina, vinblastina, vinorelbina) e inhibidores de la topoisomerasa (irinotecán, etopósido, topotecán).

Docetaxel (60-100 mg/m² cada 3 semanas): mielosupresión (7 días), neuropatía, edema, alopecia, cambios en las uñas, náuseas y vómitos, reacción evocadora de radiación.

Paclitaxel (60-250 mg/m² cada 1-3 semanas; 50 mg/m² cada semana - QRC): mielosupresión (11 días), alopecia, neuropatía, artralgias, náuseas y vómitos, diarrea.

Nab-paclitaxel: mielosupresión, alopecia, cambios ECG, neuropatía, artralgias, náuseas y vómitos, debilidad, fatiga.

Vincristina (0.5-1.5 mg/m² cada semana; 1.5 mg/m² cada semana - QRC): neuropatía, alopecia, estreñimiento, náuseas y vómitos, pérdida de peso. **Cruza BHE.**

Vinblastina (3.7-6 mg/m^2 cada semana): <u>mielosupresión</u> (~1 semana), estreñimiento, hipertensión, alopecia, dolor óseo, náuseas y vómitos.

Vinorelbina (25-30 mg/m^2 cada semana): <u>mielosupresión</u> (~1 semana), náuseas y vómitos, alopecia, diarrea, neuropatía.

Etopósido (50-120 mg/m^2 × 3 días cada 3-4 semanas): <u>mielosupresión</u> (1-2 semanas), menopausia, infertilidad, náuseas y vómitos, hipotensión, erupción cutánea, ↑ enzimas hepáticas, reacción evocadora de radiación.

Irinotecán (240-350 mg/m^2 cada 3 semanas): <u>diarrea</u>, cólicos abdominales, mielosupresión, náuseas y vómitos, alopecia, pérdida de peso, debilidad.

Topotecán (1.5 mg/m^2 × 5 días cada 3 semanas): <u>mielosupresión</u> (1-2 semanas), náuseas y vómitos, alopecia, diarrea, fiebre, erupción cutánea.

Antibióticos: antibióticos de *Streptomyces* que interfieren con el ciclo celular o la replicación del ADN. Las antraciclinas (-rubicinas) y las actinomicinas inhiben la topoisomerasa II por intercalación. La bleomicina y la mitomicina generan radicales libres que producen roturas del ADN. Causan habitualmente la reacción evocadora de radiación.

Actinomicina D (400-600 µg/m^2/día × 5 días): mielosupresión (nadir 14-21 días), alopecia, náuseas y vómitos, fatiga, mucositis, hepatotoxicidad, diarrea, infertilidad, *dermatitis posradiación*.

Daunorrubicina (cerubidina) (30-60 mg/m^2/días × 3 días): <u>mielosupresión</u> (nadir 10-14 días), alopecia, orina oscura, náuseas y vómitos, mucositis, dolor, cardiotoxicidad. *Dosis acumulada máxima de por vida = 550 mg/m^2.*

Doxorrubicina (adriamicina) (20 mg/m^2 cada semana o 40-60 mg/m^2 cada 3 semanas): <u>mielosupresión</u> (nadir 10-14 días), cardiotoxicidad, náuseas y vómitos, *dermatitis* y reacción evocadora de radiación, leucemia secundaria, lisis tumoral. *Dosis acumulativa máxima de por vida = 500 mg/m^2, menor si > 65 años, radioterapia al mediastino, cardiopatía o ciclofosfamida.*

Epirrubicina (100-120 mg/m^2/día cada 3-4 semanas, 50 mg/m^2 cada 3 semanas): <u>mielosupresión</u> (nadir 10-14 días), alopecia, bochornos, náuseas y vómitos, diarrea, cardiotoxicidad. *Dosis acumulativa máxima de por vida = 1000 mg/m^2.*

Bleomicina (5-15 unidades/m^2/semana × 3 semanas): <u>toxicidad/neumonitis pulmonar</u>, reacción de la piel, mucositis, hipotensión, reacción de hipersensibilidad, *reacción evocadora de radiación*.

Mitomicina C (mutamicina) (10-15 mg/m^2 cada 6-8 semanas o 20-40 mg cada semana o 10-15 mg/m^2 cada 4 semanas = QRC): <u>mielosupresión</u> (nadir 4-6 semanas), mucositis, erupción cutánea, neumonitis intersticial, SUH.

TERAPIAS DIRIGIDAS

Guía de nombres	
Anticuerpos monoclonales (-mab)	
Objetivo	*Fuente*
• cir(r), sistema circulatorio	• ximab, quimérico humano-ratón
• li(m), sistema inmunitario	• zumab, ratón humanizado
• t(u), tumor	• mumab, completamente humano
Moléculas pequeñas (-ib)	
• tinib, inhibidor de la tirosina-cinasa (ITC)	
• zomib, inhibidor del proteasoma	
• ciclib, inhibidor de la cinasa dependiente de ciclina	
• parib, inhibidor de PARP	

Adaptado de: Abramson, 2017 Overview of Targeted Therapies for Cancer.

FÁRMACOS SISTÉMICOS COMUNES NO QUIMIOTERÁPICOS

Fármaco	Objetivo	Indicaciones	Efectos secundarios
Erlotinib **Afatinib** **Gefitinib** **Osimertinib**	EGFR	Adenocarcinoma de pulmón, ACPC *EGFR ex19del; ex21mut*	**Exantema, diarrea**, fatiga, anorexia, neutropenia (osimertinib)
Cetuximab	EGFR	CCC, CCRm	**Exantema acneiforme**, reacción por infusión, anafilaxia, náuseas y vómitos, ↓ PA
Panitumumab	EGFR	CCRm	Exantema, náuseas y vómitos, diarrea, hipoMg, queratitis

Fármaco	Objetivo	Indicaciones	Efectos secundarios
Bevacizumab	VEGF-A	Colorrectal metastásico, adenocarcinoma pulmonar, mama metastásico, GBM, CNC	Debilidad, dolor, náuseas y vómitos, perforación intestinal, crisis hipertensiva, síndrome nefrótico, ICC
Ramucirumab	VEGFR2	Gástrico/unión gastroesofágica, CPCNP, colorrectal metastásico	Hipertensión, diarrea, cefalea, hemorragia, perforación intestinal
Temsirólimus Everólimus	mTOR	CNC, neuroendocrinos digestivos	Linfopenia, anemia, fatiga, exantema, mucositis, hiperglucemia, ↑ triglicéridos
Sunitinib	PDGFR VEGFR c-KIT RET	TED, CNC, meningioma, neuroendocrino	Fatiga, diarrea, náuseas, síndrome mano-pie, estomatitis, exantema
Sorafenib	PDGFR VEGFR RAF	CNC, CHC, tiroides, desmoides	Linfopenia, diarrea, erupción cutánea, síndrome mano-pie, náuseas y vómitos, fatiga
Pazopanib	PDGFR VEGFR c-KIT FGFR	CNC, sarcoma	Náuseas y vómitos, diarrea, cambios en el color del cabello, erupción cutánea, mielosupresión
Cabozantinib	VEGFR2 c-Met AXL RET	CNC, CMT	Perforación digestiva/fístula, hemorragia, síndrome mano-pie, PRES, estomatitis
Regorafenib	c-KIT PDGFR RAF RET VEGFR1-3	CCR, TED, CHC	Anemia, ↑ enzimas hepáticas, fatiga, proteinuria, alteraciones en electrólitos, ↓ plaquetas, ↓ leucocitos, pérdida de peso
Axitinib	VEGFR1-3 PDGFR c-KIT BCR-ABL	CNC, LMC, LLA	Diarrea, fatiga, síndrome mano-pie, náuseas y vómitos, fatiga, pérdida de peso
Imatinib Dasatinib Nilotinib Bosutinib	BCR-ABL	LMC, LLA, TED, SMD	Vómitos, diarrea, dolor muscular, edema, hemorragia gastrointestinal, mielosupresión
Trastuzumab Ado-trastuzumab emtansina	Her2	Her2 + mama	Síndrome catarral, náuseas, diarrea, insuficiencia cardíaca
Pertuzumab	Her2	Her2 + mama	Diarrea, dolor articular, neutropenia, erupción
Lapatinib	Her2 EGFR	Her2 + mama	Síndrome mano-pie, náuseas y vómitos, diarrea, ↑ enzimas hepáticas, insuficiencia cardíaca, ↓ eritrocitos
Crizotinib Ceritinib Alectinib Brigatinib	ALK ROS1- (crizotinib)	CPCNP con mutación ALK	Visión borrosa, fotofobia, náuseas y vómitos, diarrea, neumonitis, nefro/ hepatotóxico, supresión de la médula ósea, anomalías hidroelectrolíticas
Dabrafenib	BRAF	Melanoma BRAF V600E mutado y CPCNP	Hiperglucemia, hiperqueratosis, cefalea
Cobimetinib	MEK	Melanoma BRAFV600E	Nefrotóxico, miositis, ↑ fosfatasa alcalina, náuseas, diarrea, linfopenia, ↓ Na

Fármaco	Objetivo	Indicaciones	Efectos secundarios
Trametinib	MEK	Melanoma BRAF V600E mutado y CPCNP	↑ enzimas hepáticas, exantema cutáneo, diarrea, anemia, linfedema
Olaparib Niraparib	PARP	Ovario, peritoneal con BRCA mutado	Anemia, ↓ plaquetas, ↓ leucocitos, infección de vías respiratorias, náuseas y vómitos, fatiga, mialgia, ↑ Cr
Tositumomab	CD20	Linfoma no hodgkiniano	Supresión medular, fiebre, debilidad
Vismodegib	PTCH, SMO	Cáncer de células basales	Espasmos musculares, pérdida de peso, alopecia, disgeusia, náuseas
Vorinostat	HDAC	LCLT	Fatiga, diarrea, náuseas, disgeusia, ↓ plaquetas

TERAPIA HORMONAL

Andrógenos

Enzalutamida: inhibidor de la señalización del receptor de andrógenos.
  Indicaciones: cáncer de próstata metastásico resistente a la castración.
  Dosis: 160 mg por vía oral/día.
  Efectos secundarios: edema, fatiga, cefalea, bochornos (sofocos), diarrea, artralgia, ginecomastia.
Bicalutamida: antagonista no esteroideo de receptores de andrógenos.
  Indicaciones: cáncer de próstata de riesgo intermedio a alto.
  Dosis: 50 mg v.o. al día × ≥ 14 días con análogo de LHRH o 150 mg al día (monoterapia).
  Efectos adversos: edema, estreñimiento, bochornos, diarrea, dolor óseo, ginecomastia.
Flutamida: antagonista del receptor de andrógenos no esteroideos.
  Indicaciones: cáncer de próstata de riesgo intermedio a alto; SOP, hiperplasia suprarrenal congénita.
  Dosis : 250 mg por vía oral cada 8 h.
  Efectos adversos: hepatotoxicidad (advertencia para el consumidor), bochornos, dolor óseo, ginecomastia, náuseas y vómitos, diarrea.
Nilutamida: antagonista no esteroideo de receptores de andrógenos.
  Indicaciones: cáncer de próstata de riesgo intermedio a alto; terapia hormonal transgénero.
  Dosis: 300 mg v.o./día × 30 días, luego 150 mg v.o./día.
  Efectos adversos: neumonitis intersticial (advertencia de recuadro negro), cefalea, bochornos, insomnio, ginecomastia, impotencia, sensibilidad en las mamas, hepatitis.
Apalutamida: antagonista no esteroideo de receptores de andrógenos.
  Indicaciones: cáncer de próstata metastásico.
  Dosis: 240 mg v.o. al día.
  Efectos adversos: fatiga, náuseas, vómitos, erupción cutánea, fracturas óseas y crisis convulsivas.
Abiraterona: disminuye la producción de precursores de andrógenos al inhibir CYP17A1.
  Indicaciones: utilizado en combinación con prednisona (5 mg diarios) en CPRC metastásico.
  Dosis: 1000 mg por vía oral/día.
  Efectos adversos: edema, hipertensión, hipocalemia, fatiga, ↑ glucosa, ↑ triglicéridos, ↑ enzimas hepáticas, edema de las articulaciones, bochornos, tos, insomnio, IVU, diarrea.

Estrógenos

Anastrozol: inhibidor de la aromatasa; bloquea la conversión de andrógenos en estrógenos en tejidos extragonadales.
  Indicaciones: cáncer de mama positivo para receptores hormonales en mujeres posmenopáusicas; profilaxis del cáncer de mama.
  Dosis: 1 mg vía oral/día.
  Efectos adversos: disminución de la densidad mineral ósea, ruborización, hipertensión, fatiga, cefalea, bochornos, alteraciones del estado de ánimo, artralgias, ↑ riesgo cardiovascular, ↑ colesterol.
Letrozol: inhibidor de la aromatasa.
  Indicaciones: cáncer de mama positivo para receptores hormonales en mujeres posmenopáusicas.
  Dosis: 2.5 mg por vía oral al día.
  Efectos adversos: disminución de la densidad mineral ósea, ruborización, debilidad, edema, fatiga, cefalea, bochornos, alteración del estado de ánimo, artralgias, ↑ colesterol.
Exemestano: inhibidor de la aromatasa.
  Indicaciones: cáncer de mama positivo para receptores hormonales en mujeres posmenopáusicas.
  Dosis: 25 mg vía oral/día.

Efectos adversos: hipertensión, fatiga, insomnio, cefalea, disminución de la densidad mineral ósea, ruborización, bochornos, diaforesis, alteración del estado de ánimo, artralgias.

Fulvestrant: degradador selectivo del receptor de estrógenos (DSRE); se une al receptor de estrógenos y causa degradación.

Indicaciones: cáncer de mama (+) para receptores hormonales en mujeres posmenopáusicas.

Dosis: 25 mg vía oral/día.

Efectos adversos: bochornos, ↑ enzimas hepáticas, alteraciones articulares, dolor óseo, fatiga, cefaleas, náuseas, faringitis.

Tamoxifeno: modulador selectivo del receptor de estrógenos (MSRE); inhibidor competitivo del receptor de estrógenos.

Indicaciones: cáncer de mama (+) para receptores hormonales en mujeres premenopáusicas.

Dosis: 20 mg vía oral/día.

Efectos secundarios: ↑ cáncer de útero, ↑ riesgo de TEV, rubor, bochornos, náuseas, pérdida de peso, flujo vaginal, debilidad, artralgias, amenorrea.

Raloxifeno: MSRE; inhibidor competitivo del receptor de estrógenos.

Indicaciones: profilaxis del cáncer de mama.

Dosis: 60 mg v.o./día × 5 años.

Efectos adversos: ↑ riesgo de TEV, ↑ riesgo cardiovascular, edema, bochornos, artralgias, calambres en las piernas.

Hormona liberadora de gonadotropinas (GnRH)

Goserelina: agonista de GnRH: la activación crónica conduce a ↓ LH/FSH y ↓ esteroidogénesis.

Indicaciones: cáncer de próstata, cáncer de mama.

Dosis: 3.6 mg s.c. cada 4 semanas o 10.8 mg cada 12 semanas.

Efectos adversos: edema, fatiga, cefalea, bochornos, alteración del estado de ánimo, acné, ↓ densidad mineral ósea, ↓ libido, sequedad vaginal, ↑ glucosa.

Leuprorelina: agonista de GnRH.

Indicaciones: cáncer de próstata, cáncer de mama.

Dosis: 7.5 mg cada 4 semanas/22.5 mg cada 12 semanas/30 mg cada 16 semanas/45 mg cada 24 semanas.

Efectos adversos: edema, fatiga, cefalea, bochornos, alteración del estado de ánimo, ↓ densidad mineral ósea, ↓ libido, sequedad vaginal, ↑ glucosa.

Degarelix: antagonista de GnRH.

Indicaciones: cáncer de próstata; especialmente *antecedentes de enfermedad cardiovascular.*

Dosis: dosis de carga de 240 mg s.c. × 1; luego 80 mg s.c. cada 4 semanas.

Efectos adversos: bochornos, ↑ enzimas hepáticas, ganancia de peso, artralgias.

FÁRMACOS MODIFICADORES ÓSEOS

Los **bisfosfonatos** inhiben la resorción ósea por los osteoclastos.

Fármacos: **alendronato, etidronato, ibandronato, risedronato, pamidronato, zoledronato.**

Indicaciones: reducir el riesgo de fracturas y dolor en tumores sólidos metastásicos o mieloma múltiple. Puede reducir la mortalidad en mieloma múltiple y cáncer de mama y próstata.

Efectos adversos: osteonecrosis de la mandíbula, irritación digestiva, erosión esofágica, dolor muscular, ↓ calcio.

Denosumab: inhibidor de RANKL; inhibe los osteoclastos.

Presentaciones comerciales: **Xgeva®, Prolia®.**

Indicaciones: prevención de la pérdida ósea y eventos esqueléticos en tumores sólidos.

Dosis: Xgeva®: 120 mg s.c. cada 4 semanas (prevención de eventos esqueléticos); Prolia®: 60 mg s.c. cada 6 meses (pérdida de masa ósea).

Efectos adversos: osteonecrosis de la mandíbula, erupción cutánea, fatiga, edema periférico, irritación digestiva, ↓ calcio.

INMUNOTERAPIA

Inmunología básica

- **Inmunidad innata:** reconocimiento de patrones inmunogénicos por macrófagos, células dendríticas y linfocitos citolíticos naturales. Responder a patrones moleculares asociados con patógenos (PAMP) y patrones moleculares asociados con daños (DAMP). La activación conduce a la producción de citocinas, el reclutamiento de otras células inmunitarias y la fagocitosis. Las células presentadoras de antígenos responden a patrones moleculares, lo que lleva a la activación del sistema inmunitario adaptativo.
- **Inmunidad adaptativa:** la «memoria» inmunitaria mediada por linfocitos (linfocitos B y T) mediante la activación de receptores de linfocitos B y receptores de linfocitos T. La activación de los linfocitos B lleva a la inmunidad humoral (mediada por la producción de anticuerpos) en respuesta a una actividad Th2; los linfocitos T median la inmunidad celular en respuesta a la actividad Th1 (que se cree que es más importante para la vigilancia del cáncer).
- **Tipos de células**
  - **Macrófagos (MΦ):** derivados de monocitos. Funcionan como células presentadoras de antígenos (CPA), fagocitos (en respuesta a Fc, complemento o manosa) y vigilancia/

activación inmunitaria innata (activadas por PAMP, DAMP). Suelen residir en el tejido tumoral (TAM), donde pueden promover la invasión y la metástasis. Dos subtipos con implicaciones pronósticas en el cáncer:

- ○ **M1:** «antitumoral»; producen tumoricidas TNF y NO; mejor pronóstico.
- ○ **M2:** «protumoral»; producen IL-10, arginasa, TGF-β; previenen la respuesta Th1.
- **Células dendríticas:** CPA que responden a PAMP, citocinas. Desempeñan un papel en la activación de linfocitos T citotóxicos específicos de tumores.
- **Linfocitos B:** linfocitos que producen anticuerpos en respuesta a la activación del receptor de linfocitos B a través de la respuesta Th2 a los antígenos. Se encuentran en la circulación, nódulos linfáticos, bazo y linfoma MALT.
- **Linfocitos T:** linfocitos condicionados por el timo, que reconocen el complejo antígeno-MHC. Median la inmunidad celular.
  - ○ **CD4:** linfocitos T cooperadores (*helper*); activan el sistema inmunitario según el contexto de citocinas y antígenos. Requeridos para la activación de respuestas citotóxicas que subyacen en la vigilancia inmunológica del cáncer. Inmunosupresión del VIH a través del agotamiento de CD4 → mayor incidencia de cáncer.
  - ○ **CD8:** linfocitos T citotóxicos; activados por el MHC clase I; producen IFN-γ e IL-2. Pueden destruir directamente las células infectadas/tumorales mediante la respuesta de la citocinas de Th1 al MHC clase I expresado en los tumores. La regulación negativa del MHC clase I por parte del tumor es un medio común de evasión inmunitaria. La activación requiere señales coincidentes de TCR-MHC y CD-28/B7. Los receptores de puntos de control inmunitarios pueden inhibir o estimular la activación de CD-8. **Los inmunoterápicos se dirigen a los ligandos/receptores de los puntos de control.**
  - ○ **Th17:** producen IL-17 en respuesta a IL-1, IL-6 y TGF-β. Regulan la inmunidad de las mucosas y modulan la inflamación. Efectos protumorales y antitumorales.
  - ○ **Treg:** mantienen la autotolerancia inhibiendo la expansión de linfocitos no autotolerantes. Pueden desempeñar un papel en la supresión de la inmunidad antitumoral. Activados por IL-10 y TGF-β.
  - ○ **CSDM:** células supresoras derivadas de mieloides. Células mieloides inmunosupresoras que se pueden encontrar en el microambiente tumoral y se asocian con un mal pronóstico y desenlace.
- **Linfocitos citolíticos naturales:** linfocitos citotóxicos de la inmunidad innata activados por citocinas MΦ. Son importantes para contener las infecciones víricas durante la activación inmunitaria adaptativa. Su papel es clave en la prevención de recaídas después de un TMO.

FÁRMACOS DE INMUNOTERAPIA HABITUALES

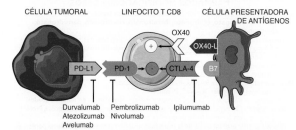

Fármaco	Objetivo	Indicaciones	Efectos secundarios
Ipilimumab **Tremelimumab**	CTLA-4	Melanoma	**Diarrea, colitis,** hipofisitis
Pembrolizumab **Nivolumab**	PD-I	Melanoma, CPCNP, CCC, LH, CNC, **tumores por MSI o MMR**	**Neumonitis,** colitis, hipofisitis, tiroiditis, vitiligo
Durvalumab **Atezolizumab** **Avelumab**	PD-LI	Urotelial metastásico, CPCNP, Merkel	Exantema, tiroiditis, hepatitis
MEDI6469	OX-40	Fase 1/2	Linfopenia, fatiga, fiebre/escalofríos, exantema
Utomilumab (PF-05082566)	4-IBB	Fase I	Fatiga, erupción cutánea, hepatitis, diarrea, neutropenia, ↑ enzimas hepáticas

INMUNOTERAPIA Y RADIACIÓN

Varios ensayos evaluaron la seguridad y eficacia de la radiación con inmunoterapia.

- **Radioterapia → ipilimumab:** mejoró la SG (no la SEE) en un ensayo de fase 3 de CPRC metastásico (*Kwon Lancet Oncol* 2014).
- **QRC → durvalumab:** aumento de la SLP y la SG en el CPCNP en estadio III en el ensayo PACIFIC de fase 3 (*Antonia NEJM* 2017 y *Antonia NEJM* 2018).
- **RTCE o RCE + ipilimumab concurrentes:** en la fase I, fue segura para pacientes con melanoma con metástasis cerebrales (*Williams IJROBP* 2017).
- **SBRT e ipilimumab:** radioterapia/ipilimumab simultáneo o secuencial seguro en cánceres sólidos metastásicos en estadio I (*Tang Clin Cancer Res* 2017).

Varios ensayos en curso están evaluando la posible sinergia entre la radiación y la inmunoterapia en el cáncer sólido localizado y metastásico.

- La radiación puede actuar como una «vacuna tumoral», exponiendo neoantígenos después de la muerte celular inmunogénica inducida por radiación.
- Se cree que es más eficaz en el contexto de la radioterapia hipofraccionada o estereotáctica.

EFECTOS ADVERSOS ASOCIADOS CON LOS INHIBIDORES DE PUNTOS DE CONTROL INMUNOLÓGICO

Efectos adversos muy diferentes a los de la terapia citotóxica. Debido a la estimulación de la autoinmunidad.

Principios generales de atención:
- **Grado I:** tratamiento local/sintomático (esteroides tópicos, antidiarreico).
- **Grado 2:** descartar infección/progresión de la enfermedad; esteroides orales (p. ej., dexametasona 4 mg cada 6 h). Tratar los síntomas.
- **Grado 3-4:** suspender temporal o definitivamente la radiación; esteroides i.v. ± inmunosupresores adicionales (p. ej., infliximab 5 mg/kg en dosis única).

Hipofisitis: hipopituitarismo clínico o agrandamiento hipofisario radiográfico. Síntomas: cefalea, fatiga/debilidad. Disminución de las hormonas tiroideas, suprarrenales y gonadales. DI y Δ de visión son raros. Descartar metástasis encefálicas con RM; análisis endocrino completo. Puede reanudar la inmunoterapia con reemplazo hormonal.

Neumonitis: descartar infección y suspender el tratamiento con GI. G2: agregar esteroides; G3-4: suspender la terapia; hospitalizar con esteroides I.V en altas dosis.

Diarrea/colitis: diarrea y cambios radiográficos como engrosamiento intestinal difuso o colitis. Primero, descartar *Clostridium difficile* u otra infección. En casos graves, la colonoscopia puede ayudar al diagnóstico. Trate la diarrea con fármacos antidiarreicos (p. ej., loperamida y atropina) y medicamentos antiinmunitarios (p. ej., esteroides e infliximab).

Exantema: es el evento adverso más frecuente, que ocurre con el 40-50% de los inhibidores de Pd-1 y CTLA-4. GI-2: tratamiento de apoyo con compresas frías, corticoesteroides tópicos y hidroxizina. G3: suspender el tratamiento hasta volver a GI. Si G4, considerar infliximab, micofenolato de mofetilo o ciclofosfamida. Rara vez se ha notificado síndrome de Stevens-Johnson/necrólisis epidérmica tóxica.

TERAPIA ADOPTIVA DE LINFOCITOS T

Trasplante de linfocitos T antitumorales más eficaces para inducir la muerte directa del tumor.
- **Linfocitos T autólogos o alogénicos de receptor de antígeno quimérico (células CAR-T)**, diseñados genéticamente para expresar un receptor de linfocitos T quimérico que incluye regiones variables de Ab monoclonales específicas de antígeno tumoral fusionadas con el TCR y un receptor coestimulante (CD28). La activación es independiente del MHC y la respuesta al antígeno es suprafisiológica.
  - **Indicaciones (aprobadas por la FDA):** LLA pediátrica; linfoma refractario de linfocitos B grandes.
  - **Efectos adversos:** síndrome de liberación de citocinas, efectos secundarios (aplasia de linfocitos B), edema encefálico, neurotoxicidad; EICH (si se utilizan linfocitos T alogénicos).
- Los linfocitos T con **TCR** modificados genéticamente se aíslan de la sangre o del tejido tumoral y se seleccionan los linfocitos T que responden al antígeno tumoral. El TCR de estas células se clona y los linfocitos autólogos se modifican para expresar el TCR específico del tumor seleccionado y se infunden en el paciente. La activación depende del MHC.
- Los **linfocitos infiltrantes de tumores (LIT)** se aíslan de los tumores, se expanden *in vitro* en presencia de IL-2 y se vuelven a infundir al paciente después de la linfodepleción con RTCE o quimioterapia.
- **Infusión de linfocitos de un donante:** transferencia adoptiva de linfocitos de un donante a un paciente que ya ha recibido un trasplante compatible por HLA del mismo donante. El objetivo es aumentar la respuesta inmunitaria antitumoral o garantizar un injerto duradero. Se usa para tratar la recaída después de TCM alogénico para LMC, LMA y LLA.
  - **Efectos adversos:** EICH aguda y crónica; aplasia de médula ósea, inmunosupresión.

VIRUS ONCOLÍTICOS

Virus modificados que se replican preferentemente en células cancerosas. Muchos son diseñados para estimular el sistema inmunitario e inducir inmunidad antitumoral. El mecanismo de acción primario es la replicación del virus en las células tumorales, lo que causa oncólisis.

- **T-Vec (Imlygic®):** VHS-1 modificado que expresa GM-CSF. Aprobado para melanoma inoperable. Administrado mediante inyección intratumoral.
- **Reolisina:** reovirus humano no modificado administrado sistémicamente como virus oncolítico. Se replica en células con Ras activado. Actualmente, en fase III para CECC y CCR.
- **JX-594 (Pexa-Vec®):** virus *Vaccinia* atenuado que expresa GM-CSF. Se replica selectivamente en células con altas concentraciones de timidina-cinasa (p. ej., mutación $p53$ o Ras). Actualmente, en ensayos clínicos fase I-III.
- **DNX-2401 (Delta-24-RGD):** adenovirus con capacidad de replicación que se replica selectivamente en células tumorales con la vía Rb no funcional. Expresa RGD que permite la captación en células tumorales que expresan integrinas $\alpha_v\beta_3$ o $\alpha_v\beta_5$. Actualmente, en fase I/II.
- **PVSRIPO:** virus quimérico de polio-rinovirus que reconoce el receptor de poliovirus CD155, el cual se expresa ampliamente en células neoplásicas de tumores sólidos. Un ensayo reciente de fase I/II destacó su uso en el glioblastoma recurrente, ya que mejoró la supervivencia a 24-36 meses, lo cual es mejor en comparación con los controles históricos (*Desjardins et al. NEJM* 2018).

CITOCINAS

- **GM-CSF (sargramostim)**
  - *Indicaciones:* neutropenia inducida por quimioterapia; reconstitución mieloide para TCMH.
  - *Mecanismo:* estimula la expansión de las células mieloides (polimorfonucleares, dendríticas, MΦ).
  - *Efectos adversos:* dolor óseo, mialgias, artralgias, reacción en el lugar de la inyección.
- **G-CSF (filgrastim)**
  - *Indicaciones:* neutropenia inducida por quimioterapia; reconstitución mieloide para TCMH.
  - *Mecanismo:* estimula la expansión de las células mieloides (polimorfonucleares).
  - *Efectos adversos:* dolor óseo, mialgias, artralgias, reacción en el lugar de la inyección.
- **IL-2 (aldesleukin)**
  - *Indicaciones:* CNC, melanoma, adyuvante para TMO autólogo.
  - *Mecanismo:* expansión de linfocitos (↑ CD4, CD8, Treg, linfocitos B, linfocitos citolíticos naturales).
  - *Efectos adversos:* fuga capilar, *shock*, síntomas similares a los de la gripe.

VACUNAS

Inducen la respuesta inmunitaria a antígenos tumorales compartidos o únicos.
Vacunas preventivas: vacunación contra virus cancerígenos.

- **Vacunas contra el VPH:** inoculación de partículas similares a virus ensambladas a partir de proteínas recombinantes de la cubierta del VPH. Provocan las respuestas de anticuerpos neutralizantes de virus. Protección del 100% frente a NIC (*Harper Lancet* 2006).
  - **Gardasil® y Cervarix®:** VPH de tipos 6, 11, 16 y 18.
  - **Gardasil-9®:** VPH de tipos 6, 11, 16, 18, 31, 33, 45, 52 y 58.
- **Vacunas contra el VHB:** contiene HBsAg, producido por células de levadura. Tres vacunas ~85-90% de protección.
  - **Engerix-B® y Recombivax HB®:** solo infección por VHB (todas las edades).
  - **Twinrix®:** VHA y VHB (mayores de 18 años de edad).
  - **Pediarixs®:** lactantes cuyas madres son negativas para HBsAg (desde las 6 semanas de edad).

Vacunas terapéuticas: vacunas contra antígenos específicos de tumores para inducir una respuesta de linfocitos T.

- Pueden ser elaboradas a partir de células enteras, células enteras modificadas (p. ej., expresar moléculas inmunoestimuladoras), péptidos (restringidos por HLA), ADN, acondicionamiento de células dendríticas o presentación de Ag en vectores (p. ej., virus) que contienen moléculas inmunoestimuladoras.
- **Sipuleucel-T (Provenge®):** vacuna de células dendríticas aprobada por la FDA para el cáncer de próstata metastásico. Estimula la respuesta inmunitaria a la fosfatasa ácida prostática. Las CD del paciente se recolectaron y cultivaron con PAP-GM-CSF y luego se reinfundieron. ↑ SG en CPRC metastásico en 4 meses (*Kantoff NEJM* 2010).
- **Prostvac-VF®:** virus *Vaccinia* recombinante que codifica PSA y molécula coestimulante. ↑ SG en CPRC metastásico en 4 meses en la fase II (*Kantoff JCO* 2010).

LAUREN ELIZABETH COLBERT • CLIFTON DAVID FULLER • BRUCE MINSKY

BIOESTADÍSTICA BÁSICA

- Las **pruebas estadísticas** requieren la definición de una hipótesis de estudio y, por lo tanto, una hipótesis nula (H_o) para ser probadas. La aplicación de la prueba estadística apropiada a esta hipótesis da como resultado un **valor** p (α) → la probabilidad de un resultado igual a o más allá de la observada suponiendo que H_o es cierta.
- La prueba, H_o y, por lo tanto, α pueden ser todos **unilaterales** (solo prueba los datos de un lado de H_o) o de **dos caras** (prueba los datos de ambos lados de H_o).
- El **error de tipo I** (o α) ocurre cuando se concluye que hay una diferencia cuando en realidad no existe; el **error de tipo II** (o β) ocurre cuando se concluye que no hay diferencia cuando sí existe una; el **poder estadístico** ($1 - \beta$) es la probabilidad de rechazar correctamente H_o.
- La **sensibilidad** y la **especificidad** se utilizan para evaluar las pruebas de diagnóstico. La *sensibilidad* es la proporción de verdaderos positivos/positivos reales. Los positivos reales incluyen verdaderos positivos + falsos negativos. La *especificidad* es la proporción de negativos verdaderos/negativos reales. Los negativos reales incluyen los negativos verdaderos + los falsos positivos.

$$\text{Véase Figura 5-1: Sensibilidad} = A / (A + C)$$
$$\text{Especificidad} = D / (D + B)$$

- El **valor predictivo positivo** (**VPP**) y el **valor predictivo negativo** (**VPN**) predicen la probabilidad de precisión de un resultado de prueba dado. Ambos dependen de la frecuencia de la enfermedad en la población subyacente. **VPP = verdaderos positivos/(verdaderos positivos + falsos positivos)**; **VPN = verdaderos negativos/(verdaderos negativos + falsos negativos)**.

$$\text{Véase Figura 5-1: VPP} = A / (A + B)$$
$$\text{VNP} = D / (D + C)$$

	Enfermedad verdadera	Enfermedad falsa
Prueba +	A (Verdadero positivo)	B (Falso positivo, error tipo 1)
Prueba -	C (Falso negativo, error tipo 2)	D (Verdadero negativo)

Figura 5-1 Tabla de contingencia 2×2 que muestra los resultados esperados de las pruebas y enfermedades y sus combinaciones.

ELECCIÓN DE UNA PRUEBA ESTADÍSTICA

Análisis univariados (una variable independiente)

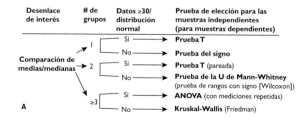

Desenlace de interés	# de grupos	Datos ≥30/ distribución normal	Prueba de elección para las muestras independientes (para muestras dependientes)
Comparación de medias/medianas	1	Sí	**Prueba T**
		No	**Prueba del signo**
	2	Sí	**Prueba T** (pareada)
		No	**Prueba de la U de Mann-Whitney** (prueba de rangos con signo [Wilcoxon])
	≥3	Sí	**ANOVA** (con mediciones repetidas)
		No	**Kruskal-Wallis** (Friedman)

A

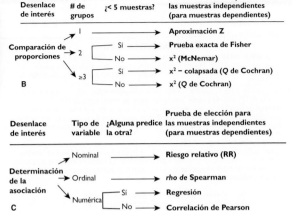

Desenlace de interés	# de grupos	¿< 5 muestras?	Prueba de elección para las muestras independientes (para muestras dependientes)
	1		**Aproximación Z**
Comparación de proporciones	2	Sí	**Prueba exacta de Fisher**
		No	**x² (McNemar)**
	≥3	Sí	**x² − colapsada (Q de Cochran)**
B		No	**x² (Q de Cochran)**

Desenlace de interés	Tipo de variable	¿Alguna predice la otra?	Prueba de elección para las muestras independientes (para muestras dependientes)
	Nominal		**Riesgo relativo (RR)**
Determinación de la asociación	Ordinal		**rho de Spearman**
	Numérica	Sí	**Regresión**
C		No	**Correlación de Pearson**

Análisis multivariados (dos o más variables independientes)

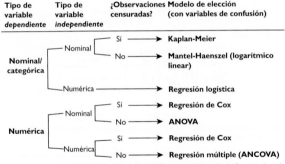

Tipo de variable *dependiente*	Tipo de variable *independiente*	¿Observaciones censuradas?	Modelo de elección (con variables de confusión)
Nominal/ categórica	Nominal	Sí	**Kaplan-Meier**
		No	**Mantel-Haenszel (logarítmico lineal)**
	Numérica		**Regresión logística**
Numérica	Nominal	Sí	**Regresión de Cox**
		No	**ANOVA**
	Numérica	Sí	**Regresión de Cox**
		No	**Regresión múltiple (ANCOVA)**

Nota: un análisis multivariado de Cox requiere 10 episodios por variable analizada. Por ejemplo, si hay 100 fallas locales, se puede analizar un total de 10 variables.

DISEÑO DE ENSAYOS CLÍNICOS

Fase 0	Prueba de concepto; primero en humano; pruebas de farmacocinética; etc.
Fase I	El objetivo principal es la toxicidad; puede probar farmacocinética, búsqueda de dosis, toxicidad, estudios de máxima dosis tolerada
Fase II	El objetivo principal es la eficacia; también puede continuar probando la seguridad; pueden ser ensayos de un solo brazo o pequeños de varios brazos (aleatorizados o no aleatorizados); a menudo, IIA demuestra eficacia clínica y IIB encuentra la dosis óptima
Fase III	El objetivo principal es determinar la eficacia en comparación con la prueba de referencia; a menudo, multiinstitucional o aleatorizado/controlado; típicamente, una sola enfermedad y una población de pacientes bien definida

CONCEPTOS IMPORTANTES: ENSAYOS CLÍNICOS

Diseños de ensayo de fase I

- **Diseños tradicionales basados en reglas** (clásico 3 + 3, cambios de dosis acelerados guiados farmacológicamente)
  - **Diseño 3 + 3:** basado en la secuencia tradicional de Fibonacci. Se tratan cohortes de 3 pacientes a la vez y se les da seguimiento hasta un período especificado antes de escalar las dosis. Una vez que hay un paciente con toxicidad de grado 3+, se ingresan un total de 6 a ese nivel de dosis. Si un total de 2 o 3 de los 6 tienen toxicidad de grado 3+, entonces ese nivel de dosis es la dosis máxima tolerada (DMT). El nivel de dosis recomendado (NDR) para la fase II es un nivel de dosis por debajo de la DMT. **Ventajas:** simple y fácil de seguir/implementar. **Desventajas:** puede ser muy lento y puede tratar pacientes innecesariamente por debajo de la DMT.
  - **Ajuste acelerado de dosis (AAD):** permite escalar a los siguientes niveles de dosis dentro de la cohorte debido a < 3 cohortes de pacientes (1 o 2). Solo requiere una cohorte de 3 pacientes si ocurre una toxicidad preespecificada. **Ventajas:** puede aumentar el ritmo de acumulación y escalada. **Desventajas:** puede ocurrir un aumento excesivo/inseguro de la dosis antes de que sea evidente la toxicidad. Puede exponer a demasiados pacientes a dosis tóxicas, particularmente con toxicidades por radiación que pueden ocurrir más tarde.
- **Diseños basados en modelos** (método de reevaluación continua [MRC, TE-MRC], EfTox, TE, TriRC)
  - **Modelo de reevaluación continua (MRC):** el modelado adaptativo bayesiano tiene en cuenta las *probabilidades de toxicidad conocidas anteriormente*, incluyendo los datos previamente disponibles y los pacientes acumulados previamente; ajusta la dosis a medida que cambian las probabilidades previas. **Ventajas:** puede ser más probable que trate a los pacientes con los niveles de dosis adecuados, no descarta los datos conocidos, puede escalar más rápidamente. **Desventajas:** requiere apoyo estadístico intensivo y datos previos adecuados/confiables.
  - **TE-MRC:** es una variedad de MRC que incorpora el tiempo transcurrido hasta el episodio, en lugar de solo datos de toxicidad dicotómicos.
  - **EfTox:** es una variedad de MRC que incorpora tanto la eficacia como la toxicidad en la toma de decisiones para la asignación de dosis. Los investigadores establecen «reglas» para los requisitos de eficacia y toxicidad con el fin de aumentar/disminuir la dosis. **Ventajas:** más eficaz en enfermedades en las que puede ser aceptable alguna compensación de toxicidad para aumentar la eficacia (cáncer de páncreas, glioblastoma, glioma pontino intrínseco difuso, etc.) o para ensayos de toxicidad extremadamente baja (algunos ensayos de radioterapia). El modelo EfTox de inicio tardío (EFIT) puede ser eficaz en ensayos de radiación, por ejemplo, en los que el inicio de la toxicidad puede ser más tardío que en los ensayos de fármacos.
- Los ensayos de fase I/II están diseñados para iniciar un ensayo de fase II con un criterio predeterminado. A menudo, la DMT identificada en el componente de fase I del ensayo se utiliza en el componente de fase II.

Diseños de ensayos de fase II

- Los **diseños de un solo brazo** generalmente se comparan solo con los resultados históricos conocidos, sin un brazo de comparación incorporado. Los resultados pueden ser respuesta/no respuesta, supervivencia sin recurrencia o supervivencia general. **Ventajas:** requieren un tamaño de muestra pequeño y permiten la elección del brazo de comparación. **Desventajas:** las comparaciones históricas son limitadas; las comparaciones pueden estar sesgadas.
- **Fase II aleatorizada:** ensayos de dos grupos que pueden ser comparativos, con la intención de elegir un ganador para un ensayo de fase III, o no comparativos. **Ventajas:** evita las limitaciones de la comparación histórica. **Desventajas:** requiere un tamaño de muestra mucho mayor. Las tasas de error de tipos I y II permitidas pueden ser clínicamente inútiles dadas las limitaciones en el tamaño de la muestra.

Diseños de ensayos aleatorizados de fase II/III

Los pacientes se ingresan en la parte de la fase II y si un análisis intermedio cumple con un criterio preespecificado (p. ej., no muestra una diferencia entre los grupos de tratamiento), el ensayo continúa como una fase III. Los pacientes ingresados en la fase II pasan a formar parte de la fase III. **Ventajas:** más eficiente, ya que solo hay una prueba. **Desventaja:** el criterio de valoración principal de la fase II debe ser diferente al de la fase III. Por ejemplo, el criterio de valoración principal de la fase II podría ser el control local, mientras que el de la fase III sería la supervivencia.

Diseños de ensayos de fase III

- El **ensayo controlado aleatorizado (ECA)** representa el estándar de las pruebas clínicas. Un ensayo doble ciego implica que tanto los investigadores como los pacientes estén cegados al grupo de tratamiento. La aleatorización puede ocurrir en muchos métodos, pero implica la asignación aleatoria de pacientes a los grupos de tratamiento. **Ventajas:** el azar es la única fuente de desequilibrio potencial (elimina los sesgos de selección y de tiempo), y la aleatorización brinda validez a las pruebas estadísticas. **Desventajas:** puede requerir una muestra de pacientes muy grande; no aceptable para algunos pacientes; administrativa y financieramente compleja. Los controles de placebo se pueden utilizar para el grupo de control; esto es difícil en los ensayos de radiación.
- Los **ensayos de superioridad** están destinados a demostrar que la eficacia de un tratamiento de prueba es superior a la de un control (generalmente el estándar de atención).
- El **ensayo de no inferioridad** se considera positivo si la eficacia es similar a un tratamiento eficaz conocido e implica una prueba estadística unilateral (un grupo experimental *no empeora* en una cantidad permitida determinada por los investigadores). Los **ensayos de equivalencia** son similares, pero requieren pruebas estadísticas de dos caras. En general, un ensayo de equivalencia (y la mayoría de los casos de no inferioridad) requiere aproximadamente el doble de pacientes que un ensayo de superioridad.
- Los **ensayos de diseño cruzado** permiten a los pacientes «cruzar» el grupo asignado al otro grupo. **Ventajas:** cada paciente puede tener su propio control; más tolerable para los pacientes. **Desventajas:** difícil de interpretar estadísticamente; la enfermedad debe ser estable en el tiempo; un grupo no debe afectar al otro grupo. Por último, un ensayo cruzado no puede utilizar la supervivencia general como criterio de valoración principal.
- El **diseño de dos por dos o «factorial»** implica más de una asignación al azar o grupo de tratamiento. **Ventajas:** permite probar más tratamientos potenciales dentro de una prueba. **Desventajas:** difícil de analizar estadísticamente; las interacciones entre factores de aleatorización pueden complicar la interpretación; requiere grandes tamaños de muestra de pacientes para mayor confiabilidad.

CONCEPTOS IMPORTANTES

- La **razón de probabilidades (OR,** *odds ratio*) representa la tasa de la probabilidad de un episodio (# actualmente con rasgo/# actualmente sin rasgo) para los casos «expuestos» dividido por los casos «no expuestos»; a menudo se usa en un ensayo de casos y controles.
- La **razón de riesgo** o **riesgo relativo (RR)** es una medida de *incidencia* (a lo largo del tiempo) y se expresa como la razón de casos que tienen o desarrollarán un episodio en el grupo «expuesto» frente a los del grupo «no expuesto».
- La **reducción del riesgo absoluto (RRA)** es la diferencia absoluta entre el RR en el grupo experimental y el RR basal de un evento.
- El **número necesario a tratar (NNT)** se calcula como 1/RRA y representa el número de pacientes que deberían ser tratados para evitar un episodio.
- El **cociente de riesgos (HR,** *hazard ratio*) es una OR que compara el riesgo a lo largo del tiempo en lugar de hacerlo en un tiempo estático. Puede interpretarse como la proporción de riesgo de tiempo en el grupo «experimental» frente al grupo «de referencia».
- La **mediana de supervivencia global (SG)** se calcula mediante métodos actuariales y representa el momento en el que < 50% de los pacientes permanecen vivos. Toma en cuenta el «tiempo contribuido» de los pacientes perdidos durante el seguimiento.
- La **supervivencia libre de recurrencia/recaída (SLR)** se calcula con base en los pacientes que sobreviven sin recurrencias o muerte.
- El **sesgo de selección** ocurre cuando la población estudiada no representa la población de interés. El **sesgo de clasificación** se presenta cuando las variables no se miden claramente (tienen subjetividad) y la clasificación errónea afecta al resultado. El **sesgo de confusión** ocurre cuando el factor y el resultado están vinculados erróneamente, cuando pueden ser un factor de confusión.
- La **aleatorización** intenta eliminar el sesgo de selección mediante la asignación aleatoria de pacientes a grupos. Definir claramente los resultados y las variables desde el principio puede ayudar a eliminar el sesgo de clasificación. Algunos ensayos del NSABP, así como el *German Rectal Cancer Trial*, utilizaron la prealeatorización. Este abordaje aumentó la inscripción; sin embargo, debido a preocupaciones éticas, ya no está permitido.
- Los **criterios de inclusión y exclusión** se utilizan para determinar la elegibilidad. Los pacientes deben cumplir con todos los criterios de inclusión y no cumplir con los criterios de exclusión para ser elegibles.

- **Una Junta de Revisión Institucional (JRI)** es generalmente específica de la institución y es responsable de garantizar que los ensayos se realicen de manera segura y ética.
- El análisis por **intención de tratar** indica que los resultados se evaluaron según los grupos de tratamiento asignados originalmente, inclusive si los pacientes cambian de grupo o no completan el tratamiento. Siempre que sea posible, debe utilizarse un análisis por intención de tratar en un ensayo de superioridad. El **análisis por protocolo** analiza solo los pacientes que fueron tratados de acuerdo con el grupo del protocolo previsto (y la terapia completada).
- Las **guías CONSORT** se diseñaron para simplificar y estandarizar el informe de los ensayos controlados de grupos paralelos.

NIVELES DE EVIDENCIA (SEGÚN USPSTF)

Nivel I	Evidencia de ≥ 1 ECA correctamente diseñado
Nivel II-1	Evidencia de ensayos no aleatorizados bien diseñados
Nivel II-2	Evidencia de ensayos de cohortes o de casos y controles bien diseñados
Nivel II-3	Evidencia de múltiples ensayos basados en el tiempo con o sin intervención
Nivel III	Evidencia a nivel de opinión

NIVELES DE EVIDENCIA (SEGÚN NCCN)

Categoría 1	Basado en evidencia de alto nivel, existe un consenso uniforme de la NCCN
Categoría 2A	Basado en evidencia de menor nivel, existe un consenso uniforme de la NCCN
Categoría 2B	Basado en evidencia de nivel más bajo, existe consenso de NCCN
Categoría 3	Basado en cualquier evidencia, existe un gran desacuerdo en la NCCN

BRAQUITERAPIA

ANNA LIKHACHEVA • CHAD TANG

ANTECEDENTES

- **Definición:** la braquiterapia es un tipo de radioterapia en la que se colocan fuentes radioactivas dentro o cerca de los tejidos diana.
- **Justificación:** la braquiterapia es posiblemente la forma más conformacional de RT. Puede administrar dosis ablativas al objetivo sin dañar los tejidos adyacentes no afectados.
- **Consideraciones críticas:** la ubicación correcta de la fuente es de suma importancia en la braquiterapia. A diferencia de la RTE, donde la distribución de la dosis es relativamente homogénea, la distribución de la dosis de la braquiterapia es heterogénea y las dosis máximas dentro de la diana son varios órdenes de magnitud mayores que la dosis prescrita. La planificación del tratamiento 3D es imperativa.

DEFINICIONES DE TASA DE DOSIS

TDB: 0.4-2 Gy/h.

TDM: 2-12 Gy/h.

TDA: > 12 Gy/h.

TDR (tasa de dosis de repetición [pulsada]): es la TDA suministrada en pequeñas fracciones durante un período típico para los implantes de TDB. Se cree que imita la calidad radiobiológica de la TDB, además de ofrecer la seguridad radiológica de un cargador posterior remoto y el beneficio de la planificación 3D de una fuente escalonada. Por lo general, requiere ingreso hospitalario.

Cálculo de DBE con TDA (Nag y Gupta IJROBP 2000): $N \times d\left(1 + \dfrac{d}{\alpha/\beta}\right)$

Cálculo de DBE con TDB (Stock et al. IJROBP 2006): $R/\lambda\left(1 + \dfrac{R}{(\mu+\lambda) \times \alpha/\beta}\right)$

R (tasa de dosis inicial) = D90 × λ

λ (constante de desintegración radioactiva) = $0.693/t_{1/2}$

N = número de fracciones, d = dosis por fracción y $t_{1/2}$ = vida media

μ = constante de reparación del daño subletal (valores típicos: cáncer de próstata = 0.693 h^{-1}, cáncer de cuello uterino = 0.55 h^{-1})

α/β = parámetro característico de la curva de supervivencia celular del modelo cuadrático lineal (valores típicos: tejidos normales = 2-4 Gy; tumores = 2-10 Gy)

CONSIDERACIONES PARA LOS PROCEDIMIENTOS INVASIVOS

- Colonoscopia de detección en los últimos 3 años antes de braquiterapia de próstata.
- Labs < 7 días antes de procedimiento o después del último ciclo de quimioterapia: Hct > 25, Plq > 50k para intracavitaria y > 100k para intersticial y anestesia epidural/espinal; tiempos de coagulación.
- Ayuno después de la medianoche para sedación consciente/profunda.
- 1 × antibiótico en el momento del procedimiento (p. ej., cefazolina) con cobertura de gramnegativos si existe material ortopédico preexistente (p. ej., gentamicina). Alta con 1-2 semanas de antibióticos orales (p. ej., fluoroquinolona).
- Suspender enoxaparina/heparina 12-24 h antes; rivaroxabán/apixabán/dalteparina/fondaparinux 24-48 h antes; dabigatrán 3-5 días antes, y ácido acetilsalicílico de 325 mg/warfarina/clopidogrel/prasugrel/cilostazol 5-7 días antes. Si toma warfarina, hacer un puente con heparina y mantener la heparina hasta 24 h antes. Si ≤ 6 meses desde la colocación de endoprótesis cardíaca, consultar con el cardiólogo antes de suspender la anticoagulación. Es adecuado continuar con 81 mg de ácido acetilsalicílico durante el procedimiento. Reanudar la anticoagulación lo antes posible al día siguiente y cuando hayan cesado los signos de sangrado.
- Preparación intestinal para ginecología y próstata: dieta de líquidos claros en la tarde antes del procedimiento, dos tabletas de bisacodilo a las 2 p.m., supositorio de bisacodilo por la noche, enema de solución salina en la mañana.

ISÓTOPOS HABITUALES PARA BRAQUITERAPIA

	^{125}I	^{103}Pd	^{131}Cs	^{192}Ir	^{137}Cs	^{226}Ra	^{198}Au
Vida media	59.4 días	17 días	9.7 días	73.8 días	30 años	1600 años	2.7 días
Energía (kV)	27	21	29	380	662	830	412
CVM (mm de plomo)	0.025	0.0085	0.023	2.5	6.2	14	3.3

ALGORITMOS DE TRATAMIENTO DE PRÓSTATA

• Riesgo bajo: cT1c-T2a, PSA < 10, grupo de grado de Gleason 1 • Riesgo intermedio «favorable»: solo I factor de riesgo intermedio, < 50% de núcleos positivos (se recomienda la RM para excluir a los pacientes con enfermedad T3)	Monoterapia de braquiterapia
Riesgo intermedio «desfavorable»	RTE de 46 Gy/23 fx (a próstata + vesículas seminales) + refuerzo de braquiterapia
Alto riesgo	BAT 2 meses → 46 Gy/23 fx RTE (a próstata + vesículas seminales ± nódulos linfáticos pélvicos) + sobreimpresión de braquiterapia → BAT completa de 12 meses

- **Contraindicaciones:** IPSS > 15-20 y residuo posmiccional > 100 cc, lóbulo mediano grande, EEC macroscópica, compromiso de vesículas seminales, RTUP de gran volumen, volumen prostático > 60 cc, EII o incapacidad para someterse a anestesia.

MÉTRICAS DE PLANIFICACIÓN DE TDB PARA PRÓSTATA

Isótopo	Técnica de carga	Métricas de planificación (VPO)	Prescripción de monoterapia	Aumente la prescripción
I-125	Uniforme modificada	D90 > 140 Gy, V100 > 95%, V150 < 60%, V200 < 20%	144 Gy	100-110 Gy
Pd-103	Periférica modificada	D90 > 125 Gy, V100 > 95%, V150 < 75%, V200 < 45%	125 Gy	90-100 Gy
Cs-131	Periférica modificada con modificación rectal	D90 > 115 Gy, V100 > 95%, V150 < 50%, V200 < 15%	115 Gy:	75-85 Gy

- **Restricciones de tejido normal:** UI50 = 0 cc y UI25% <1 cc. Rectal V100 < 1 cc.
- **Métricas de evaluación D0:** considerar la ubicación de la enfermedad identificada en la biopsia y la RM previas al tratamiento. De lo contrario, D90 > 90% de la dosis prescrita y V100 > 90%. TC o RM inmediatamente después del implante para evaluar la distribución de la dosis y confirmar la implantación de alta calidad. Evaluación postoperatoria en el día 30 si existe alguna preocupación después de la dosimetría del día 0. Considerar la colocación de semillas adicionales si la cobertura es inadecuada.
- **SIM:** de 2-4 semanas antes del implante con RM o ecografía endorrectal: (1) Identificar la base y el ápice, (2) obtener la longitud y (3) evaluar la interferencia del arco púbico. Si tiene IAP, considerar la citorreducción con 3 meses de bicalutamida + leuprorelina; verificar obtención de enzimas hepáticas antes de iniciar bicatulamida.
- **Objetivo:** el VPO depende del riesgo de EEC y de las incertidumbres de las imágenes. Ampliación general de VCO: 2-5 mm en todas las direcciones, excepto 0-2 mm posteriores (fig. 6-1).

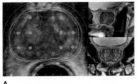 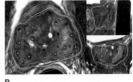

A   **B**

Figura 6-1 Ejemplo de preplanificación con RM para TDB (A) y de planificación para D0 (B) de un implante de monoterapia de braquiterapia con 144 Gy de I-125 para tratar el cáncer de próstata de riesgo intermedio. Se muestran las líneas de isodosis al 100%, 150% y 200%. *Véase la sección a color.*

- **Efectos secundarios y tratamiento:**
  Infección: cefazolina i.v. y alta a casa con ciprofloxacino v.o.
  Urinarios (disuria, hematuria, poliuria): uso profiláctico de bloqueadores α, alta domiciliaria con metilprednisolona. Si la disfunción continúa, considerar la posibilidad de probar

durante 2 semanas ibuprofeno 400 mg dos veces al día, aumentar la dosis de bloqueadores α o una segunda dosis metilprednisolona.

Retención urinaria: si hay imposibilidad para orinar, es imprescindible la colocación urgente de una sonda de Foley. Considerar otras causas, específicamente la retención postanestésica (inducida por opiáceos).

Disfunción eréctil: considerar tadalafilo diario antes y después del tratamiento.

Proctitis y hemorragia: supositorio de esteroides → enema de esteroides → derivación a gastroenterología → coagulación con plasma de argón.

- **Seguimiento:** llamada telefónica después de 1 mes para los síntomas (y reevaluación si se trata de un implante D0) → seguimiento cada 6 meses → intervalos regulares en los primeros 5 años con PSA y EPIC QOL. El aumento repentino del PSA puede ocurrir entre 12 y 30 meses después del implante.

Tasa de dosis alta

- **Indicaciones habituales:** igual que la tasa de dosis baja.
- **Contraindicaciones:** IPSS > 20; volumen prostático > 60 cc, que se puede superar con una técnica sin uso de las manos. Las vesículas seminales proximales se pueden implantar si están afectadas. La TDA es una opción para los pacientes con RTUP previa si se realizó > 6 meses antes y el defecto de la RTUP se puede visualizar bien. La EII es una contraindicación relativa. Colonoscopia < 3 años antes (*Hsu et al. Practical Radiation Oncology* 2014).
- **SIM:** por lo general, no se requiere un plan previo. Se utiliza planificación con base en TC o en ecografía. La planificación con base en RM está bajo investigación.
- **Objetivo:** igual que TDB, excepto que puede incluir EEC y enfermedad proximal de vesículas seminales. No hay expansión de VCO a VPO si se usa la planificación con ecografía en tiempo real (fig. 6-2).
- **Métricas de evaluación:** V100 > 97%, 105% < D90 < 115%; V150 < 35%; uretra V125% = 0; recto V75% <1 cc.
- **Dosis:**
  Sobreimpresión: 15 Gy/1 fx o 19 Gy/2 fx.
  Monoterapia: 42 Gy/6 fx (dos implantes, 1 semana de diferencia), 38 Gy/4 fx (dos implantes, 1 semana de diferencia), 12-13.5 Gy/2 fx (un implante). Todos los tratamientos que incluyen dos dosis al día deben administrarse con al menos 6 h de diferencia.
- **Técnica de carga:** comenzar con un corte a la mitad de la glándula. Técnicas de colocación de catéteres periféricos (~2/3 periféricos, 1/3 centrales).
- **Efectos secundarios y tratamiento:** igual que TDB.
- **Seguimiento:** intervalos regulares en los primeros 5 años con PSA y EPIC QOL. El aumento repentino del PSA puede ocurrir entre 12 y 30 meses después del implante.

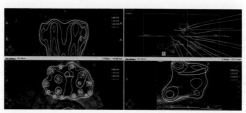

Figura 6-2 Ejemplo de plan de sobreimpresión de 15 Gy de braquiterapia TDA, braquiterapia por ecografía en un paciente con cáncer de próstata de alto riesgo después de recibir radiación pélvica de 46 Gy/23 fx.

GINECOLÓGICO

Endometrial (*véase el capítulo acerca del endometrio*)

- **Indicaciones:** cáncer de riesgo alto-intermedio en estadio temprano. Comenzar 4-12 semanas después de la operación para braquiterapia sola, dentro de las 2 semanas posteriores a la RTE. Examinar a la paciente antes de la colocación para verificar la cicatrización adecuada del manguito vaginal. Cáncer de endometrio en estadio inicial inoperable.
- **Técnica:** TDA de la cúpula vaginal (fig. 6-3).
- **SIM:** colocar la semilla fiduciaria en la cúpula vaginal; medir la cúpula para determinar el mayor diámetro del cilindro que la paciente pueda tolerar.
- **Objetivo:** parte superior de 2-3 cm de la vagina superior.
- **Dosis:** 6 Gy × 5 fx (prescrito para la superficie de la mucosa) tratado cada tercer día mediante braquiterapia sola; 5 Gy × 2 fx si es posterior a la RTE.
- **Restricciones de dosis:** ninguna.
- **Seguimiento:** cada 3 meses durante 2 años, cada 6 meses hasta los 5 años, luego anualmente. Ca-125 si inicialmente estaba elevado.

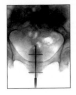

Figura 6-3 Imagen de rayos X de la inserción del cono en la cúpula vaginal de una paciente con cáncer de endometrio ~6 semanas después de la operación. Nótese cómo el cono está contra la semilla fiduciaria en la cúpula vaginal, lo que confirma la ubicación adecuada antes del tratamiento a TDA.

Cervical (*véase el capítulo acerca del cuello uterino*)
- **Indicaciones:** tratamiento definitivo combinado con RTE y quimioterapia concurrente (tiempo total del esquema < 8 semanas). Adyuvante/salvamento.
- **Técnica:** tipos de implantes: intracavitarios, intersticiales o híbridos. Ovoides/anillo al ras con el cuello uterino, en tándem en bisección con los ovoides, en tándem a 1/3 de la distancia entre el sacro y la sínfisis púbica.
- **SIM:** placa de rayos X inmediatamente después de la colocación del dispositivo. Simulación de TC después de la colocación del dispositivo. Resonancia magnética para al menos el primer implante.
- **Objetivo** (Definición GEC-ESTRO):
  VTM = lesión T2 en la RM
  HR-VCO = VTM + cuello uterino + cualquier extensión más allá del cuello uterino
- **Dosis:**
  Dosis de EQD2 a HR-VCO D90 = 80-90 Gy.
  TDR: 40-45 Gy/0.5 Gy/h en dos implantes de 44-48 h cada uno.
  TDA: 5.5-6 Gy × 5 fx; 7 Gy × 4 fx (en un entorno con recursos limitados).
- **Restricciones de dosis:** la ABS proporciona un formulario de Excel en línea para calcular el EQD2 combinado en https://www.americanbrachytherapy.org/guidelines/LQ_spreadsheet.xls
  Recto, colon sigmoide, intestino delgado: D2cc < 70 Gy.
  Vejiga: D2cc < 80-90 Gy.
- **Seguimiento:** 1 mes después del tratamiento; cada 3 meses durante 2 años; cada 6 meses hasta los 5 años; luego anualmente. PET/TC a los 3 meses; citología cervical anualmente.

MAMA

- **Indicaciones:** *véase el capítulo sobre* **CMET**.
- **Objetivo/técnica:**
  - Braquiterapia intersticial multicatéter: VPO_EVAL = (cavidad quirúrgica + 15 mm), limitada por 5 mm desde la superficie de la piel y el tejido mamario posterior (excluye pared torácica + pectorales).
  - Braquiterapia MammoSite®: VPO_EVAL = (balón + 10 mm) − volumen del balón, limitado a 5 mm de la superficie de la piel y limitado por el tejido mamario posterior.
  - IMPA con haz externo conformacional: VPO_EVAL = (cavidad quirúrgica + 25 mm), limitada a 5 mm de la superficie de la piel y limitada por el tejido mamario posterior (*véase el cap.* **CMET**).
  - Balón multilumen Contura®: VPO_EVAL = (balón + 10 mm) − volumen del balón, limitado a 5 mm de la superficie de la piel y limitado por el tejido mamario posterior.
  - SAVI®: VPO_EVAL = (dispositivo SAVI + 10 mm) − volumen de la cavidad de la cirugía conservadora, limitado a 2 mm de la superficie de la piel (o periferia del dispositivo SAVI si está a menos de 2 mm de la superficie de la piel) y limitado por el tejido mamario posterior.
- **SIM:** TC de cortes finos < 3 días antes de la primera fracción.
- **Dosis:**
  TDA en el tratamiento primario: 34 Gy en 10 fracciones; sobreimpresión: 10 Gy en 2 fracciones.
  TDB en el tratamiento primario: 45-50 Gy/0.5 Gy/h; el impulso es de 15-20 Gy/0.5 Gy/h.
- **Métricas de evaluación/restricciones de dosis:**

	Intersticial	MammoSite®	Contura®	SAVI®
% de dosis que cubre % de VPO_EVAL	≥ 90%/90%	≥ 90%/90%	≥ 95%/95%	≥ 95%/95%
V150	< 70 cc	< 50 cc	< 30 cc	< 50 cc
V200	< 20 cc	< 10 cc	< 10 cc	< 20 cc
Dosis cutánea máxima	≤100%	< 125%	< 125%	< 100%
Dosis máxima en costillas	ND	< 125%	< 125%	< 125%

PIEL

- **Indicaciones:** cáncer de piel no melanoma en estadio inicial (CCB y CE). Contraindicaciones: IPN (> 0.1 mm), profundidad > 3-4 mm, edad temprana (< 50), trastornos genéticos que predisponen al cáncer de piel, radioterapia previa o quemadura en el lugar de tratamiento.
- **Técnica:** variable, incluyendo la braquiterapia intersticial con Ir-192 y la radiación de contacto kV superficial.
- **SIM:** configuración clínica para aplicadores de geometría fija; SIM con TC de corte fino para aplicadores personalizados.
- **Objetivo:** VCO = VTM + 4-10 mm (según tamaño e histología).
- **Dosis:**
  TDB: 60-70 Gy durante 5 días.
  TDA: 40 Gy (5 Gy/fx); 44 Gy (4.4 Gy/fx) administrados dos o tres veces por semana, con al menos 48 h de diferencia (fig. 6-4).
- **Restricciones de dosis:** D_{min} > 95% y $D_{máx}$ < 135%.
- **Seguimiento:** anamnesis y exploración física cada 3-12 meses durante 2 años, luego cada 6-12; fotografía clínica del lugar de tratamiento en cada visita.

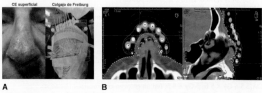

Figura 6-4 Ejemplo de un plan de monoterapia con braquiterapia a TDA utilizando un «colgajo de Freiburg» (**A**) para tratar el carcinoma epidermoide cutáneo que afecta la nariz y el ala bilateral. El paciente fue tratado con 40 Gy (**B**) en 8 fracciones administradas dos veces por semana.

ENSAYOS CLÍNICOS RELEVANTES

La sobreimpresión con braquiterapia de próstata mejora los resultados del cáncer de próstata de alto riesgo.

- **ASCENDE-RT** (Morris et al. IJROBP 2017). Ensayo prospectivo aleatorizado: 398 hombres con enfermedad, en su mayoría de alto riesgo, asignados al azar a 78 Gy en 39 fracciones o 46 Gy en 23 fracciones seguidas de una sobreimpresión de TDB. Ambos grupos recibieron 12 meses de BAT y radiación pélvica. La SLP bioquímica a 5, 7 y 9 años fue del 89%, 86% y 83%, respectivamente, para la sobreimpresión de braquiterapia prostática a TDB frente al 84%, 75% y 62% para la sobreimpresión de RTE con escalada de dosis (p < 0.001). Sin beneficio para la supervivencia general.
- Kishan et al. JAMA 2018. Estudio de cohorte retrospectivo multicéntrico comparando prostatectomía radical, RTE con BAT, RTE + braquiterapia con BAT: 1809 pacientes con Gleason 9-10 tratados en 12 centros de tercer nivel entre los años 2000 y 2013. SCE a 5 años mejor para RTE + braquiterapia (97%) vs. prostatectomía radical (88%) vs. RTE (87%). Las tasas de MD a 5 años fueron menores para RTE + braquiterapia (8%) vs. prostatectomía radical (24%) vs. RTE (24%). Las tasas ajustadas de mortalidad por todas las causas a 7.5 años fueron menores para RTE + braquiterapia (10%) vs. prostatectomía radical (17%) vs. RTE (18%).

Braquiterapia para el cáncer de cuello uterino

- **RetroEMBRACE** (Sturdaza et al. Radiother Oncol 2016). Estudio de cohorte retrospectivo que investiga a 731 pacientes de 12 centros oncológicos de tercer nivel tratados con RTE ± quimioterapia concurrente seguida de IGBT para el cáncer de cuello uterino localmente avanzado. Los resultados demostraron excelente control local (91%), control pélvico (87%), SG (74%) y SCE (79%) con morbilidad limitada. Para la SCE y la SG actuarial de 3-5 años fueron del 91/89%, 87/84%, 79/73% y 74/65%, respectivamente. El control local actuarial a los 3-5 años para IB, IIB, IIIB fue del 98/98%, 93/91% y 79/75%, respectivamente. El control pélvico actuarial a los 3-5 años para IB, IIB, IIIB fue del 96/96%, 89/87% y 73/67%, respectivamente. La morbilidad actuarial G3-G5 a los 5 años fue del 5%, 7% y 5% para la vejiga, el tubo digestivo y la vagina, respectivamente.

Braquiterapia para mama

- Strnad et al. Lancet 2016. Ensayo aleatorizado de no inferioridad: 1184 pacientes con carcinoma ductal in situ de bajo riesgo tratadas con cirugía conservadora de la mama aleatorizadas para recibir irradiación de la mama completa (50-50.4 Gy en 25-28 fracciones) o IMPA mediante braquiterapia multicatéter (32 Gy/8 fx o 30.3 Gy/7 fx cada 12 h). A los 5 años, las tasas de recurrencia local fueron similares entre la IMPA (1.4%) y la radiación de toda la mama (0.9%). No hay diferencia en la toxicidad cutánea tardía a los 5 años, fibrosis, SLE o SG.

TERAPIA CON PROTONES

ALEXANDER F. BAGLEY • DAVID GROSSHANS

ANTECEDENTES

- **Breve historia:**
  - 1946: primera descripción de protones terapéuticos.
  - 1954: primer paciente tratado con terapia de protones en el sincrociclotrón de UC Berkeley.
  - 1990: primer hospital con unidad de protones en Loma Linda University Medical Center, CA.
  - 2006: la terapia de protones del MD Anderson Cancer Center es la primera en ofrecer la capacidad del rayo de rastreo.
  - 2014: quince centros de terapia de protones activos en los Estados Unidos, 15 en construcción, > 110 000 pacientes tratados con terapia de protones con una mejor selección de pacientes y avances en la física (*Mohan and Grosshans Adv Drug Deliv Rev* 2017).
- **Principios de la terapia de protones:**
  - *Interacciones con la materia:*
    - Tres mecanismos: (1) fuerza coulómbica con electrones atómicos; (2) fuerza coulómbica con núcleos atómicos; (3) interacciones nucleares (infrecuente).
    - Transferencia de energía lineal (TEL): potencia de frenado o tasa media de pérdida de energía de la partícula por unidad de longitud del trayecto ($-d\,E/d\,x$); inversamente proporcional al cuadrado de la velocidad de la partícula.
    - Pico de Bragg: los protones pierden energía a un ritmo creciente a medida que las partículas se ralentizan, con un pico de deposición de dosis conocido como *pico de Bragg* justo antes de detenerse. El pico singular se conoce como pico de Bragg «monoenergético» o «prístino» (fig. 7-1).
    - Pico de Bragg extendido (PBE): superposición de haces de protones monoenergéticos con diferentes intensidades para cubrir suficientemente el volumen objetivo (fig. 7-2, página siguiente).
  - *Eficacia biológica:*
    - Se asume que los protones y fotones son biológicamente similares.
    - Eficacia biológica relativa (EBR) proporcional a la TEL. La TEL (y, por lo tanto, la EBR) aumenta continuamente con la profundidad.
    - Protones con una eficacia biológica promedio estimada un 10% más alta en relación con los fotones (EBR = 1.1).
    - Aproximación clínica: dosis de protones (Gy [EBR]) = 1.1 × dosis de fotones (Gy).
    - Limitaciones del uso de EBR fija de 1.1:
      - Subestima la complejidad de las interacciones protón-tejido.
      - Con base en experimentos limitados *in vitro* e *in vivo* bajo condiciones variadas en líneas celulares y tejidos.

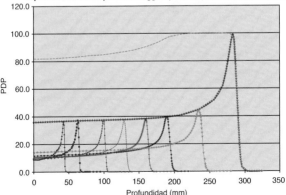

Esparcimiento de los picos de Briggs a partir de picos de Briggs agudos

Figura 7-1 Suma de picos de Bragg prístinos para generar un pico de Bragg extendido para la terapia de protones.

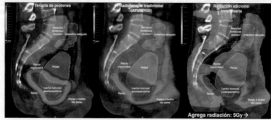

Figura 7-2 Plan comparativo que muestra la terapia de protones de intensidad modulada (*izquierda*) frente a un plan de VMAT/IMRT (*centro*). La dosis de radiación en exceso (*derecha*) se calcula restando el plan de terapia de protones del plan VMAT/IMRT. *Véase la sección a color.*

- ° Para el haz disperso pasivamente, la TEL y la EBR al final del rango (porción distal del haz) pueden ser más altas que el abordaje clínico. Esta incertidumbre requiere considerar la dirección de los haces de protones para que el pico de Bragg termine próximo a las estructuras críticas.
  - ° Para el rayo de exploración, el borde distal del rayo no se ajusta al borde distal del objetivo. La EBR puede diferir de forma significativa en comparación con el haz disperso pasivamente que cubre un volumen similar.
  - ° Modelos variables de EBR en desarrollo; estimaciones entre < 1.0 y > 1.7.
- • *Aceleradores de protones:*
  - ° Ciclotrón:
    - ° Produce un flujo continuo de protones de energía fija.
    - ° Más compacto, mayor intensidad de haz.
    - ° Energía máxima 250 MeV; rango ~38 cm en agua.
    - ° Utiliza degradadores de energía de diferentes anchos en la trayectoria del haz para crear haces de menor energía para PBE.
  - ° Sincrotrón:
    - ° Produce lotes de protones a energías variables.
    - ° Mejor flexibilidad energética y menor consumo de energía.
    - ° Produce PBE a cualquier profundidad sin degradadores de energía.

TÉCNICA DE LA TERAPIA DE PROTONES

- • **Terapia de protones de dispersión pasiva (TPDP):**
  - • Tecnología más madura con más datos clínicos disponibles.
  - • El haz se extiende lateral y longitudinalmente en el cabezal de tratamiento (boquilla).
    - ° Longitudinal: utiliza moduladores de rango (es decir, rueda moduladora giratoria) para crear PBE sobre el VPO; compensador de rango (p. ej., Lucite®) para conformar la dosis al borde distal del objetivo.
    - ° Lateral: emplea láminas de dispersión dual de materiales de un número atómico alto (Z alto); aberturas de latón para ajustar lateralmente la dosis al objetivo.
  - • Limitación: el PBE es constante en todo el campo → sin control de la distribución de la dosis proximal al objetivo (*Mohan and Grosshans Adv Drug Deliv Rev 2017*).
- • **Terapia de protones de intensidad modulada (IMPT):**
  - • Aumento del uso de exploración puntual o rastreo de haz concentrado «de lápiz» debido a una mayor uniformidad de dosis con rango de tratamiento conservado.
  - • Dos categorías de IMPT:
    - ° *Optimización de campo único (OCU)*
      - ° Haces individuales optimizados mediante planificación inversa para ajustar la dosis al volumen objetivo.
      - ° Cada campo optimizado por separado para entregar una dosis uniforme al objetivo.
      - ° Menos sensible a las incertidumbres.
      - ° Es posible integrar la sobreimpresión.
    - ° *Optimización de campos múltiples (OCM)*
      - ° Todos los haces optimizados simultáneamente para proporcionar una dosis objetivo homogénea.
      - ° Se requieren varios campos para cubrir el objetivo.
      - ° Más sensible a las incertidumbres.
      - ° Aseguramiento de la calidad más exigente.
      - ° Potencial para colocar regiones TEL/EBR más altas del haz de protones dentro del volumen del tumor para aumentar la dosis con una mejor conservación del tejido normal.

- **Planificación y tratamiento con terapia de protones**
  - Protones más sensibles a la anatomía y la dirección del haz debido a (1) propiedades de dispersión; (2) caída brusca de la dosis distal; (3) incertidumbre de rango.
  - *Simulación*:
    - La posición debe ser reproducible y proporcionar una comodidad adecuada al paciente.
    - Utilizar dispositivos de inmovilización compatibles con protones.
    - Consideraciones especiales para materiales con un número atómico alto (Z alto). En general, tratar de evitar la colocación de estos materiales en la trayectoria del haz.
    - Emplear TC de energía dual para una cartografía (mapeo) más precisa de la densidad electrónica de los tejidos.
  - *Delineación de objetivos*: utilizar direcciones de haz con una trayectoria corta hasta el borde distal del objetivo, tránsito mínimo a través de intensidades de tejido heterogéneas y evitar el borde distal cerca de estructuras normales críticas (aumento de EBR al final del haz de protones).
    - Las definiciones convencionales de «VPO» para fotones no se extienden directamente a protones debido a la incertidumbre del rango (relacionada con la profundidad del objetivo y la dirección del haz). Por lo tanto, el uso de estos términos en la información sobre terapia de protones debe interpretarse bajo este supuesto. En MDACC, el VExO (volumen de exploración objetivo) y VEO (volumen de evaluación objetivo) son análogos al VPO para el haz de exploración y dispersión pasiva, respectivamente.
    - Debe haber un VPO específico para el haz con diferentes márgenes laterales y en cada dirección del haz. *Véanse* a continuación los márgenes de VPO en una enfermedad representativa.
  - *Selección de haz*: utilizar un absorbedor de energía (unido a la boquilla de la apertura) si la profundidad del objetivo < 3 cm, y evitar los materiales con UH altas.
  - *Dosis y fraccionamiento*: emplear el ajuste de la EBR como se describe arriba; la EBR puede variar de < 1.0 a > 1.7, pero los modelos de EBR variable actualmente no forman parte de la planificación del tratamiento clínico.
  - *Guía de imágenes*: utilizar imágenes de kV diarias o imágenes volumétricas durante el tratamiento para disminuir la variación de configuración, similar al tratamiento convencional con base en fotones.
    - Imágenes por radiación gamma rápida (IRGR): formación de isótopos nucleares emisores de rayos gamma después de una terapia de protones utilizada para aproximar la deposición de la dosis; usan «cámaras Compton» o detectores de rayos gamma únicos.
  - *Planificación adaptativa*: considerar la simulación de verificación durante las semanas 1 y 4 de terapia o si se observa algún cambio drástico en el volumen del paciente durante el tratamiento.
    - Registro deformable con TC de planificación.
    - Vigilar la pérdida de peso y otros cambios anatómicos que pueden alterar la distribución de la dosis y los datos del HDV.

INDICACIONES CLÍNICAS

- **Indicaciones estándar (seleccionadas):**
  - *Craneofaringioma* (Bishop et al. IJROBP 2014; Boehling et al. IJROBP 2012)
    - Objetivo: VTM, cavidad operatoria y enfermedad residual; VCO, margen personalizado de 2-5 mm; VPO, margen uniforme de 3 mm.
    - Intención: postoperatorio, definitivo, de rescate.
    - Efectos adversos: endocrinopatía (hipopituitarismo).
    - Consideraciones: margen de VPO para el borde lateral, especialmente cerca del aparato óptico y el tronco encefálico y de VCO para los bordes proximales/distales.
  - *Rabdomiosarcoma* (Ladra et al. JCO 2014)
    - Intención: postoperatorio.
    - Efectos adversos: dermatitis por radiación, mucositis.
    - Consideraciones: la dosis depende de la extensión del tumor residual y del sitio primario de la enfermedad (protocolos del COG).
  - *Tumor teratoideo/rabdoideo atípico* (McGovern et al. IJROBP 2014)
    - Objetivo: VTM, cavidad operatoria y enfermedad residual; VCO, margen de 1 cm anatómicamente limitado; VPO, margen de 3 mm distal/proximal.
    - Intención: postoperatorio.
    - Efectos adversos: eritema, alopecia, citopenia (con quimioterapia concurrente).
  - *Cráneo y médula* (Brown et al. IJROBP 2013; Barney et al. Neuro Oncol 2014)
    - Objetivo: VCO, LCR completo (encéfalo; columna superior, media e inferior); VPO, columna posterior 7 mm (disminuido en 1-2 mm en la columna cervical).
    - Intención: postoperatorio.
    - Efectos adversos: mielosupresión, náuseas, vómitos, dermatitis.
    - Consideraciones: las uniones se mueven 1 cm cada 5 fracciones; bloquear la órbita anterior, cuello posterior, tráquea, cavidad bucal.

- **Próstata** (*Pugh et al. IJROBP 2013; Zhu et al. Radiat Oncol 2014*)
  - Objetivo: VCO, próstata ± vesículas seminales; VTC, margen radial uniforme de 6 mm excepto 5 mm por detrás, 9-12 mm proximal/distal; VEO, 12 mm lateral, 5 mm posterior, 6 mm todos los distintos a VCO.
  - Intención: definitivo.
  - Efectos adversos: función intestinal y urinaria, función sexual.
  - Consideraciones: utilizar haces laterales D/I opuestos.
- **Base del cráneo: cordoma/condrosarcoma** (*Grosshans et al. IJROBP 2014*)
  - Objetivo: VTM, enfermedad residual macroscópica; VCO, margen de 5-8 mm (para incluir áreas de enfermedad macroscópica antes de la resección) (VCO1: mayor riesgo, VCO2: menor riesgo/trayecto quirúrgico); VPO, 2-3 mm.
  - Intención: postoperatorio, progresión, recurrencia.
  - Efectos adversos: fatiga, náuseas.
  - Consideraciones: utilizar múltiples VCO: VCO1 = VTM + margen de 5-8 mm (mayor riesgo, mayor dosis), VCO2 = expansión adicional para cubrir menor riesgo y trayecto quirúrgico; VPO con pequeño margen para evitar quiasma óptico, tronco encefálico, lóbulos temporales.
- **Seminoma** (*Haque et al. PRO 2015*)
  - Objetivo: VCO (vasos ilíacos paraaórticos e ipsilaterales + 7 mm); VTM (nódulos linfáticos afectados + 10 mm); VEO, margen uniforme de 5 mm para el VCO y el VTM.
  - Intención: definitivo.
  - Efectos adversos: náuseas.
  - Consideraciones: considerar la técnica de DSF extendida y la rotación del túnel.
- **Sitios en estudio (seleccionados):**
  - **Nasofaringe, bucofaringe, laringe** (*Frank et al. IJROBP 2014; Holliday et al. IJROBP 2014*)
    - Objetivo: VCO1, enfermedad macroscópica; VCO2, volumen nodular de alto riesgo; VCO3, enfermedad subclínica; VPO, margen de 3-5 mm fuera de las estructuras críticas.
    - Intención: definitivo.
    - Efectos adversos: xerostomía, mucositis.
    - Consideraciones: emplear tres campos de tres direcciones de haz para tratar el cuello bilateral (OAI y OAD con picos de Bragg distales laterales a la médula espinal y haz posterior único con pico de Bragg distal posterior a la parótida).
  - **Esofágico** (*Lin et al. IJROBP 2012*)
    - Objetivo: VTM, todas las enfermedades presentes en PET y EGD; VCO, áreas de posible propagación; VPO, margen de 1-1.5 cm.
    - Intención: preoperatorio, definitivo.
    - Efectos adversos: esofagitis, náuseas, anorexia, dermatitis por radiación.
    - Consideraciones: AP/PA, PA/OLI o 3 haces (OPD o PA, LI con inclinación OPI, y OPI); bloques de latón/compensadores de plexiglás para proporcionar PBE a fin de abarcar el volumen de tratamiento.
  - **Pulmón** (*Chang et al. Cancer 2011; Koay et al. IJROBP 2012; Liao et al. JCO 2017*)
    - Objetivo: VTM interno, bolsa de movimiento del VTM en imagen de PIM; VCO interno, margen isotrópico de 8 mm.
    - Intención: definitivo (con quimioterapia).
    - Efectos adversos: dermatitis, esofagitis, neumonitis.
    - Consideraciones: utilizar TC4D para simulación/planificación.
  - **Mama** (*Strom et al. IJROBP 2014; Strom et al. Pract Radiat Oncol 2015*)
    - Objetivo: VCO, expansión de 15 mm del lecho tumoral (incluidos clips/seroma) con una contracción de 5 mm de la piel y modificado para excluir la pared torácica/músculo; VPO, radial de 5 mm.
    - Intención: IMPA postoperatoria (*véase* el cap. sobre **CMET**).
    - Efectos adversos: dermatitis por radiación.
    - Consideraciones: márgenes de haz proximal/distal 3.5% del rango + 1 mm del VCO.
  - **Hígado: carcinoma hepatocelular irresecable y colangiocarcinoma intrahepático** (*Hong et al. JCO 2016*)
    - Objetivo: VCO, expansión de 10 mm en VTM (en función de la proximidad de los tejidos normales), expansión de VPO de 5-10 mm.
    - Intención: definitivo.
    - Efectos adversos: trombocitopenia, transaminitis e insuficiencia hepática.
    - Consideraciones: utilizar TC4D para simulación/planificación.
  - **Próstata postoperatoria**
    - Objetivo: VCO, próstata y fosa de vesículas seminales; VTC, margen radial uniforme de 7 mm excepto 5 mm posteriormente, 9-12 mm proximal/distal; VEO, 12 mm lateral, 5 mm posterior, 6 mm todos los demás en relación con el VCO.
    - Intención: postoperatorio/salvamento.
    - Efectos adversos: función intestinal y urinaria, función sexual.
    - Consideraciones: emplear haces laterales D/I opuestos.

ENFERMEDAD OLIGOMETASTÁSICA

MICHAEL BERNSTEIN • DANIEL GOMEZ

ANTECEDENTES

- **Definición:** acuñada por primera vez por Hellman y Weichselbaum, la *oligometástasis* representa un estado de pronóstico intermedio entre la enfermedad localizada y la enfermedad metastásica (*Hellman et al. J Clin Oncol* 1995). El número de metástasis aceptadas como «oligo» es ≤ 5 en no más de 3 órganos diferentes.
- **Clasificación** (*Ricardi et al. J Radiat Res* 2016):
  - Oligometastásico (sincrónico): ≤ 5 lesiones metastásicas en ≤ 3 sistemas orgánicos en el momento del diagnóstico.
  - Oligoprogresivo: progresión de la enfermedad en ≤ 5 lesiones metastásicas en ≤ 3 sistemas de órganos.
  - Oligorrecurrente (metacrónico): recurrencia de la enfermedad con ≤ 5 lesiones metastásicas en ≤ 3 sistemas de órganos después del tratamiento definitivo para la enfermedad inicialmente no metastásica.
- **Fundamentos biológicos de la enfermedad oligometastásica** (*Reyes et al. Oncotarget* 2015):
  - Es un estado metastásico intermedio que se manifiesta con sitios limitados de enfermedad metastásica diseminada. Diversas causas plausibles:
    ○ Condiciones ambientales en el tumor primario que evitan la presión clonal.
    ○ Células cancerosas desprendidas que carecen de propiedades (o alteraciones genómicas) para sobrevivir a la circulación e invadir sitios de órganos diana.
    ○ Células cancerosas que alcanzan órganos diana inhóspitos.
- **Subtipos oligometastásicos frecuentes:** cáncer de pulmón de células no pequeñas (CPCNP), mama, próstata, colorrectal (CCR) y riñón.
- **Sitios habituales de tratamiento:** encéfalo, columna vertebral, pulmón, hígado, nódulos linfáticos y hueso.

TERAPIA LOCAL PARA SITIOS OLIGOMETASTÁSICOS

- **Justificación:** si se controla o reseca el sitio primario y se extirpan los sitios metastásicos, se puede lograr un intervalo sin enfermedad prolongado o la curación (*Reyes et al. Oncotarget* 2015). Es posible que los pacientes nunca progresen a metástasis generalizadas.
- **Cirugía (metastasectomía)**
  - Históricamente, se centra en la resección hepática en pacientes con CCR primario.
  - Supervivencia a 5 años del 53% después de la resección hepática a pesar de la progresión con quimioterapia (*Uppal et al. Eur J Surg Oncol* 2014).
- **Crioablación**
  - Tasa de recurrencia del 10% después del tratamiento en la serie de mayor tamaño (*Littrup et al. J Vasc Interv Radiol* 2013). Los sitios incluyeron retroperitoneo, hueso, cabeza y cuello con un tamaño tumoral promedio de 3.4 cm.
- **Radioterapia:** radiocirugía estereotáctica (RCE), radioterapia corporal ablativa estereotáctica (SBRT).

RADIOCIRUGÍA ESTEREOTÁCTICA (RCE)/RADIOTERAPIA ESTEREOTÁCTICA ABLATIVA CORPORAL (SBRT)

- Se utilizan múltiples haces que se originan a partir de muchas direcciones/ángulos para converger en el objetivo.
- Se completa en 1-5 sesiones, superando los 5 Gy/fx con un alto grado de conformidad y una intensa disminución de la dosis.
- Régimen óptimo aún por definir; sin embargo, el consenso general de que DBE > 100 Gy es suficiente.
- Se han logrado tasas de control local entre el 70 y 90% para metástasis raquídeas (*Bhattacharya et al. J Clin Oncol* 2015), pulmonares (*Huang et al. Radiat Oncol* 2014) y hepáticas (*Aitken et al. J Clin Oncol* 2015).

SELECCIÓN DE PACIENTES

Los factores pronósticos favorables incluyen los siguientes:

- Metástasis metacrónicas (vs. sincrónicas).
- La histología del cáncer de mama puede tener una supervivencia significativamente mejor, en comparación con las lesiones primarias no mamarias (*Milano et al. Int J Radiat Oncol Phys* 2012).
- Tiempo hasta la recurrencia > 12 meses.
- Número limitado de sitios afectados (1-3) (*Salama et al. Cancer* 2011).
- Estado funcional más alto.

SINCRONIZACIÓN CON LA TERAPIA SISTÉMICA

- La terapia óptima no se conoce y probablemente varíe con la histología, pero los protocolos del MDACC generalmente prefieren lo siguiente: terapia sistémica neoadyuvante × 3-6 meses > tratamiento local definitivo > observación o terapia sistémica de mantenimiento.
- Considerar la continuación de la terapia sistémica durante la terapia local definitiva si hay pocas posibilidades de interacción. De lo contrario, para una terapia sistémica más novedosa o un mayor riesgo de toxicidad comprobado, suspender la terapia sistémica durante la terapia local.

ESQUEMAS FRECUENTES DE DOSIS/FRACCIONAMIENTO DE MDACC PARA OLIGOMETÁSTASIS

- Cerebro (radiocirugía estereotáctica; todo en una fracción, *véase* el cap. sobre **RCE**): < 2 cm, 20-24 Gy; 2-3 cm, 18 Gy; 3-4 cm, 15 Gy.
- Columna vertebral (radiocirugía estereotáctica de la columna vertebral; todo en una fracción, *véase* el cap. sobre **RCEE**): 24 Gy en una fracción (radiorresistente) o 18 Gy en una fracción (radiosensible).
- Pulmón 50 Gy en 4 fracciones (periférico) o 70 Gy en 10 fracciones (central).
- Hígado 50 Gy en 4 fracciones.
- Glándula suprarrenal: 70 Gy en 10 fracciones.
- Nódulos linfáticos: varía según la ubicación; considerar el tratamiento de 46 Gy/23 fx o 50.4 Gy/28 fx para la cadena de nódulos linfáticos elegibles. Reforzar en los nódulos macroscópicos a > 55 Gy con fraccionamiento convencional, fraccionamiento variable para SBRT.
- Hueso: varía según la ubicación; considerar 24 Gy en 1 fracción.

ENSAYOS CLÍNICOS RELEVANTES

Cáncer de pulmón de células no pequeñas

- *De Ruysscher et al. J Thoracic Oncol* 2012. Ensayo prospectivo de fase II de un solo grupo que examina el tratamiento radical (cirugía o radioterapia) de 40 pacientes en estadio IV con < 5 lesiones metastásicas sincrónicas. El 95% recibieron quimioterapia como parte de la terapia primaria. La mediana de supervivencia global (SG) fue de 13.5 meses. Solo dos pacientes (5%) tuvieron recidiva local.
- *Gomez et al. Lancet Oncol* 2016. Estudio multicéntrico aleatorizado de fase II que evalúa la función de la terapia de consolidación local agresiva (radiación o resección de todas las lesiones) frente a la observación o terapia de mantenimiento en pacientes con CPNCP en estadio IV con enfermedad estable o que responde y que afecta ≤ 3 sitios después de la terapia sistémica neoadyuvante de primera elección. Se inscribieron 74 pacientes y de estos 49 se aleatorizaron. La mediana de supervivencia libre de progresión (SLP) en el grupo de consolidación local fue significativamente mayor que la del grupo de observación (11.9 vs. 3.9 meses, p = 0.005). Las tasas de toxicidad fueron similares entre los grupos.
- *Iyengar et al. JAMA Oncol* 2017. Estudio aleatorizado de fase II de un solo centro que investiga la función de la SBRT más terapia de mantenimiento frente a quimioterapia de mantenimiento sola en 29 pacientes con CPNCP oligometastásico (primario más ≤ 5 sitios metastásicos) que mostraron enfermedad estable o que respondía a la terapia sistémica de primera elección previa. Mejoría significativa en la SLP en el brazo de quimioterapia de SBRT más mantenimiento en comparación con el brazo de mantenimiento solo (9.7 meses frente a 3.5 meses, p = 0.01). Sin fallas dentro del campo y sin diferencias en la toxicidad entre los grupos.

Cáncer de colon

- *Bae et al. J Surg Oncol* 2012. Análisis retrospectivo que investiga la eficacia de la SBRT en 41 pacientes con CCR oligometastásico con 1-4 lesiones metastásicas confinadas a un órgano. Dosis entre 45 y 60 Gy en 3 fracciones usadas para tratar sitios metastásicos que incluyen nódulos linfáticos, pulmones e hígado. El CL y la SG a 3 años fueron del 64% y 60%, respectivamente.
- *Comito et al. BMC Cancer* 2014. Estudio observacional que examina la seguridad y la eficacia de la SBRT en 82 pacientes con enfermedad oligometastásica. De 1-3 metástasis inoperables confinadas a un órgano (hígado o pulmón) tratado con dosis que oscilan entre 48 y 75 Gy en 3 o 4 fracciones consecutivas. Las tasas de control local a 3 años fueron del 70% para las metástasis pulmonares y del 85% para las metástasis hepáticas. La mediana de SG fue de 32 meses. La diferencia en las tasas de control local fue significativamente menor con dosis < 60 Gy vs. > 60 Gy.
- EORTC 40004 (*Ruers et al. JNCI* 2017). Ensayo aleatorizado de fase II multicéntrico que aleatorizó a 119 pacientes con CCR oligometastásico con enfermedad metastásica hepática sola, con hasta 10 lesiones metastásicas, aleatorizados a ablación por radiofrecuencia ± resección quirúrgica seguida de terapia sistémica o terapia sistémica sola. Después de una mediana de seguimiento de 9.7 años, la mediana de SG fue significativamente más prolongada con la terapia local inicial y la terapia sistémica frente a la terapia sistémica sola (45.6 meses vs. 40.5 meses, p = 0.01).

Otros sitios

- *Milano et al. Breast Cancer Res Treat* 2009. Estudio piloto prospectivo que examina la eficacia de la SBRT en 40 pacientes con cáncer de mama metastásico con ≤ 5 focos metastásicos tratados con intención curativa. La SG a 4 años fue del 59%; el control local, del 89%.
- STOMP (*Ost J Clin Oncol* 2017). Estudio multicéntrico aleatorizado de fase II que evalúa la terapia local intensiva en 62 pacientes con cáncer de próstata con recurrencia bioquímica y ≤ 3 metástasis extracraneales. La terapia local intensiva se asocia con una tendencia en la supervivencia sin BAT (mediana de 13 meses vs. 21 meses, *p* = 0.11). La calidad de vida fue similar entre los grupos. No se observaron toxicidades de grado 2-5.
- *Wong et al. Cancer* 2016. Ensayo prospectivo de aumento de la dosis para 61 pacientes con tumores sólidos con ≤ 5 focos metastásicos que recibieron SBRT en todos los sitios de enfermedad. La mediana de supervivencia fue de 2.4 años. Un tiempo más largo desde el diagnóstico inicial de cáncer hasta la metástasis, más tiempo desde el diagnóstico de metástasis hasta la SBRT y la histología del cáncer de mama se asociaron con una mejor SG.

RADIOTERAPIA ESTEREOTÁCTICA ABLATIVA CORPORAL

SAMANTHA M. BUSZEK • PENNY FANG • STEVEN J. FRANK

ANTECEDENTES

- **Definición:** la radioterapia ablativa estereotáctica corporal (SBRT), también conocida como *radioterapia estereotáctica corporal* (REC), se refiere al tratamiento de sitios extracraneales con > 6 Gy/fx administrados en ≤ 5 fracciones (ACR y ASTRO).
- Las características radiobiológicas únicas producen una respuesta tumoral particularmente intensa (radioterapia «ablativa»).
- **Consideraciones críticas:** imágenes de alta resolución, inmovilización reproducible (el margen de configuración de error diario aceptable es < 2 mm), manejo de la respiración, técnicas de administración de radiación conformacionales.

CÁNCER DE PULMÓN

- **Indicación:** CPNCP en estadio I o II: tumor periférico (50 Gy/4 fx, plan para un punto caliente de 60 Gy dentro de VTM) o tumor central (70 Gy/10 fx, plan para un punto caliente de 80 Gy dentro de VTM).
  DBE ≥ 100 Gy: mejor control local y supervivencia (*Onishi et al. Cancer* 2004).
- **SIM:** TC4D. Si el tumor se mueve ≤ 1 cm, emplear respiración libre, contorno en PIM; de lo contrario, considerar el control de la respiración, como contener la respiración, para reducir el movimiento del tumor si el paciente puede sostener la respiración.
- **Configuración del tratamiento:** TCHC diario, IMRT o VMAT.
- **Objetivo:** VTM interno: tumor macroscópico teniendo en cuenta el movimiento; sin VCO; VPO = VTM + 0.5 cm.
- **Restricciones de dosis (para 50 Gy en 4 fracciones):**
  Pared del tórax: V30 < 30 cc.
  Médula espinal: $D_{máx}$ < 25 Gy, V20 < 1 cm³.
  Corazón: $D_{máx}$ < 45 Gy.
  Piel: V30 < 50 cc.
  Principales vasos hiliares u otros grandes vasos: $D_{máx}$ < 49 Gy (NCCN).
  Plexo braquial: V30 < 0.2 cc, $D_{máx}$ 35 Gy.
  Esófago: V30 < 1 cm³, $D_{máx}$ 35 Gy.
  Médula espinal: V20 < 1 cm³, $D_{máx}$ 25 Gy.
  Pulmones totales: media < 6 Gy, V20 < 12%.
  Pulmón ipsilateral: media < 10 Gy, V30 < 15%.
- **Seguimiento:** 1 mes después del tratamiento; cada 3 meses durante 2 años; cada 6 meses hasta los 5 años. TC de tórax para vigilancia.

CÁNCER DE PRÓSTATA SEGÚN EL PROTOCOLO MDACC

- **Indicación:** cáncer de próstata de riesgo bajo e intermedio (T1-T2b), PSA previo al tratamiento < 10, suma de la puntuación de Gleason ≤ 7.
- **SIM:** de 3-4 semillas de oro fiduciarias colocadas en la próstata mediante ecografía transrectal; sin TC, en supino, Alpha Cradle®.

- **Configuración del tratamiento:** imágenes kV diarias con alineación en fiduciales.
- **Objetivo:** VTM, próstata; sin VCO; VPO = VTM + 3-4 mm posteriormente y VTM + 5-6 mm en los demás sitios.
- **Dosis:** 40 Gy/5 fx (cada tercer día); 95% del VPO recibiendo el 95-110% de la dosis prescrita.
- **Restricciones de dosis:**
  Recto: $V20 \leq 50\%$, $V32 \leq 20\%$, $V36 \leq 14\%$, $V40 \leq 5\%$ (considerar el espaciado rectal, p. ej., SpaceOAR® si no se puede cumplir con las restricciones).
  Vejiga: $V20 \leq 40\%$, $V32 \leq 20\%$, $V36 \leq 15\%$, $V40 \leq 10\%$.
  Cabeza femoral: $V16 \leq 10\%$.
  Intestino delgado: $V20 \leq 1\%$.

- **Seguimiento:** PSA cada 3 meses durante 2 años, PSA cada 6 meses después de 2 años.

CARCINOMA HEPATOCELULAR Y COLANGIOCARCINOMA

- **Indicación:** tratamiento definitivo o puente al trasplante de hígado. Si no se puede cumplir con las restricciones de dosis, considerar un esquema hipofraccionado (67.5 Gy/15 fx).
- **SIM:** cuna estereotáctica, inmovilizador MedTec®, barra en T, TC4D con retención de la respiración, considerar la colocación de un marcador fiducial antes de la SIM si es difícil de visualizar; contraste intravenoso con fase arterial retrasada.
- **Configuración del tratamiento:** TC en rieles diarios con alineación a fiduciarias; si se colocan, puerto de MV diario.
- **Objetivo:** VTM, hipodensidad en TC; VCO = VTM + 0.5 cm; VPO = VCO + 0.5 cm.
- **Dosis:** 50 Gy/4 fx.
- **Restricciones de dosis:**
  Esófago, intestino grueso: D_{max} 32 Gy.
  Estómago, duodeno, intestino delgado: D_{max} 28 Gy.
  Intestino grueso: D_{max} 30 Gy.
  Médula espinal: D_{max} 18 Gy.
  Riñón: media combinada < 10 Gy.
  Pared del tórax: V30 < 30 cc.
  Vesícula biliar: D_{max} < 55 Gy.
  Bazo: media < 6 Gy.
  Colédoco: D_{max} < 55 Gy.
  VTM de hígado: 700 cc sin afectar < 15 Gy, media < 16 Gy.
- **Seguimiento:** imágenes y AFP cada 3-6 meses durante 2 años y luego cada 6-12 meses.

CÁNCER DE PÁNCREAS SEGÚN ALLIANCE A021501

- **Indicación:** cáncer de páncreas localmente avanzado (T1-4N0-1 o NxM0); adenocarcinoma de la cabeza pancreática o proceso uncinado.
- **SIM:** marcadores de referencia en o dentro de 1 cm del tumor colocados antes de SIM; en supino, brazos por encima de la cabeza; Alpha Cradle® y base rígida; ayuno 3 h antes de TC para SIM; se recomienda gran cantidad de contraste i.v. y oral; exploración TC4D; «gating» de fase espiratoria (alejar los OER).
- **Configuración del tratamiento:** TCHC diario junto con alineación de kV con los fiduciales de oro (colocados por el endoscopista digestivo dentro del objetivo).
- **Objetivo:** VTM = tumor macroscópico en la exploración de cuerpo completo; VTM interno = VTM; IVT = interfase del vaso del tumor para cada vaso, por separado, al nivel del tumor; IVT interna = IVT; VPR = volumen de planificación de riesgo = (duodeno + intestino delgado + estómago) + 3 mm.
- **Dosis:** 6.6-8 Gy × 5 fracciones; VPO1 D_{min} > 22.5 Gy, VPO2 D_{min} > 29.7 Gy, VPO3 D_{min} > 32.4 Gy con un máximo de 40 Gy dentro del VTM.
  VPO1 = (VTM interno + IVT interno) + 3 mm = 25 Gy/5 fx.
  VPO2 = VPO1 − VPR = 33 Gy/5 fx.
  VPO3 = (IVT interna + 3 mm) − VPR = 36 Gy/5 fx.

- **Restricciones de dosis:**
  Estómago, duodeno, intestino: V20 < 20 cc; V35 < 1 cc, D_{max} < 40 Gy.
  Hígado: V12 < 50%.
  Ambos riñones: V12 < 25%.
  Médula espinal: V20 < 1 cc.
  Bazo: sin restricción.

- **Seguimiento:** CA-19-9 y TC abdominales cada 16 semanas durante 2 años.

OLIGOMETÁSTASIS SEGÚN **NRG-LU002**

- **Indicación:** CPNCP en estadio IV después de 4 ciclos de tratamiento sistémico de primera línea sin evidencia de progresión y ≤ 3 sitios discretos de enfermedad metastásica extracraneal (ubicaciones de metástasis: pulmón periférico, pulmón central [VTM dentro de los 2 cm del árbol bronquial proximal], nódulos linfáticos mediastínicos/cervicales, hígado [incluye costillas adyacentes al hígado], espinal/paraespinal [VTM surge dentro de los cuerpos vertebrales expandidos 1 cm], óseo, abdominopélvico).
- **Configuración del tratamiento:** dependiendo del órgano objetivo.
- **SIM:** inmovilización adecuada; evaluación de movimiento (p. ej., fluoroscopia, TC4D, seguimiento de marcadores, etc.) y control del movimiento: se recomienda encarecidamente cuando el cambio del VTM es > 1 cm en cualquier dirección. Espesor de corte de TC ≤ 2 mm. Se recomienda contraste intravenoso. Idealmente, todas las metástasis se tratarán en una sola posición de tratamiento.
- **Objetivo:**
  Nódulos linfáticos, pulmonar central, pulmonar periférico, hepático, abdominopélvico y mediastínico/cervical: VCO = VMO interno; VPO axial = VCO + 0.5 cm; VPO craneocaudal = VCO + 0.7 cm
  Óseo: VCO = VTM; VPO = VCO + 0.3-0.5 cm.
  Espinal: VCO = VTM interno; VPO = VCO + 0.3-0.5 cm.

- **Dosis:** según el sitio: 1 o 3 fracciones completadas dentro de las 2 semanas de la primera dosis de SBRT; 5 o 15 fracciones completadas dentro de las 3 semanas posteriores a la primera dosis de SBRT.
- **Restricciones de dosis:** el OER debe ser contorneado en su totalidad si una porción de este órgano se encuentra a menos de 10 cm de la metástasis.
- **Seguimiento:** TC cada 3 meses durante 2 años, después cada 6 meses durante 3 años y luego anualmente.

CABEZA Y CUELLO SEGÚN EL PROTOCOLO **MDACC** (SOAR-HN—NCT03164460)

- **Indicación:** cáncer de cabeza y cuello recurrente después de la radioterapia o segundo cáncer primario de cabeza y cuello dentro del campo de radioterapia anterior.
- **SIM:** TC para SIM, en supino, soporte para el cuello personalizado, mascarilla termoplástica para la cabeza, el cuello y los hombros unida al soporte del cuello, así como bloque de mordida personalizado. RM volumétrica, TC de energía dual con contraste y PET/TC, todos en posición de tratamiento.
- **Objetivo:** VTM = tumor a partir de todas las imágenes fusionadas (RM, TC, PET); VCO = VTM + 0.8 mm; VPO = VCO + 0.2 cm para base del cráneo o VCO + 0.3 cm si está por debajo de C1.
- **Configuración del Tx:** ExacTrac® con alineación ósea diaria (verificada y corregida en 6 grados de libertad) y TCHC diaria para el tratamiento. ExacTrac® antes de cada arco.
- **Dosis:** 45 Gy a VPO en 5 fracciones cada tercer día.
- **Restricciones de dosis:**
  Cóclea, nervio(s) óptico(s), lóbulo temporal: máx < 20 Gy.
  Quiasma óptico: máx < 18 Gy.
  Tronco encefálico: máx < 15 Gy.
  Médula espinal: máx < 15 Gy.
  Plexo braquial: máx < 25 Gy.
  Parótida(s), carótida(s) y arteria lingual: tan bajo como sea posible. El objetivo es mantener la dosis máxima total en < 100 Gy.
- **Seguimiento:** TC de cabeza y cuello con contraste a los 2 meses y luego cada 3 meses.

ENSAYOS CLÍNICOS RELEVANTES Y PROTOCOLOS EN CURSO

Cáncer de pulmón

- **Análisis combinado del ensayo STARS (MDACC) y ROSEL (Dutch)** (Chang et al. Lancet Oncol 2015). 48 pacientes, CPCNP T1-T2aN0M0, < 4 cm de diámetro, aleatorizados a SBRT vs. cirugía. STARS: SBRT 54/3 Gy periférico, 50/4 Gy central durante 5 días. ROSEL: SBRT 54/3 Gy periférico (5-8 días), lesiones centrales 60/5 Gy (10-14 días). Seguimiento medio de 3.4 años. Resultados: SG a 3 años 95% (SBRT) vs. 79% (cirugía), p = 0.04. Toxicidad: SBRT, grado 3 en el 10%, sin grado 4-5; cirugía, grado 3-4 en el 44%; 1 paciente con grado 5. Conclusión: la SBRT se tolera mejor que la cirugía; SBRT podría conducir a una mejor SG; la SBRT podría ser una opción para el CPCNP en estadio I operable.

Cáncer de próstata

- **UCLA/Stanford Fase II** (King et al. IJROBP 2012). 67 pacientes con cáncer de próstata de bajo riesgo tratados con 36.25 Gy en 5 fracciones; seguimiento medio de 2.7 años. Supervivencia libre de recaída a 4 años 94%. Toxicidad: toxicidad genitourinaria tardía de grado 3 en el 3.5%, sin toxicidad de grado 4. Sin toxicidad gastrointestinal tardía de grado 3. Disminuyeron las toxicidades rectales de grado 1-2 (5% vs. 44%, $p = 0.001$) y urinarias de grado 1-2 (17% vs. 56%, $p = 0.007$) con tratamiento cada tercer día frente a tratamientos diarios. Conclusión: la toxicidad temprana y tardía y la respuesta del PSA son muy alentadoras.

Carcinoma hepatocelular y colangiocarcinoma

- Princess Margaret Fase I (*Tse et al. J Clin Oncol* 2008). 41 pacientes, CHC irresecable ($n = 31$) o CIH ($n = 10$) con función hepática Child-Pugh A y $\geq$ 800 cc de hígado no afectado. SBRT con 6 fracciones; dosis dependiente de los cálculos de PCTN y se incrementó a lo largo del ensayo. Dosis mediana de 36 Gy (24-54 Gy). Toxicidad a los 3 meses: sin toxicidad limitante de la dosis o HIR; 24% con enzimas hepáticas de grado 3, sin grado 4/5; progresión del 23% a la función hepática Child-Pugh B. Toxicidad tardía en el 6%. Resultado: mediana de SG para CHC de 11.7 meses, colangiocarcinoma intrahepático a 15 meses. Conclusión: la SBRT individualizada de 6 fracciones es segura.

Cáncer de páncreas

- Stanford Retrospective (*Chang et al. Cancer* 2009). 77 pacientes con cáncer de páncreas irresecable (58% localmente avanzado, 14% médicamente inoperable, 19% metastásico, 8% localmente recurrente), $\leq$ 7.5 cm de diámetro. SBRT 25 Gy/1 fx. RTE previa 45-54 Gy en 21%. Mediana de seguimiento de 6 meses. Resultados: control local a 12 meses del 84%. SLP a 12 meses del 9%. SG a 12 meses del 21%. Toxicidades de grado $\geq$ 3 en el 9% de los pacientes.
- Ensayo ALLIANCE **A021501** «Preoperative extended chemotherapy vs chemotherapy + hypofractionated RT for borderline resectable adenocarcinoma of the head of the pancreas» (*Katz et al.* 2017, en curso). Inclusión: adenocarcinoma resecable limítrofe de la cabeza pancreática. T1-4N0-1 o NxM0. Exclusión: quimioterapia previa. Aleatorizado a 8 ciclos de FOLFIRINOX® sistémico frente a 7 ciclos de FOLFIRINOX® sistémico seguidos de radioterapia hipofraccionada de ciclo corto. Radioterapia con 6.6 Gy × 5 fx. Objetivos: tasa de SG a los 18 meses y resección R0.

Cáncer de cabeza y cuello

- French Fase II (*Lartigau Radiother Oncol* 2013). 60 pacientes con tumor primario de cabeza y cuello recurrente o nuevo inoperable en el área previamente irradiada. SBRT con 36 Gy en 6 fracciones hasta la línea de isodosis del 85% con cetuximab concomitante. Seguimiento medio de 11.4 meses. Tasa de respuesta a los 3 meses del 58.4% y tasa de control de la enfermedad del 91.7%. SG a 1 año del 47.5%. Se observaron toxicidades de grado 3 en el 32% de los pacientes y un caso de toxicidad de grado 5. Conclusión: la SBRT corta con cetuximab es un tratamiento de rescate eficaz con una buena tasa de respuesta.

RADIOCIRUGÍA ESTEREOTÁCTICA DEL SNC

PENNY FANG • JING LI

ANTECEDENTES

- La radiocirugía estereotáctica (RCE) utiliza múltiples haces para administrar dosis altas al tumor sin afectar el tejido encefálico normal y se puede administrar usando un bisturí gamma (*gamma knife* [R]) (192 fuentes individuales de cobalto-60) o mediante aceleradores lineales modernos.
- Indicaciones: metástasis cerebrales, meningioma, macroadenoma hipofisario, neurinoma del acústico, neuralgia del trigémino.
- Para consideraciones clínicas, incluyendo la selección de pacientes para RCE frente a otras modalidades de tratamiento, como resección quirúrgica, radioterapia total del cerebro y terapias sistémicas, considere la consulta y la evaluación multidisciplinarias.
- **Tasas de control local:** control local a 1 año del 96.3% para lesiones < 2 cm y 87.3% para lesiones $\geq$ 2 cm y < 4 cm de diámetro (*Likhacheva et al. IJROBP* 2013).

PROCESO DIAGNÓSTICO

- **Estudios de imagen:** imágenes de resonancia magnética de corte fino de alta resolución.

DÍA DEL PROCEDIMIENTO DE RCE (BISTURÍ DE RAYOS GAMMA [*GAMMA KNIFE*])

Colocar un marco de fijación craneal estereotáctico de Leksell para la inmovilización de la cabeza antes de la simulación por RM (fig. 10-1):

- **Resonancia magnética de simulación:** imágenes 3D axiales de gradiente eco rápidamente dañado después del contraste (grosor de corte de 1 mm). Los pasos son los siguientes:

1. Administración de contraste: inyección intravenosa de MultiHance® (gadobenato de dimeglumina) a 0.1 mmol/kg (0.2 mL/kg).
2. Al importar, verificar la calidad de la imagen.
3. Comentar con neurorradiólogo para identificar todas las lesiones.
4. Contornear todas las lesiones: realizado en colaboración por un radiooncólogo y un neurocirujano.
5. Colocar descargas (*véase* la sección de evaluación del plan).
6. Verificación de la calidad de los aspectos físicos: en la importación de imágenes, comprobar si hay errores de definición de referencia, habitualmente de entre 0.4 mm (media) y 0.8 mm (máx.). Las grandes desviaciones indican que el marco estereotáctico se colocó incorrectamente.
7. Realizar una revisión del plan que incluya información del paciente, cobertura objetivo, dosis prescrita, controles de colisión, etc. En la mayoría de los casos, el valor mínimo de colisión debe ser > 4 mm. Solución de problemas de colisión: cambio de ángulo, eliminación de un poste del marco estereotáctico y reemplazo del marco estereotáctico.
8. Considerar administración de un ciclo corto de dexametasona el día del tratamiento a pacientes que presenten lesiones grandes y/o edema significativo en la secuencia de RM T2/FLAIR.

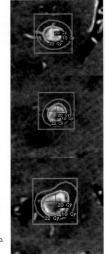

Figura 10-1 Imágenes representativas axiales, sagitales y coronales de un plano con bisturí de rayos gamma para tratar una metástasis encefálica intacta.

ESTRATEGIA DE DOSIFICACIÓN DE RCE

El abordaje de MDACC para metástasis encefálicas está adaptado a partir de las guías de selección de dosis RTOG 90-05 (Shaw et al. IJROBP 2000). Todos los tratamientos se dan en una sola fracción.

- **Contorno de isodosis prescrita:** 50% línea de isodosis.
- Pautas de dosis de RCE para metástasis encefálicas (y cavidad postoperatoria):

  Diámetro de la lesión ≤ 2 cm: 20-24 Gy.
  Diámetro de la lesión 2-3 cm: 18 Gy.
  Diámetro de la lesión 3-4 cm: 15 Gy.
- Meningioma: 12-16 Gy.
- Adenoma hipofisario: 22-24 Gy para secretor, ~15 Gy para no secretor.
- Neurinoma del acústico: 12-13 Gy.
- Neuralgia del trigémino: *véase* el capítulo **Enfermedad benigna**.

EVALUACIÓN DEL PLAN

- Índice de conformidad = volumen de dosis de prescripción/volumen objetivo (1 es perfecto; ~ 1.2 es bueno).
- Índice de gradiente = volumen de 50% de isodosis prescrita/volumen de isodosis de tratamiento completo (~ disminución de la dosis: deseable < 3). Puede activar la línea de isodosis al 25% al realizar descargas.
- Índice de heterogeneidad = dosis máxima/dosis prescrita (~ puntos calientes).
- **Restricciones de dosis:**

  Tronco encefálico: V12 Gy < 1 cc.
  Aparato óptico: máximo 8 Gy.
  Encéfalo: V12 Gy < 5-10 cc. Para varias lesiones próximas, disminuir el volumen cerebral normal cubierto por la línea de isodosis de 12 Gy.
  Cóclea: máximo 4.2 Gy.

SEGUIMIENTO

- Seguimiento a las 4 semanas después de la RCE y luego cada 3 meses con RM con contraste en cada visita.

ENSAYOS CLÍNICOS RELEVANTES

Eficacia y toxicidad de la radiocirugía

- **RTOG 90-05** (*Shaw et al. IJROBP* 2000). 156 pacientes con tumores solitarios distintos del tronco encefálico ≤ 40 mm de diámetro máximo tratados previamente con radioterapia fraccionada parcial o total de encéfalo. Dosis prescrita para la línea de isodosis del 50-90%. Las dosis aumentaron siempre que el la toxicidad grado mayor o igual a 3 de RTOG en el SNC < 20% dentro de los 3 meses posteriores a la RCE. La DMT identificada es de 24 Gy para tumores ≤ 20 mm, 18 Gy para tumores de 21-30 mm y 15 Gy para tumores de 31-40 mm.

- **Alliance N0574** (*Brown et al. JAMA* 2016). 213 pacientes con 1-3 metástasis encefálicas asignados al azar a RCE ± RTCE 30 Gy/25 fx. Criterio principal de valoración: deterioro cognitivo > 1 desviación estándar del valor inicial en al menos 1 prueba cognitiva a los 3 meses. Menor deterioro cognitivo identificado a los 3 meses después de la RCE sola (63.5% vs 91.7%, $p < 0.001$). Tiempo hasta la falla intracraneal a los 3 meses peor con RCE (75% vs. 94%, $p < 0.001$). Sin diferencia significativa en la SG.

- *Chang et al. Lancet Oncol* 2009. Ensayo de un solo centro que aleatorizó a 58 pacientes con 1-3 metástasis cerebrales a RCE ± RTCE. Criterio principal de valoración: función neurocognitiva medida por el deterioro en el recuerdo total de la prueba de aprendizaje verbal revisada de Hopkins (HVLT-R) a los 4 meses. RCE + RTCE significativamente más probable (probabilidad posterior media de disminución del 52%) de estar asociadas con una disminución en el aprendizaje y la memoria a los 4 meses en comparación con RCE sola (probabilidad posterior media de disminución del 24%). La RCE + RTCE se asociaron con un mejor control intracraneal durante 1 año (27% vs. 73%, $p <0.001$).

- **JLGK0901** (*Yamamoto et al. Lancet Oncol* 2014). Ensayo de observación prospectivo multicéntrico en el que se inscribieron 1194 pacientes con 1-10 nuevas metástasis encefálicas. Los tumores < 4 mL se trataron con 22 Gy; los de 4-10 mL se trataron con 20 Gy. La supervivencia general fue mayor en los pacientes con 1 metástasis encefálica, en comparación con 2-4 y 5-10 (ambas con una mediana de 10.8 meses). La recurrencia de nuevas lesiones intracraneales fue menor en pacientes con 1 metástasis encefálica (23.9% a los 6 meses) en comparación con 2-4 (40% a los 6 meses) y con 5-10 (46% a los 6 meses). La muerte neurológica, el deterioro de la función neurológica, no fue diferente con respecto al número de lesiones.

Beneficio de la RCE postoperatoria

- *Mahajan et al. Lancet Oncol* 2017. Estudio de fase III monocéntrico que aleatorizó a 132 pacientes con 1-3 metástasis encefálicas completamente resecadas a observación vs. RCE; se demostró una mayor ausencia de recidiva local a los 12 meses (43% vs. 72%, $p = 0.015$). No hay diferencia en la SG.

- **NCCTG N107C/CEC·3** (*Brown et al. Lancet Oncol* 2017). Ensayo multicéntrico de fase III que aleatorizó a 194 pacientes con una cavidad de resección < 5 cm a RCE frente a RTCE 30 Gy/10 fx o 37.5 Gy/15 fx. Mejoría de la supervivencia libre de deterioro cognitivo con RCE (mediana de 3 meses frente a 3.7 meses, $p <0.001$). La RCE se asoció con un tiempo más corto hasta la progresión del tumor intracraneal (mediana de 6.4 meses frente a 27.5 meses, $p < 0.001$) y una menor frecuencia de control de la enfermedad del lecho quirúrgico a los 6 meses (80.4% vs. 87.1%, $p <0.001$). No hay diferencia en la SG.

AHSAN FAROOQI • DEBRA NANA YEBOA • ERIK P. SULMAN

ANTECEDENTES

- **Incidencia/prevalencia:** se estima que se diagnostican 2000 casos al año. Los gliomas de bajo grado se definen como gliomas de grado I y II de la OMS (los grados III y IV se consideran de alto grado).
- **Resultados:** la mediana de supervivencia para los astrocitomas de bajo grado con *IDH* no mutado se estima en ~5 años. La mediana de supervivencia de los oligodendrogliomas de bajo grado (codeleción 1p19q) y los astrocitomas con *IDH* mutado se estima en > 10 años.
- **Demografía:** se estima que la edad mediana de aparición de los gliomas de bajo grado es de 35-40 años. Hombres > mujeres.
- **Factores de riesgo:** los gliomas son en gran parte esporádicos, sin ningún factor de riesgo claro aparte de la exposición a la radiación ionizante.

BIOLOGÍA Y CARACTERÍSTICAS TUMORALES

- **Genética:** mayor riesgo de desarrollar astrocitomas de bajo grado en pacientes con NF1 y NF2. La esclerosis tuberosa se asocia con un mayor riesgo de desarrollar astrocitomas subependimarios de células gigantes. También se observa un aumento del riesgo en los pacientes con síndrome de Li-Fraumeni.
- **Patología:** históricamente, los gliomas se clasificaban según el grado histopatológico, aunque el diagnóstico hoy en día incluye estratificación molecular (*WHO 2016 update; David et al. Acta Neuropathol* 2016). Los gliomas de grado I tienen un bajo potencial de proliferación. Los gliomas de grado II son infiltrativos, a menudo recurren y tienen el potencial de desdiferenciarse en un grado superior (posiblemente mediante la adquisición de mutaciones adicionales): mutaciones de *TP53* que se observan con frecuencia en astrocitomas y codeleciones 1p/19q que se observan en tumores con histología oligodendroglial. Recientemente, se han encontrado mutaciones de *IDH* en hasta el 80% de todos los gliomas de bajo grado y se asocian con mejores resultados, independientemente del grado (*Ichimura et al. Neurooncology* 2009; *Olar et al. Acta Neuropathol* 2015).
- **Estudios de imagen:** los gliomas de bajo grado suelen tener una ubicación lobular (frecuentemente en los lóbulos frontales o temporales) y no se refuerzan con el contraste, en comparación con los gliomas de grado alto. Debido a la naturaleza infiltrativa de los gliomas de bajo grado, se asocian con una señal hiperintensa en las secuencias T2, que se ve mejor en la secuencia T2/FLAIR (fig. 11-1).

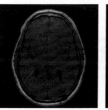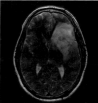

Figura 11-1 RM en T1 + contraste (*izquierda*) que muestra una lesión hipointensa sin realce de contraste mal definida en el lóbulo frontal izquierdo sin características necróticas. La lesión se asocia con un componente edematoso significativo que se observa en la secuencia T2-FLAIR (*derecha*), lo que indica edema asociado y patrón infiltrativo de diseminación.

ANATOMÍA

Por lo general, los GBG surgen de la corteza supratentorial.
- **Lóbulo frontal:** funciona para regular la personalidad, el comportamiento, las emociones y la toma de decisiones. La circunvolución precentral (banda motora) se encuentra anterior al surco central. Habla (de Broca).
- **Lóbulo parietal:** interpreta el lenguaje, las palabras y la información sensorial. La circunvolución postcentral (corteza sensorial) se encuentra posterior al surco central.
- **Lóbulo occipital:** visión.

- **Lóbulo temporal:** comprensión del lenguaje (de Wernicke), memoria, audición, secunciación.
- **Cerebelo:** equilibrio, movimiento y posicionamiento espacial.

PROCESO DIAGNÓSTICO

- **Anamnesis y exploración física:** incluye síntomas de presentación, antecedentes personales de crisis convulsivas (síntoma de presentación más frecuente) y antecedentes familiares. Es importante evaluar los déficits neurológicos y el estado funcional. Establecer una evaluación neurocognitiva preoperatoria si corresponde.
- **Laboratorios:** BH, QS.
- **Procedimientos/biopsia:** evaluación de neurocirugía para resección máxima segura o biopsia.
- **Estudios de imagen:** la RM del encéfalo con y sin contraste es el estándar de referencia (v. fig. 11-1) para evaluar la ubicación, grado y extensión de la enfermedad. Obtener una RM postoperatoria dentro de los 3 días posteriores a la cirugía para determinar la extensión de la resección y si hay alguna enfermedad residual. Después de 3 días, los hemoderivados dificultan la interpretación de la RM.

ESTADIFICACIÓN/CLASIFICACIÓN

- **Glioma de grado I:** astrocitoma subependimario de células gigantes y astrocitoma pilocítico.
- **Glioma de grado II:** astrocitoma pilomixoide, astrocitoma difuso, oligodendroglioma y oligoastrocitoma. El sistema de clasificación de la OMS de 2016 (*WHO 2016 update; David et al. Acta Neuropathol 2016*) incluye no solo el grado histopatológico, sino también las características moleculares. Específicamente, los oligoastrocitomas mixtos se clasifican como astrocitomas difusos (sin codeleción 1p19q) u oligodendroglioma (codeleción 1p19q) para guiar las decisiones de tratamiento.

ALGORITMO DE TRATAMIENTO

Glioma de grado I	Resección quirúrgica máxima → observación para todos los pacientes (radioterapia solo si hay progresión clínica)
Glioma de grado II < 40 años[a] de edad	Resección quirúrgica máxima → radioterapia inmediata si resección subtotal (RST); observación si RMT (radioterapia en progresión)
Glioma de grado II > 40 años de edad	Resección quirúrgica máxima → radioterapia + PCV o temozolomida adyuvante
Glioma de grado II sin codeleción 1p19q IDH no mutado	Resección quirúrgica máxima → radioterapia ± temozolomida concurrente → temozolomida adyuvante

[a]Existen diversas opciones para los gliomas de bajo grado y se tratan con variaciones entre centros. Las consideraciones importantes para la radioterapia temprana pueden incluir tamaño grande (> 5 cm), tumor que cruza la línea media, histología astrocítica, síntomas neurológicos/crisis convulsivas (criterios de Pignatti) o características moleculares de *IDH* no mutado en histología astrocítica.

TÉCNICA DE TRATAMIENTO CON RADIACIÓN

- **SIM:** en decúbito supino, sosteniendo una barra en A, mascarilla de Aquaplast® con isocentro colocado en el mesencéfalo. Fusiones de RM: secuencia T1 + C y secuencias T2 FLAIR.
- **Dosis:** 50.4-54 Gy en 28-30 fracciones a 1.8 Gy/fx (puede considerar 2 Gy/fx).
- **Objetivo:**
  VTM: cavidad quirúrgica.
  VCO: VTM + 1 cm (+ señal hiperintensa en la secuencia FLAIR).
  VPO: VCO + 0.3 cm (kV diario) o 0.5 cm (kV semanal).
  Consideraciones: limite las expansiones de VCO a los límites anatómicos de propagación de la enfermedad (p. ej., huesos, hoz, tronco encefálico y ventrículos).
- **Técnica:** IMRT/VMAT. Considerar el uso de protones en ensayo clínico según la anatomía y la edad.
- **IGRT:** imágenes kV diarias.
- **Directriz de planificación:**
  Tronco encefálico: V30Gy < 33%. Máx. 54 Gy. Si es necesario, se permite un punto máximo < 60 Gy.
  Encéfalo: V30Gy < 50%.
  Quiasma óptico: máx. ≤ 54 Gy.
  Cóclea: máx. 54 Gy, media < 30 Gy.
  Cristalino: máx. 5 Gy.

Nervio óptico: máx. $\leq$ 54 Gy.
Hipófisis: media < 36 Gy.
Ojos: máx. 40 Gy, media < 30 Gy.
Hipocampo (pacientes jóvenes, si existen preocupaciones): D100% < 9 Gy, máx. $\leq$ 16 Gy.
Médula espinal: máx. $\leq$ 45 Gy.

QUIMIOTERAPIA

- **Adyuvante:**
  Régimen de procarbazina, lomustina, vincristina (según RTOG 9802): procarbazina 60 mg/m^2 en los días 8-21, lomustina 110 mg/m^2 el día 1 y vincristina 1.4 mg/m^2 en los días 8 y 29. La duración del ciclo es de 8 semanas.
  Temozolomida: 150-200 mg/m^2 al día durante 5 días, cada 28 días durante 6 ciclos.

TRATAMIENTO DE EFECTOS ADVERSOS

- Náuseas: ondansetrón como primera opción (4 mg cada 8 h por razón necesaria).
- Cefalea/agravamiento de los déficits neurológicos: probablemente debido a un aumento del edema. Considerar el tratamiento con dexametasona a dosis bajas (2 mg dos veces al día), con disminución gradual después de la resolución de los síntomas.
- Irritación/sequedad del cuero cabelludo: Aquaphor® (de venta libre).
- Trombocitopenia/linfopenia/neutropenia: probablemente debido a PCV o temozolomida. Consultar con el oncólogo médico.

SEGUIMIENTO

- Cada 2-3 meses con RM encefálica con y sin contraste durante el primer año después del tratamiento, cada 4 meses durante los años 2-4 y cada 6 meses a partir de entonces. Pacientes con edad > 40 años, gran tamaño (> 5 cm), resección incompleta, histología astrocítica y alto índice de proliferación (MIB > 1-3%) con alto riesgo de recurrencia (*Pignatti et al. JCO* 2002). Considerar reirradiación según el protocolo o la inscripción en ensayos clínicos de investigación si hay progresión.

ENSAYOS CLÍNICOS RELEVANTES

Falta de mejoría en la eficacia con dosis mayores de radioterapia

- EORTC 22844 («Believer's Trial» *Karim et al. IJROBP* 1996). Ensayo controlado aleatorizado de dos grupos de fase III: 379 pacientes fueron aleatorizados después de la resección quirúrgica a radioterapia con 45 Gy/25 fx o 59.4 Gy/33 fx. SG a 5 años del 58% para el grupo de dosis baja y 59% para el grupo de dosis alta (no significativa). La SLP a 5 años (47% vs. 50%) tampoco fue significativamente diferente entre los dos grupos.

Momento de la radioterapia

- EORTC 22845 («Non-believer's Trial» *Van den Bent et al. Lancet* 2005). Ensayo controlado aleatorizado de dos grupos de fase III: 311 pacientes se sometieron a biopsia, citorreducción o RMT y se asignaron al azar a radioterapia (54 Gy/30 fx) u observación (radioterapia administrada cuando hay recurrencia, ~65% de los pacientes en este grupo). El grupo de radioterapia había mejorado su SLP frente al grupo de observación (5.3 vs. 3.4 años, *p* < 0.0001), pero la SG no fue significativamente diferente. Es importante destacar que la radioterapia temprana mejoró el control de las crisis convulsivas al año (41% vs. 25%).

Mejoría de los resultados con quimioterapia

- RTOG 9802 (*Shaw et al. JCO* 2012; *Buckner et al. NEJM* 2016). Ensayo controlado aleatorizado de dos grupos de fase III: 251 pacientes de > 40 años o < 40 años de edad con resección subtotal aleatorizados a radioterapia sola (54 Gy/30 fx) frente a radioterapia seguida de PCV adyuvante (6 ciclos totales). Mediana de SG de 13.3 años en el grupo de radioterapia + PCV frente a 7.8 años en el grupo de radioterapia sola (HR para muerte 0.59; *p* = 0.003). La mediana de la SLP fue de 10.4 años en el grupo de radioterapia + PCV frente a 4.0 años en el de radioterapia sola (HR para progresión o muerte 0.50; *p* < 0.001). Hallazgo histológico de oligodendroglioma fue variable de pronóstico favorable tanto para SLP como para SG.
- RTOG 0424 (*Fisher et al. IJROBP* 2015). Ensayo de fase II de 129 GBG de alto riesgo (según la definición de $\geq$ 3 factores de alto riesgo) tratados con radioterapia (54 Gy/30 fx) con temozolomida concurrente y adyuvante. La tasa de SG a los 3 años fue del 73.1% (IC 95%: 65.3-80.8%), que mejoró significativamente en comparación con el control histórico del 54% (*p* < 0.001). La SLP a 3 años fue del 59.2%. Sugiere que la temozolomida adyuvante puede ofrecer un beneficio de SG y SLP similar al de la PCV, pero está pendiente en un ensayo controlado aleatorizado entre los dos (ensayo CODEL).

GLIOMAS DE ALTO GRADO

AHSAN FAROOQI • DEBRA NANA YEBOA • ERIK P. SULMAN

ANTECEDENTES

- **Incidencia/prevalencia:** en los Estados Unidos se diagnostican aproximadamente 20 000 casos nuevos de glioma de alto grado (GAG) cada año. De todos los tumores encefálicos malignos, los glioblastomas constituyen el ~60%.
- **Resultados:** las tasas de SG a 5 años para el glioblastoma se estiman entre el 5 y 10%. Las tasas de SG a 5 años para gliomas de grado III se estiman en 25%.
- **Demografía:** la edad media en el momento del diagnóstico de los gliomas de alto grado es de 65 años.
  Hombres > mujeres.
- **Factores de riesgo:** los gliomas son en gran parte esporádicos sin ningún factor de riesgo claro aparte de la exposición previa a la radiación ionizante y los síndromes genéticos, como se indica a continuación. No hay evidencia de que el uso de teléfonos celulares aumente el riesgo de desarrollar gliomas.

BIOLOGÍA Y CARACTERÍSTICAS DEL TUMOR

- **Genética:** asociado con varios síndromes genéticos familiares que incluyen Li-Fraumeni (mutaciones de la línea germinal en *TP53*), NF de tipo 1 y síndrome de Turcot. El glioblastoma fue el primer tipo de cáncer que se estudió sistemáticamente a través del *The Cancer Genome Atlas* (TCGA). Se encontró que las vías de señalización de P53, RB y del receptor de tirosina-cinasa (RAS) se ven afectadas en casi todos los glioblastomas (*Cancer Genome Atlas Network Nature* 2008). Las mutaciones del promotor *TERT*, que conducen a una mayor expresión y actividad de la telomerasa, también se encuentran en aproximadamente el 80% de los glioblastomas (*Killela et al. Proc Natl Acad Sci* 2013). Las mutaciones en *IDH* y *ATRX* son frecuentes entre los astrocitomas y son mutuamente excluyentes con las mutaciones del promotor *TERT*. El TCGA ahora ha establecido cuatro subtipos de glioblastoma: clásico (*EGFR* mutado, sin mutaciones *TP53*), proneural (asociado con mutaciones en *TP53* e *IDH-1*), mesen-quimatoso (asociado con mutaciones en *NF1*) y neural (parecido al tejido encefálico normal) (*Verhaak et al. Cancer Cell* 2010). La metilación del promotor *MGMT* conduce a una mejor respuesta a la quimiorradiación concurrente con temozolomida (*Monika et al. NEJM* 2005).
- **Patología:** históricamente, todos los gliomas se clasificaban según el grado histopatológico, aunque el diagnóstico ahora incluye datos moleculares (*WHO* 2016 update; *David et al. Acta Neuropathol* 2016). Los astrocitomas de grado III y los GBM de grado IV son altamente celulares e infiltrantes. Clásicamente, los glioblastomas se caracterizan por centros de proliferación microvascular y necrosis seudopalisante. Se debe considerar que el estado de *IDH no mutado* puede prevalecer sobre la patología al determinar el diagnóstico de GBM en el futuro.
- **Estudios de imagen:** los gliomas de alto grado refuerzan con el contraste en las exploraciones T1 con un componente edematoso asociado que se ve mejor en las secuencias T2-FLAIR (fig. 12-1). Además, los glioblastomas suelen mostrar un patrón necrótico central en las imágenes y pueden cruzar de forma rutinaria la línea media (patrón en «mariposa»).

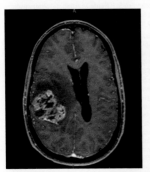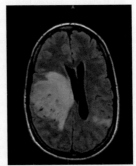

Figura 12-1 RM en T1 + contraste (*izquierda*) que muestra una gran lesión que se realza con el contraste en el lóbulo frontoparietal derecho con características necróticas compatibles con glioblastoma. Esta se asocia con un componente edematoso significativo observado en la secuencia T2-FLAIR (*derecha*).

ANATOMÍA

- Habitualmente están presentes en el lóbulo frontal, en comparación con los lóbulos parietal/ temporal y occipital. Los tumores infratentoriales son infrecuentes. *Véase* el capítulo sobre **GBG** para una revisión de la neuroanatomía.

PROCESO DIAGNÓSTICO

- **Anamnesis y exploración física:** incluir síntomas de presentación, antecedentes de convulsiones y antecedentes familiares. Es importante evaluar los déficits neurológicos y el estado funcional. Es importante preguntar si se están tomando esteroides y si los síntomas han disminuido.
- **Laboratorios:** BH, QS.
- **Procedimientos/biopsia:** evaluación con neurocirugía para biopsia o resección.
- **Estudios de imagen:** la RM encefálica con y sin contraste es el estándar de referencia (v. fig. 12-1) para evaluar la ubicación, el grado y la extensión de la enfermedad.

ESTADIFICACIÓN/CLASIFICACIÓN

- **Gliomas de grado III:** astrocitoma anaplásico, oligodendroglioma anaplásico, oligoastrocitoma anaplásico y ependimoma anaplásico. La codeleción 1p19q frecuentemente está asociada con el subtipo histológico de oligodendroglioma. Las mutaciones *IDH* y *ATRX* se relacionan con el astrocitoma anaplásico o histologías mixtas. Los casos con *IDH* mutante o codeleción 1p19q se asocian con un mejor pronóstico, en comparación con los tumores *IDH* no mutado.
- **Glioblastoma de grado IV:** es importante evaluar el estado mutacional de *IDH* (si está mutado, probablemente sea secundario en lugar de *de novo*). Los casos de mutaciones de *IDH* se asocian con una mejor supervivencia, aunque inevitablemente también recurren.

ALGORITMO DE TRATAMIENTO

Glioma de grado III	Resección quirúrgica máxima → radioterapia → quimioterapia adyuvante con temozolomida o PCV. Considerar la quimioterapia concurrente si la *IDH* es no mutado
Glioblastoma de grado IV[a]	Resección quirúrgica máxima → quimiorradioterapia concurrente con temozolomida → temozolomida adyuvante + campos eléctricos alternantes de tratamiento de tumores (CTT)
Glioblastoma de grado IV Adultos mayores con buen estado funcional[a]	Resección quirúrgica máxima → quimiorradioterapia hipofraccionada concurrente con temozolomida → temozolomida adyuvante + considerar CTT
Glioblastoma de grado IV Adultos mayores con mal estado funcional o metilación de MGMT[a]	Resección quirúrgica máxima → temozolomida

[a]Los adultos mayores con glioblastoma tienen una multitud de opciones y pueden tratarse con cualquiera de las opciones anteriores. Las consideraciones importantes incluyen esperanza de vida, estado funcional, metilación y comorbilidades.

TÉCNICA DE TRATAMIENTO CON RADIACIÓN

- **SIM:** en decúbito supino, sosteniendo una barra A, mascarilla Aquaplast® con isocentro colocado en el mesencéfalo. Fusiones de RM (a menos que se obtenga RM para SIM): secuencia T1 + C y secuencias T2/FLAIR.
- **Dosis y objetivo:**

  Glioma de alto grado

  Abordaje MDACC: sobreimpresión integrada simultánea (SIS) de VCO1 dentro de VCO2.

  VCO1:VTM (cavidad + reforzamiento con contraste residual): 57 Gy en 30 fracciones a 1.9 Gy/fx.

  VCO2:VTM + 1.5 cm (+ señal hiperintensa descubierta en la secuencia FLAIR): 50 Gy en 30 fracciones a 1.66 Gy/fx.

  Abordaje de la RTOG alternativo, radiación secuencial:

  VCO1:VTM (cavidad + reforzamiento con contraste residual) + 1 cm : 59.4 Gy en 33 fracciones a 1.8 Gy/fx.

VCO2:VTM (cavidad + reforzamiento con contraste residual) + 2 cm: 50.4 Gy en 30 fracciones a 1.8 Gy/fx.

Enfoque de la EORTC alternativo:

VPO1:VTM (cavidad + reforzamiento con contraste residual) + T2/FLAIR + 1.5 cm: 45 Gy en 30 fracciones a 1.8 Gy/fx.

VPO2:VTM + 1.5 cm: 14.4 Gy adicionales en 8 fracciones de 1.8 Gy para un total de 59.4 Gy. *Glioblastoma*

Abordaje MDACC: SIS a VCO1 dentro de VCO2 (fig. 12-2):

VCO1:VTM (cavidad + reforzamiento con contraste residual): 60 Gy en 30 fx a 2 Gy/fx.

VCO2:VTM + 2 cm (+ señal hiperintensa descubierta en la secuencia FLAIR): 50 Gy en 30 fx a 1.66 Gy/fx.

Abordaje de la RTOG alternativo, radiación secuencial:

VCO1:VTM (cavidad + reforzamiento con contraste residual) + edema en T2/FLAIR + 2 cm: 46 Gy en 23 fracciones a 2.0 Gy/fx.

VCO2:VTM (cavidad + reforzamiento con contraste residual) + 2 cm: 14 Gy adicionales en 7 fx a 2.0 Gy/fx para un total de 60 Gy en 30 fx.

Abordaje de la EORTC alternativo:

VCO:VTM (cavidad quirúrgica + reforzamiento del tumor residual) + 2 cm: 60 Gy en 30 fx a 2.0 Gy/fx.

Esquemas hipofraccionados alternativos:

50 Gy/20 fx, 40 Gy/15 fx, 34 Gy/10 fx, o 25 Gy/5 fx si el estado funcional es malo o en adultos mayores.

Consideraciones: restringir las expansiones de VCO a los límites anatómicos de propagación de la enfermedad (huesos, hoz, tronco del encéfalo), a menos que la señal hiperintensa de T2 se propague más allá de estas áreas de barrera, lo que indica una posible enfermedad.

En el centro de los autores, para todos los gliomas de alto grado, las expansiones de VPO en VCO1 y VCO2 son generalmente de 0.3 cm (kV diario) o 0.5 cm (kV semanal).

- **Técnica:** IMRT/VMAT. Considerar el uso de protones en ensayo clínico según la anatomía y la edad.
- **IGRT:** imágenes kV diarias.
- **Directriz de planificación:**

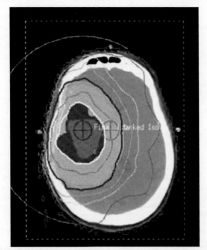

Figura 12-2 Plan representativo de un paciente con glioblastoma de grado IV. La línea de isodosis de 60 Gy (*blanca*) se puede ver rodeando la cavidad roja VTM/resección (lavado de color *rojo*). La línea de isodosis de 50 Gy (*azul*) cubre VTM + 2 cm (lavado de color *bronceado*), que se expande para incluir una señal hiperintensa en la secuencia T2-FLAIR. *Véase la sección a color.*

Tronco encefálico: V30Gy < 33%. Máx. 54 Gy. Si es necesario, se puede permitir un punto máximo < 60 Gy.

Encéfalo: V30Gy < 50%.

Quiasma óptico: máx. ≤ 54 Gy.

Cóclea: máx. 54 Gy, media < 30 Gy.

Cristalino: máx. 5 Gy.

Nervio óptico: máx. ≤ 54 Gy.

Hipófisis: media < 36 Gy.

Ojos: máx. 40 Gy, media < 30 Gy.

Hipocampo (pacientes jóvenes, si existen preocupaciones): D100% < 9 Gy, máx. ≤ 16 Gy.

Médula espinal: máx. ≤ 45 Gy.

QUIMIOTERAPIA

- **Concurrente:** temozolomida 75 mg/m^2 al día durante la radioterapia, los 7 días de la semana.
- **Adyuvante:** temozolomida 150-200 mg/m^2 al día durante 5 días, cada 28 días durante 6 ciclos (o indefinidamente). El régimen de procarbazina, lomustina y vincristina se ha utilizado históricamente como adyuvante para los gliomas de grado III, aunque la mayoría de los oncólogos ahora administran temozolomida debido a la disminución de la toxicidad y a que los ensayos retrospectivos sugieren una eficacia equivalente.

TRATAMIENTO DE EFECTOS ADVERSOS

Véase el capítulo sobre **GBG**.

SEGUIMIENTO

Cada 2-3 meses con RM encefálica con y sin contraste durante el primer año después del tratamiento, cada 4 meses durante los años 2-4 y cada 6 meses a partir de entonces. Ofrecer NovoTTF® a pacientes después de que hayan completado la radioterapia si lo desean. Muchos pacientes tendrán recurrencias durante el primer año después del tratamiento. Considerar la reirradiación según el protocolo o la inscripción en ensayos clínicos de investigación.

ENSAYOS CLÍNICOS RELEVANTES

Glioblastomas

- EORTC 26981/22981-NCIC (*Stupp et al. NEJM 2005; Stupp et al. Lancet Oncol 2009*). Ensayo prospectivo aleatorizado de fase III de dos grupos: 573 pacientes se sometieron a resección quirúrgica (40% RMT) y luego se asignaron al azar a radioterapia con radioterapia con temozolomida concurrente, ambos seguidos de 6 ciclos de temozolomida adyuvante. La dosis de radiación fue de 60 Gy/30 fx. La mediana de SG con radioterapia sola fue de 12.1 meses vs. radioterapia + temozolomida de 14.6 meses, la SG a 2 años es del 10% con radioterapia sola vs. 26% con radioterapia + temozolomida (HR 0.63; p < 0.001). Toxicidad hemática de grado 3 o 4 con temozolomida al 7%. El estado de metilación de *MGMT* es el mayor factor pronóstico del resultado y beneficio de la quimioterapia con temozolomida (*Stupp et al. Lancet Oncol 2009*).
- EF-14 NovoTTF (*Stupp et al. JAMA 2015*). Ensayo prospectivo aleatorizado de fase III de dos grupos. Pacientes con glioblastoma asignados al azar después de completar la quimiorra-diación (2:1) para recibir tratamiento de mantenimiento con CTT más temozolomida vs. temozolomida sola. El tratamiento de CTT se administró de forma continua (> 18 h/día) a través de cuatro conjuntos de transductores colocados en la piel cabelluda afeitada. Análisis interino con una mediana de seguimiento de 38 meses. Mediana de SG en el grupo CTT + temozolomida de 20.5 meses frente a 15.6 meses (HR 0.64, p = 0.004).

Gliomas de grado III

- EORTC 26951 (*Van den Bent et al. JCO 2006, 2013*). Ensayo prospectivo aleatorizado de fase III de dos grupos: 368 pacientes con astrocitoma anaplásico y oligodendroglioma se sometieron a resección quirúrgica seguida de radioterapia (59.4 Gy/33 fx) y aleatorizados para observación frente a 6 ciclos de PCV. El 82% de los pacientes en el grupo de observación recibieron quimioterapia durante la progresión. El 38% de los pacientes en el grupo de radioterapia → PCV interrumpieron la quimioterapia debido a la toxicidad. El grupo de radioterapia → PCV había mejorado la SG (42.3 vs. 30.6 meses, HR: 0.75) y la SLP.
- CATNON (*Van den Bent et al. Lancet 2017*). Ensayo factorial 2 × 2 aleatorizado de fase III. Pacientes con glioma anaplásico sin codeleción de 1p19q asignados al azar a radioterapia (59.4 en 33 fx) sola, radioterapia + temozolomida adyuvante, quimiorradioterapia o quimiorra-dioterapia + temozolomida adyuvante. El análisis interino muestra que la SG a los 5 años mejoró con temozolomida adyuvante (55.9% vs. 44.1%, p = 0.0014).

MENINGIOMA

HUBERT YOUNG PAN • DEBRA NANA YEBOA • ERIK P. SULMAN

ANTECEDENTES

- **Incidencia/prevalencia:** el meningioma es el tumor encefálico benigno más frecuente (1/3 de las neoplasias intracraneales primarias), ~ 25-30 000 casos al año en los Estados Unidos.
- **Resultados:** historia natural habitualmente larga. La tasa de recurrencia está fuertemente correlacionada con el grado de la OMS (~10% para G1, 40% para G2, 70% para G3).
- **Demografía:** mujeres > hombres (2:1); la incidencia alcanza su punto máximo de la sexta a la séptima décadas.
- **Factores de riesgo:** la radiación previa a intervalos prolongados (~ 20 años) incluso con dosis bajas (1-2 Gy), NF2, NEM1 y el uso de reemplazo hormonal por períodos prolongados son todos factores de riesgo identificables.

BIOLOGÍA Y CARACTERÍSTICAS DEL TUMOR

- **Genética:** la pérdida del cromosoma 22 es la alteración más frecuente; se asocia con la mutación *NF2* (50%). Las alteraciones menos habituales incluyen AKT1 (~10%), SMO, TRAF7 (~25%) y PI3KA.
- **Patología:** clasificación de la OMS con base en la actividad mitótica: grado I (85-90% de los casos, histología benigna), grado II (5-10%, atípico, de células claras, coroides) y grado III (< 5%, anaplásico, papilar, rabdoide). De manera característica, se observan los cuerpos de psamoma y las calcificaciones en el meningioma de grado I. El grado II se define por ≥ 4 mitosis/10 CAP. El grado III se define como ≥ 20 mitosis/10 CAP o la presencia de características carcinomatosas, sarcomatosas y melanomatosas o con invasión encefálica. Un subgrupo expresa receptores de hormonas (progesterona o estrógenos).
- **Estudios de imagen:** se prefiere la RM, ya que la cola dural se puede ver en 2/3 de los casos y, típicamente isointensa en T1, hiperintensa en T2 y con reforzamiento intenso. La TC muestra una masa extraaxial que desplaza el cerebro normal, isodensa y cerca del 25% presentan calcificaciones.

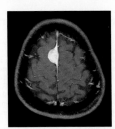

Figura 13-1 Secuencia de resonancia magnética T1 + C que muestra una lesión con reforzamiento de origen dural, compatible con meningioma. Nótese la intensificación de la cola dural que se observa en ~2/3 de los casos.

ANATOMÍA

- Los meningiomas tienen origen dural, con frecuencia dentro del cráneo (90%) en sitios de reflexión dural (hoz del cerebro, tienda del cerebelo, senos venosos), pero también pueden presentarse en la vaina del nervio óptico y el plexo coroideo. Los sitios más frecuentes de presentación incluyen la convexidad cerebral y las regiones parafalcina/parasagital.

PROCESO DIAGNÓSTICO

- **Anamnesis y exploración física:** anamnesis con especial atención a los déficits y la exploración neurológicos.
- **Laboratorios:** BH, QS.
- **Procedimientos/biopsia:** evaluación de neurocirugía para resección máxima segura o biopsia.
- **Estudios de imagen:** TC de cabeza y RM del encéfalo para evaluar la extensión de la enfermedad. Evaluar si hay edema perilesión o invasión ósea.

Tabla 13-1 Sistema de clasificación de Simpson para el meningioma

Grado	Descripción	Recurrencia a 10 años
I	RMT, incluyendo la inserción dural y cualquier hueso anómalo	9%
2	RMT, con coagulación en lugar de resección de la inserción dural	19%
3	RMT en meningiomas sin resección o coagulación de la inserción dural	29%
4	Resección subtotal	44%
5	Citorreducción tumoral o solamente descompresión	N/D

ALGORITMO DE TRATAMIENTO

Fortuito/asintomático	Observación con RM a los 3, 6 y 12 meses (2/3 permanecerán estables)
Progresivo/sintomático	Cirugía ± radioterapia (irresecable, recurrente, RST en grado II, cualquier grado III)

TÉCNICA DE TRATAMIENTO CON RADIACIÓN

- **SIM:** mascarilla termoplástica en decúbito supino, exploración desde el vértice hasta los hombros. Isocentro colocado en el mesencéfalo. Fusiones de RM (a menos que se obtenga RM para SIM): secuencia T1 + C y secuencias T2-FLAIR.
- **Dosis y objetivo:**

Grado de la OMS	Dosis	Objetivo
Grado 1	50.4-54 Gy en 28-30 fx a 1.8 Gy/fx o RCE 14-16 Gy	Tumor con roforzamiento residual
Grado 2 (o G1 recurrente)	54-59.4 Gy en 30-33 fx a 1.8 Gy/fx o RCE 14-16 Gy	Tumor o lecho de resección + 1 cm VCO (limitarse a la dura)
Grado 3 (o G2 recurrente)	VCO1: 60 Gy en 30 fx VCO2: 50-54 Gy en 30 fx (SIS con VCO1)	VCO1: lecho tumoral o de resección + 1 cm VCO2: lecho tumoral o de resección + 2 cm

- **Técnica:** IMRT/VMAT. VPO 3 mm si kV diario, 5 mm si kV semanal. Considere RCE si G1, < 3-4 cm de tamaño, con suficiente distancia de estructuras críticas, es decir, el aparato óptico (> 2 mm). Para RCE, prescribir una línea de isodosis de 14-16 Gy a 50% con el fin de que sea lo más conformacional posible.
- **IGRT:** KV diario.
- **Directriz de planificación:**
  RTE fraccionada
  Tronco encefálico: V30Gy < 33%. Máx. 54 Gy. Si es necesario, se puede permitir un punto máximo < 60 Gy.
  Encéfalo: V30Gy < 50%.
  Quiasma óptico: máx. ≤ 54 Gy.
  Cóclea: máx. 54 Gy, media < 30 Gy.
  Cristalino: máx. 5 Gy.
  Nervio óptico: máx. ≤ 54 Gy.
  Hipófisis: media < 36 Gy.
  Ojos: máx. 40 Gy, media < 30 Gy.
  Hipocampo (pacientes jóvenes, si existen preocupaciones): D100% < 9 Gy, máx. ≤ 16 Gy.
  Médula espinal: máx. ≤ 45 Gy.

Para RCE de fracción única, limitar la dosis al aparato óptico a 8 Gy (se puede aumentar la dosis puntual hasta 10 Gy). Puede considerarse el aumento de la dosis a 16 Gy en una sola fracción si es de grado superior. Por lo general, no se recomienda RCE para tumores de grado 3.

QUIMIOTERAPIA

La experiencia con la terapia sistémica se limita a estudios observacionales en casos recurrentes, con eficacia limitada. Las opciones estudiadas incluyen sunitinib, hidroxiurea, análogos de la somatostatina (octreotida) y diversos inhibidores (progesterona, estrógenos, PDGF, EGFR, VEGF).

SEGUIMIENTO

Grado 1: RM a los 6 meses y luego anualmente.
Grado 2: RM cada 3-6 meses × 1 año y luego anualmente.
Grado 3: RM cada 3-6 meses × 5 años y luego cada 6-12 meses.

Según la ubicación de la radioterapia, es importante evaluar posibles deficiencias hormonales (hormonas hipofisarias).

ENSAYOS CLÍNICOS RELEVANTES

- RTOG 0539 (*Rogers et al. J Neurosurg 2018; ASTRO abstract IJROBP 2016*). Ensayo de fase II de tratamiento postoperatorio estratificado por riesgo de meningioma. Único ensayo prospectivo para radioterapia en meningioma para el que se tienen datos actualmente. Riesgo bajo (G1 recién diagnosticado) observado con SLP a 3 años del 92%, pero falla local bruta a 5 años del 40% si RST (resumen). El riesgo intermedio (G1 recurrente o G2 nuevo después de RMT) recibió 54 Gy en 30 fracciones con una SLP a 3 años del 93.8% ($p = 0.0003$, en comparación con la SLP a 3 años en el control histórico). El riesgo alto (cualquier G3, G2 recurrente o G2 nuevo después de RST) recibió 60 Gy en 30 fracciones con una SLP a 3 años del 59% (resumen).

ENFERMEDAD BENIGNA DEL SNC

CHRISTOPHER WILKE • CAROLINE CHUNG

SCHWANNOMA VESTIBULAR

Antecedentes

- **Incidencia/prevalencia:** el schwannoma vestibular (neurinoma del acústico) representa el 8% de los tumores intracraneales en los adultos y el 85% de los tumores del ángulo pontocerebeloso. La incidencia es de ~1 por cada 100 000 personas-año, aunque la tasa real puede ser mayor según los hallazgos incidentales en estudios de autopsia y RM. Casi siempre se presenta con afectación unilateral, excepto en pacientes con NF2.
- **Resultados:** típicamente de crecimiento lento con una historia natural prolongada. El 40% no mostrará ningún crecimiento.
- **Demografía:** edad mediana de diagnóstico de 50 años. Relación hombres:mujeres 1:2.
- **Factores de riesgo:** NF1 y NF2 (lesiones bilaterales), traumatismo acústico (ruido intenso), exposición infantil a dosis bajas de radiación.

Biología y características del tumor

- **Genética:** la inactivación del gen *NF2* (produce schwannomina supresora de tumores) se encuentra en la mayoría de los schwannomas esporádicos.
- **Patología:** el tumor benigno (grado 1 de la OMS) surge de elementos perineurales de la célula de Schwann del octavo nervio craneal con S-100+ en IHQ. La transformación maligna es poco frecuente.
- **Estudios de imagen:** la RM con contraste es el estándar de referencia y preferido, incluyendo las secciones milimétricas a través del conducto auditivo interno (CAI), que se ven como lesiones bien circunscritas, heterogéneamente hiperintensas en T2 que se intensifican con el contraste (fig. 14-1).

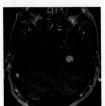

Figura 14-1 Secuencia de RM T1 + C que muestra un schwannoma de 1.3 × 1.0 cm en el espacio intracanalicular izquierdo. El tumor se extiende ligeramente hacia el ángulo pontocerebeloso izquierdo.

Anatomía

- Los schwannomas son el tumor más frecuente de la vaina de un nervio periférico y pueden afectar otros nervios extracraneales o intracraneales (trigémino, facial, foramen yugular). El CAI es un segmento corto (~1 cm) en el hueso temporal que contiene los NC VII y VIII; los schwannomas vestibulares suelen afectar el segmento intracanalicular de la porción vestibular del VIII nervio craneal.

Proceso diagnóstico

- **Anamnesis y exploración física:** anamnesis con especial atención a los déficits y pruebas neurológicas (pruebas de Weber y Rinne). Si hay afectación facial o del trigémino, los pacientes pueden presentar alteración del gusto y paresia.
- **Procedimientos/biopsia:** debe realizarse una audiometría para establecer la línea de base. Evaluación neuroquirúrgica para resección/biopsia.
- **Estudios de imagen:** RM con contraste del encéfalo. TC de alta resolución si no se dispone de RM.

Escala de clasificación de Koos para el schwannoma vestibular

Grado	Descripción
I	Intracanalicular
II	Tumor que se extiende hacia la fosa posterior sin tocar el tronco encefálico
III	Tumor que se extiende hacia la fosa posterior, toca el tronco encefálico, sin desplazamiento de la línea media
IV	Tumor que se extiende hacia la fosa posterior, toca el tronco encefálico, con desplazamiento de la línea media

Algoritmo de tratamiento

Pequeño (< 2 cm), sin síntomas, sin crecimiento, adultos mayores con comorbilidades	Audiometría y RM cada 6 meses-1 año
Grande (> 4 cm), sintomático, recurrente o progresivo después de radioterapia externa	Resección quirúrgica
Grande, sintomático, no es candidato a cirugía	Radiación definitiva

Técnica de tratamiento por radiación

- **SIM:** mascarilla termoplástica en posición supina. Fusiones de RM (a menos que se obtenga una simulación por RM): secuencia T1 + C.
- **Técnica, dosis, objetivo, IGRT:**

Técnica	Dosis	Objetivo	IGRT
Se prefiere el fraccionamiento estándar para lesiones > 2-3 cm	50.4 Gy en 28 fx	VTM + 3-5 mm VPO	kV diario
Se prefiere la radiocirugía estereotáctica (fig. 14-2) para lesiones más pequeñas, < 3 cm de diámetro	12-13 Gy línea de isodosis al 50%	Solo VTM	RM
Se prefiere el hipofraccionamiento (Kapoor IJROBP 2011) para lesiones más pequeñas que no no son candidatas para RCE debido a limitaciones anatómicas	25 Gy en 5 fx	VTM + 3 mm VPO	TCHC diario

- **Directriz de planificación:**
  RCE
  Tronco encefálico: 0.01 cc ≤ 12 Gy.
  Nervios y quiasma ópticos: máx. 8 Gy.
  Cóclea: limitar la dosis coclear central a < 4.2 Gy (Kano et al. Neurosurgery 2009).

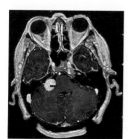
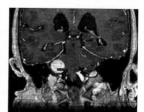

Figura 14-2 Secciones axial y coronal que muestran el tratamiento de un neurinoma del acústico con RCE con bisturí gamma (*gamma knife*). Se prescribió una dosis de 12.5 Gy con 50% de isodosis

- **Radioterapia fraccionada (1.8 Gy/fx):**
  - Médula espinal: máx. 45 Gy.
  - Tronco encefálico: máx. 54 Gy.
  - Nervios y quiasma ópticos: máx. 54 Gy.
  - Cóclea: máx. 35 Gy.
  - Hipófisis: máx. 40 Gy.

Seguimiento

- El primer seguimiento a los 3-6 meses y después la RM se recomiendan típicamente durante 10 años de forma anual con estudios menos frecuentes si no hay evidencia de progresión del tumor.
- Todos los pacientes deben someterse a una audiometría basal antes del tratamiento y de forma regular con el seguimiento posterior al tratamiento.

Cirugía

- **Técnica:**
  - Abordaje de la fosa craneal media: más adecuado para tumores pequeños con atención a la preservación de la audición.
  - Abordaje translaberíntico: por lo general, se reserva para tumores más grandes en pacientes que ya han perdido la audición funcional, ya que este abordaje sacrifica la audición en el oído operado.
  - Abordaje retrosigmoideo (ojo de cerradura): se usa con mayor frecuencia para tumores moderados o grandes en pacientes con audición funcional con el objetivo de preservar la audición.
- **Resultados:** excelente si RMT, pero alrededor del 15% de recurrencia local si RST.

Ensayos clínicos relevantes

- Retrospectiva en Alemania (*Combs et al. Int J Radiat Oncol Biol Phys* 2010). Estudio de cohorte prospectivo de 200 pacientes tratados con una dosis mediana de 57.6 Gy a 1.8 Gy/fx o RCE con acelerador lineal. No hay diferencia en el control local a 10 años del 96%. Conservación auditiva del 78% a los 5 años para fraccionamiento estándar y pacientes con RCE < 13 Gy.
- Retrospectiva en Japón (*Hasegawa et al. Int J Radiat Oncol Bio Phys* 2013). La revisión de un solo centro de 440 pacientes que usaron RCE con bisturí gamma (*gamma knife*) con una dosis marginal mediana de 12.8 Gy mostró una SLP a 10 años del 92% y una tasa de parálisis del NC < 5%.

PARAGANGLIOMA (YUGULOTIMPÁNICO)

Antecedentes

- **Incidencia/prevalencia:** tumor neuroendocrino poco habitual, típicamente benigno, que se presenta con mayor frecuencia entre la quinta y sexta décadas de la vida.
- **Presentación clínica:** menos del 5% de todos los paragangliomas se presentan en la cabeza y el cuello. La mayoría de los síntomas se deben al efecto de masa del tumor y pueden incluir acúfenos pulsátiles, pérdida de la audición y parálisis de los nervios craneales. Los paragangliomas de la cabeza y el cuello son más a menudo no secretores de catecolaminas en comparación con otros órganos.
- **Patología:** se ha demostrado que las mutaciones en el complejo enzimático succinato-deshidrogenasa predisponen al desarrollo de paragangliomas de cabeza y cuello (*Neumann et al. Cancer Res* 2009).
- **Estudios de imagen:** obtención de imágenes fiables con angiografía por TC y por RM. La TC se beneficiosa para visualizar la destrucción del hueso temporal. Las imágenes con octreotida han demostrado una sensibilidad del 94% en los pacientes con paragangliomas de cabeza y cuello (*Telischi et al. Otolaryngol Head Neck Surg* 2000).

Tratamiento

Observación

- Se puede considerar la observación inicial y un seguimiento estrecho para los tumores pequeños asintomáticos.
- La tasa de crecimiento mediana de los paragangliomas de cabeza y cuello es ~1 mm/año (*Jansen et al. Cancer* 2000).

Cirugía

- A menudo, se prefiere para tumores pequeños en los que se cree que existe un bajo riesgo de complicaciones graves o deficiencias funcionales.
- También se prefiere la resección para el alivio inmediato de tumores sintomáticos o tumores secretores de catecolaminas.
- Las tasas de control local con cirugía sola superan el 80-90% después de la resección total macroscópica.

Radioterapia

- Radiocirugía estereotáctica:
  - Proporciona un excelente control local (> 95% a los 3 años; *Guss et al. IJROBP* 2011) y es una buena opción para tumores más pequeños que tienen un alto riesgo de posibles complicaciones quirúrgicas.

- Por lo general, se prescribe como 16 Gy al 50-80% de isodosis.
- Radioterapia fraccionada:
  - Útil para tumores más grandes, que no se pueden tratar de forma segura con RCE debido al volumen del tumor o la dosis potencial a estructuras críticas.
  - Las dosis de 45-50.4 Gy en 1.8 Gy/fx se asocian con un control local similar al de las series quirúrgicas.

Restricciones de dosis
- *Véanse las restricciones de dosis para los schwannomas vestibulares.*

Seguimiento
- Imágenes cada 6-12 meses durante 3 años y luego anualmente durante 10 años.
- Los marcadores séricos deben medirse en tumores secretores.

NEURALGIA DEL TRIGÉMINO

Antecedentes
- **Incidencia/prevalencia:** la incidencia anual es de ~5 por cada 100 000 personas-año. Es aproximadamente un 50% más prevalente que entre hombres. Se observa con mayor frecuencia en pacientes de 50 años de edad o más.
- **Presentación clínica:** episodios breves y recurrentes de dolor punzante o repentino unilateral intenso localizado en una o más divisiones del nervio trigémino y en ausencia de otros déficits neurológicos.
- **Patología:** se cree que la mayoría de los casos se deben a la compresión de la raíz del nervio trigémino, lo que provoca desmielinización y alteración de la señalización neuronal.
- **Estudios de imagen:** las adquisiciones volumétricas con RM/angio-RM de corte delgado son útiles en la detección de la compresión neurovascular.

Tratamiento
Tratamiento médico
- Preferido como tratamiento inicial antes de considerar la cirugía o la radioterapia.
- La carbamazepina es el fármaco más utilizado para el tratamiento de primera línea. Otros que han demostrado ser eficaces incluyen oxcarbazepina, baclofeno y lamotrigina.
Cirugía
- Por lo general, se reserva para pacientes con síntomas médicamente intratables. Muy eficaz para el alivio inicial del dolor, aunque la eficacia tiende a disminuir con el tiempo.
- Las opciones quirúrgicas incluyen:
  - Descompresión microvascular para aliviar la presión de las estructuras vasculares del nervio trigémino.
  - Rizotomía con destrucción del ganglio de Gasser por ablación por radiofrecuencia, compresión mecánica o lisis química.
Radiocirugía
- El mecanismo de alivio del dolor sigue siendo poco conocido, aunque los modelos animales han demostrado degradación axónica, fragmentación y edema después de dosis ablativas de RCE sobre la raíz del nervio trigémino (*Kondziolka et al. Neurosurgery* 2000).
- Cuando se realiza usando RCE con bisturí gamma (*gamma knife*), se administra una dosis puntual máxima de 70-90 Gy empleando un único isocentro de 4 mm dirigido al nervio trigémino proximal ipsilateral (fig. 14-3). Varias series de diversos centros también han demostrado la eficacia de las modalidades CyberKnife®/acelerador lineal con tasas aceptables de toxicidad.

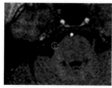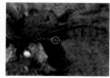

Figura 14-3 Secciones axial y sagital que muestran el tratamiento de una neuralgia del trigémino del lado derecho con RCE con bisturí gamma (*gamma knife*). Se administró una dosis puntual máxima de 80 Gy utilizando un solo disparo con un colimador de 4 mm.

- Los datos prospectivos muestran alivio del dolor en una proporción de pacientes con tasas bajas de toxicidad (*Regis et al. J Neurosurg 2006*). Sin embargo, la eficacia a lo largo del tiempo también disminuye de manera similar a la de las series quirúrgicas informadas.

MALFORMACIÓN ARTERIOVENOSA

Antecedentes

- **Incidencia/prevalencia:** incidencia anual de ~1 por cada 100 000 personas/año. Edad mediana al diagnóstico de 30 años.
- **Presentación clínica:** amplia gama de presentación inicial desde la detección como hallazgo fortuito hasta hemorragia intracraneal, crisis convulsivas, dolores de cabeza y déficits neurológicos focalizados. La mayoría son supratentoriales (90%) y se presentan con una sola lesión (90%). La presencia de múltiples MAV está fuertemente asociada con el síndrome de Osler-Weber-Rendu (telangiectasia hemorrágica hereditaria).
- **Patología:** comunicación anómala entre arterias y venas sin una red capilar intermedia habitual. Los altos índices de flujo pueden crear agrandamiento de los vasos y aneurismas arteriales y venosos.
- **Estudios de imagen:** la angiografía cerebral es el estándar de referencia para evaluar la ubicación de los vasos nutricios y los patrones de drenaje. La angiografía por TC y RM con contraste también puede ser útil para el diagnóstico inicial.

Tratamiento

Tratamiento médico

- Históricamente, se ha favorecido la terapia intervencionista para las MAV debido a la tasa anual de hemorragia del 2% en los pacientes con lesiones no tratadas.
- El papel de la terapia intervencionista de rutina en pacientes asintomáticos se ha cuestionado con los resultados del ensayo ARUBA, que demuestran un riesgo significativamente elevado de ictus y muerte después de la intervención, en comparación con aquellos que reciben solo tratamiento médico (*Mohr et al. Lancet 2014*).

Microcirugía

- Representa el tratamiento de elección para los pacientes que se considera que tienen un alto riesgo de hemorragia, ya que proporciona un tratamiento inmediato de las MAV sintomáticas y reduce inmediatamente el riesgo de presentar hemorragia después del procedimiento.
- El sistema de clasificación de Spetzler-Martin se utiliza para evaluar el riesgo de complicaciones neurológicas postoperatorias y ayuda en la toma de decisiones sobre la modalidad de tratamiento (*Spetzler and Martin J Neurosurg 1986*).

Embolización

- La embolización endovascular se usa con frecuencia para reducir el tamaño de las MAV grandes antes del tratamiento con radioterapia o cirugía, pero puede causar la obliteración completa del nido vascular en algunos casos.

Radiocirugía

- Por lo general, se reserva para lesiones que son inaccesibles o que se consideran de muy alto riesgo con una intervención quirúrgica debido a complicaciones quirúrgicas o comorbilidades médicas.
- Se cree que el mecanismo de acción es la inducción de trombosis y fibrosis progresivas.
- Aproximadamente el 80-90% de los pacientes presentarán una obliteración del nido vascular en algún momento, aunque el tiempo medio hasta la obliteración después de la RCE es de aproximadamente 2-3 años. El riesgo elevado de hemorragia no se elimina hasta que la MAV se oblitera por completo.
- Una dosis prescrita de 20 Gy que cubre el nido vascular se asocia con tasas de obliteración en el campo mayores del 90% (*Flickinger et al. IJROBP 1996*).
- Se puede utilizar la RM/angio-RM para la vigilancia después del tratamiento con angiografía cerebral a fin confirmar la resolución.

ADENOMA HIPOFISARIO Y CRANEOFARINGIOMA

HUBERT YOUNG PAN • DEBRA NANA YEBOA • ERIK P. SULMAN

ANTECEDENTES

- **Incidencia/prevalencia:** la masa selar más frecuente es el adenoma hipofisario (90-95%), que representa el 10% de los tumores intracraneales. Hay 12 000 casos por año en los Estados Unidos (*Ostrom et al. Neuro Oncol 2017*). Mujeres > hombres.
- **Resultados:** historia natural prolongada como hallazgo de imagen fortuito, anomalía endocrina o síntomas compresivos locales; la radioterapia proporciona un 90% de control local.
- **Demografía:** el adenoma hipofisario se presenta a los 30-50 años; el craneofaringioma es bimodal (1/3 a los 0-14 años, 2/3 a los 45-60 años).
- **Factores de riesgo:** NEM1 (paratiroides, páncreas, hipófisis), antecedentes de cáncer colorrectal.

BIOLOGÍA Y CARACTERÍSTICAS DEL TUMOR

- **Adenoma hipofisario:** clasificados por tamaño (microadenoma < 1 cm vs. macroadenoma > 1 cm, adenoma gigante > 4 cm), funcional frente a no funcional, así como según el origen celular. El 75% de los adenomas hipofisarios son secretores (50% PRL, 25% GH, 20% ACTH, < 1% TSH).
- **Craneofaringioma:** tumor epitelial derivado de la bolsa de Rathke, el precursor embrionario de la hipófisis anterior; adamantinomatoso (activación de Wnt) vs. papilar (mutación *BRAF*).
- **Patología:** la tinción con tricrómica de Mallory ayuda a diferenciar los adenomas funcionales de los no funcionales.
- **Estudios de imagen:** a menudo, el craneofaringioma se presenta con calcificación (60-80%) y componentes sólidos quísticos mixtos (75%). Los adenomas parecen hipointensos en la fase inicial de la RM dinámica con contraste (debido a una vasculatura deficiente en relación con el tejido normal).

ANATOMÍA

- **Fosa hipofisaria:** situada dentro del hueso esfenoides, delimitada por el hipotálamo y el quiasma óptico (superior), el seno esfenoidal (inferior) y el seno cavernoso (lateral).
- **Glándula hipófisis:** dividida en anterior (GH, PRL, TSH, ACTH, FSH, LH) y posterior (oxitocina, ADH).

PROCESO DIAGNÓSTICO

- **Anamnesis y exploración física:** anamnesis con especial atención a posibles endocrinopatías.
- **Procedimientos/biopsia:** evaluación neuroquirúrgica para resección/biopsia. Evaluación endocrina si se desea tratamiento médico.
- **Laboratorios:** BH, QS, pruebas de función endocrina (TSH, ACTH, cortisol, prolactina, IGF-1).
- **Estudios de imagen:** RM con contraste del encéfalo.

ALGORITMOS DE TRATAMIENTO

- **Adenoma hipofisario:**
  - **Primera elección:** tratamiento médico si es funcional (véase *Tratamiento médico*).
  - **Segunda elección:** resección quirúrgica de todos los demás adenomas funcionales y no funcionales para aliviar la compresión.
  - **Tercera elección:** considerar la radioterapia (si es inoperable, incremento hormonal postoperatorio persistente, macroadenoma con RST, enfermedad recurrente).
- **Craneofaringioma:**
  - Resección máxima segura (derivación si hay hidrocefalia) → consideración para radioterapia (si RST).
- Considerar la observación de adenomas hipofisarios asintomáticos sin anomalías de laboratorio.

TÉCNICA DE TRATAMIENTO CON RADIACIÓN

- **SIM:** posición supina, mascarilla termoplástica, bloque de mordida, exploración del vértice a los hombros.

- **Dosis, objetivo y técnica:**

	Objetivo	Radioterapia externa	RCE
Adenoma hipofisario no funcional	VTM o lecho postoperatorio + 0.3-0.5 cm VPO (por lo general, sin VCO)	45-50.4 Gy en 25-28 fx	14-18 Gy
Adenoma hipofisario funcional		50.4-54 Gy en 28-30 fx	20-24 Gy
Craneofaringioma		50.4-54 Gy en 28-30 fx	12-14 Gy

- **IGRT:** reimagen de kV diario, semanal-quincenal para craneofaringioma a fin de vigilar los cambios en la forma/tamaño del quiste, que pueden requerir una nueva planificación.
- **Consideraciones:** los autores están a favor de la RTE fraccionada para tumores más grandes (> 3 cm) o para tumores cercanos (< 2 mm) a estructuras críticas (como el quiasma óptico). Repetir las imágenes durante el tratamiento del craneofaringioma para evaluar los cambios de volumen del quiste. *Véase* el capítulo sobre **GBG** para conocer las limitaciones del tejido normal.

CIRUGÍA

- **Resección transesfenoidal:** endoscopio introducido a través de una fosa nasal y abertura realizada en el tabique nasal y el seno esfenoidal para acceder a la silla turca. Injerto de grasa colocado en lecho de resección y cartílago artesanal para sellar el orificio de la silla turca. Las complicaciones incluyen diabetes insípida, fugas de LCR y hemorragia.
- **Craneotomía pterional:** puede ser necesaria una craneotomía temporal para acceder a la enfermedad extraselar, en particular para el craneofaringioma.

TRATAMIENTO MÉDICO

Hormona	Laboratorios	Síntomas	Tratamiento médico
PRL	PRL en suero	Galactorrea, amenorrea	Agonistas de la dopamina (p. ej., cabergolina, bromocriptina)
GH	GH, IGF-1 séricos	Acromegalia	Análogo de la somatostatina (p. ej., octreotida) o antagonista de la GH (pegvisomant)
ACTH	Cortisol de 24 h libre en orina	Síndrome de Cushing	Inhibidor de la síntesis de esteroides (p. ej., ketoconazol, etomidato)

SEGUIMIENTO

- Evaluación endocrina y RM cada 6 meses; la normalización de las hormonas puede llevar años.

ENSAYOS CLÍNICOS RELEVANTES

- Adenoma hipofisario, retrospectiva de la University of Virginia (Sheehan et al. J Neurosurg 2011). Revisión de 418 pacientes tratados con bisturí gamma. Control local del 90%, mediana de tiempo hasta la remisión endocrina de 48 meses, nueva planificación de hormonas hipofisarias en el 24% de los pacientes. Un volumen de adenoma más pequeño se correlaciona con mejores tasas de remisión endocrina.
- Craneofaringioma, retrospectiva de la UCSF (Shoenfeld et al. J Neurooncol 2012). La revisión de 122 pacientes no mostró diferencias en la SLP ($p = 0.54$) y la SG ($p = 0.74$) cuando se trató con RMT frente a RMT + radioterapia externa, pero una SLP significativamente más corta si se trató con RMT sola ($p < 0.001$). Además, la RMT se asoció con un mayor riesgo de DI (56% vs. 13%, $p < 0.001$) y panhipopituitarismo (55% vs. 27%, $p = 0.01$) vs. RMT + radioterapia externa.
- Craneofaringioma (Bishop et al. Int J Radiat Oncol 2014). Estudio retrospectivo de 52 niños tratados con protones (21) o IMRT (31) en dos centros. De 24 pacientes con imágenes durante la radioterapia, 10 (42%) tuvieron crecimiento de quistes y 5 (21%) requirieron un cambio en el plan de tratamiento. Resultados similares con IMRT y protones.

MEDULOBLASTOMA

SHANE R. STECKLEIN • ARNOLD C. PAULINO

ANTECEDENTES

- **Incidencia/prevalencia:** es el segundo tumor cerebral pediátrico más frecuente. Es el tumor maligno más frecuente en la fosa posterior. Hay aproximadamente 500 casos al año en los Estados Unidos.
- **Resultados:** supervivencia a 5 años del 80-85% para enfermedades de riesgo promedio y del 60-65% para enfermedades de riesgo alto.
- **Demografía:** distribución de edad bimodal; incidencia máxima a los 6 años en los niños y a los 25 años en los adultos.
- **Factores de riesgo:** síndrome de Gorlin (síndrome de carcinoma nevoide de células basales, debido a mutaciones en *PTCH*, que regula la señalización de *Sonic Hedgehog* [*SHH*]), síndrome de Turcot (poliposis adenomatosa familiar [PAF] con tumores cerebrales, debido a mutaciones en *APC*, que regula la señalización de *Wnt*).

BIOLOGÍA Y CARACTERÍSTICAS DEL TUMOR

- **Patología:** tumor de células pequeñas, redondas y azules. Tumor neuroectodérmico primitivo (TNEP) del velo medular superior (matriz germinal) del cerebelo o el vermis cerebeloso. El hallazgo histológico clásico es la seudorroseta de Homer-Wright (células tumorales dispuestas concéntricamente alrededor de un lumen que contiene neurópilo).
- **Estudios de imagen:** a menudo, es de hipointenso a isointenso en imágenes ponderadas en T1 y generalmente muestra una intensificación ávida en las secuencias con el contraste.

ANATOMÍA

Los tumores surgen con mayor frecuencia del vermis cerebeloso y, a menudo, sobresalen hacia el cuarto ventrículo y pueden crecer a través del orificio lateral de Luschka y el orificio posteromedial de Magendie hacia el espacio subaracnoideo. Los tumores de la línea media se asocian frecuentemente con el subtipo Wnt; en los tumores del grupo 3/4, se observa un crecimiento anterior extenso (inclusive en el tronco encefálico) y es más probable que los tumores laterales sean SHH. La obstrucción del acueducto mesencefálico puede causar hidrocefalia obstructiva.

SUBTIPOS DE MEDULOBLASTOMA (TAYLOR ET AL. ACTA NEUROPATHOL 2012)

Subtipo molecular	Subtipo histológico	Años[a]	Pronóstico
Wnt	Clásico, rara vez de células grandes/anaplásico	C, A	Muy bueno
SHH	Desmoplásico/nodular, MBNE	I, C, A	Bueno (I)/intermedio (C, A)
Grupo 3	Clásico, de células grandes/anaplásico	I, C	Malo
Grupo 4	Clásico, de células grandes/anaplásico	I, C, A	Intermedio

[a], lactantes I (*infants*); C, niños (*children*); A, adultos.

PROCESO DIAGNÓSTICO

- **Anamnesis y exploración física:** los pacientes deben tener evaluaciones iniciales por endocrinología, oftalmología, audiología y neuropsicología. El examen neurológico puede revelar deficiencias del cerebelo que incluyen la marcha o ataxia del tronco, deficiencias de los nervios craneales o signos de aumento de la presión intracraneal, incluyendo el papiledema y la pérdida de la visión. Resección quirúrgica postoperatoria asociada con el síndrome de fosa posterior, que aparece 1-2 días después de la cirugía e incluye mutismo y labilidad emocional.
- **Laboratorios:** laboratorios generales y evaluación del LCR 10-14 días después de la cirugía.
- **Procedimientos/biopsia:** a menudo, la punción lumbar está contraindicada antes de la cirugía debido al riesgo de hernia. Realizar punción lumbar 10-14 días después de la cirugía.
- **Estudios de imagen:** la resonancia magnética con contraste es el estudio preferido. RM cerebral preoperatoria y postoperatoria (dentro de las 48 h después a la cirugía) con contraste. RM de la columna (si no se hizo antes de la operación) 10-14 días después de la cirugía.

ESTADIFICACIÓN Y ESTRATIFICACIÓN DEL RIESGO

Estadificación de Chang modificada	
M0	Sin metástasis subaracnoideas o hematógenas
MI	Células tumorales microscópicas en el LCR
M2	Siembra nodular intracraneal macroscópica
M3	Siembra subaracnoidea espinal macroscópica
M4	Metástasis fuera del neuroeje (poco frecuente; los huesos y la médula ósea son los sitios más frecuentes de diseminación extraneural)
Estratificación del riesgo	
Riesgo medio	≤ 1.5 cm² de tumor residual después de la cirugía, M0 por RM craneoespinal y punción lumbar
Riesgo alto	Resección subtotal (tumor residual > 1.5 cm²), M+

ALGORITMO DE TRATAMIENTO

Riesgo medio	Resección máxima segura; irradiación craneoespinal (IRCE) de dosis baja con sobreimpresión del lecho tumoral; quimioterapia adyuvante
Riesgo alto	Resección máxima segura; IRCE en dosis altas con sobreimpresión del lecho tumoral y sobreimpresión en otros sitios de enfermedad grave; QT adyuvante
Lactantes < 3 años de edad	Resección máxima segura; consideración de la intensificación de la quimioterapia y el aplazamiento de IRCE hasta los 3 años de edad o más

Todos los pacientes deben ser considerados para un ensayo clínico.

TÉCNICA DE RADIOTERAPIA

- **SIM:** supino sobre soporte de espuma, mascarilla termoplástica. A menudo, se requiere anestesia en los niños jóvenes.
- **Dosis:**
  - Riesgo medio: IRCE a 23.4 Gy en 17 fracciones (1.8 Gy/fx), sobreimpresión secuencial al lecho tumoral más margen a 54.0 Gy.
  - Riesgo alto: IRCE a 36.0 Gy en 20 fracciones (1.8 Gy/fx), sobreimpresión secuencial al lecho tumoral más margen a 54.0 Gy.
- **Objetivo:**
  - IRCE:
    - Todo el eje craneoespinal.
    - Asegurar la cobertura de la placa cribiforme y el saco tecal.
  - Sobreimpresión del lecho tumoral:
    - Lecho tumoral colapsado y enfermedad residual macroscópica si está presente.
    - Expansión anatómica limitada de 1.0-1.5 cm para VCO.
- **Técnica:** RT de protones de dispersión pasiva para preservar las estructuras anteriores. Campos craneales OAD y OAI (10-15° desde el plano horizontal para reducir la dosis al cristalino contralateral; no compromete la cobertura de la placa cribiforme para proteger el cristalino) y campos espinales posteriores. Múltiples formas de manejar las uniones, incluyendo los cambios de unión cada 4-5 fx para la superposición de estructuras en las uniones encéfalo-columna y columna-columna. Para los niños en crecimiento, asegurarse de cubrir todo el cuerpo vertebral para evitar el crecimiento asimétrico y reducir el riesgo de lordosis.
- **IGRT:** kV diario.
- **Restricciones de dosis:**

Médula espinal	Máx. 50 Gy
Tronco encefálico	Máx. < 57 Gy, V54 < 10%
Nervio óptico	Máx. 54 Gy
Quiasma óptico	Máx. 54 Gy
Retinas	Máx. 45 Gy
Cócleas	Máx. < 45 Gy, media < 26 Gy (puede tolerar una dosis media de 38 Gy en caso de alto riesgo)
Parótidas	Media < 10 Gy
Glándulas lagrimales	Media < 26 Gy
Riñones	V20 < 30%, V12 < 55%
Hipófisis	Media < 36 Gy

QUIMIOTERAPIA

- Los esquemas adyuvantes estándar incluyen cisplatino, vincristina y lomustina (CCNU) o ciclofosfamida.
- Surgimiento del uso de fármacos dirigidos (p. ej., vismodegib para el meduloblastoma SHH).
- Algunos protocolos (COG) incluyen vincristina semanal administrada durante la radioterapia.

TRATAMIENTO DEL MEDULOBLASTOMA EN NIÑOS < 3 AÑOS

- El objetivo es retrasar la radioterapia el mayor tiempo posible para mitigar la toxicidad a largo plazo.
- El abordaje estándar es la resección máxima segura seguida de quimioterapia intensiva (metotrexato en dosis altas seguidas de carboplatino, tiotepa y etopósido) con rescate de células madre autólogas.
- Se puede considerar la radioterapia localizada en el lecho tumoral en casos seleccionados, pero los pacientes tienen un riesgo significativamente mayor de falla en los sitios irradiados fuera del lecho tumoral.

SEGUIMIENTO

- RM del encéfalo y la columna vertebral 4-6 semanas después de la radioterapia, después cada 3 meses durante el primer año, cada 4 meses durante el segundo año, cada 6 meses hasta el año 5 y luego anualmente a partir de entonces.
- Los pacientes deben someterse a evaluaciones periódicas de endocrinología, oftalmología, audiología y neuropsicología para detectar y tratar las secuelas del tratamiento a largo plazo.

ENSAYOS CLÍNICOS RELEVANTES

Dosis y campo de radiación en el meduloblastoma

- CCG 9892 (Packer JCO 1999). Estudio piloto que evaluó IRCE en dosis bajas (23.4 Gy) seguido de sobreimpresión de la fosa posterior a 55.8 Gy con vincristina concurrente y luego lomustina/vincristina/cisplatino adyuvantes en pacientes de riesgo promedio. La SLP a los 3 años fue del 86% y a los 5 años fue del 79%, tan buena como los controles históricos con IRCE a 35 Gy.
- COG ACNS0331 (Michalski IJROBP 2016 [disponible solo en resumen]). Pacientes de riesgo promedio de 3-7 años de edad aleatorizados a IRCE en dosis bajas (18.0 Gy con sobreimpresión de la fosa posterior a 23.4 Gy) frente a IRCE en dosis estándar (23.4 Gy). Segunda aleatorización para sobreimpresión en la fosa posterior frente a sobreimpresión del lecho tumoral con un margen para 54.0 Gy. Los pacientes de riesgo promedio de 8-22 años de edad recibieron IRCE en dosis estándar, pero se sometieron a sobreimpresión de fosa posterior o del lecho tumoral con margen para 54.0 Gy. Los datos preliminares muestran que la reducción del volumen de sobreimpresión al lecho tumoral con margen es aceptable, pero existe un mayor riesgo de recurrencia con una dosis reducida (18.0 Gy) de IRCE y, por lo tanto, no se recomienda.
- Terapia de protones para IRCE (Howell Radiat Oncol 2012). Evaluación de la radioterapia de dispersión pasiva de protones frente a fotones para IRCE en MDACC. La IRCE con protones reduce la dosis a esófago, corazón, hígado, tiroides, riñones y pulmones.

Aplazamiento de la radiación para lactantes < 3 años

- Baby POG I (Duffner NEJM 1993; Duffner Neuro-oncology 1999). Quimioterapia postoperatoria y radiación retrasada en niños menores de 3 años de edad con tumores encefálicos malignos. 198 pacientes con tumor encefálico maligno comprobado por biopsia (meduloblastoma, ependimoma, TNEP, glioma del tronco encefálico, glioma maligno, carcinoma del plexo coroideo, otros gliomas) recibieron dos ciclos de 28 días de ciclofosfamida más vincristina seguido de un ciclo de 28 días de cisplatino más etopósido; se repitió hasta la progresión de la enfermedad o durante 2 años en pacientes < 24 meses de edad en el momento del diagnóstico o durante 1 año en pacientes ≥ 24-36 meses de edad en el momento del diagnóstico. Alta tasa de respuesta en pacientes con meduloblastoma, gliomas malignos y ependimomas. Respuesta mínima en glioma del tronco encefálico y TNEP. La actualización para el meduloblastoma mostró una SLP a 5 años del 32% y una SG del 40% sin diferencias si la radioterapia se retrasó 1 o 2 años.

EPENDIMOMA

COURTNEY POLLARD III • ARNOLD C. PAULINO

ANTECEDENTES

- **Incidencia/prevalencia:** el tercer tumor encefálico infantil más frecuente. Distribución bimodal con picos a los 4 y 35 años de edad. Aproximadamente 200 casos al año en los Estados Unidos.
- **Resultados:** el grado de resección es el factor pronóstico más importante de los resultados. Supervivencia global a 5 años ~75% con resección macroscópica total (RMT) y ~35% con resección subtotal (RST).
- **Demografía:** las lesiones infratentoriales ocurren con mayor frecuencia en los niños pequeños. Las lesiones supratentoriales son más frecuentes en los adolescentes y los adultos. En los niños, el 90% de los tumores son intracraneales.
- **Factores de riesgo:** los ependimomas de la médula espinal se asocian con neurofibromatosis de tipo 2.

BIOLOGÍA Y CARACTERÍSTICAS DEL TUMOR

- **Genética:** más de 2/3 de los ependimomas supratentoriales tienen fusiones oncógenas entre las proteínas RELA (que activa NF-κB) y C11orf95, lo que lleva a una activación no controlada de la vía de señalización de NF-κB y conduce a la génesis tumoral (*Parker et al. Nature* 2014). Entre los tumores de la fosa posterior, un subgrupo de mal pronóstico es el que presenta un fenotipo metilador de isla CpG, que silencia genes que impiden la diferenciación neuronal. Este es un factor pronóstico de SLP y SG (*Mack et al. Nature* 2014).
- **Patología:** el origen son las células ependimarias que recubren el sistema ventricular y el conducto espinal. Las características clásicas son las seudorrosetas ependimarias y perivasculares. PAFG, S100 y tinción de vimentina positivas. Los subependimomas son tumores raros que se encuentran en adultos en el cuarto ventrículo o los ventrículos laterales. Estos tumores parecen histológicamente benignos y crecen de forma lenta. De manera similar, los ependimomas mixopapilares son de crecimiento lento y se encuentran en adultos casi exclusivamente dentro del cono medular y el *filum* terminal de la médula espinal.
- **Estudios de imagen:** clásicamente, es hipointenso en las secuencias de RM en T1 e hiperintenso en T2. Los tumores se intensifican con el contraste de gadolinio. En la TC, los tumores se intensifican con el contraste y con frecuencia se observan calcificaciones.

ANATOMÍA

Los tumores pueden ocurrir en todo el eje craneoespinal. Si el tumor está en la fosa posterior, el sitio más frecuente es el cuarto ventrículo y, a menudo, afecta el foramen de Luschka. Los tumores supratentoriales también surgen en el sistema ventricular y se diseminan por extensión intraparenquimatosa. Es frecuente la extensión directa a través del foramen magno hacia el conducto espinal cervical superior. La siembra subaracnoidea ocurre en ~12% de los niños.

PROCESO DIAGNÓSTICO

- **Anamnesis y exploración física:** los síntomas de presentación habituales incluyen los que resultan de un aumento de la PIC (dolores de cabeza, náuseas, vómitos) debido a la obstrucción del flujo de LCR. En los adultos con ependimomas mixopapilares, el dolor lumbar crónico suele informarse con o sin déficit neurológico. Realizar una exploración neurológica completa.
- **Laboratorios:** BH, QS.
- **Procedimiento/biopsia:** muestreo de LCR con citología (a menos que esté contraindicado debido a hidrocefalia obstructiva).
- **Estudios de imagen:** son esenciales la RM del encéfalo y la columna vertebral. Después de la resección, debe obtenerse una RM < 24 h para evaluar el grado de resección. La citología del LCR y la RM de la columna deben obtenerse ~2 semanas después de la cirugía para evitar resultados falsos positivos.

GRADO DE EPENDIMOMA (OMS 2016)

OMS I	Subependimoma o ependimoma mixopapilar
OMS II	Ependimoma clásico
OMS III	Ependimoma anaplásico

ALGORITMO DE TRATAMIENTO

Localizado ≥ I año de edad	Resección quirúrgica máxima segura seguida de radioterapia postoperatoria para las lesiones infratentoriales. Para los tumores supratentoriales, se administra radioterapia postoperatoria si se realizó RST o es anaplásico (grado III). La vigilancia después de una RMT es una opción válida para los tumores supratentoriales de grado II
Localizado < I año de edad	Resección quirúrgica máxima segura seguida de quimioterapia adyuvante hasta que el paciente tenga al menos 12 meses y luego considere la radioterapia
Diseminado ≥ 3 años de edad	Resección quirúrgica máxima segura del tumor primario seguida de irradiación craneoespinal (IRCE) y sobreimpresión en el lecho tumoral
Diseminado < 3 años de edad	Resección máxima segura del tumor primario seguida de quimioterapia
Ependimoma recurrente	Sin radioterapia previa: resección quirúrgica máxima segura seguida de radioterapia externa adyuvante Radioterapia previa: resección quirúrgica máxima segura. Considerar la reirradiación
Ependimoma espinal/ mixopapilar	Resección máxima segura, si se puede llevar a cabo la RMT. Si es RST o biopsia, seguir con radioterapia postoperatoria

DOSIS/OBJETIVO/TÉCNICA DE LA RADIOTERAPIA

Tumor infratentorial
- **SIM:** en decúbito supino, brazos a los lados, mascarilla Aquaplast® sobre la cabeza. Para tumores espinales o IRCE, usar Vac-Lok® de cuerpo completo. Los niños pueden requerir sedación con anestesia general. Explorar desde el vértice del cráneo hasta el cóccix.
- **Dosis:** 54-59.4 Gy en 30-33 fracciones a 1.8 Gy/fx.
- **Objetivo:** margen VCO = VTM preoperatorio + I cm. Considerar un margen de VPO a VPO de 3-5 mm según la IGRT y la configuración.
- **Técnica:** terapia con haz de protones o radioterapia de intensidad modulada para el tumor intracraneal primario. La planificación del tratamiento de IRCE requerirá el desvanecimiento de las uniones para evitar posibles puntos calientes en los bordes del campo (fig. 17-1).

Tumor supratentorial
- **Dosis:** 54-59.4 Gy en 30-33 fracciones a 1.8 Gy/fx para tumores anaplásicos; los grados I o II de la OMS pueden llevar vigilancia si se resecan por completo.
- **Objetivo:** lo mismo que arriba.
- **Técnica:** lo mismo que arriba.

Tumor espinal
- **Dosis:** 45 Gy en 25 fracciones a 1.8 Gy/fx, incluyendo dos cuerpos vertebrales/raíces nerviosas sacras por encima y por debajo del tumor. Cono medular con hasta 50.4-54 Gy si está suficientemente por debajo de la médula.
- **Objetivo:** lo mismo que arriba. Pueden considerarse márgenes de VPO < 3 mm.
- **Técnica:** lo mismo que arriba.

VPO según los estándares del centro y la guía por imagen (en el centro de los autores: 0.3-0.5 cm).

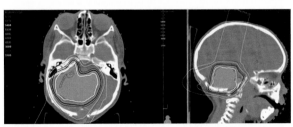

Figura 17-1. Plano de haz de protones representativo de un ependimoma de la fosa posterior en un niño de 3 años de edad. La línea de isodosis de 54 Gy está representada por la *línea blanca*.

- **IGRT:** imágenes kV diarias.
- **Directriz de planificación:**
  Médula espinal: $D_{máx} < 50$ Gy.
  Tronco encefálico: $D_{máx} < 57$ Gy, V54 Gy < 10%.
  Quiasma: $D_{máx} < 54$ Gy.
  Cócleas izquierda y derecha: media < 38 Gy, $D_{máx} < 45$ Gy.
  Ojos derecho e izquierdo: $D_{máx} < 40$ Gy.
  Cristalinos derecho e izquierdo: $D_{máx} < 5$ Gy.
  Parótidas derecha e izquierda: media < 10 Gy.
  Glándulas lagrimales derecha e izquierda: media < 26 Gy.

TRATAMIENTO DE EFECTOS ADVERSOS

- Náuseas y vómitos: primera elección, ondansetrón → segunda elección, proclorperazina.
- Disminución del coeficiente intelectual: más prominente en pacientes tratados con IRCE y en niños < 10 años de edad tratados con campos localizados; derivar a neuropsicología y asesoramiento a los padres.
- Deficiencia de crecimiento: descartar la deficiencia de GH. Puede ocurrir con IRCE debido a irradiación de los cuerpos vertebrales y la musculatura de soporte. Asesorar a los padres.

SEGUIMIENTO

- El período de seguimiento es prolongado, de unos 10 años, ya que los ependimomas pueden recurrir mucho tiempo después una vez finalizado el tratamiento.
- Anamnesis/exploración física con RM: 3-4 meses durante el año 1 → 4-6 meses durante el año 2 → luego cada 6-12 meses a partir de entonces.
- Si recibe IRCE, verificar los laboratorios de GH y TSH al menos una vez al año.
- Seguimiento constante con neuropsicología, especialmente con IRCE.

ENSAYOS CLÍNICOS RELEVANTES

Radiación adyuvante

- St. Jude (*Merchant et al. JCO* 2004; *Merchant et al. Lancet Oncol* 2009). Ensayo prospectivo de fase II que evaluó si el volumen irradiado postoperatorio en pacientes con ependimoma infantil localizado podría reducirse para disminuir los efectos secundarios cognitivos tardíos sin comprometer el control de la enfermedad. Todos los pacientes tuvieron resección quirúrgica máxima segura seguida de radioterapia adyuvante. Los pacientes ≥ 18 meses (n = 73) recibieron 59.4 Gy y los pacientes < 18 meses (n = 15) recibieron 54 Gy, ambos con un margen de 1 cm. Si los pacientes fueron llevados a RST, se les administró quimioterapia y luego se les reevaluó para una segunda cirugía y radioterapia adyuvante. En el análisis preliminar, la SLP a 3 años fue del 74% y las pruebas de coeficiente intelectual se mantuvieron estables después de 2 años. El análisis a largo plazo demostró que la SG a 7 años fue del 81%, el control local a 7 años fue del 87.3% y la SLS a 7 años fue del 69.1%.
- Instituto Neurológico Barrow (*Rogers et al. J Neurosurg* 2005). Estudio retrospectivo que evalúa si es necesaria la radioterapia adyuvante en pacientes con ependimoma de fosa posterior tras RMT. El 71% de los pacientes fueron llevados a RMT. Radioterapia en 13/32 RMT y 12/13 RST. Control local a 10 años: 50% para RMT sola, 100% para RMT + radioterapia y 36% para RST + radioterapia. SG a 10 años del 47.5%; 67% para RMT sola, 83% para RMT + radioterapia y 43% para RST + radioterapia.
- ACNS0121 (RESUMEN+, *Merchant et al.* 2015). Ensayo prospectivo de fase II que analiza tumores de grado II de la OMS con ependimoma supratentorial después de RMT con microscopía (estrato 1), quimioterapia con segunda cirugía opcional antes de la radioterapia para pacientes con RST en el momento de la inscripción del protocolo (estrato 2), radioterapia postoperatoria inmediata para pacientes después de resección cuasitotal (RQT) o RMT (estrato 3) y tumor supratentorial de grado III de la OMS o infratentorial de cualquier grado después de RMT (estrato 4). Participaron 378 pacientes y 115 centros. La mediana de edad fue de 5.3 años. Hubo 216 tumores de grado II de la OMS y 140 de grado III de la OMS.
  Estrato 1: la supervivencia libre de sucesos (SLS) a 5 años fue del 61.4%. Estrato 2: se realizó una segunda cirugía en 25 de 64 pacientes; la RMT se logró en 14. No hubo diferencias en la SLS al comparar los 25 pacientes que se sometieron a la segunda cirugía con 39 pacientes que no la recibieron (prueba de rango logarítmico: $p = 0.0790$). Estrato 2: la SLS fue del 39.2%. Estrato 3: la SLS fue del 67.3%. Estrato 4: la SLS fue del 69.5%. Entre los 281 pacientes tratados en los estratos 3 y 4, la SLS fue del 74.6% para los tumores de grado II de la OMS y del 60.7% para los tumores de grado III de la OMS, según la revisión patológica central ($p = 0.0047$).

TUMOR INTRACRANEAL DE CÉLULAS GERMINALES

ETHAN BERNARD LUDMIR • ARNOLD C. PAULINO

ANTECEDENTES

- **Incidencia/prevalencia:** el tumor intracraneal de células germinales (TICG) representa el 1-2% de los tumores pediátricos del SNC, mayor en poblaciones de asiáticos/isleños del Pacífico, incluyendo los descendientes que viven en países occidentales.
- **Resultados:** los ensayos modernos informan SLP a 5 años para el germinoma puro > 90%, ya sea enfermedad local o diseminada. La SLP a 5 años del TICG no germinomatoso (TICGNG) es menor, ~70-80% para TICGNG localizado y ~50-70% para TICGNG diseminado.
- **Demografía:** la mediana de edad de diagnóstico es de 10-12 años, hombres > mujeres (2-3:1); como antes, los asiáticos y de ascendencia asiática tienen incidencia 2-3 veces mayor.
- **Factores de riesgo:** no se conocen factores de riesgo importantes.

BIOLOGÍA Y CARACTERÍSTICAS DEL TUMOR

- **Genética:** aberraciones en las vías KIT/RAS o AKT/mTOR en la mayoría de los TICG.
- **Patología:** división histológica de TICG en germinoma y TICGNG. Los germinomas son más sensibles a la RT y tienen mejor pronóstico que los TICGNG. Casi el 65% de los TICG son germinomas (germinomas «puros»). El TICGNG incluye carcinoma embrionario, tumor del saco vitelino (también conocido como *tumor del seno endodérmico*), coriocarcinoma, teratoma o TICG mixto. Estos últimos pueden incluir componentes de germinoma, pero cualquier componente de TICGNG hace que el tumor sea «mixto» y, por lo tanto, se trate como TICGNG (el 25% de los TICGNG son TICG mixtos). Marcadores útiles para TICG: β-hCG, α-fetoproteína (AFP) y fosfatasa alcalina placentaria (FAP). La β-hCG y la AFP se pueden examinar mediante IHQ, así como en el suero y el LCR.

Diferenciación de la histología del tumor mediante β-hCG y AFP en suero o LCR		
Histología	β-hCG	AFP
Carcinoma embrionario	Dentro de límites normales	Dentro de límites normales
Tumor del saco vitelino	Dentro de límites normales	Incrementado (puede ser pronunciado)
Coriocarcinoma	Incrementado (puede ser pronunciado)	Dentro de límites normales
Teratoma	Dentro de límites normales	Dentro de límites normales
Germinoma	< 50-100 IU/L	Dentro de límites normales[a]

[a]AFP elevada en suero (> 10 ng/mL), en LCR o IHQ **descarta** el germinoma puro.

Los TICG también se clasifican como secretores o no secretores según las concentraciones de AFP y β-hCG en el LCR, con peor pronóstico para los tumores secretores.

- **Origen:** el TICG extragonadal se presenta por vía intracraneal, así como en la región sacrococcígea y el retroperitoneo, entre otros sitios. Los TICG extragonadales pueden surgir de células germinales primordiales con migración aberrante durante el desarrollo embrionario.
- **Ubicación:** las ubicaciones primarias de los TICG son la glándula pineal y la región supraselar; la glándula pineal es más frecuente que la región supraselar (2:1). Es poco frecuente que ocurra en otros sitios intracraneales. Cerca de entre el 5 y 10% de los casos tienen tumores tanto pineales como supraselares, que se conocen como TICG «bifocales».
- **Estudios de imagen:** el TICG suele ser isointenso o hipointenso en T1 e hiperintenso en T2 (similar a MB) y, al igual que el meduloblastoma, muestra intensificación poscontraste. Ningún factor radiográfico diferencia de forma fiable los germinomas de los TICGNG.

PROCESO DIAGNÓSTICO

- **Anamnesis y exploración física:** recomendar valoraciones iniciales por endocrinología, oftalmología, audiología y neuropsicología. Se debe considerar la posibilidad de realizar estudios neurocognitivos basales (para TICG y otros tumores pediátricos intracraneales). La presentación clínica varía según el sitio del tumor primario:
  - **Tumores pineales:** ↑ PIC (cefalea, náuseas y vómitos, papiledema, letargia/somnolencia, debido a hidrocefalia obstructiva); ~40% de los TICG pineales se presentan con aumento de la PIC. El síndrome de Parinaud ocurre en el 40-50% de los casos. Este síndrome consiste en parálisis de la mirada hacia arriba y reflejo pupilar lento, así como nistagmo de convergencia. Se cree que este síndrome se debe a la compresión del colículo superior.

- **Tumores supraselares:** neuroendocrinopatías/alteración del eje del hipotálamo, especialmente diabetes insípida, pubertad precoz/tardía y hemianopsia bitemporal (compresión del quiasma). Completar una exploración neurológica que incluya la valoración de los nervios craneales + fondo de ojo para evaluar el edema de papila.
- **Nota histórica:** décadas antes, el germinoma se diagnosticaba empíricamente mediante el inicio de radioterapia. Si se observaba respuesta después de ~20 Gy, se consideraba como diagnóstico empírico (sin confirmación histológica/patológica) de germinoma y se continuaba la radioterapia. No recomendado en la era actual.
- **Diagnóstico diferencial:** el diagnóstico diferencial del tumor pineal incluye TICG (germinoma/TICGNG), glioma, pineoblastoma, pineocitoma, TNEP, ependimoma, linfoma y hamartoma. El diagnóstico diferencial de tumores supraselares incluye craneofaringioma, histiocitosis de células de Langerhans, glioma, TICG (germinoma/TICGNG), adenoma hipofisario, meningioma y aneurisma.
- **Procedimientos/biopsia:** punción lumbar y análisis de LCR, incluyendo las concentraciones de AFP y β-hCG en LCR, así como la citología del LCR. La AFP y la β-hCG en LCR son más sensibles que los marcadores séricos. Preferir la punción lumbar para marcadores + citología en lugar de LCR ventricular (como cuando ya se colocó una derivación por hidrocefalia). La punción lumbar para análisis de LCR se realiza 10-14 días después del procedimiento (colocación de derivación, cirugía). La biopsia es obligatoria para pacientes con con marcadores séricos y en LCR normales (AFP y β-hCG). La biopsia solo es necesaria para el germinoma (no hay papel para la extensión de la resección), mientras que los datos sugieren un posible papel para la resección máxima segura en TICGNG.
- **Laboratorios:** BH, QS (incluyendo BUN/Cr y enzimas hepáticas), AFP sérica, β-hCG sérica.
- **Estudios de imagen:** RM encefálica + columna vertebral completa con contraste de gadolinio. La RM de la columna es crítica, ya que ~10% de los pacientes presentarán siembra espinal/leptomeníngea en el momento del diagnóstico.

ESTADIFICACIÓN

La estadificación M según el sistema de Chang modificado, como se muestra a continuación, se usa para los TICG intracraneales, así como para el meduloblastoma (*véase* **Meduloblastoma**).

Estadificación de Chang modificada	
M0	Sin metástasis (TICG bifocales [tumores pineal + supraselar] sin evidencia de otras metástasis = tratado como localizado/M0)
M1	Células tumorales microscópicas en LCR/citología de LCR positiva
M2	Siembra intracraneal macroscópica
M3	Siembra espinal macroscópica
M4	Metástasis fuera del neuroeje

ALGORITMO DE TRATAMIENTO

- **Germinoma:** radioterapia sola o quimioterapia neoadyuvante → radioterapia. Los abordajes de solo quimioterapia para los germinomas han producido resultados inferiores, con tasas de recaída > 50%, incluso después de la respuesta completa ante la quimioterapia (*Balmaceda et al. JCO 1996*).
- **TICGNG:** varios abordajes, pero en general, resección máxima segura → quimioterapia (6 ciclos) → posible cirugía de revisión posterior (si la estadificación después de la quimioterapia muestra suficiente tumor residual para justificar la cirugía de revisión posterior antes de la IRCE) → radioterapia de consolidación (incluyendo la IRCE).

TÉCNICA DE RADIOTERAPIA

- **SIM:** supino (sobre superficie de espuma si IRCE), mascarilla termoplástica. Es posible que se requiera sedación (anestesia) para pacientes más jóvenes.
- **Dosis:**
  - Por lo general, tratar a 1.5 Gy/fx para el germinoma y 1.8 Gy/fx para el TICGNG, a menos que se especifique lo contrario.
  - Germinoma localizado: si solo se usa radioterapia, la radioterapia del ventrículo completo (RTVC) a 24 Gy → aumentar en la enfermedad macroscópica a 40-45 Gy.
  - Germinoma localizado: si se realiza radioterapia después de la quimioterapia, se debe tratar en función de la dosis de radioterapia ACNSI123 del COG, según la respuesta del tumor en la repetición de imágenes después de la quimioterapia.
    - ACNSI123: si respuesta parcial/enfermedad estable después de la quimioterapia: 24 Gy RTVC → 12 Gy de sobreimpresión en el sitio primario.
    - ACNSI123: si respuesta completa después de la quimioterapia: RTVC a 18 Gy → sobreimpresión de 12 Gy en el sitio primario.
    - Radioterapia fuera del protocolo después de la quimioterapia de inducción: RTVC a 21 Gy (en lugar de 18 Gy) → sobreimpresión de 15 Gy en el sitio primario.

- • Germinoma bifocal: tratar como se indicó anteriormente para el germinoma localizado, pero reforzar ambos sitios primarios (supraselar y pineal). No debe haber otros tumores más allá de estos dos sitios para poder clasificarlos como bifocales.
- • Germinoma diseminado (M+): IRCE a 24-30 Gy → sobreimpresión a la dosis primaria hasta un total de ~40-45 Gy.
- • TICGNG: fuera del protocolo, el estándar de atención actual es IRCE a 36 Gy y aumento primario a 54 Gy. ACNS1123 está intentando reducir el tamaño del campo de IRCE a RTVC, resultados pendientes.
- **Objetivo:**
  - • Radioterapia ventricular completa (RTVC): se describe en el atlas en línea de ACNS1123.
    - ○ La RTVC incluye los siguientes objetivos: ventrículos laterales, tercero y cuarto, así como cisternas supraselares y pineales. Cubrir la cisterna prepontina si hay antecedentes de ventriculostomía del tercer ventrículo (realizada previamente por hidrocefalia obstructiva por tumor) o un tumor supraselar grande. Objetivo por RM bien definido mediante RM de fusión T2 (o simulación por RM, si está disponible).
    - ○ Demarcar el VCO ventricular = ventrículos/espacio ventricular y luego expandir 5 mm (según IGRT) para generar VPO ventricular.
  - • Sobreimpresión del lecho tumoral:
    - ○ Lecho tumoral colapsado y enfermedad residual macroscópica si está presente.
    - ○ Expansión de 1 cm desde el lecho tumoral para VCO del tumor, luego expandir 5 mm para VPO (depende de IGRT).
  - • IRCE:
    - ○ Asegurarse de cubrir las placas cribiformes, las fosas craneales medias y el saco tecal.
- **Técnica:** similar al meduloblastoma, especialmente con respecto a IRCE. La IMRT y la terapia con haz de protones son opciones razonables. *Véase* el capítulo sobre **meduloblastoma** para obtener información sobre IRCE: consideraciones si se indica IRCE.
- **IGRT:** kV diario.
- **Directriz de planificación:** *Véase* el capítulo sobre **meduloblastoma** (fig. 18-1).

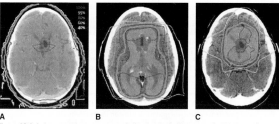

Figura 18-1. Imágenes axiales que muestran la distribución de dosis con radiación panencefálica (**A**) como parte de la IRCE. RTVC (**B**) y radiación enfocada de un objetivo principal, como se llevaría a cabo en una sobreimpresión secuencial (**C**) (*Rogers Lancet Oncol* 2005).

QUIMIOTERAPIA

- • Carboplatino/etopósido × 4 ciclos típicos de la quimioterapia de inducción para el germinoma (ACNS1123). Quimioterapia a base de platino × 6 ciclos para TICGNG. Otros esquemas pueden incluir bleomicina y cisplatino para los TICG.

ENSAYOS CLÍNICOS RELEVANTES

Radiación para germinomas intracraneales localizados

- • Revisión de patrones de falla (*Rogers Lancet Oncol* 2005). Revisión de publicaciones que evalúan la radiación para germinomas intracraneales localizados en 1989-2004. El análisis demostró tasas más altas de fallas (locales y espinales) si se usaba radioterapia de campo focal/afectado para el germinoma localizado en lugar de RTVC o RTCE.
- • Experiencia de la SFOP con radioterapia de campos afectados (*Alapetite Neuro Oncol* 2010). Revisión de la experiencia de SFOP en el tratamiento de germinomas localizados con radioterapia de campos afectados. Entre los 10 pacientes con recaída después de la terapia local, los patrones de falla predominantes fueron periventriculares (8 de 10). Esta revisión retrospectiva apoya el uso de RTVC para los pacientes con germinoma.
- • SIOP CNS GCT96 (*Calaminus Neuro Oncol* 2013). Estudio prospectivo con 190 pacientes con germinoma localizado que recibieron IRCE con sobreimpresión del lecho tumoral frente a carboplatino/etopósido × 2 ciclos alternando con ifosfamida/etopósido seguidos de radioterapia local. El estudio no fue aleatorizado. Las fallas en los grupos de la quimioterapia y la

radioterapia se produjeron todas dentro del sistema ventricular, lo que al menos apoyaba la RTVC; fracasos incluso con respuesta completa después de la quimioterapia. No hubo diferencia en la SG a 5 años, pero mejoró la SLP con IRCE (97% vs. 88%, $p = 0.04$). Sugiere que necesita al menos RTVC incluso con respuesta completa.

Estrategia de tratamiento de TICGNG

- Ensayo de fase II de COG (*Goldman J Clin Oncol* 2015). Ensayo de fase II no aleatorizado de 102 pacientes con TICGNG tratados con 6 ciclos de quimioterapia de inducción ± cirugía de revaloración seguida de IRCE con sobreimpresión en el tumor/lecho tumoral. La SLS a 5 años fue del 84% y la SG fue del 93%. Actualmente, esta estrategia es el pilar para el tratamiento de estos tumores en Norteamérica.

TUMOR DE WILMS

ETHAN BERNARD LUDMIR • ARNOLD C. PAULINO

ANTECEDENTES

- **Incidencia/prevalencia:** aproximadamente 600 casos al año en los Estados Unidos, alrededor del 7% de las neoplasias malignas infantiles (SEER).
- **Resultados:** supervivencia evidentemente mejorada con la adición de radioterapia y quimioterapia durante el último siglo; supervivencia general (SG) de todos los participantes con tumor de Wilms (TW) ~10% en la década de 1920 a > 90% en el año 2000. SG a 4 años para pacientes con histología favorable (~90% del total) ≥ 90% para los estadios I-III, y 85-90% para los estadios IV-V. Peores resultados con histología desfavorable (SG a 4 años de estadio IV con histología desfavorable ~40%).
- **Demografía:** la mediana de edad en el momento del diagnóstico es de 44 meses para los casos unilaterales y de 31 meses para los bilaterales. Mayor predilección en las niñas (M:H = 1.1:1 para TW unilateral).
- **Factores de riesgo:** aproximadamente el 10% de los casos de TW tienen un síndrome congénito, incluyendo WAGR (tumor de **W**ilms, **A**niridia, anomalías **G**enitourinarias, **R**etraso mental; deleción 11p13), síndrome de Beckwith-Wiedemann (hemihipertrofia, visceromegalia, macroglosia, macrosomía, defectos de la pared abdominal anterior; duplicación 11p15) y síndrome de Denys-Drash (síndrome nefrótico, seudohermafroditismo XY; mutación 11p13).

BIOLOGÍA Y CARACTERÍSTICAS DEL TUMOR

- **Patología/genética:** tumor renal intrínseco derivado de las células blastémicas nefrógenas, también conocido como *nefroblastoma*. El 90% de los TW son de histología favorable; clásicamente son «trifásicos», que incluyen componentes epiteliales, blastémicos y estrómicos. El 10% de los TW son de histología desfavorable, incluyendo los tumores con anaplasia localizada o difusa. Los tumores con histología desfavorable tienen tasas más altas de metástasis nodular y a distancia. La pérdida de heterocigosidad 16p1q es un indicador de mal pronóstico (*Grundy et al. JCO* 2005). Otros tumores renales pediátricos (no miembros de la familia del TW) incluyen el sarcoma de células claras del riñón (SRCC) y el tumor renal rabdoide (TRR). El TRR no es histológicamente discernible del TT/RA del encéfalo (ambos muestran pérdida de tinción nuclear INI1).
- **Estudios de imagen:** diferenciación radiográfica de TW vs. NB: el TW surge dentro del riñón (signo de la garra); calcificaciones poco frecuentes en TW (~10%); TW rara vez cruza la línea media (TW ocasionalmente «sobresale» hacia el lado contralateral).

PROCESO DIAGNÓSTICO

- **Anamnesis y exploración física:** los pacientes suelen presentarse con una masa abdominal indolora, sin síntomas constitutivos. Aproximadamente el 33% de los pacientes con TW presentan pérdida de peso, dolor abdominal o náuseas y vómitos. El 25% tienen hipertensión secundaria (renina elevada). El 30% presentan hematuria y el 10% coagulopatía. Se deben evaluar los antecedentes familiares y los síndromes congénitos, incluyendo las malformaciones genitourinarias, la macroglosia, la hemihipertrofia, la aniridia y el retraso mental.
- **Laboratorios:** BH, QS, EGO y catecolaminas en orina (AVM/AHV).
- **Procedimientos/biopsia:** no realizar biopsia, a menos que sea irresecable o en estadio V (bilateral). El abordaje norteamericano es la estadificación después de la resección quirúrgica, con resección quirúrgica como primer paso en el paradigma de tratamiento para la mayoría de los pacientes.

- **Estudios de imagen:** ecografía abdominal con Doppler (evaluar la permeabilidad de los vasos), generalmente seguida de TC de tórax/abdomen/pelvis con contraste, así como radiografía de tórax. Diagnóstico adicional para histologías poco habituales: SRCC = gammagrafía ósea, BMO y RM encefálica (evaluar las metástasis cerebrales); TRR = RM encefálica (evaluar para TT/RA sincrónico).

ESTADIFICACIÓN

- **Cirugía:** en Norteamérica, nefrectomía radical inicial y muestreo de nódulos linfáticos mediante incisión transabdominal o toracoabdominal, con resección en bloque del riñón. Inspeccionar riñón contralateral y evaluar si hay derrame tumoral preoperatorio e intraoperatorio. La comunicación entre el cirujano y el radiooncólogo es crucial, en particular para los sitios del derrame intraoperatorio.

Estadificación del TW	
I	Tumor confinado al riñón, resecado por completo (R0)
II	Tumor completamente resecado (R0), con extensión más allá del riñón por afectación de vasos o penetración de la cápsula o el seno renal
III	Resección R1 o R2 (márgenes [+] o RST), derrame tumoral pre o intraoperatorio, biopsia tumoral, resección por partes (no en bloque), implantes peritoneales, afectación de nódulos linfáticos en abdomen/pelvis, penetración tumoral en la superficie peritoneal
IV	Metástasis hematógenas (pulmón, hígado, hueso, etc.) o nódulos linfáticos fuera del abdomen/pelvis
V	Afectación renal bilateral

ALGORITMO DE TRATAMIENTO

Para pacientes con histología favorable

Estadios I y II	Cirugía → quimioterapia (omitir RT para pacientes con histología favorable)
Estadio III	Cirugía → radioterapia[a] → quimioterapia
Estadio IV	Cirugía → radioterapia[b] → quimioterapia
Estadio V	Quimioterapia neoadyuvante → cirugía

[a]Radioterapia de flancos para todos los pacientes con histología favorable en estadio III «locales»; irradiación de abdomen completo (IAC) indicada en caso de derrame preoperatorio o derrame intraoperatorio difuso. Comentar con el equipo quirúrgico si ocurrió un derrame intraoperatorio para delinear mejor la extensión/ubicación del derrame, lo que informará el tratamiento adyuvante con radioterapia de flanco frente a IAC.

[b]Irradiación de pulmón completo (IPC) para los pacientes con TW con metástasis pulmonares si no hay respuesta radiográfica completa en la TC después de 6 semanas de vincristina, actinomicina D y adriamicina (esquema vincristina/dactinomicina/doxorrubicina (DD4A); *Dix et al. JCO* 2018). Por lo general, se recomienda radioterapia de flanco/abdominal dentro de los 14 días después de la operación de la nefrectomía. Sin embargo, para la secuenciación, se puede retrasar la radioterapia de flanco/abdominal en los pacientes con TW en estadio IV con metástasis pulmonares hasta después de las 6 semanas de quimioterapia. La importancia de la radioterapia temprana para los pacientes con TW parece ser relevante en el entorno no metastásico (*Stokes et al. IJROBP* 2018). Esto permite que la radioterapia de flanco o que la IAC se administre simultáneamente con IPC, si es necesaria, para los pacientes en el estadio IV.

Para pacientes con histología desfavorable y TRR: al menos radioterapia en el flanco, independientemente del estadio (I-IV).

Para SRCC: al menos radioterapia de flanco para las estadios II-IV. Sin radioterapia para el estadio I si el muestreo nodular es adecuada.

TÉCNICA DE RADIOTERAPIA

- **SIM:** en decúbito supino, Vac-Lok®, la mayoría requerirá sedación (anestesia).
- **Dosis (para histología favorable):**
  - Radioterapia de flanco (hemiabdomen) a 10.8 Gy en 6 fx (1.8 Gy/fx).
    - Si los nódulos paraaórticos están afectados, incluir la cadena paraaórtica en el campo de flanco de T11-L4.
    - Si enfermedad residual macroscópica > 3 cm, aumentar 10.8 Gy adicionales (en 6 fx).
  - IAC a 10.5 Gy en 7 fx (1.5 Gy/fx).
  - IPC a 12 Gy en 8 fx (1.5 Gy/fx); si paciente < 12 meses, disminuir 1 fx (10.5 Gy en 7 fx).
  - Especificaciones de dosificación adicionales:
    - Nódulos linfáticos no disecados (macroscópicos): 19.8 Gy/11 fx.
    - Radioterapia en el flanco para anaplasia difusa en estadio III o TRR I-III: 19.8 Gy/11 fx.
    - Reforzar en la enfermedad macroscópica pulmonar residual 2 semanas después de IPC: 7.5 Gy/5 fx.
    - Metástasis óseas: 25.2 Gy/14 fx (30.6 Gy/17 fx si es mayor de 16 años).
    - Metástasis hepáticas: cirugía si es local, hígado entero si hay metástasis difusas (19.8-21.6 Gy).
    - Metástasis encefálicas: RTCE a 21.6 Gy/12 fx, o 30.6 Gy/17 fx si > 16 años de edad.

- **Objetivo/técnica (radioterapia de flanco, fig. 19-1):**
  VCO: tumor preoperatorio + riñón + 1 cm + cuerpo vertebral entero si el borde del bloque toca el cuerpo vertebral; con técnica AP/PA.
  Técnica: generalmente AP/PA: superior/inferior = 1 cm de expansión a partir de la enfermedad/riñón. Medial = 1 cm lateral al cuerpo vertebral completo (incluye cuerpo vertebral completo en el campo, generalmente). Lateral = pared corporal (sin flash).

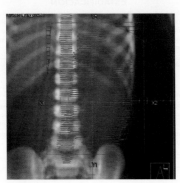

Figura 19-1

- **Objetivo/técnica (IAC, fig. 19-2):**
  VCO: como antes.
  Técnica: por lo general, AP/PA: superior = 1 cm por encima del diafragma. Inferior = parte inferior del foramen obturador (por lo tanto, más propiamente sería radioterapia «abdominopélvica» completa, no solo del abdomen). Lateral = pared corporal (sin flash).

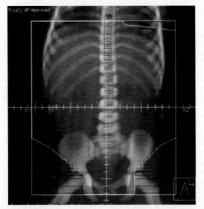

Figura 19-2

- **Objetivo/técnica (IPC, fig. 19-3):**
  VCO: incluye ambos pulmones, mediastino y recesos pleurales.
  Técnica: AP/PA o IMRT (la IMRT con conservación del corazón garantiza la simulación TC4D; *véase Kalapurakal et al. IJROBP* 2012). Si AP/PA: superior = 1 cm por encima de la clavícula/ápice pulmonar (flash en fosa supraclavicular). Inferior = debajo del diafragma. Lateral = pared torácica.

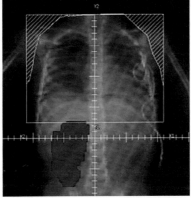

Figura 19-3

- **Directriz de planificación:**
  Riñón contralateral: V14.4 < 33%.
  Hígado: V19.8 < 50%.

QUIMIOTERAPIA

- Por lo general, vincristina/actinomicina D/adriamicina (VAA; esquema DD4A); con la adición de ciclofosfamida/etopósido (con VAA; esquema M) para el estadio III/IV de mayor riesgo.

TRATAMIENTO DE EFECTOS ADVERSOS

Agudos: reacción cutánea, náuseas/vómitos, indigestión, diarrea, esofagitis, neumonitis.
Tardíos (varía según campo de Tx, edad, etc.): pérdida de estatura, cifosis/lordosis/escoliosis, insuficiencia renal crónica (rara < 1%, salvo TW bilateral), hipoplasia muscular, neumonitis (4% con IPC), fibrosis pulmonar, infertilidad, malabsorción, OID, EVO, mayor riesgo de morbilidad cardíaca, segunda neoplasia (1-2% a los 15 años).

SEGUIMIENTO

- Se recomienda seguimiento por imagen cada 3 meses durante 2 años, luego cada 6 meses durante 2 años más. Se recomienda alternar Rx de tórax + ecografía abdominal y TC de tórax/abdomen/pélvis. La mayoría de las recaídas ocurren en los primeros 2 años; hay dudas sobre el beneficio de las imágenes adicionales más allá de los 2 años (Brok et al. Lancet Oncol 2018).
- Vigilancia a largo plazo de efectos tardíos, que pueden incluir ecocardiografía, anomalías de estatura/crecimiento/densidad ósea, hipogonadismo, insuficiencia renal crónica, pruebas de función pulmonar, detección de segundas neoplasias malignas (mama, colon).

ENSAYOS CLÍNICOS RELEVANTES

NWTS 3 (D'Angio Cancer 1989). Ensayo aleatorizado que incluyó a 1439 pacientes a tratamiento adaptativo según estadio e histología. Los pacientes con histología favorable en estadio II no tuvieron diferencias en los resultados sin RT frente a RT de 20 Gy. Los pacientes con histología favorable en estadio III se asignaron al azar a RT de flanco de 10 o 20 Gy, sin diferencias en los resultados. Uso establecido de 10 Gy para radioterapia de flanco.
COG AREN0533 (Dix JCO 2018). Ensayo prospectivo en el que 292 pacientes con histología favorable en estadio IV con metástasis pulmonares aisladas identificadas por TC se trataron con 6 semanas de DD4A y se evaluaron con TC de repetición. Aquellos sin pérdida de heterocigosidad 1p/16q con respuesta completa durante la TC de repetición (133 pacientes en total) continuaron con DD4A sin IPC y tuvieron una SLS a 4 años del 79.5% y una SG del 96.1%. Los pacientes con respuesta incompleta o pérdida de heterocigosidad 1p/16q recibieron IPC y cuatro ciclos de ciclofosfamida además de DD4A. Estos pacientes tuvieron una SLS a 4 años del 88.5% y una SG del 95.4%. En general, se observó una SG excelente después de la omisión de la radioterapia pulmonar en pacientes específicos en estadio IV, aunque hubo más sucesos de lo esperado. Los ciclos adicionales de quimioterapia + radioterapia pulmonar mejorarían la supervivencia en los pacientes en estadio IV de alto riesgo, en comparación con el grupo de control histórico (datos del estudio NTWS-5 anterior).

NEUROBLASTOMA

AHSAN FAROOQI • ETHAN BERNARD LUDMIR • ARNOLD C. PAULINO

ANTECEDENTES

- **Incidencia/prevalencia:** representa alrededor del 8% de todos los cánceres infantiles en los Estados Unidos. Aproximadamente, son diagnosticados 650 nuevos casos al año en los Estados Unidos; en general, 10 casos por millón de niños (datos de SEER).
- **Resultados:** SG a 5 años para pacientes de riesgo bajo e intermedio > 90%. Para el NB de alto riesgo, la SG a 5 años está entre el 40 y 50%. El NB es un cáncer poco frecuente que tiene el potencial de regresión espontánea sin ningún tratamiento.
- **Demografía:** tumor extracraneal más frecuente de la infancia. La mediana de edad en el momento del diagnóstico es de unos 17 meses. Neoplasia maligna más frecuente de los lactantes (~50%). Sin predilección por el sexo, H:M es 1.2:1.
- **Factores de riesgo:** la mayoría de los casos (> 98%) son esporádicos debido a mutaciones fortuitas. Sin embargo, en el 1-2% de los casos, el neuroblastoma se desarrolla debido a una mutación hereditaria en los genes *ALK* o *PHOX2B* (*Mosse et al. Nature* 2008).

BIOLOGÍA Y CARACTERÍSTICAS DEL TUMOR

- **Genética:** el *MYCN* es un factor de transcripción que se une al ADN, el cual puede causar una transformación maligna debido a efectos secuencia abajo. Se encuentra amplificado en el 25% de todos los neuroblastomas y se asocia con una progresión rápida y un pronóstico precario (*Seeger et al. NEJM* 1985; *Chan et al. Clin Can Res* 1997). Las mutaciones *ATRX* se identificaron recientemente en adolescentes y adultos jóvenes con neuroblastoma y están asociadas con un curso de enfermedad indolente (*Cheung et al. JAMA* 2012).
- **Patología:** surgen de células nodulares simpáticas de la cresta neural primitiva. Tumor de células pequeñas, redondas y azules de la niñez (como Ewing, meduloblastoma, rabdomiosarcoma y TNEP). La clasificación patológica de Shimada depende del grado de diferenciación, el índice de mitosis-cariorrexis, el componente estrómico y la nodularidad (*Shimada et al. Cancer* 1999). Clásicamente, presenta tinción positiva para sinaptofisina, cromogranina A y neurofilamentos.
- **Estudios de imagen:** las radiografías pueden mostrar calcificaciones en aproximadamente el 80% de los neuroblastomas (en comparación con los tumores de Wilms, que clásicamente no tienen calcificaciones). Por lo general, se realiza una TC con contraste del abdomen, que puede ayudar a identificar la extensión del tumor y la presencia o ausencia de enfermedad metastásica regional o distante. Es importante destacar que las gammagrafías con radio-núclidos de metayodobencilguanidina (MIBG) de medicina nuclear se pueden utilizar para identificar sitios distantes de enfermedad y la respuesta a la terapia sistémica (fig. 20-1).

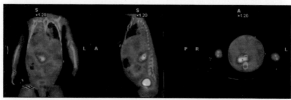

Figura 20-1 Exploraciones MIBG coronal, sagital y axial (de izquierda a derecha) representativas en un paciente que presenta un neuroblastoma suprarrenal derecho. La avidez se puede ver en el área suprarrenal derecha, compatible con la neoplasia primaria. No hubo sitios adicionales captantes de MIBG, lo que sugiere la ausencia de metástasis distantes.

ANATOMÍA

- Puede surgir de cualquier sitio del sistema nervioso simpático. Los sitios más frecuentes son la glándula suprarrenal en el abdomen, los nódulos paraespinales a lo largo del abdomen, el tórax, así como la cabeza y el cuello.

PROCESO DIAGNÓSTICO

- **Anamnesis y exploración física:** los pacientes suelen presentar una masa abdominal con síntomas adicionales como malestar, irritabilidad y dolor. Evaluar el síndrome de Horner (miosis, ptosis, anhidrosis) debido a la afectación de la cadena simpática en el lado ipsilateral.

Valorar el dolor de espalda debido a una posible afectación ósea. Es importante realizar una exploración cuidadosa de la piel, ya que la enfermedad metastásica puede presentarse con un tinte azulado (signo de «muffin de arándanos») y puede ser indicativo de la enfermedad en estadio 4S. Puede observarse el síndrome opsoclono-mioclono, que se presenta como ataxia troncal o encefalopatía cerebelosa.

- **Laboratorios:** BH, QS. Incluir la medición de las catecolaminas urinarias AHV y AVM, que se encuentran elevadas en > 90% de los pacientes con enfermedad en estadio IV.
- **Procedimientos/biopsia:** puede obtener tejido del sitio primario o de los nódulos linfáticos macroscópicos. Se requieren aspirado y biopsia de médula ósea para la estadificación adecuada del neuroblastoma.
- **Estudios de imagen:** las radiografías de abdomen pueden mostrar calcificación hasta en un 80-85% de los neuroblastomas. Obtener una TC con contraste del abdomen y una exploración por medicina nuclear con MIBG en el momento del diagnóstico para determinar la extensión de la enfermedad metastásica. Considerar la RM del abdomen con y sin contraste si hay hallazgos dudosos en la TC.

ESTADIFICACIÓN/CLASIFICACIÓN

International Neuroblastoma Staging System (INSS) (Brodeur et al. JCO 1998)

Estadio 1: tumor extirpado completamente durante la cirugía, sin enfermedad microscópica residual. Nódulos linfáticos ipsilaterales extirpados durante la cirugía negativos para el tumor (pero los nódulos adheridos al tumor primario pueden ser positivos).

Estadio 2A: tumor localizado con resección macroscópica incompleta. Los nódulos linfáticos ipsilaterales no contienen cáncer.

Estadio 2B: tumor localizado con extirpación macroscópica o sin ella. Los nódulos linfáticos ipsilaterales contienen cáncer.

Estadio 3: tumor unilateral irresecable que se extiende más allá de la línea media, que se ha diseminado o no a los nódulos linfáticos regionales u otras áreas cercanas al tumor, pero no a otras partes del cuerpo.

Estadio 4: el tumor original se ha diseminado a los nódulos linfáticos distantes, los huesos, la médula ósea, el hígado, la piel y/u otros órganos, excepto los que se incluyen en el estadio 4S a continuación.

Estadio 4S: el tumor original está ubicado solo donde comenzó (como en las estadios 1, 2A o 2B) y se ha diseminado **solo** a la piel, el hígado o la médula ósea en lactantes menores de 1 año. La diseminación a la médula ósea es escasa; generalmente < 10% de las células examinadas muestran cáncer.

ALGORITMO DE TRATAMIENTO

Riesgo bajo	Cirugía → omita la quimioterapia o radioterapia adyuvantes si la biología es favorable Si es irresecable: quimioterapia preoperatoria → cirugía
Riesgo intermedio	Si < 1 año: cirugía → quimioterapia Si > 1 año: cirugía → quimioterapia → radioterapia adyuvante a la cuenca de los nódulos linfáticos primarios y regionales
Riesgo alto	Quimioterapia de inducción → cirugía → terapia mieloablativa y TAMO → radioterapia consolidativa en el lecho tumoral y los sitios residuales ávidos de MIBG → terapia de mantenimiento con isotretinoína e inmunoterapia
Estadio 4S	Diagnostico clínico. Omitir la terapia y vigilar la probable regresión espontánea

TÉCNICA DE RADIOTERAPIA

- **SIM:** en decúbito supino, Vac-Lok®, casi todos requerirán anestesia.
- **Dosis:** 21.6 Gy en 12 fracciones.
- **Objetivo:**
  VTM: definir el lecho tumoral mediante TC o RM postinducción y durante la quimioterapia preoperatoria. Tratar también los sitios de MIBG residual postinducción (Mazloom et al. IJROBP 2014).
  VCO: lecho tumoral + margen de 1-1.5 cm, limitando a barreras anatómicas de diseminación (hueso, etc.).
  VPO: 0.5-1 cm en función de los estándares del centro y la guía por imágenes.
  Consideraciones: a diferencia de otros tumores pediátricos, el VTM no se basa en el volumen tumoral inicial. Considerar un curso de radioterapia más corto. Considerar un esquema de 4.5 Gy/3 fx para paliación de las metástasis hepáticas.

- **Técnica:** a menudo se usa IMRT, sobre todo si el tumor se extiende más allá de la línea media. Considerar las técnicas AP/PA si el tumor está bien lateralizado (puede evitar la dosis en riñón contralateral). Se puede considerar la terapia de protones si tiene ventaja dosimétrica.
- **IGRT:** imágenes kV diarias.
- **Directriz de planificación:**
  Riñones: D_{media} < 14.4 Gy.

QUIMIOTERAPIA

Los esquemas de quimioterapia mieloablativa y de inducción frecuentemente utilizados incluyen ciclofosfamida o ifosfamida, cisplatino/carboplatino, vincristina, doxorrubicina, etopósido, topotecán y busulfano o melfalán (para trasplante de células madre).

TRATAMIENTO DE EFECTOS ADVERSOS

Agudos: a menudo, se observan reacciones cutáneas, mucositis, diarrea y fatiga. Recetar ungüento de petrolato para reacciones cutáneas leves; considerar sulfadiazina de plata si es peor.
Tardíos: las deformidades espinales se observan habitualmente debido a la radioterapia en las estructuras óseas. Los niños pueden ser de menor estatura que sus compañeros. La insuficiencia renal crónica rara vez se observa en los supervivientes. El riesgo de neoplasias malignas secundarias es de alrededor del 1-2% por década de vida.

SEGUIMIENTO

Por lo general, se reanudará la atención con el oncólogo médico después de completar la radioterapia para el tratamiento de mantenimiento (para pacientes en estadio IV). Se recomienda un seguimiento con imágenes del abdomen y de todo el cuerpo cada 3 meses durante 1 año, cada 6 meses durante 2-4 años y luego cada año.

ENSAYOS CLÍNICOS RELEVANTES

COG 3891 (*Matthay et al. NEJM* 1999). Se asignaron al azar 539 pacientes de alto riesgo en estadio IV o III con amplificación de MYCN a terapia mieloablativa y trasplante autólogo de médula ósea (TAMO) con inducción de la tolerancia frente a quimioterapia intensiva no mieloablativa. Los pacientes se sometieron a una segunda aleatorización para recibir 6 ciclos de terapia adyuvante con ácido 13-cisretinoico o ninguna terapia adicional. La SLS a 3 años es del 34% (TAMO) frente al 22% (sin TAMO) (p = 0.034) y del 46% (ácido retinoico) frente al 29% (sin ácido retinoico) (p = 0.027).

COG ANBL0032 (*Yu et al. NEJM* 2011). Se asignó a 226 pacientes con neuroblastoma de alto riesgo que respondieron a la terapia de inducción y al trasplante de células madre a (1) terapia de mantenimiento estándar que consistía en 6 ciclos de isotretinoína o (2) inmunoterapia (Ch14.18 con GM-CSF e IL-2) + 6 ciclos de isotretinoína. La SLS es mayor con inmunoterapia (66% vs. 46% a los 2 años, p = 0.01). La SG es mayor con inmunoterapia (86% vs. 75% a los 2 años, p = 0.02).

SARCOMA DE EWING

ETHAN BERNARD LUDMIR • ARNOLD C. PAULINO

ANTECEDENTES

- **Historia:** descrito en 1921 por James Ewing como un tumor óseo sensible a la radiación. La familia de tumores Ewing (FTE) incluye el sarcoma de Ewing (SEW) (tanto óseo como extraóseo), así como el tumor maligno de células pequeñas de la pared torácica (tumor de Askin) y el tumor neuroectodérmico primitivo (TNEP). El SEW óseo representa ~85% de la FTE; el 8% de la FTE son SEW extraóseos.
- **Incidencia/prevalencia:** aproximadamente 200 casos de tumores FTE al año en los Estados Unidos, incluyendo el SEW como ~3% de las neoplasias malignas de adolescentes. Es el segundo tumor óseo maligno pediátrico más frecuente después del osteosarcoma.
- **Resultados:** SG a 5 años para SEW localizado ~70% (~60% para primarios pélvicos, 80% para primarios de extremidades). SG a 5 años para SEW metastásico ~30% (~40% solo metástasis pulmonares).
- **Demografía:** la mediana de edad en el momento del diagnóstico es de 14 años. Entre el 20 y 30% de FTE ocurren en pacientes < 10 años de edad, y otro 20-30% en pacientes > 20 años de edad. Mayor incidencia en hombres (H:M = 1.5: 1 para FTE) y en caucásicos (muy poco frecuente entre afroamericanos).

- **Factores de riesgo:** no hay síndrome congénito conocido/establecido asociado con la FTE. Informes poco habituales de SEW como segunda neoplasia maligna después del tratamiento con quimioterapia.
- **Factores pronósticos:** mejor pronóstico con tumores de extremidades vs. tumores axiales. El tamaño mayor tiene peor pronóstico (tanto los tratados de forma definitiva con cirugía como con RT). También es pronóstico la extensión del tumor viable después de la QT neoadyuvante (≥ 5% de tumor residual es un marcador de mal pronóstico) y la edad avanzada. Mejor pronóstico para aquellos con la fusión del exón 7 del gen *EWS* al exón 6 del gen *FLI*.

BIOLOGÍA Y CARACTERÍSTICAS DEL TUMOR

- **Patología/genética:** propuesta de origen neuroectodérmico de la FTE, aunque hay otras hipótesis. Histológicamente, la FTE son tumores de células pequeñas, redondas y azules diferenciados por la expresión de vimentina, c-myc y CD99 (CD99 sensible para SEW, pero no específico, ya que también se expresa en el rabdomiosarcoma). La mayoría de los casos afectan puntos de ruptura agrupados dentro del gen *SEWR1* en el cromosoma 22. El 80-90% de la FTE tiene t(11;22), lo que genera una proteína de fusión EWS-FLI, que se ha demostrado funciona como regulador de la transcripción. Un 5-10% adicional de FTE tiene otras translocaciones que afectan *SEWR1*, incluyendo t(21;22) y t(7;22) y, menos frecuentemente, t(17; 22) y t(2;22).

ANATOMÍA

Para el SEW óseo, los datos agrupados de los ensayos del European Intergroup Cooperative Ewing Sarcoma Studies (EI-CESS) demostraron que el 54% de los tumores tenían sitios esqueléticos axiales primarios y el 42% tenían sitios esqueléticos apendiculares primarios (*Cotterill et al. JCO 2000*). Tumores pélvicos primarios = 25% de los SEW óseos; y tumores primarios femorales = 16% de los SEW óseos. La ubicación primaria es frecuentemente diafisaria.

PROCESO DIAGNÓSTICO

- **Anamnesis y exploración física:** los pacientes suelen presentar dolor e hinchazón en el sitio del tumor primario; a menudo, un traumatismo menor puede precipitar dolor/hinchazón en el sitio, que empeora con el paso de las semanas. El dolor asociado con el tumor primario suele empeorar por la noche y con el ejercicio. Los pacientes también pueden presentar una fractura patológica. Los síntomas constitucionales, que incluyen fiebre y pérdida de peso, se presentan en ~10-20% de los pacientes con SEW en el momento de la presentación y pueden pronosticar enfermedad metastásica + peor pronóstico.
- **Estudios de imagen:** Rx simple del sitio primario (apariencia de «piel de cebolla» en SEW vs. «sol naciente» en osteosarcoma). RM o TC contrastada del sitio primario (se prefiere la RM debido a la delimitación de los tejidos blandos y la afectación de estructuras neurovasculares, así como planificación/consideraciones quirúrgicas). El diagnóstico de metástasis descrito según las guías (*Meyer Pediatr Blood Cancer 2008*) generalmente incluye PET/TC y gammagrafía ósea con radionúclidos. Además, considerar que se recomienda repetir las imágenes antes de la terapia local (en general, la RM del sitio primario) para guiar la planificación quirúrgica o los volúmenes de radioterapia.
- **Laboratorios:** BH, QS (incluyendo BUN/Cr y enzimas hepáticas), LDH, VSE.
- **Procedimientos/biopsia:** biopsia con aguja gruesa (a menudo, guiada por TC) o biopsia incisional. Verificar que el cirujano esté al tanto antes de la biopsia, especialmente en los casos en los que se está considerando la conservación de la extremidad (casos de SEW de extremidades). También se recomienda al menos una biopsia unilateral de médula ósea debido al riesgo significativo de metástasis de médula ósea por FTE.

ESTADIFICACIÓN

- No existen sistemas de estadificación habitualmente utilizados para FTE; más bien, la clasificación primaria de SEW (óseo y extraóseo) es localizada o metastásica.
- En particular, el 25% de los pacientes con SEW se presentan con enfermedad metastásica, frecuentemente en los pulmones (50%), los huesos (30%) y la médula ósea (25%). Propagación rara (< 10%) a nódulos linfáticos, encéfalo e hígado. Si se disemina a otros huesos, la columna vertebral se ve afectada con mayor frecuencia. Los patrones de recaída reflejan los sitios de *novo* de la enfermedad metastásica, en donde el pulmón es el sitio más frecuente de recaída.

ALGORITMO DE TRATAMIENTO

Conceptualmente, incluso los pacientes con SEW localizado deben considerarse como portadores de una enfermedad metastásica oculta.

- **Algoritmo de tratamiento general:** VDC/IE × 12 semanas → terapia local → VDC/IE hasta la semana 48 (~14-17 ciclos totales de VDC/IE).
- **Terapia local:** cirugía (+ radioterapia adyuvante si es necesaria) vs. radioterapia definitiva.
- **Cirugía:** se prefiere, si es posible, para disminuir el riesgo de una segunda neoplasia maligna y, a menudo, una menor morbilidad de la resección en el niño en desarrollo, en comparación

con la radioterapia. Con frecuencia, se prefiere la cirugía si es posible un abordaje de reconstrucción/preservación de la extremidad. Huesos resecables/prescindibles (en general, susceptibles de cirugía): peroné (proximal), costillas, porciones de manos/pies (especialmente tumores pequeños) y clavícula distal, entre otros. En un esfuerzo por evitar exponer a los pacientes tanto a la cirugía como a la radioterapia adyuvante, generalmente se debe realizar la cirugía definitiva si es factible la resección completa.

- **Radiación:** a menudo, la quimioterapia concomitante sin doxorrubicina se administra con radioterapia durante la terapia local. Las indicaciones habituales para la radioterapia adyuvante incluyen margen (+)/resección incompleta (R1 o R2), > 10% de tumor viable después de la quimioterapia de inducción (12 semanas de VDC/IE) o derrame del tumor. Según el COG ASEW0031, los márgenes quirúrgicos adecuados son > 1 cm para el hueso y > 5 mm para los tejidos blandos. Además, para tumores voluminosos en sitios difíciles, la radioterapia preoperatoria o postoperatoria se puede utilizar junto con la cirugía. De manera similar, la radioterapia hemitorácica adyuvante puede estar indicada en tumores primarios de la pared torácica de alto riesgo (especialmente aquellos con infiltración pleural o contaminación intraoperatoria del espacio pleural). Por lo general, la irradiación de pulmón completo (IPC) se recomienda para las metástasis pulmonares, especialmente para aquellas con buena respuesta a la quimioterapia inicial.

TÉCNICA DE RADIOTERAPIA

- **SIM:** depende del sitio del tumor primario; algunos pacientes pediátricos pueden requerir sedación (anestesia).
- **Dosis (sitio principal del SEW):**
  - RT definitiva: 55.8 Gy (menor si SEW paraespinal con respecto a la tolerancia medular).
  - RT adyuvante: 55.8 Gy para tumor residual macroscópico, 50.4 Gy para tumor residual microscópico.
  - Dosis en fracciones de 1.8 Gy (p. ej., 55.8 Gy en 31 fracciones).
- **Objetivo (sitio principal del SEW):**
  - Definitivo:
    - VTM1 = prequimioterapia; en hueso y tejidos blandos afectados.
    - VTM2 = prequimioterapia en el hueso y posquimioterapia en tejidos blandos afectados.
    - VTM1 + 1.5 cm = VCO1.
    - VTM2 + 1.5 cm = VCO2.
    - VCO1 + 5 mm (generalmente) = VPO1 → tratar hasta 45 Gy en 25 fracciones.
    - VCO2 + 5 mm (generalmente) = VPO2 → tratar con 10.8 Gy adicionales en 6 fracciones (total a 55.8 Gy/31 fx).
  - Adyuvante:
    - Como en la definitiva, pero VTM2 = tumor residual postoperatorio/sitios con márgenes (+).
    - VCO2 = VTM2 + 1.5 cm.
    - VCO2 + 5 mm (generalmente) = VPO2 → tratar con 5.4 Gy adicionales en caso de tumor residual microscópico o 10.8 Gy adicionales en caso de tumor residual macroscópico.
  - Consideraciones de SEW paraespinal:
    - Es complicado a causa de la tolerancia medular. A menudo, la dosis se limita a 45 o 50.4 Gy para los tumores con proximidad a la médula.
- **Técnica (sitio principal del SEW):**
  La terapia con haz de protones o la IMRT son opciones razonables. Para ciertos tumores pélvicos, se puede considerar el llenado de la vejiga, si es que la vejiga llena desplaza el intestino fuera del campo de tratamiento. La exploración diaria de la vejiga puede ser útil si este es el caso. Para manos/pies, usar bolo/compensadores. Considerar bolo en los sitios de cicatrización/drenaje si es radioterapia adyuvante.
- **IPC/radioterapia hemitorácica:**
  Dosis: 15 Gy/10 fx.
  VCO: incluye ambos pulmones, mediastino y recesos pleurales para IPC. Para la radioterapia hemitorácica (debido a derrame tumoral pleural), incluye el pulmón ipsilateral + receso pleural.
  Técnica: AP/PA o IMRT (la IMRT con conservación del corazón justifica la simulación TC4D; *véase* Kalapurakal *IJROBP* 2012). Si AP/PA, los bordes son los siguientes: superior = por encima de la clavícula/ápice pulmonar (FLASH en fosa SCV). Inferior = debajo del diafragma. Lateral = pared torácica. *Véase* el capítulo sobre el **tumor de Wilms** para conocer los campos representativos.
- **Restricciones de la directriz de planificación:**
  Las limitaciones específicas dependen en gran medida del sitio principal, pero en general:
  - Médula D_{max} < 45 Gy (aunque se puede considerar una D_{max} < 50.4 Gy según las circunstancias).
  - Evitar la irradiación circunferencial de las extremidades (*véase* la sección sobre **sarcoma de tejidos blandos** para obtener más información), dejando una franja de piel de 1-2 cm para reducir el riesgo de linfedema.
  - Se debe tener especial cuidado para evitar una dosis innecesaria en la vejiga, dada la cistitis asociada con los fármacos de quimioterapia para SEW, como la ciclofosfamida y la ifosfamida, que a menudo se administran simultáneamente con la radioterapia.
  - Evitar el cierre epifisario prematuro al evitar la radioterapia en las placas epifisarias de crecimiento no afectadas.

QUIMIOTERAPIA

- VDC/IE = vincristina + doxorrubicina + ciclofosfamida (VDC) alternando con ifosfamida + etopósido (IE)

EFECTOS ADVERSOS

- **Agudos:** varían según el campo de tratamiento/sitio primario.
- **Tardíos:** varían según el campo de tratamiento/sitio primario, pero en general: pérdida de estatura, cierre epifisario prematuro/disminución del crecimiento óseo (y, por lo tanto, asimetría esquelética en algunos casos), cifosis/lordosis/escoliosis, fractura, cistitis, neumonitis, fibrosis pulmonar, infertilidad y segunda malignidad. Tenga en cuenta la tasa relativamente alta de segunda malignidad para los supervivientes de SEW, pues el ensayo CCSS informó un riesgo acumulado de segunda malignidad del 24% a los 35 años (*Marina et al. Cancer* 2017).

SEGUIMIENTO

- Imágenes al final del tratamiento con PET/TC al finalizar la quimioterapia y RM del sitio primario ~3-4 meses después del tratamiento local definitivo (*Meyer Pediatr Blood Cancer* 2008).
- Realizar un seguimiento cada 3 meses durante los primeros 2 años, luego cada 6 meses durante los 2-5 años siguientes, después anualmente durante otros 5 años y probablemente más tiempo. Incluye anamnesis y exploración física, análisis de laboratorio, así como imágenes primarias (+) de tórax, en general radiografías simples, a menos que existan síntomas localizados/preocupantes o se detecte una anomalía en las radiografías.
- Las recaídas tardías no son infrecuentes en el SEW. Según el CCSS, ocurren en el 13% de los supervivientes a los 5 de SEW tras 20 años de seguimiento. También se debe llevar a cabo una vigilancia específica del sitio para detectar efectos tardíos (existen guías del COG relevantes y específicas del sitio).

ENSAYOS CLÍNICOS RELEVANTES

POG 8346 (*Donaldson IJROBP* 1998). Ensayo aleatorizado que incluyó a 178 niños con SEW, el 79% con enfermedad localizada. Pacientes que lograron una respuesta completa/respuesta parcial después de la inducción con VDC + dactinomicina y con tumores primarios que afectaban a hueso no sacrificable asignados al azar a radioterapia ósea de campo completo o a radioterapia de campo afectado (VTM + 2 cm). El 53% de control local en ambos grupos de radioterapia, validando la radioterapia de campo afectado para SEW, en comparación con la radioterapia de hueso completo.

INT-0991 (*Grier NEJM* 2003). Ensayo aleatorizado en el que 518 pacientes con FTE se asignaron al azar a inducción con VDC + dactinomicina frente a VDC + dactinomicina alternando con IE. Para los pacientes con FTE localizado, alternar VDC + dactinomicina con IE resultó en una mejoría significativa en la SG a 5 años (72% vs. 61%, $p = 0.01$) y control local (95% vs 85%, $p < 0.001$).

RABDOMIOSARCOMA

ETHAN BERNARD LUDMIR · ARNOLD C. PAULINO

ANTECEDENTES

- **Incidencia/prevalencia:** el rabdomiosarcoma (RMS) es el sarcoma pediátrico de tejido blando más frecuente, con aproximadamente 350-400 casos al año en los Estados Unidos. Representa ~3-4% de las neoplasias malignas pediátricas.
- **Resultados:** varía según el sitio del tumor primario, histología, estado de translocación y estratificación del riesgo, entre otros. Supervivencia global (SG) a 5 años según la estratificación del riesgo del COG: riesgo bajo = 92%, riesgo intermedio = 65% y riesgo alto = 14%.
- **Demografía:** predomina en hombres; H:M = ~1.4:1. Existe una leve diferencia entre grupos étnicos en la incidencia del RMS: afroamericanos > caucásicos > asiáticos. La incidencia alcanza su punto máximo a los 2-6 años de edad (histología embrionaria) y a los 10-14 años de edad (histología alveolar). Sin embargo, el 7% de los RMS se presenta en bebés (< 1 año) y el 13% en pacientes de más de 15 años de edad, incluyendo los casos en adultos.
- **Factores de riesgo:** conocimiento limitado; la mayoría de los casos de RMS son esporádicos. El RMS se ha asociado con algunos síndromes genéticos, incluyendo Li-Fraumeni, NF1 y Beckwith-Wiedemann.

BIOLOGÍA Y CARACTERÍSTICAS DEL TUMOR

- **Patología:** tumor de células pequeñas, redondas y azules. La IHQ es útil para distinguir de otros tumores de células pequeñas, redondas y azules. El RMS es positivo para proteínas

musculares específicas, incluyendo mioglobina, proteína de banda Z, diferenciación miogénica 1 (MyoD1), actina, miosina y desmina.
- **Célula de origen:** se postula que surge de células mesenquimatosas primitivas, aunque los datos emergentes sugieren que el origen no mesenquimatoso puede ser posible para el RMS de fusión negativa (*Drummond et al. Cancer Cell 2018*).
- **Histología:** existen diversos subtipos histológicos con importancia pronóstica. Del mejor al peor pronóstico: botrioide, fusiforme, embrionario, alveolar y pleomórfico/indiferenciado. Las células botrioides y fusiformes son variantes de la histología embrionaria y confieren un excelente pronóstico. El botrioide es frecuente en los bebés y los tumores de las vías urinarias (RMS vaginal en bebés, habitualmente con histología botrioide, que tiene aspecto de «racimo de uvas» a la exploración). La histología embrionaria muestra manchas de miogenina en parches, con aspecto similar al músculo esquelético embrionario; el RMS de cabeza y cuello es abundante en histologías embrionarias (especialmente los tumores orbitarios). La histología alveolar, con peor pronóstico, se presenta en niños mayores (10 años de edad o mayores) y tiene tinción de miogenina difusa. Además, los tumores alveolares se presentan en los sitios más desfavorables, especialmente en las extremidades, el perineo y el tronco. Alrededor del 50-55% de los RMS son embrionarios y ~25% son alveolares.
- **Genética:** se ha demostrado que las translocaciones que afectan FOXO1 en el cromosoma 13 están asociadas con el RMS alveolar. Cerca del 80% de los RMS alveolares tienen transcripciones de fusión PAX3-FOXO1 o PAX7-FOXO1, correspondientes a t(2;3) y t(1;13), respectivamente. De aquellos con transcripciones de fusión, la mayoría son fusiones PAX3-FOXO1. PAX-FOXO1 es un indicador de pronóstico negativo (*Sorenson et al. JCO 2002*). Además, el RMS alveolar negativo para fusión tiene resultados comparables al RMS embrionario (*Williamson et al. JCO 2010*). Por lo tanto, existe una tendencia hacia el estado de fusión para la asignación de riesgos y el diseño de ensayos (incluyendo los ensayos del COG en curso).

ANATOMÍA

Aproximadamente el 20% son genitourinarios, ~15% en cabeza y cuello del tipo parameníngeo, ~10% en la órbita, ~10% en cabeza y cuello del tipo no parameníngeo, ~20% en las extremidades y ~15% en otros sitios (incluyendo tronco, retroperitoneo).

*Cabeza y cuello del tipo parameníngeo incluye M**M**N**N**OO**P**P = oído **M**edio, **M**astoides, cavidad **N**asal, **N**asofaringe, f**O**sa infratemporal, f**O**sa pterigopalatina, senos **P**aranasales y espacio **P**arafaríngeo.

Clasificar el sitio primario en categorías de pronóstico favorable y desfavorable:
- **Sitios favorables:** órbita, cabeza y cuello no parameníngeo, biliar, genitourinario sin próstata/sin vejiga.
- **Sitios desfavorables:** todos los demás sitios.

EVALUACIÓN DIAGNÓSTICA

- **Anamnesis y exploración física:** la presentación clínica varía según el sitio primario. Orbitario: proptosis, oftalmoplejía. Cabeza y cuello parameníngeo: obstrucción nasal/aural/sinusal, déficit de NC y estado mental alterado (considerar extensión intracraneal). Otros de cabeza y cuello: masa de gran tamaño indolora. Extremidades: masa (± dolor asociado con masa), hinchazón. Genitourinarios: hematuria/obstrucción urinaria (vejiga), secreción (vagina), agrandamiento escrotal/inguinal (paratesticular).

  Las tasas de metástasis nodulares, incluso en el momento de la presentación, varían según el sitio primario/histología. El mayor riesgo de afectación a nódulos lo representan los tumores de próstata, paratesticulares y de las extremidades. Los tumores alveolares de cabeza y cuello también pueden tener un mayor riesgo de metástasis nodulares.

  Se presentan metástasis a distancia en ~20% de los pacientes con RMS en el momento del diagnóstico, por lo general en pulmón, médula ósea y hueso. Las metástasis dentro del SNC pueden ocurrir en pacientes con RMS parameníngeo con extensión intracraneal (siembra dentro del LCR).
- **Estudios de imagen:** evaluar el sitio primario: se prefiere la RM. Evaluar metástasis a distancia y los nódulos linfáticos: PET/TC; se puede omitir la TC de tórax y la gammagrafía ósea si se realiza una PET/TC. Se recomienda una biopsia de médula ósea, aunque no se requiere BMO bilateral para pacientes con RMS embrionario y pacientes con nódulos clínicamente negativos.
  - **RMS parameníngeo:** estos tumores tienen un alto riesgo de extensión al SNC (extensión intracraneal, erosión ósea craneal y déficit de NC). Por lo tanto, para RMS parameníngeos se necesita la citología del LCR (punción lumbar) y RM encefálica.
- **Laboratorios:** BH, QS (incluyendo BUN/Cr y enzimas hepáticas), ácido úrico.
- **Procedimientos/biopsia:** biopsia con aguja gruesa o incisional. Como antes, para RMS parameníngeos, se necesita punción lumbar para el análisis citológico del LCR.
  - **Evaluación nodular:** biopsia de los nódulos linfáticos sospechosos para confirmar el estado nodular. Biopsia del nódulo linfático centinela indicada para tumores de miembros. Se recomienda la disección de los nódulos linfáticos retroperitoneales ipsilaterales con preservación del nervio para hombres > 10 años de edad con RMS paratesticular.
- **Otros:** consulta sobre fertilidad/banco de semen según la indicación.

ESTRATIFICACIÓN/ESTADIFICACIÓN DEL RIESGO

- La estratificación del riesgo guía el tratamiento; proceso de cuatro pasos.
  1. **Sitio: favorable vs. desfavorable:** *véase* más arriba sobre la división de los sitios primarios en categorías favorables y desfavorables.
  2. **Estadio:** comenzar por el sitio y luego determinar el estadio (I-IV); *véase* a continuación:

Estadio	Sitio	Tamaño	Nódulos linfáticos	Metástasis
I	Favorable	Cualquiera	Cualquiera	M0
II	Desfavorable	≤ 5 cm	N0	M0
III	Desfavorable	> 5 cm o N1 (cualquier tamaño)		M0
IV	Cualquiera	Cualquiera	Cualquiera	M1

Sitio favorable: órbita, cabeza y cuello no parameníngeos, genitourinario no en vejiga/próstata, vía biliar.
Sitio desfavorable: parameníngeos, todos los demás.

3. **Grupo (extensión de la cirugía):** agrupación del IRS según la extensión de la cirugía.

Grupo	Definición
1	Resección R0 (completa)
2	Resección R1 o nódulos linfáticos (+) (con R0-1)
3	Resección R2 o irresecable/solo biopsia
4	Enfermedad metastásica

4. **Estratificación del riesgo:** combinación de estadio + grupo e histología (ahora estado de fusión; *Pappo et al. JCO* 2017). *Véanse* más arriba las tasas de SG para cada categoría de riesgo.
   - **Riesgo bajo:** fusión negativa: estadio 1, grupo 2; estadio 2, grupos 1 y 2; y estadio 1 orbitario, grupo 3.
   - **Alto riesgo:** todos los pacientes en estadio 4 del grupo 4, excepto los pacientes con fusión negativa < 10 años de edad.
   - **Riesgo intermedio:** todos los demás.

ALGORITMO DE TRATAMIENTO

- Paradigma general de tratamiento: resección (o biopsia) máxima segura → quimioterapia, iniciar la radioterapia como se indica durante la quimioterapia; el momento indicado se comenta más adelante.
- Radioterapia como terapia local definitiva para sitios con opciones limitadas de resección primaria sin morbilidad significativa, incluyendo orbitario y otros de cabeza y cuello (especialmente parameníngeos).
- La dosis, el momento y las indicaciones de la radioterapia varían según el estadio/grupo/estratificación de riesgo, como se indicó anteriormente.

TÉCNICA DE RADIOTERAPIA

- **SIM:** depende del sitio primario; es posible que se requiera sedación (anestesia) en niños menores de 8 años, de edad tanto para la simulación como para el tratamiento.
- **Dosis:** por lo general, todo en fracciones de 1.8 Gy.
  - Grupo I embrionario: sin radioterapia.
  - Grupo I alveolar: 36 Gy al sitio antes de la quimioterapia.
  - Grupo II N0 (residuo microscópico tras la cirugía): 36 Gy al sitio antes de la quimioterapia.
  - Grupo II N1 (afectación de nódulos linfáticos resecados): 41.4 Gy en el sitio antes de la quimioterapia y la región nodular.
  - Grupo III no orbitario: 50.4 Gy.
  - Orbitario del grupo III: 45 Gy (si hay respuesta completa tras la quimioterapia de inducción) y 50.4 Gy (si no hay respuesta completa después de la quimioterapia de inducción).
  - No se indica RT para otros casos (incluyendo RMS no embrionario): N0 después de la amputación de la extremidad con RMS; R0 después de la resección paratesticular.
- **Momento de la radioterapia:** relativo al inicio de la quimioterapia, generalmente por estratificación de riesgo.
  - Riesgo bajo: semana 13 (según ARST0331).
  - Riesgo intermedio: anteriormente la semana 4 (ARST0531), aunque el COG ARST1431 actual lo ha cambiado a la semana 13.
  - Riesgo alto: semana 20.
  - La RT urgente debe iniciar tan pronto como esté indicado, sin considerar lo anterior.
  - El RMS parameníngeo con extensión intracraneal se trata convencionalmente en las semanas 0-2. El ARST1431 retrasa el inicio de radioterapia hasta la semana 13.
- **Objetivo:**
  - En general: VTM = volumen prequimioterapia y VCO = VTM + 1 cm.

- El margen de VPO depende de los sitios que se estén tratando; se utiliza IGRT, etc.
- **Técnica:** varía según el sitio de tratamiento, pero en general la terapia con haz de protones y la IMRT son opciones razonables, con varias series que usan ambas técnicas en los sitios primarios.
- **IGRT:** depende del sitio primario, generalmente con al menos IGRT con kV diario.
- **Restricciones de las directrices de planificación de dosis:** depende del sitio principal.

QUIMIOTERAPIA

- De uso habitual: VAC (vincristina/dactinomicina/ciclofosfamida), VI (vincristina/irinotecán) e IE (ifosfamida/etopósido).

EFECTOS ADVERSOS

- **Agudos:** varía según el campo de tratamiento/sitio primario.
- **Tardíos:** varía según el campo de tratamiento/sitio primario. Para los tumores orbitarios, como xeroftalmía, cataratas, disminución de la agudeza visual, la radioterapia en cabeza y cuello conduce a anomalías dentofaciales, asimetría/hipoplasia facial, endocrinopatías y déficits neurocognitivos. Otros factores de riesgo tardíos incluyen cierre epifisario prematuro y disminución del crecimiento óseo (asimetría esquelética), fracturas, cistitis, incontinencia urinaria, infertilidad (especialmente con ciclofosfamida) y segunda neoplasia maligna.

ENSAYOS CLÍNICOS RELEVANTES

- IRS I (*Maurer Cancer* 1988). Pacientes con histología favorable del grupo I: VAC frente a VAC-radioterapia, sin diferencias en la SG (93% vs. 81%, respectivamente, *p* = 0.67); en consecuencia, no se suministra radioterapia para la histología favorable del grupo I. También mostró que para los paciente del grupo II/III, la cobertura de radioterapia de todo el músculo frente a solo los campos afectados no dio como resultado ninguna diferencia en el control local (por lo tanto, no es necesaria la cobertura de todo el músculo). Para pacientes > 6 años de edad, recurrencia local del 32% con radioterapia < 40 Gy y recurrencia local del 12% con radioterapia > 40 Gy (*p* > 0.4); no se demostró respuesta a la dosis.
- IRS IV (*Crist JCO* 2001). Pacientes del grupo III aleatorizados a 50.4 Gy en 1.8 Gy fx diarios frente a 59.4 Gy hiperfraccionados en 1.1 Gy fx cada 12 h. No hubo diferencias en la supervivencia libre de falla o en el control local (*p* = 0.85 y 0.9, respectivamente), con aumento de la mucositis en el grupo hiperfraccionado. Por lo tanto, el fraccionamiento diario convencional sigue siendo el estándar.

OSTEOSARCOMA/RETINOBLASTOMA/ GLIOMA DEL TRONCO ENCEFÁLICO

ETHAN BERNARD LUDMIR • ARNOLD C. PAULINO

OSTEOSARCOMA

- **Antecedentes:**
  - Es el tumor óseo pediátrico más frecuente (el segundo en frecuencia es el sarcoma de Ewing), con ~400 casos pediátricos al año. Distribución bimodal con pico en la adolescencia y otro pico > 65 años. H > M y afroamericanos > caucásicos.
  - Mayor riesgo de osteosarcoma en los pacientes con antecedentes de mutación *RB* de la línea germinal, así como antecedentes de radioterapia para el retinoblastoma (independientemente de la presencia de la mutación *RB* de la línea germinal).
  - Ocurre con síntomas locales que incluyen dolor, hinchazón, masa palpable y fractura. Los síntomas sistémicos aparecen con menor frecuencia al momento de la presentación, en comparación con el SEW. En las radiografías, se presenta el patrón en «sol naciente», a diferencia del SEW, que presenta el aspecto de «piel de cebolla».
  - El 80% de los casos ocurren en el esqueleto apendicular, la mayoría de los cuales se originan en la metáfisis (fémur distal > tibia).
  - El 90% de los pacientes con osteosarcoma tienen enfermedad localizada radiográficamente al momento del diagnóstico, pero solo con síntomas; ~80% de los pacientes desarrollarán metástasis pulmonares dentro de 12 meses. Por lo tanto, al igual que con el SEW, el osteosarcoma es una enfermedad «sistémica oculta».
- **Paradigma de tratamiento:**
  Quimioterapia neoadyuvante → cirugía* → quimioterapia adyuvante (generalmente doble doxorrubicina/cisplatino).
  *La respuesta patológica a la quimioterapia neoadyuvante en la pieza quirúrgica es pronóstica, pues > 90% de necrosis conduce a ~80% de supervivencia sin recaídas.

- **Papel de la radioterapia:**
  - A diferencia del SEW, el osteosarcoma generalmente se considera radiorresistente (las variantes histológicas del osteosarcoma son hasta cierto punto más radiosensibles).
  - Más allá de las indicaciones paliativas, la radioterapia se puede utilizar en la variante definitiva para pacientes inoperables (inoperables debido a factores propios del paciente o de la enfermedad) o como adyuvante para aquellos con márgenes cercanos o positivos.
  - Se cree que la radioterapia definitiva, o radioterapia después de la resección R2 (enfermedad residual macroscópica), requiere altas dosis de radioterapia (60-70 Gy; por lo general, al menos 66 Gy en fracciones de 2 Gy).
  - Los datos sugieren que la IPC profiláctica no tiene ningún papel, a pesar del alto riesgo de metástasis pulmonares.

RETINOBLASTOMA (RB)

- **Antecedentes:**
  - Es la neoplasia maligna primaria intraocular pediátrica más frecuente, con ~300 casos al año. Por lo general, ocurre en bebés/niños jóvenes (~2 años de edad promedio al momento del diagnóstico). El 95% de los casos se presentan en menores de 5 años de edad.
  - El 60% de los casos de RB son esporádicos y el 40% son hereditarios (mutación *RB* de la línea germinal). La mayoría de las mutaciones hereditarias de *RB* se producen a través de mutaciones *de novo* en la línea germinal, ya que < 10% de los pacientes con RB tienen antecedentes familiares de mutaciones en *RB*.
  - Casi 1/3 de los casos de RB son bilaterales, lo que en general sugiere una mutación de *RB* de la línea germinal. Sin embargo, el 15% de los pacientes con RB unilaterales tienen mutación de la línea germinal, por lo que se deben considerar las pruebas genéticas incluso en casos unilaterales. Los casos de RB trilateral se refieren al RB bilateral con un pineoblastoma concordante. Ocurre en el 5% de los pacientes con mutación *RB*.
  - La edad de presentación es más temprana (~1-1.5 años) para los pacientes con RB bilaterales y los pacientes con mutación *RB* de la línea germinal.
  - Suele presentarse leucocoria, aunque pueden presentar estrabismo, nistagmo y otros.
  - Múltiples sistemas de clasificación; el COG ahora usa el sistema de Clasificación Internacional de Retinoblastoma Intraocular, donde los ojos tienen un riesgo estratificado de A a E.
    A: tumores pequeños (3 mm), limitados a la retina y lejos de estructuras importantes.
    B: todos los demás tumores, limitados a la retina.
    C: tumores bien definidos con una pequeña extensión debajo de la retina o con diseminación vítrea.
    D: tumores grandes o mal definidos con diseminación subretiniana o vítrea generalizada.
    E: tumor grande que se extiende cerca del frente del ojo. Hemorragia que causa glaucoma o casi sin posibilidad de preservación ocular.
- **Paradigma de tratamiento:**
  - Variable, pero incluye tanto terapia sistémica (generalmente VCE = vincristina/ carboplatino/etopósido) como terapias locales con el objetivo de evitar la enucleación del ojo, si es posible.
  - Existe una gran variedad de opciones de tratamiento local, que incluyen quimioterapia intraarterial, quimioterapia intravítrea, crioterapia, fotocoagulación con láser, radioterapia de haz externo y braquiterapia con placa.
  - La RTE también puede estar indicada como adyuvante después de la enucleación si se identifica un margen positivo o compromiso nodular; la enucleación suele estar indicada para tumores avanzados (riesgo muy alto = grupo E), entre otros.
- **Papel de la RTE y la braquiterapia:**
  - La RTE se desarrolló como la primera técnica que permite preservar el globo ocular. Sin embargo, ahora se usa menos debido a la preocupación de una segunda neoplasia maligna. Roarty y cols. examinaron pacientes con RB bilaterales. El 35% tuvo una segunda neoplasia maligna después de la RTE frente al 6% de los que no recibieron RTE (*Roarty et al. Ophthalmology* 1988). Los datos apoyan que el campo y la dosis afectan la incidencia de segundas neoplasias malignas después de la radioterapia para RB. La segunda neoplasia maligna después de la radioterapia para RB incluye osteosarcoma de huesos dentro del campo de tratamiento alrededor de la órbita.
  - A menudo, la RTE (generalmente con QT concurrente) está indicada como adyuvante después de la enucleación con margen (+) o nódulos linfáticos (+). Dosis 36-45 Gy.
  - La braquiterapia con placas proporciona una fuente personalizada que disminuye la dosis de radioterapia a los huesos y, por lo tanto, reduce el riesgo de desarrollar neoplasias malignas secundarias.
  - Por lo general, las fuentes para las placas son de I-125 o Ru-106, y **se prescriben** 45 Gy a 1 mm más allá del vértice del tumor.
  - Es logísticamente desafiante, ya que las placas permanecen en su lugar durante casi 2 días en estos niños jóvenes antes de regresar a la sala de operaciones para el retiro de la placa. Del mismo modo, técnicamente desafiante; por lo tanto, no se usa a menudo como primera elección, sino que se considera en los casos de enfermedad persistente después de que terminaron las opciones de otros tratamientos locales.

GLIOMA DEL TRONCO ENCEFÁLICO

- **Antecedentes:**
  - El 80% de los gliomas pediátricos del tronco encefálico surgen de la protuberancia. La mayoría de los tumores protuberanciales son gliomas protuberanciales intrínsecos difusos (GPID). Cerca del 20% de los gliomas pediátricos del tronco encefálico = focales, predominantemente en la unión cervicomedular (bulbo raquídeo bajo) y el techo (mesencéfalo superior). Suele presentarse con parálisis de NC, especialmente los NC VI y VII, así como ataxia, aumento de la PIC (náuseas y vómitos, cefalea, letargia/somnolencia). Los gliomas protuberanciales son principalmente infiltrativos, de alto grado y agresivos y presagian un mal pronóstico.
  - Las lesiones no protuberanciales no difusas incluyen lesiones exofíticas dorsales, por lo general gliomas de grado bajo, incluyendo APJ (tumores de grado I de la OMS).
  - Incidencia: los GPID suelen presentarse entre los 4 y 9 años de edad, aproximadamente 300 casos al año. Sin predilección por sexo para los GPID.
  - Patología: se comienza a comprender la patogenia molecular de los GPID, incluyendo la alta incidencia de mutaciones en *H3F3A* (gen de la histona H3). Aproximadamente el 80% de los GPID en un ensayo tenían la mutación *H3F3A* (*Wu et al. Nat Genet* 2012). Estas mutaciones *H3 K27M* se han identificado como presagios de mal pronóstico. La clasificación de la OMS de 2016 incluye el «glioma difuso de línea media mutante H3 K27M» como entidad de diagnóstico.
  - Los GPID en la RM muestran un patrón infiltrativo expansible característico hipointenso en T1 e hiperintenso en T2 dentro de la protuberancia, con tasas variables de realce con el contraste con gadolinio.
- **Paradigma de tratamiento:**
  - Control del edema peritumoral (esteroides) y tratamiento de la hidrocefalia (derivación), según la indicación. La biopsia del tumor solo está indicada si el aspecto atípico en las imágenes pone en duda el diagnóstico de GPID. Los estudios/protocolos emergentes están demostrando la seguridad de la biopsia de GPID, pero fuera del protocolo, no se debe realizar la biopsia, pues existe el riesgo de lesión al tronco encefálico.
  - La única terapia antitumoral estándar es la radioterapia. A pesar de ello, la mediana de supervivencia es ~1 año, con una supervivencia escasa (< 5%) a los 5 años. Cabe destacar que los gliomas del tronco encefálico no GPID, como los gliomas exofíticos dorsales del tronco encefálico, tienen un mejor pronóstico (~75% de SG a los 10 años).
  - Hay un papel limitado para los quimioterápicos convencionales, aunque cada vez se usan más en el protocolo los inhibidores de HDAC/inhibidores de la desmetilación de histonas.
- **Papel de la radioterapia:**
  - **Dosis:** la RT para GPID implica un tratamiento de 54 Gy en 30 fracciones (1.8 Gy/fx).
  - **Objetivo:** volumen del tumor (fusión de RM útil) + 1-1.5 cm para VCO. Además, VPO de 5 mm con IGRT por kV diario.
  - **Técnica:** RT con fotones (IMRT/VMAT), en lugar de tratamiento con haz de protones, debido a consideraciones teóricas con respecto a un mayor riesgo de lesión del tronco encefálico con protones.
  - Dosis de RT alternativa mediante hipofraccionamiento, utilizando 39 Gy a 3 Gy/fx (13 fracciones diarias) o 44.8 Gy a 2.8 Gy/fx (16 fracciones diarias). Un análisis de cohortes emparejadas (*Janssens et al. IJROBP* 2013) sugirió resultados comparables con menor tiempo/carga de tratamiento. Sin embargo, un ECA de Egipto asignó al azar a los pacientes con GPID a 54 Gy/30 fx frente a 39 Gy/13 fx y encontró resultados similares entre los dos grupos, pero con diferencias de SLP que excedían el supuesto de no inferioridad preespecificado (SLP a favor del grupo convencional).
  - Por lo tanto, hoy en día se continúa usando fraccionamiento convencional en MDACC.
  - En general, la RT produce una mejoría en la respuesta y los síntomas (~65-75%) en la mayoría de los pacientes, pero prácticamente todos con recurrencia 1 año después de la radioterapia.

EFECTOS TARDÍOS

ETHAN BERNARD LUDMIR · ARNOLD C. PAULINO

ANTECEDENTES

- **Revisión general:**
  - La toxicidad tardía de la radioterapia, especialmente en pacientes pediátricos, informa las opciones de tratamiento y los riesgos.
  - Hay mayor preocupación por la toxicidad tardía dada la mejoría de la supervivencia de los pacientes pediátricos durante los diversos sitios de enfermedad durante los pasados 50 años.
  - Las principales causas de mortalidad en los supervivientes a 5 años de cánceres infantiles son la enfermedad recurrente (57%), las neoplasias malignas secundarias (15%) y la toxicidad cardíaca (7%) (*Mertens et al. JCO* 2001).

- **Factores que afectan los efectos tardíos:**
  - Los factores pueden afectar el riesgo de la toxicidad tardía en diferentes sistemas/sitios de órganos.
  - Los factores del hospedero, que incluyen la edad, el sexo, las comorbilidades, la etnia/raza y la predisposición genética, pueden afectar la toxicidad tardía.
  - La edad del paciente es particularmente importante para los OER, dadas las tasas diferenciales de maduración. Por ejemplo, el desarrollo temprano del encéfalo frente al desarrollo adolescente del aparato reproductor. Conceptualmente, el cerebro es más sensible a la radioterapia durante el desarrollo en la primera infancia, mientras que las gónadas son más sensibles a la radioterapia durante la pubertad.
  - Los efectos genéticos también son importantes: los pacientes con NF1 después de la radioterapia para gliomas de la vía óptica tenían ~50% de riesgo de una segunda neoplasia maligna (*Sharif et al. JCO 2006*). De manera similar, existe mayor riesgo de síndrome de moyamoya en los pacientes con NF1 después de la radioterapia, y también un mayor riesgo de carcinomas cutáneos de células basales en el campo irradiado después de la radioterapia en los pacientes con síndrome de Gorlin (*véase Happle JAAD 1999*). El riesgo de neoplasias secundarias en pacientes con RB aumentó notablemente después de la radioterapia cuando el RB fue hereditario frente al no hereditario (33% vs. 13%; *Marees et al. JNCI 2008*).
  - El sexo también es fundamental, como se analiza a continuación. Existe evidencia de una mayor sensibilidad para la toxicidad de la radioterapia en las mujeres, incluyendo déficits neurocognitivos y alteraciones de la estatura después de la radioterapia craneal para leucemia e hipotiroidismo, así como para neoplasias malignas secundarias después de la radioterapia mediastínica para el linfoma de Hodgkin (específicamente de mama).
  - Los parámetros del tratamiento también influyen en la toxicidad: dosis de radiación, tamaño de la fracción, volumen tratado, quimioterapia concurrente, así como el momento de la quimioterapia y la radiación. También son importantes otros tratamientos oncológicos empleados, como la cirugía y la quimioterapia. Es posible que diversas modalidades interactúen sinérgicamente para aumentar el riesgo de toxicidad.

EFECTOS TARDÍOS SEGÚN EL SITIO DEL ÓRGANO

- **SNC:**
  - Efectos neurocognitivos debidos a la radiación cerebral; más sensible en el útero y luego durante los primeros años de vida. Se cree que la sinaptogénesis, el crecimiento axónico, la arborización dendrítica y la maduración de las redes neuronales durante estos primeros años son fundamentales para la neurotoxicidad de la RT en los muy jóvenes.
  - Cambios neurocognitivos afectados por la edad en la que se recibió radioterapia. Las puntuaciones de coeficiente intelectual para los pacientes pediátricos con glioma de bajo grado muestran déficits a largo plazo más significativos cuando la radioterapia se administra en edades tempranas (*Merchant et al. JCO 2009*).
  - Se ha demostrado que a IRCE + refuerzo a fosa posterior para pacientes con meduloblastoma afecta el coeficiente intelectual tanto verbal como no verbal (*Ris et al. JCO 2001*).
  - El ensayo anterior sugirió que las mujeres son más propensas a tener déficits de coeficiente intelectual verbal después de la radioterapia. Existe una posible sensibilidad relacionada con el sexo a los cambios del coeficiente intelectual en las mujeres en el estudio con TODOS los pacientes tras la IRCE: el 50% de las niñas frente al 14% de los niños tenían un coeficiente intelectual < 90 en el seguimiento (*Waber et al. JCO 1992*).
  - La radioterapia craneal también puede causar leucoencefalopatía, aunque es poco probable (< 1%) en ausencia de metotrexato (i.v. o intracal).
- **Musculoesquelético:**
  - La lesión ósea por radioterapia depende de la porción de hueso tratada. Por ejemplo, la radioterapia epifisaria detiene la condrogénesis.
  - Los efectos esqueléticos se observan en múltiples series, que incluyen escoliosis, cifosis/lordosis e hipoplasia del ala ilíaca, entre otras. El más frecuente de estos (que depende de los campos de radioterapia) es la escoliosis.
  - También se observan déficits de estatura después de la RT, que dependen tanto de la dosis como de la edad en la que se recibió el tratamiento. Por ejemplo, los pacientes con TW tratados con RT: los pacientes de 8 años de edad tuvieron una pérdida de estatura de solo 0.8 cm tras 10 Gy, mientras que los pacientes de 2 años de edad tuvieron una pérdida de estatura de 7.2 cm tras 30 Gy (*Hogeboom et al. Med Pediatr Oncol 2001*).
  - Si no se puede evitar la radiación a la columna vertebral o una placa de crecimiento durante la pubertad, es mejor tratar toda la columna o placa de crecimiento para evitar un crecimiento asimétrico.
  - De manera similar, se cree que tiene un sesgo por sexo, en el que la mujer es más sensible a la pérdida de estatura relacionada con la radioterapia.
  - Las anomalías del crecimiento se deben directamente a la radioterapia en los huesos en desarrollo y el cráneo (déficit de GH). Riesgo de talla baja para TODOS los pacientes después de la radioterapia craneal > 20 Gy (*Chow et al. J Pediatr 2007*).
- **Segunda malignidad:**
  - Cáncer de mama secundario: ~9-10% de incidencia después de la radioterapia para el linfoma de Hodgkin.

- Aumento de la sensibilidad para el cáncer de mama secundario si la paciente está en la pubertad (~12-16 años de edad) durante la radioterapia, en comparación con las mujeres más jóvenes (< 12 años; *Constine IJROBP* 2008).
- Después de la radioterapia para el linfoma de Hodgkin, también se observa cáncer de tiroides secundario con una frecuencia comparable con la del cáncer de mama secundario (*O'Brien JCO* 2010).
- El riesgo de malignidad secundaria está estrechamente relacionado con el uso de radioterapia, entre otros factores (incluyendo ciertos fármacos de quimioterapia, como procarbazina, antracíclina y etopósido); el sarcoma secundario se relaciona en gran medida con la radioterapia previa, y las neoplasias malignas gastrointestinales secundarias se relacionan de manera similar con la radioterapia abdominal previa.
- Tasas diferenciales de malignidad secundaria según la histología del tumor primario (*véase* el capítulo sobre **sarcoma de Ewing**; alta incidencia de malignidad secundaria para SEW). Otros informes describen un riesgo bajo de malignidad secundaria para otras lesiones, incluyendo ~1-2% a los 10-15 años para el tumor de Wilms, la LLA y el rabdomiosarcoma.
- Los estudios de segunda malignidad son desafiantes debido al periodo entre la radioterapia, el tratamiento y los episodios que causan el tumor. Los modelos sugieren que las técnicas modernas han reducido el riesgo de neoplasias malignas secundarias relacionadas con la radioterapia. Los datos emergentes sugieren una tendencia hacia la disminución de las neoplasias malignas secundarias, lo que supone una era progresiva en el tratamiento (*Turcotte et al. JAMA* 2017).

ESTRATEGIAS PARA REDUCIR LA TOXICIDAD TARDÍA

- **Retrasar/omitir radioterapia:**
  - Se utiliza en niños jóvenes, especialmente en pacientes < 3 años de edad con tumores del encéfalo. IRCE retrasada a > 3 años de edad para MB y otros pacientes con afección del SNC. Abordaje de aplazar/retrasar la radioterapia en lactantes con ependimoma (*Merchant et al. JCO* 2004).
- **Radioterapia hiperfraccionada:**
  - Con base en principios radiobiológicos, se cree que el hiperfraccionamiento disminuye los efectos tardíos. Respaldado por algunas series. Los ejemplos incluyen disminución de la fractura y atrofia muscular en pacientes con sarcoma de Ewing con hiperfraccionamiento y disminución del hipotiroidismo con radioterapia para meduloblastoma con hiperfraccionamiento.
  - Sin embargo, los ensayos muilticéntricos de estas enfermedades han encontrado diferencias limitadas o nulas con el fraccionamiento (IRS-IV, EWS CESS-86, MB HIT-SIOP PNET 4).
- **Disminuir la dosis y el volumen de la radioterapia:**
  - La menor dosis de radioterapia se aplica con éxito en el NTWS-3, cuyos resultados disminuyen la dosis de radioterapia adyuvante para pacientes con TW con histología favorable en estadio III desde 20 hasta 10 Gy con adición de doxorrubicina al esquema de quimioterapia. Se utilizó quimioterapia adicional para compensar la disminución de la dosis de radioterapia.
  - En los pacientes con meduloblastoma, ACNS0031 demostró que la sobreimpresión del campo afectado es equivalente a la sobreimpresión de la fosa posterior, lo que se tradujo en una reducción significativa de las dosis encefálicas totales.
  - Reducciones significativas de la dosis de radioterapia para el linfoma de Hodgkin; anteriormente, radioterapia total nodular/subtotal nodular/campo del manto a 36-44 Gy; ahora se utiliza radioterapia de campo/sitio/nodular a dosis mucho más bajas (20-30 Gy en general).
  - También puede intentarse eliminar la radioterapia para subconjuntos favorables de pacientes. Por ejemplo, en COG AREN0533, la eliminación de IPC en los pacientes con TW con metástasis pulmonares que tuvieron una respuesta de quimioterapia favorable. *Véanse también* los múltiples ensayos de linfoma de Hodgkin que recomiendan radioterapia para los pacientes con respuesta parcial después de la quimioterapia frente a la observación para los pacientes con respuesta completa después de la quimioterapia.
- **Tecnologías de radioterapia avanzadas:**
  - Ejemplo de IMRT: disminución de la ototoxicidad en pacientes con MB con IMRT frente a RTC 3D (*Huang et al. IJROBP* 2002).
  - Terapia con haz de protones. *Véase* el capítulo sobre **terapia de protones**; una dosis de salida menor a través del pico de Bragg es particularmente ventajosa para ciertos sitios de la enfermedad. Entre los ejemplos más notables, la IRCE, durante 2013 en *IJROBP* se comenzó un debate «ético» para los pacientes pediátricos que necesitan IRCE.
  - A pesar de la preocupación por la producción/contaminación secundaria de neutrones con la terapia con haz de protones, los datos clínicos no sugieren un mayor riesgo de neoplasias malignas secundarias con protones (*Sethi et al. Cancer* 2013).
  - El grupo PENTEC, análogo pediátrico del esfuerzo QUANTEC, está desarrollando pautas cuantitativas con base en la evidencia para la planificación del tratamiento de radioterapia y las restricciones de dosis, entre otras.

CAVIDAD BUCAL

GARY WALKER • ADAM SETH GARDEN

ANTECEDENTES

- **Incidencia/prevalencia:** hay ~30 000 casos diagnosticados anualmente en los Estados Unidos.
- **Resultados:** supervivencia a 5 años en todas las etapas estimada en 67% (datos SEER).
- **Demografía:** H > M, mayor edad.
- **Factores de riesgo:** hábito tabáquico y tabaco sin humo (p. ej., masticado), alcohol, nuez de betel y lesiones premalignas (leucoplasia, 5% de riesgo de desarrollar cáncer; eritroplasia, 50% de riesgo).

BIOLOGÍA Y CARACTERÍSTICAS DEL TUMOR

- **Genética:** mayormente asociado con alteraciones genéticas por factores externos.
- **Patología:** la gran mayoría son CE. Las histologías poco frecuentes incluyen adenoide quístico, adenocarcinoma, sarcoma y melanoma.

ANATOMÍA

- **Subsitios:** lengua bucal, mucosa del labio, mucosa bucal, reborde alveolar, trígono retromolar, piso de la boca, paladar duro.
- **Músculos extrínsecos de la lengua:** geniogloso, hipogloso, estilogloso, palatogloso.
- **Drenaje de los nódulos linfáticos** (35% son [+] para cáncer):
  - Drenaje primario para IB y IIA.
  - El labio superior puede drenar a la región preauricular.
  - El labio inferior y el piso de la boca pueden drenar a IA.
  - Aproximadamente, un 15% se salta el nivel II y pasa directamente al nivel III-IV.
  - Los niveles IV-V pueden estar afectados con enfermedad nodular avanzada.

NIVELES DE NÓDULOS LINFÁTICOS DE CABEZA Y CUELLO

El cuello se divide en seis niveles de nódulos linfáticos. Para todos los capítulos restantes de esta sección, *véanse* las siguientes definiciones:

Nivel I: por debajo del músculo milohioideo y por encima del borde caudal del hueso hioides/bifurcación de la carótida:

  IA (suprahioideo): entre los vientres anteriores de los músculos digástricos.

  IB (submandibular): posterolateral al vientre anterior del músculo digástrico y anterior al borde posterior de la glándula submandibular.

Nivel II (cadena yugular interna): base del cráneo al borde caudal del hueso hioides/bifurcación carotídea. Anterior al borde posterior del esternocleidomastoideo. Por detrás del borde posterior de la glándula submandibular:

  IIA: anterior o inmediatamente adyacente (no disecable) a la vena yugular interna.

  IIB: posterior a la vena yugular interna con un plano de tejido adiposo que separa el nódulo de la vena (sin este, se considera nivel IIA).

Nivel III (cadena yugular interna): borde caudal del hioides al borde caudal del cricoides. Anterior al borde posterior del esternocleidomastoideo. Lateral al margen medial de la arteria carótida común/interna.

Nivel IV (cadena yugular interna): borde caudal del cricoides a la clavícula. Anterior al borde posterior del esternocleidomastoideo. Lateral al margen medial de la arteria carótida común.

Nivel V (triángulo posterior/accesorio espinal): posterior al esternocleidomastoideo y anterior al músculo trapecio:

  VA: mitad superior; posterior a la altura del nivel II y III.

  VB: mitad inferior; posterior a la altura del nivel IV.

Nivel VI (ganglios prelaríngeos/pretraqueales/delfianos): borde caudal del hueso hioides al manubrio del esternón, anterior a los niveles III y IV y el espacio visceral (fig. 25-1).

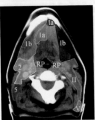
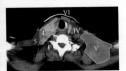

Figura 25-1 Imágenes de TC axiales que muestran los niveles nodulares en el borde inferior de la mandíbula (*figura izquierda*) y la parte baja del cuello (*figura derecha*). Véase la sección a color (reimpreso de Grégoire V, Levendag P, Ang KK, et al. CT-based delineation of lymph node levels and related CTVs in the node-negative neck: DAHANCA, EORTC, GORTEC, NCIC, RTOG consensus guidelines. *Radiother Oncol.* 2003;69(3):227-236. Copyright © 2003 Elsevier Ireland Ltd. Con autorización).

PROCESO DIAGNÓSTICO

- **Anamnesis y exploración física:** evaluar los síntomas de presentación, incluyendo la función de la cavidad bucal, los déficits de los pares craneales, la otalgia y el trismo. Palpación directa y visualización del tumor y subsitios adyacentes con nasolaringoscopio o exploración con espejo, que es útil para evaluar la propagación de la enfermedad.
- **Laboratorios:** BH, QS.
- **Procedimientos/biopsia:** biopsia de nódulo linfático primario y BAAF de los bódulos con aumento de volumen según esté clínicamente indicado.
- **Estudios de imagen:** TC o RM con contraste de cabeza y cuello. Considerar la TC del tórax. Se recomienda FDG-PET/TC para la enfermedad en estadio III/IV.
- **Consultas adicionales:** cirugía oncológica de cabeza y cuello, radio-oncología, oncología médica, terapia del habla, nutrición y odontología (fluoruro/extracciones).

ESTADIFICACIÓN DEL CÁNCER DE CAVIDAD BUCAL (AJCC 8TH EDITION)

Estadio T		Estadio N	
Tis	Carcinoma *in situ*	N1	1 nódulo linfático ipsilateral, ≤ 3 cm sin extensión extranodular
T1	Tumor ≤ 2 cm, ≤ 5 mm de profundidad de invasión (PI)	N2a	1 nódulo linfático ipsi/contralateral ≤ 3 cm con extensión extranodular, 1 ipsilateral > 3 cm ≤ 6 cm sin extensión extranodular
T2	Tumor ≤ 2 cm, PI > 5 mm y ≤ 10 mm **O** tumor > 2 cm y ≤ 4 cm y PI ≤ 10 mm	N2b	> 1 nódulo linfático ipsilateral ≤ 6 cm sin extensión extranodular
T3	Tumor > 4 cm o cualquier tumor con PI > 10 mm	N2c	> 1 nódulo linfático ipsi/contralateral > 6 cm sin extensión extranodular
		N3a	1 + nódulos linfáticos > 6 cm sin extensión extranodular
		N3b	1 nódulo linfático ipsilateral > 3 cm con extensión extranodular, 1 + nódulo linfático ipsilateral con extensión extranodular
T4a	Enf. local moderadamente avanzado (labio) tumor invade a través de hueso cortical o afecta nervio alveolar inferior, piso de la boca o piel de la cara (mentón/nariz); (cavidad bucal) invade solo estructuras adyacentes (a través de hueso cortical de mandíbula o maxilar, o afecta seno maxilar o piel de la cara); considerar que erosión superficial de la cavidad ósea/dental (sola) por un primario gingival no es suficiente para clasificar un tumor como T4	**Estadio M**	
		M1	Enfermedad metástasica
T4b	Enf. local muy avanzada; el tumor invade espacio masticatorio, placas pterigoideas o base del cráneo o envuelve arteria carótida interna		

Estadio sumativo

	N0	N1	N2	N3	M1
T1	I				
T2	II	III			
T3			IVA	IVB	IVC
T4a					
T4b					

ALGORITMO DE TRATAMIENTO

Cirugía	
T1-2, N0	Resección del primario ± disección ipsilateral de cuello (PI > 4mm) o biopsia de nódulo centinela
T3N0, T1-4 N(+)	Resección del primario + disección cervical ipsi o bilateral
Radiación adyuvante	
Márgenes positivos	Quimiorradioterapia adyuvante (cisplatino categoría I) si no se puede volver a resecar
EEC	Quimiorradioterapia adyuvante
Otros factores de riesgo°	Radioterapia o considerar quimiorradioterapia

° pT3/T4, N2/N3, IPN, nivel IV/V, IELV.

TÉCNICA DE RADIOTERAPIA

- **Momento:** debe iniciarse dentro de las 4-6 semanas después de la cirugía.
- **Dosis:** mayor riesgo (márgenes cercanos/positivos/EEC): 63-66 Gy en 30-33 fracciones.
  Riesgo alto (lecho tumoral): 60 Gy en 30 fracciones.
  Riesgo intermedio (lecho quirúrgico y cuello disecado): 57 Gy en 30 fracciones.
  Riesgo bajo (cobertura nodular electiva): 54 Gy en 30 fracciones.
- **Objetivo:** lecho tumoral, lecho quirúrgico y drenaje linfático (niveles I-IV, nivel V si el nódulo es positivo). Considerar el tratamiento unilateral para mucosa bucal o proceso alveolar bien lateralizados, sin enfermedad nodular.
- **Técnica:** VMAT, TPIM e IMRT con bloqueo de medio haz y campo AP de cuello bajo emparejado.
- **SIM:** en decúbito supino, considerar abrir la cavidad bucal con la lengua hacia adelante (lengua bucal), lateralización de la lengua (bucal/alveolar/trígono retromolar) o endoprótesis dental del piso de la boca y mascarilla Aquaplast®. Cicatriz marcada con alambre. Bolo de 3 mm a 2 cm alrededor de la cicatriz (fig. 25-2).
- **IGRT:** kV diario con TCHC semanal o TCHC diaria.
- **Directriz de planificación (para fraccionamiento convencional):**

VPO	Cobertura > 95%
Médula espinal	Máx. 45 Gy
Tronco encefálico	Máx. 54 Gy
Nervio óptico	Máx. 54 Gy
Mandíbula	Máxima dosis inferior a la prescrita para VCO$_{HD}$
Pulmones totales	V20 < 40%
Cóclea	Máx. 35 Gy
Cristalino	Máx. 5 Gy
Parótidas	Media < 26 Gy, menor para contralateral
Laringe	Media < 30 Gy
Esófago cervical	Media < 30 Gy

CIRUGÍA

- RLA y glosectomía parcial, hemi o total.
  - El margen cercano es < 5 mm.
  - Las resecciones avanzadas pueden necesitar reconstrucción con colgajo/injerto.

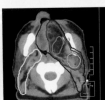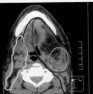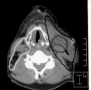

Figura 25-2 Paciente de 64 años de edad con EEC pT2N2a resecado (nódulo de 4.5 cm con EEC) de la lengua bucal reconstruido con un colgajo de pectoral tratado con quimioterapia. VTM (verde), VTM-N (verde bosque), VTM63 (aguamarina), VTM60 (rojo), VTM57 (azul) y VTM54 (amarillo) en 30 fracciones. Véase la sección a color.

- Disección del cuello para nódulos positivos o PI > 4 mm. Considerar la disección del cuello si tiene una PI de 2-4 mm.
- Disección radical del cuello: I-V, NC XI, vena yugular interna, esternocleidomastoideo.
- Disección de cuello modificada: I-V, conservar uno de los siguientes (NC XI, vena yugular interna, esternocleidomastoideo).
- Suprahomohioidea: I-III.
- Lateral: II-IV.
- Disección selectiva del cuello: nódulos linfáticos según el sitio.

QUIMIOTERAPIA

- **Concurrente:** cisplatino en dosis altas (100 mg/m²), cisplatino semanal (40 mg/m²), carboplatino semanal.
- **Inducción:** TPF (docetaxel/cisplatino/5-FU); no debe hacerse fuera del protocolo.

TRATAMIENTO DE EFECTOS ADVERSOS

- Náuseas y vómitos: ondansetrón como primera elección (4-8 mg c/8 h por razón necesaria) → proclorperazina como segunda elección (5-10 mg c/6 h por razón necesaria) → ABH (lorazepam 0.34 mg, difenhidramina 25 mg y haloperidol 1.5 mg) 1 cápsula c/6 h.
- Ansiedad: la mascarilla Aquaplast® puede provocar ansiedad; 1 mg de lorazepam de 30 min a 1 h antes de la simulación o el tratamiento.
- Infección bucal: candidosis; si es superficial, nistatina 500 000 unidades tres veces al día; si es significativa, comprimido de fluconazol 100 mg una vez al día. Sobreinfección bacteriana: lengua MUY roja, enviar al dentista para cultivos orales.
- Dolor: hidrocodona/paracetamol (7.5/325) mg cada 6 h por razón necesaria e hidromorfona 2 mg cada 3-6 h por razón necesaria (puede aumentar la frecuencia). Si es refractario, fentanilo 12.5-25 µg parche transdérmico cada 72 h con opiáceos de rescate por razón necesaria. Si el dolor es persistente a pesar de lo anterior, considerar la posibilidad de acudir a un especialista en control del dolor.
- Piel: dermatitis: uso rutinario de humectantes (Aquaphor®, aceite de coco, Egyptian Magic®, NutriShield®). Prurito: jabón y loción hipoalergénicos y pomada de hidrocortisona al 1%. Descamación húmeda: vendaje absorbente de espuma, crema con trolamina. Formación de costras: considerar los baños de acetato de aluminio. Dermatitis infecciosa: lo más probable es que sea SASM y se pueda tratar con ungüento de mupirocina al 2%, 3 veces al día durante 7-10 días. Si la infección no desaparece, considerar consultar con especialistas en enfermedades infecciosas.
- Secreciones espesas: enjuagues con bicarbonato de sodio, gárgaras con ginger ale sin azúcar, gárgaras con jugo de papaya, guaifenesina, dextrometorfano, dispositivo de succión portátil. Los parches de escopolamina e hidrocodona se pueden probar para casos refractarios.
- Xerostomía: acupuntura y aerosol de bioteno; fomentar la hidratación.

SEGUIMIENTO

- **Anamnesis y exploración física y TC de cuello:** cada 3 meses durante 1 año → cada 4 meses durante el 2.° año → cada 6 meses durante el 3.er año → anualmente hasta los 5 años. Evalúe el cumplimiento de los moldes con flúor y los ejercicios de amplitud de movimiento del cuello/linfedema.

ENSAYOS CLÍNICOS RELEVANTES

Quimiorradioterapia adyuvante frente a radioterapia

- RTOG 95-01 (Cooper et al. NEJM 2004; Cooper et al. IJROBP 2012). Estudio aleatorizado de fase III que incluyó a 459 pacientes con cáncer de cavidad bucal, bucofaringe, laringe e hipofaringe después de una resección completa. Los pacientes debían haber tenido la presencia de características de alto riesgo (dos o más nódulos linfáticos positivos, EEC o márgenes [+]). Los pacientes fueron aleatorizados a radioterapia sola frente a radioterapia con cisplatino concurrente (100 mg/m^2 administrado cada 3 semanas). Radioterapia 60/30 más sobreimpresión opcional y 50% en áreas de alto riesgo. En el informe inicial, la SLE fue significativamente más prolongada con la quimioterapia concurrente (HR = 0.78, p = 0.04). En el seguimiento actualizado, la SLE a 10 años no fue significativamente diferente (19.1% vs. 20.1%).

- EORTC 22931 (*Bernier NEJM* 2004). Estudio aleatorizado de fase II que incluyó a 334 pacientes con cáncer de cavidad bucal, bucofaringe, hipofaringe o laringe después de una resección completa. Los pacientes debían haber tenido un alto riesgo y pertenecer a uno de los siguientes grupos de riesgo: T3-4, cualquier N con márgenes negativos, T1-2 N2-3, T1-2 N0-1 con características de alto riesgo (EEC, márgenes quirúrgicos [+], IPN, ILV) o cavidad bucal/bucofaringe con nódulos (+) en el nivel IV o V. Los pacientes fueron asignados al azar a radioterapia adyuvante sola frente a radioterapia + cisplatino concurrente (100 mg/m^2 administrados cada 3 semanas). Dosis de RT 54/27 + refuerzo a 66 Gy en áreas de alto riesgo. En el primer análisis, la quimiorradiación combinada se asoció con una mejor SLP (HR = 0.75, p = 0.04) y SG (HR = 0.7, p = 0.02).
- EORTC 22931/RTOG 95-01 (*Bernier et al. Head Neck* 2005). El análisis combinado mostró que la EEC o los márgenes quirúrgicos (+) tenían un beneficio en la supervivencia general con el tratamiento que utilizaba radioterapia y cisplatino concurrente.

BUCOFARINGE

JAY PAUL REDDY · ADAM SETH GARDEN

ANTECEDENTES

- **Incidencia/prevalencia:** aproximadamente 12 000 casos al año en los Estados Unidos.
- **Resultados:** supervivencia a 5 años en todas las etapas estimada en ~80% para VPH positivo y 50% para VPH negativo.
- **Demografía:** la incidencia actual en hombres es mayor que en las mujeres, 3:1 para VPH negativo y 8:1 para VPH positivo.
- **Factores de riesgo:** históricamente vinculado con abuso de tabaco y alcohol, pero ahora un aumento espectacular del CBF asociado con VPH. Aumentó un 225% de 1988 a 2004 (SEER).

BIOLOGÍA Y CARACTERÍSTICAS DEL TUMOR

- **Patología:** la mayoría son carcinomas epidermoides (> 95%). La mayoría de los casos son VPH positivos, que se asocian con un mejor pronóstico. Se deben realizar pruebas de p16/VPH para todos los CBF. Los serotipos más frecuentes son 16, 18, 31 y 33.
- **Síntomas:** la presentación más habitual en el CBF asociado con el VPH es una masa cervical indolora y agrandada. Es posible la otalgia, la disfagia o la odinofagia. El CBF asociado con el VPH tiende a presentarse con una enfermedad primaria más pequeña y una enfermedad nodular avanzada, a menudo quística.

ANATOMÍA

- Sitios: base de la lengua, amígdalas (subsitios: pilares amigdalinos anterior y posterior y fosa amigdalina), paladar blando y pared faríngea posterior/lateral.
- Bordes: papilas circunvaladas (anterior), pared faríngea (posterior), fosa amigdalina (lateral), paladar blando (superior), vallécula (inferior).
- Drenaje de los nódulos linfáticos: 80-90% de los pacientes tienen nódulos clínicamente (+):
  - La amígdala drena principalmente hasta el nivel IIA ipsilateral.
  - La base de la lengua drena a los niveles II y III bilateralmente.
  - Los retrofaríngeos bilaterales y los niveles II-IV deben cubrirse en todos los casos.
- *Véase* el capítulo sobre la **cavidad bucal** para obtener una descripción de los nódulos linfáticos del cuello (fig. 26-1).

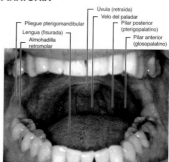

Figura 26-1 Sitios de la bucofaringe.

PROCESO DIAGNÓSTICO

- **Anamnesis y exploración física:** evaluar los síntomas de presentación, incluyendo la función bucal, los déficits de los nervios craneales, la calidad del habla, la otalgia y el trismo. Palpación directa y visualización del tumor y subsitios adyacentes con nasolaringoscopio o examen con espéculo para evaluar la propagación de la enfermedad.
- **Laboratorios:** BH, QS.
- **Procedimientos/biopsia:** biopsia de nódulo linfático primario y BAAF de los nódulos con aumento de volumen según esté clínicamente indicado.
- **Estudios de imagen:** TC o RM con contraste de cabeza y cuello. Considere una TC de tórax o una radiografía de tórax. Se recomienda FDG-PET/TC para la enfermedad en estadio III/IV.
- **Consultas adicionales:** evaluación multidisciplinaria con cirugía oncológica de cabeza y cuello, radio-oncología, oncología médica, terapia del habla, nutrición, odontología (fluoruro/extracciones).

ESTADIFICACIÓN DE LA BUCOFARINGE (AJCC 8TH EDITION, 2018)

La estadificación ahora depende del estado del VPH.

CBF asociado con el VPH (p16+)

Estadio T	
T1	Tumor ≤ 2 cm
T2	Tumor > 2 cm pero ≤ 4 cm
T3	Tumor > 4 cm o extensión a la superficie lingual de la epiglotis
T4	El tumor invade cualquiera de los siguientes sitios: laringe, músculos profundos/extrínsecos de la lengua, pterigoideo medial, paladar duro, mandíbula o más

Estadio N (clínico)	
N0	Sin metástasis regional en nódulos linfáticos
N1	≥ 1 nódulo linfático ipsilateral, ≤ 6 cm
N2	Nódulos linfáticos contralaterales o bilaterales ≤ 6 cm
N3	Nódulos linfáticos > 6 cm

Estadio N (patológico)	
pN0	Sin metástasis regional en nódulos linfáticos
pN1	≤ 4 nódulos linfáticos
pN2	> 4 nódulos linfáticos

Etapa sumativa (clínica)

	N0	N1	N2	N3	M1
T1	I	I	II	III	
T2	I	I	II	III	IV
T3	II	II	II	III	
T4	III	III	III	III	

Etapa sumativa (patológica)

	N0	N1	N2	M1
T1	I	I	II	
T2	I	I	II	IV
T3	II	II	III	
T4	II	II	III	

CBF no asociado con VPH (p16–)

Estadio T	
T1	Tumor ≤ 2 cm
T2	Tumor > 2 cm pero ≤ 4 cm
T3	Tumor > 4 cm o extensión a la superficie lingual de la epiglotis
T4a	El tumor invade cualquiera de los siguientes sitios: laringe, músculos profundos/extrínsecos de la lengua, pterigoideo medial, paladar duro o mandíbula
T4b	El tumor invade el pterigoideo lateral, las placas pterigoideas, la nasofaringe lateral y la base del cráneo o encierra la arteria carótida

Estadio N	
N0	Sin metástasis regional en nódulos linfáticos
N1	I nódulo linfático ipsilateral, ≤ 3 cm y extensión extranodular negativa
N2a	I nódulo linfático ipsilateral, > 3 cm pero ≤ 6 cm y extensión extranodular negativa
N2b	> I nódulo linfático ipsilateral, ≤ 6 cm y extensión extranodular negativa
N2c	Nódulos linfáticos contralaterales o bilaterales ≤ 6 cm y extensión extranodular negativa
N3a	Nódulos linfáticos > 6 cm y extensión extranodular negativa
N3b	Nódulos linfáticos con extensión extranodular clínicamente manifiestos

Estadio sumativo

	N0	N1	N2	N3	M1
T1	I	III	IVA		
T2	II	III	IVA		
T3	III	III	IVA	IVB	IVC
T4a	IVA	IVA	IVA		
T4b	IVB	IVB	IVB		

ALGORITMO DE TRATAMIENTO

(Históricamente, la etapa T ha determinado la administración de radioterapia sola frente a la quimiorradioterapia).

Radioterapia definitiva	
T1/2	Radioterapia sola (considere radioterapia ipsilateral,[e] cetuximab concurrente o fx acelerada para T2 voluminoso)
T3/4	Quimiorradiación concurrente con cisplatino
Ganglio voluminoso/bajo	Considere la quimioterapia de inducción[b] → radioterapia o quimiorradioterapia

Radioterapia postoperatoria	
Márgenes (+) o EEC	Quimiorradioterapia adyuvante
Otros factores de riesgo[c]	Radioterapia o considerar quimiorradioterapia

[a] Criterios para radioterapia ipsilateral: primario de amígdala, afectación del paladar blando < 1 cm, sin afectación de base de la lengua, enfermedad nodular ipsilateral. Riesgo de falla del cuello contralateral 0-3%.
[b] Dados los datos recientes de los ensayos aleatorizados, hay poca evidencia que respalde el uso de la quimioterapia de inducción.
[c] Los factores de riesgo incluyen pT3/T4, N2/N3, IPN, nivel IV/V e IELV.

TÉCNICA DE RADIOTERAPIA

Radioterapia definitiva
- **Dosis:**

	VCO_{HD}	VCO_{ID}	VCO_{ED}	Fx #
T1/2	66	60	54	30
T2 voluminoso (Acc. Fx)	70	63	57	33 o 35[a]
T3/4 (quimiorradioterapia)	70	63	57	33
RTPO	60	57	54	30

[a] Finalizar en 6 semanas (DAHANCA, por ejemplo, 6 fx/semana).

- **Objetivo:**
  - **General:** el VCO_{HD} incluye VTM + margen de 8 mm; el VCO_{ID} incluye volúmenes mucosos y nodulares de alto riesgo; y el VCO_{ED} incluye regiones no afectadas con riesgo de diseminación microscópica.
  - **Amígdala:** el VCO_{HD} incluye toda la fosa amigdalina desde la tuberosidad maxilar hasta por arriba del hioides. El VCO_{ED} suele comenzar en las placas pterigoideas. Por lo general, incluye el surco glosofaríngeo y el espacio parafaríngeo.
  - **Base de la lengua:** el VCO_{HD} corresponde por debajo del paladar blando hasta la vallécula (si está afectada), con cobertura de todo el hioides. La extensión anterior típicamente incluye 2 cm por detrás de lengua.
  - **Nodular:** el VCO_{ED} cubre habitualmente los nódulos retrofaríngeos (desde el agujero yugular hasta C2) y los niveles II-IV en el lado no afectado del cuello. Cubrir IB y V ipsilaterales en el lado afectado del cuello.
- **Técnica:** VMAT, IMRT con bloqueo de medio haz y campo AP de cuello bajo emparejado, o TPIM en los centros experimentados.

- **SIM:** mascarilla Aquaplast® en decúbito supino que cubra la cabeza y los hombros, endoprótesis para abrir la boca y deprimir la lengua (para base de la lengua/paladar blando), isocentro en el cricoides o debajo de este. Cnitas de tracción para retraer los hombros. Si el paciente tuvo disección del cuello, realice una cicatriz marcada con alambre y coloque un bolo de 3 mm encima de las cicatrices marcadas con alambre. Se debe recordar al paciente que no trague durante la simulación, ya que ello distorsiona la anatomía.

Postoperatorio

- **Objetivo/dosis: región de enfermedad macroscópica resecada:** 60 Gy en fracciones de 2 Gy (dosis alta) y 66 Gy en fracciones de 2 Gy para márgenes positivos.
  Lecho quirúrgico: 57 Gy (dosis intermedia).
  Regiones no disecadas en riesgo, incluyendo las no disecadas en niveles nodulares de riesgo: 54 Gy (dosis baja).
- **Técnica:** IMRT o VMAT. La terapia de protones con haz de barrido se puede utilizar en centros capacitados.
- **SIM:** *véase* la sección sobre **cavidad bucal**.

IGRT

- Imágenes de kV diarias con TCHC semanal o TCHC diaria.

Directriz de planificación

Véase el capítulo sobre **cavidad bucal**.

Circunstancias especiales

- **Indicaciones para dar sobreimpresión con radioterapia posoperatoria en el estoma:** (1) traqueotomía de emergencia, (2) extensión subglótica de la enfermedad y (3) extensión anterior a tejidos blandos.
- **Indicaciones para la disección del cuello después de la radioterapia definitiva o la quimiorradioterapia:** enfermedad persistente del cuello.
- **Cirugía robótica transducal (CRTB):** técnica quirúrgica mínimamente invasiva de uso cada vez más frecuente que utiliza brazos robóticos controlados de forma remota para eliminar lesiones en las amígdalas, la base de la lengua y el paladar blando. La disección del cuello también se puede realizar durante el mismo procedimiento.
  - **Indicaciones de RTPO:** margen positivo, EEC, pT3/4, IPN, múltiples nódulos, N3 e ILV.
  - Sin embargo, los factores anteriores no necesariamente explican el buen pronóstico general de los pacientes con VPH (+). Esta área está evolucionando.
- **Tratamiento ipsilateral:** considerar para los tumores T1-2 limitados a la fosa amigdalina con compromiso del cuello ipsilateral N0-1 (N2b según AJCC 7).

Quimioterapia, control de efectos secundarios y seguimiento
Véase el capítulo sobre **laringe**.

ENSAYOS CLÍNICOS RELEVANTES

Presencia de VPH como marcador pronóstico positivo en pacientes con cáncer de bucofaringe

- RTOG 0129 (*Ang et al. NEJM* 2010). Estudio aleatorizado de fase III de 743 pacientes con cáncer de cavidad bucal, bucofaringe, hipofaringe o laringe en estadio III/IV aleatorizados a dos grupos: grupo 1, fraccionamiento acelerado (72 Gy/42 fx en 6 semanas), frente al grupo 2, fraccionamiento estándar (70 Gy/35 fx). Ambos grupos recibieron simultáneamente cisplatino en dosis altas. No hubo diferencias en la supervivencia general y la toxicidad entre los grupos. El análisis *post hoc* de este ensayo encontró que entre los pacientes con cáncer de bucofaringe, la SG a 3 años fue del 82.4% cuando VPH (+) frente a 57.1% cuando VPH (−). Se utilizó análisis de particionamiento recursivo para estratificar el riesgo de los pacientes (con una SG a 3 años como criterio de valoración) en riesgo bajo (p16 [+] y < 10 años-persona, 94%), intermedio (p16 [+] y > 10 años-persona, o p16 [−] y < 10 años-persona, 67%) y alto (p16 [−] y > 10 años-persona, 42%), según el estado del VPH, los antecedentes de hábito tabáquico por paquetes-año, el estadio T y el estadio N.

Fraccionamiento acelerado

- RTOG 00-22 (*Eisbruch et al. IJROBP* 2010). Estudio de un solo grupo que evaluó la viabilidad de una aceleración moderada en la fase inicial de CBF (T1/2 N0/1) mediante el tratamiento con 66 Gy/30 fx. Falla locorregional a 2 años del 9%. Toxicidad aceptable, toxicidades frecuentes de grado ≥ 2 fueron salivales (67%), mucosas (24%), esofágicas (19%), cutáneas (12%) y osteorradionecróticas (6%).
- RTOG 90-03 (*Fu et al. IJROBP* 2000; *Beitler IJROBP* 2014). Ensayo clínico aleatorizado de cuatro brazos de 1113 pacientes con CBF, cavidad bucal, hipofaringe y CBF en estadio III-IV. Los grupos fueron: grupo 1, fx estándar (70 Gy/35 fx); el grupo 2, hiperfraccionado (81.6

Gy/68 fx [1.2 Gy cada 12 h]); el grupo 3, fraccionamiento acelerado con ciclo dividido (67.2 Gy/42 fx [1.6 Gy cada 12 h]) con un descanso de 2 semanas; y el grupo 4, con fraccionamiento acelerado con sobreimpresión concomitante (sobreimpresión cada 12 h de 54 Gy/30 fx + 18 Gy/12 fx hasta un total de 72 Gy).
Ninguno de los grupos recibió quimioterapia simultánea. CLR de 2 años: grupo 1 (46%) vs. grupo 2 (54%) vs. grupo 3 (47%) vs. grupo 4 (54%). A los 5 años, solo la comparación del grupo 1 frente al grupo 2 fue significativa para el control locorregional (HR = 0.79, p = 0.05) y la SG (HR = 0.81, p = 0.05).

- DAHANCA 6/7 (*Overgaard et al. Lancet* 2003). Dos ensayos aleatorizados que inscribieron a 1485 pacientes. DAHANCA 6 contó con pacientes aleatorizados con tumores glóticos y DAHANCA 7 con pacientes aleatorizados con cáncer de cavidad bucal y faringe. En ambos estudios, los pacientes fueron asignados al azar a 5 o 6 fx/semana. Todos los pacientes recibieron nimorazol al mismo tiempo. Seis fracciones por semana mejoraron el control local (CLR a 5 años: 60% vs. 70%, p = 0.0005) y supervivencia específica de la enfermedad (SEE a 5 años: 73% vs. 66%, p = 0.01). Sin diferencia de SG.

Cetuximab concurrente

- Ensayo Bonner (*Bonner et al., Lancet Oncology* 2010; *Bonner et al., NEJM* 2006). Estudio aleatorizado de dos grupos que inscribió a 424 pacientes con cáncer de laringe, hipofaringe o CBF en estadio III/IV. Los pacientes fueron aleatorizados para recibir radiación + cetuximab o radiación sola. Los individuos que fueron asignados al azar a radiación + cetuximab presentaron una SG significativamente mejor (5 años: 46% vs. 36%, p = 0.018). Beneficio asociado con el desarrollo de exantema de grado 2 relacionado con cetuximab (HR = 0.49, p = 0.002).

SINONASAL Y NASOFARINGE

SHANE MESKO • ADAM SETH GARDEN

ANTECEDENTES

Nasofaringe

- **Incidencia/prevalencia:** 86 000 casos, con 55 000 muertes anuales en todo el mundo. Variación geográfica marcada: incidencia 0.5-2 por cada 100 000 en los Estados Unidos y Europa Occidental frente a regiones endémicas de 25 por cada 100 000. Se estima que se presentan entre 3 000 y 4 000 casos al año en los Estados Unidos.
- **Resultados:** supervivencia a 5 años estimada en 38-72% (estadio I-IV) (SEER).
- **Demografía:** mediana de edad de 55 años, endémica del sur de China, frecuente en África del Norte y Medio Oriente.
- **Factores de riesgo:** regiones endémicas: sexo masculino (RR 2-3), VEB y conservas y ahumados; no endémico: fumar y alcohol.

Sinonasal

- **Incidencia/prevalencia:** incidencia 0-56 por cada 100 000, 2 000 casos estimados al año en los Estados Unidos. Anualmente, la cavidad nasal y el seno maxilar son los más frecuentes.
- **Resultados:** supervivencia a 5 años estimada en el 35-63% (estadio I-IV) (SEER).
- **Demografía:** mediana de edad de 50-60 años; mayor frecuencia de casos en Japón y Sudáfrica.
- **Factores de riesgo:** sexo masculino, exposiciones ambientales/ocupacionales (p. ej., aserrín, pegamentos, adhesivos), hábito tabáquico, VPH, retinoblastoma.

BIOLOGÍA Y CARACTERÍSTICAS DEL TUMOR

Nasofaringe

- **Patología:**
  - Queratinizante (OMS I): forma esporádica más frecuente (25% en EE. UU., 2% endémica).
  - No queratinizante diferenciado (OMS II): (12% en EE. UU., 3% endémica).
  - No queratinizante indiferenciado (OMS III): frecuentemente asociado con una enfermedad endémica y tiene un pronóstico favorable (63% en EE. UU., 95% endémico).

Sinonasal

- **Patología:** los epidermoides (36-58%) son los más frecuentes, pero también se observan adenocarcinomas (12-15%), melanomas (6-8%), carcinomas adenoides quísticos (6%), neuroblastomas olfatorios (3-6%) y carcinomas sinonasales indiferenciados (CSNI) (3%).

Anatomía

Nasofaringe

- Borde anterior: cavidad nasal posterior a las coanas.
- Borde lateral: rodete auditivo, receso faríngeo (fosa de Rosenmüller).
- Borde superior: clivus.
- Borde posterior: clivus/hueso occipital, cuerpos vertebrales C1/C2.
- Borde inferior: paladar blando.
- Drenaje de los nódulos linfáticos:
  - Nódulos retrofaríngeos
  - Cadena yugular (niveles II-IV)
  - Nódulos accesorios espinales (nivel V)
  - *Véase* el capítulo sobre **cavidad bucal** (para obtener una descripción de los nódulos linfáticos del cuello)
- Invasión local:
  - Los tumores laterales pueden ocluir la trompa auditiva (causando pérdida de audición). Los tumores que se extienden lateralmente más allá de la nasofaringe pueden invadir el espacio masticatorio.
  - La extensión inferior puede invadir la bucofaringe.
  - La extensión anterior puede invadir la cavidad nasal.
  - La extensión superior puede invadir la base del cráneo (clivus). Una mayor extensión puede invadir el seno esfenoidal. La extensión intracraneal puede ocurrir a través del clivus o de los forámenes adyacentes. El foramen lacerado proporciona un fácil acceso a la invasión intracraneal. El foramen oval y el redondo pueden conducir a déficits de V3 y V2 y son un conducto al seno cavernoso donde pueden verse afectados el nervio *abducens* (VI) y, con menor frecuencia, el III. Los casos muy avanzados pueden empujar o invadir el lóbulo temporal.
  - La extensión posterior puede invadir los músculos prevertebrales y alcanzar los huesos adyacentes (clivus inferior, C1). Una mayor extensión a través del hueso puede afectar el tronco del encéfalo o los nervios craneales posteriores adyacentes (IX-XII), que emergen de las caras laterales del tronco del encéfalo.

Sinonasal

- Incluye la cavidad nasal y los senos paranasales (maxilar, etmoidal, esfenoidal y frontal).
- La cavidad nasal:
  - Borde anterior: limen vestibular y vestíbulo nasal.
  - Borde posterior: coanas.
  - Borde lateral: seno maxilar.
  - Borde inferior: paladar duro de la cavidad bucal.
  - Superior: seno frontal y lámina cribosa.
  - Los bordes de los senos nasales son complejos. El punto principal es que todos colindan con la órbita y también están muy cerca del cerebro.
- Drenaje de los nódulos linfáticos:
  - Vestíbulo nasal: submandibular, facial, preauricular; puede ser bilateral.
  - Cavidad nasal y senos etmoidales: retrofaríngea y niveles I-II.
  - El seno maxilar drena a los niveles I-II; los tumores con afectación del espacio premaxilar o de la piel pueden drenar a los nódulos bucales y faciales.
  - *Véase* el capítulo sobre **cavidad bucal** para obtener una descripción de los nódulos linfáticos del cuello.
- Invasión local:
  - Estructuras orbitarias, huesos del paladar duro, meato nasal, lámina cribosa, duramadre, encéfalo, clivus, fosa craneal media.

Proceso diagnóstico

- **Anamnesis y exploración física:** valorar los síntomas de presentación, incluyendo la disfunción de los nervios craneales. Visualización directa del tumor y subsitios adyacentes con nasolaringoscopio.
- **Laboratorios:** BH y QS; deben considerarse los títulos de VEB antes y después del tratamiento.
- **Procedimientos/biopsia:** biopsia de nódulo linfático primario y BAAF de los nódulos con aumento de volumen según esté clínicamente indicado.
- **Estudios de imagen:** TC con contraste de cabeza y cuello/base del cráneo para evaluar la invasión ósea y la afectación de nódulos linfáticos. RM con contraste de la cabeza y el cuello/base del cráneo para evaluar el componente de tejido blando y la afectación de los nervios craneales. Considerar la TC del tórax. Se recomienda la FDG-PET/TC para la enfermedad en estadio III/IV.
- **Consultas adicionales:** evaluación multidisciplinaria con cirugía oncológica de cabeza y cuello, radio-oncología, oncología médica, nutrición y odontología (flúor/extracciones). Considerar la evaluación oftalmológica y endocrina.

ESTADIFICACIÓN DEL CÁNCER DE NASOFARINGE (AJCC 8TH EDITION)

Estadio T		Estadio N	
T0	No se identifica tumor, pero nódulos cervicales positivos para VEB	N1	Nódulo linfático cervical unilateral o nódulo(s) retrofaríngeo(s) unilateral/bilateral, < 6 cm en su mayor dimensión y por encima del borde caudal del cartílago cricoides
Tis	Carcinoma in situ	N2	Nódulos linfáticos cervicales bilaterales, < 6 cm en su mayor dimensión y por arriba del borde caudal del cartílago cricoides
T1	Confinado a la nasofaringe o se extiende a la bucofaringe o la cavidad nasal sin afectación parafaríngea	N3	Nódulos linfáticos cervicales unilaterales o bilaterales, > 6 cm en la dimensión mayor y por encima del borde caudal del cartílago cricoides
T2	Se extiende al espacio parafaríngeo o al tejido blando adyacente (p. ej., pterigoideo medial/lateral, músculos prevertebrales)	**Estadio M**	
		M0	Sin metástasis a distancia
		M1	Metástasis distante
T3	Infiltra estructuras óseas de la base del cráneo, vértebras cervicales, estructuras pterigoideas o senos paranasales		
T4	Extensión intracraneal; compromiso de los nervios craneales, hipofaringe, órbita y glándula parótida o de tejidos blandos más allá de la superficie lateral del pterigoideo lateral		

Estadio sumativo

ALGORITMO DE TRATAMIENTO

Nasofaringe

Estadio I	Radioterapia definitiva sola
Estadio II-IVa	Quimioterapia concurrente ± quimioterapia adyuvante O quimioterapia de inducción seguida de quimiorradioterapia concurrente
Estadio IVb	Quimioterapia sola o quimiorradioterapia concurrente

ESTADIFICACIÓN DEL CÁNCER SINONASAL (AJCC 8TH EDITION)

Etapa T del seno maxilar		Cavidad nasal y seno etmoidal	
Tis	Carcinoma in situ		
T1	Tumor limitado a la mucosa del seno maxilar sin erosión o destrucción del hueso; excepto extensión a la pared posterior del seno maxilar y placas pterigoideas	T1	Tumor restringido a cualquier subsitio, con o sin invasión ósea
T2	Tumor con erosión o destrucción ósea, que incluye extensión al paladar duro o al meato nasal medio	T2	Tumor que invade dos subsitios en una sola región o se extiende para afectar una región adyacente dentro del complejo nasoetmoidal, con o sin invasión ósea
T3	El tumor invade cualquiera de los siguientes: el hueso de la pared posterior del seno maxilar, los tejidos subcutáneos, el piso o la pared medial de la órbita, la fosa pterigoidea y los senos etmoidales	T3	El tumor se extiende para invadir la pared medial o el piso de la órbita, el seno maxilar, el paladar o la lámina cribosa
T4a	Enfermedad local moderadamente avanzada: El tumor invade el contenido orbitario anterior, la piel de la mejilla, las placas pterigoideas, la fosa infratemporal, la lámina cribosa y los senos esfenoides o frontales		

T4b	Enfermedad local muy avanzada:
	El tumor invade cualquiera de los siguientes sitios: ápice orbitario, duramadre, encéfalo, fosa craneal media, nervios craneales distintos de la división maxilar del nervio trigémino (V2), nasofaringe o clivus

Etapa N (todo sinonasal)

N0	Sin metástasis en los nódulos linfáticos regionales
N1	Metástasis en un solo nódulo linfático ipsilateral, de 3 cm o menos en su mayor dimensión y extensión extranodular (EEN) (−)
N2a	Metástasis en un único nódulo ipsilateral > 3 cm pero < 6 cm en su mayor dimensión y EEN (−)
N2b	Metástasis en múltiples nódulos ipsilaterales, ninguno > 6 cm en su mayor dimensión y EEN (−)
N2c	Metástasis en nódulos linfáticos bilaterales o contralaterales, ninguno > 6 cm en su mayor dimensión y EEN (−)
N3a	Metástasis en un nódulo linfático > 6 cm en su mayor dimensión y EEN (−)
N3b	Metástasis en cualquier nódulo con EEN

Etapa M (todo sinonasal)

M0	Sin metástasis a distancia
M1	Metástasis distantes

Etapa sumativa (todo sinonasales)

	N0	N1	N2	N3	M1
T1	I				
T2	II				
T3		III			
T4a		IVA			IVC
T4b			IVB		

ALGORITMO DE TRATAMIENTO

Senos nasales: seno etmoidal y cavidad nasal

T1-2	Radioterapia definitiva sola o resección quirúrgica seguida de (radioterapia ± quimioterapia[a]) u (observación[b])
T3-4a	Quimiorradioterapia o resección quirúrgica seguida de radioterapia ± quimioterapia
T4b	Quimiorradioterapia o radioterapia sola

[a] Indicaciones de la quimiorradioterapia postoperatoria: márgenes positivos, extensión intracraneal, EEN.
[b] Para determinados tumores T1N0 de localización central, de bajo grado y con márgenes negativos.

Se debe considerar la terapia sistémica para todos los pacientes con carcinoma sinonasal indiferenciado (CSNI), carcinoma neuroendocrino de células pequeñas (CNCP) o tumores de células pequeñas.

Seno sinonasal-maxilar

T1-2, N0	Resección quirúrgica seguida de (radioterapia ± quimioterapia[a]) u (observación) o (rerresección[b])
T3-4a	Resección quirúrgica[c] seguida de radioterapia ± quimioterapia
T4b, cualquier N	Quimiorradioterapia o radioterapia sola

[a] Indicaciones para radioterapia postoperatoria: IPN, márgenes positivos, extensión intracraneal, histología adenoide quística, EEN, enfermedad T3/4.
[b] Para márgenes positivos si es posible. Siga con radioterapia ± quimioterapia.
[c] Agregar disección de cuello para cualquier enfermedad con nódulos positivos.

Se debe considerar la terapia sistémica para todos los pacientes con carcinoma sinonasal indiferenciado (CSNI), carcinoma neuroendocrino de células pequeñas (CNCP) o tumores de células pequeñas.

TÉCNICA DE RADIOTERAPIA

- **Dosis/objetivo:**
  - **Nasofaringe (definitiva, fig. 27-1)**
  - *Enfermedad macroscópica (VCO$_{HD}$):*
    - ○ *Dosis:* 70 Gy en 33-35 fracciones, diariamente.
    - ○ *Objetivo:* VTM (tumor + nódulos afectados) + margen de 5-8 mm (los márgenes pueden ser más estrechos si el VTM colinda con estructuras neurales críticas).
  - *Riesgo intermedio (VCO$_{ID}$):*
    - ○ *Dosis:* 59.4-63 Gy en 33-35 fracciones.
    - ○ *Objetivo para nasofaringe:* nasofaringe completa, nódulos retrofaríngeos, clivus (1/2 anterior si no está comprometido, clivus completo si está afectado), fosa pterigoidea, espacio parafaríngeo, seno esfenoidal (1/2 inferior si no está afectado, entero si está comprometido o enfermedad del seno cavernoso), 1/3 posterior del seno maxilar y la cavidad nasal, el seno cavernoso en la enfermedad localmente avanzada y la base del cráneo (redondo, oval, lacerado).
    - ○ *Objetivo en cuello (excluye el cuello cubierto por VCO$_{HD}$):* en el cuello con enfermedad, cubrir el nivel del cuello restante en el plano axial no cubierto en el VCO$_{HD}$ y 2 cm craneal y caudalmente.
  - *Riesgo bajo (VCO$_{ED}$):*
    - ○ *Dosis:* 54-56 Gy en 33-35 fracciones.
    - ○ *Objetivo (excluye el cuello cubierto por VCO$_{HD}$ y VCO$_{ID}$):* en el N0, deben cubrirse los niveles del cuello II-V. En los niveles de cuello afectados IB-V, deberán cubrirse los nódulos retrofaríngeos bilaterales.
  - *Expansión de VPO:* 3-5 mm según la configuración y IGRT.
  - **Sinonasal**

Definitivo	**Postoperatorio:**
Enfermedad grave o de alto riesgo (VCO$_{HD}$):	*Alto riesgo (VCO$_{HD}$):*
• *Dosis:* 66-70 Gy en 33-35 fracciones.	• *Dosis:* 60 Gy en 30 fracciones hasta el lecho tumoral preoperatorio con márgenes de 1-2 cm.
• *Objetivo:* VTM (tumor macroscópico + nódulos afectados) + margen de 5-8 mm a menos que esté limitado por tejidos normales críticos.	• *Considerar el objetivo de aumento de 3-6 Gy:* márgenes positivos y enfermedad nodular macroscópica + margen de 5-8 mm.
Riesgo intermedio (VCO$_{ID}$):	*Riesgo intermedio (VCO$_{ID}$):*
• *Dosis:* 60 Gy en 30 fracciones, 63 Gy en 33-35 fracciones.	• *Dosis:* 57 Gy en 30 fracciones.
• *Objetivo:* todo el subsitio de la enfermedad, incluye nervios a la base del cráneo si IPN o histología adenoide quística, niveles nodulares ipsilaterales afectados si nódulos (+), lámina cribosa si estesioneuroblastoma o afectación del seno etmoidal.	• *Objetivo:* lecho quirúrgico incluyendo áreas quirúrgicas primaria y nodular. Incluir todo el colgajo si se utiliza.
Riesgo bajo (VCO$_{ED}$):	*Riesgo bajo (VCO$_{ED}$):*
• *Dosis:* 54 Gy en 30 fracciones, 56 Gy en 33-35 fracciones.	• *Dosis:* 54 Gy en 30 fracciones.
• *Objetivo:* niveles nodulares del cuello no comprometidos (véase la sección Anatomía).	• *Objetivo:* niveles de los nódulos del cuello no afectados (si están en riesgo, según el sitio y la histología); cubrir las vías nerviosas hasta la base del cráneo (o más allá) dependiendo de la histología y la extensión de la IPN.

- *Expansión del VPO:* 3-5 mm dependiendo de la configuración.
- **Técnica:** se prefiere IMRT con fotones de 6 MV; se puede considerar un campo de cuello bajo emparejado de 40 Gy en 20 fracciones con bloqueo de laringe, seguido de 10 Gy en 5 fracciones con bloqueo completo de la línea media; sin embargo, los planes de IMRT/VMAT con evitación de la laringe pueden lograr excelentes resultados dosimétricos. Iniciar los casos postoperatorios dentro de las 6 semanas posteriores a la cirugía.
- **Simulación:** máscara termoplástica en decúbito supino, cintas para tracción de los hombros. Endoprótesis depresora de la lengua que abre la boca (con espacio para llenar las cavidades en los cánceres del seno maxilar, puede optimizar la posición para desplazar los tejidos que no necesitan tratamiento, cuna posterior de la cabeza, isocentro en los aritenoides). Considérese agregar simulación de RM o fusionar imágenes de RM anteriores.
- **IGRT:** imágenes kV diarias, TCHC.
- **Directriz de planificación (para fraccionamiento convencional)**
  Tronco encefálico: objetivo general < 45 Gy; la proximidad de los objetivos puede requerir una dosis más alta y la restricción se puede establecer en 54 Gy.
  Médula espinal: máx. 45 Gy.
  Parótidas: media < 26 Gy.
  Mandíbula: dosis inferior a la prescrita para VCO$_{HD}$.
  Plexo braquial: < 66 Gy si se trata una enfermedad adyacente; de lo contrario, máx. < 60 Gy.
  Laringe: media < 30 Gy o tan baja como sea razonablemente posible.
  Esófago: media < 30 Gy.
  Cavidad bucal: < 40 Gy.
  Nervios ópticos/quiasma: < 54 Gy.

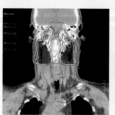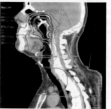

Figura 27-1 Planificación definitiva de la quimiorradiación que muestra el tratamiento con IMRT de 70 Gy a VCO$_{HD}$ y 59.4 Gy a VCO$_{ID}$. Un campo conformacional 3D está suministrando 45 Gy en la parte baja del cuello.

QUIMIOTERAPIA

Nasofaringe

- **Concurrente:** cisplatino 30-40 mg/m^2 por semana o 100 mg/m^2 los días 1, 22 y 43 (objetivo de dosis acumulativa de cisplatino de 200 mg/m^2); el carboplatino se puede utilizar en pacientes que no toleran o tienen contraindicaciones al cisplatino.
- **Adyuvante:** cisplatino 80 mg/m^2 por semana + 5-FU 1000 mg/m^2 cada 4 semanas × 3 ciclos.
- **Inducción:** no hay un estándar de atención definido; los posibles esquemas incluyen:
  Docetaxel + cisplatino ± 5-FU
  Cisplatino + 5-FU
  Cisplatino + epirrubicina + paclitaxel

Sinonasal

- **Concurrente:** cisplatino 30-40 mg/m^2 por semana o 100 mg/m^2 los días 1, 22 y 43 (objetivo de dosis acumulativa de cisplatino de 200 mg/m^2); el carboplatino se puede utilizar en pacientes que no toleran o tienen contraindicaciones al cisplatino. Se puede considerar cetuximab.

TRATAMIENTO DE EFECTOS ADVERSOS

Véase el capítulo sobre **cavidad bucal**.

SEGUIMIENTO

- Primer seguimiento postratamiento a las 8 semanas con resonancia magnética o tomografía computarizada.
- Considerar PET/TC a las 12 semanas si se sospecha de enfermedad persistente o falta de respuesta.
- Considerar la disección del cuello para los nódulos linfáticos positivos en PET con > 1 cm de enfermedad primaria residual.
- Anamnesis/exploración física con nasofaringoscopia: cada 3-4 meses durante los años 1-3 → cada 6 meses durante los años 4-5.
- Pruebas de función tiroidea cada 6 meses.
- Se puede considerar la vigilancia de los títulos de VEB si el pretratamiento para nasofaringe es inicialmente positivo.
- Considerar el seguimiento del estesioneuroblastoma a mayor plazo, ya que la recurrencia puede ocurrir > 15 años después del tratamiento primario.

ENSAYOS CLÍNICOS RELEVANTES

Nasofaringe

Beneficio de quimiorradioterapia sobre radioterapia sola

- Intergroup-0099 (*Al-Sarraf et al. JCO* 1998). Ensayo aleatorizado de fase III de 147 pacientes con cáncer de nasofaringe en estadio III-IV aleatorizados a radioterapia definitiva vs. cisplatino concurrente/radioterapia + cisplatino adyuvante. La dosis total fue de 70 Gy en 1.8-2 Gy/fx, 66 Gy para los nódulos afectados y 50 Gy para los nódulos electivos. SLP a 3 años del 24% vs. 69% ($p < 0.001$) y SG del 46% vs. 78% ($p = 0.005$) a favor de la quimiorradioterapia.
- Singapur fase II (*Wee et al. JCO* 2005). Estudio aleatorizado de fase II que aleatorizó a 221 pacientes con cáncer de nasofaringe en estadio III-IV a radioterapia definitiva vs. cisplatino concurrente/radioterapia + cisplatino adyuvante. Se encontró una mejoría de la SG a 2 años (78% vs. 85%; HR = 0.51, $p = 0.0061$) y la SLE y MD favoreciendo el grupo de quimiorradioterapia. Confirmó los resultados del Intergroup-0099 en una población endémica (asiática).
- MAC-NPC metaanálisis (*Blanchard et al. Lancet Oncol* 2015). 19 ensayos y 4806 pacientes. Se encontró una mejor supervivencia general y supervivencia libre de progresión con la adición

de quimioterapia concomitante sobre la radioterapia sola: beneficio de SG a 10 años del 9.9% y beneficio de SLP a 10 años del 9.5%. No se observó ningún beneficio para la SG con la quimioterapia de inducción o adyuvante solas.

Beneficio de la IMRT para el cáncer de nasofaringe

- Kam et al. *JCO* 2007. Estudio aleatorizado con 60 pacientes con cáncer de nasofaringe T1-2bN0-1M0 a IMRT o RTC2D. Los pacientes fueron tratados con 66 Gy en 33 fracciones para el tumor macroscópico y 60-54 Gy para las regiones con nódulos negativos. Un año después de la radioterapia, los pacientes del grupo de IMRT tuvieron tasas más bajas de xerostomía (39.3% vs. 82.1%, $p = 0.001$).
- Pow et al. *IJROBP* 2006. Estudio aleatorizado con 51 pacientes con cáncer de nasofaringe T2N0-1M0 a IMRT frente a radioterapia convencional. La IMRT mejora significativamente la calidad de vida ($p < 0.001$). Mejoría más significativa en los síntomas relacionados con la xerostomía a los 12 meses para el grupo de IMRT.

Quimioterapia de inducción

- GORTEC NPC 2006 (Huang et al. *Eur J Cancer* 2015). Resultado a 10 años de 408 pacientes con carcinoma nasofaríngeo locorregionalmente avanzado aleatorizados a QT de inducción (carboplatino + floxuridina) seguida de QT (carboplatino) o RT sola. No hubo diferencias significativas en la SG (QT de inducción del 50.4% vs. sin QT de inducción del 48.8%, $p = 0.71$), falla locorregional (79% de QT de inducción vs. sin QT de inducción 82.5%, $p = 0.1$) o supervivencia sin falla a distancia (QT de inducción del 67.7% vs. sin QT de inducción del 66.1%, $p = 0.90$).
- Sun et al. *Lancet Oncol* 2016. El ensayo multicéntrico de fase III asignó al azar a 480 pacientes con cáncer de nasofaringe localmente avanzado a la inducción de TPF (cisplatino, fluoroura-cilo, docetaxel) + quimiorradioterapia (cisplatino) vs. quimiorradioterapia sola. La supervivencia libre de fracaso a 3 años favoreció al grupo de inducción (80% vs. 72%, $p = 0.034$).
- Cao et al. *Eur J Cancer* 2017. El ensayo multicéntrico de fase III asignó al azar a 476 pacientes con CNF locorregionalmente avanzado a inducción (cisplatino, fluorouracilo) + quimiorradioterapia (cisplatino) vs. quimiorradioterapia sola. La SLE a 3 años (82% vs. 74%, $p = 0.028$) y SLMD (86% vs. 82%, $p = 0.056$) favorecieron al grupo de inducción. Sin embargo, la SG (88.2% vs. 88.5%, $p = 0.815$) y la supervivencia libre de recaída locorregional (94.3% vs. 90.8%, $p = 0.430$) no mostraron diferencias. Hubo un aumento significativo ($p < 0.001$) en la toxicidad de grado 3-4 en el grupo de inducción.

Quimioterapia adyuvante

- Chen et al. *Eur J Cancer* 2017. Actualización a largo plazo del ensayo aleatorizado multicén-trico de fase III con 251 pacientes con CNF locorregional avanzado. Los pacientes fueron asignados aleatoriamente a quimiorradioterapia (cisplatino) vs. quimiorradioterapia + QT adyuvante (cisplatino, fluorouracilo). No hubo diferencias significativas en la supervivencia libre de fracaso a 5 años (adyuvante del 75% vs. no adyuvante del 71%, $p = 0.45$) o toxicidad tardía de grado 3 o 4 (adyuvante del 27% vs. no adyuvante del 21%, $p = 0.14$).

LARINGE E HIPOFARINGE

COURTNEY POLLARD III · JACK PHAN

ANTECEDENTES

- **Incidencia/prevalencia:** aproximadamente, 13 400 casos de cáncer de laringe y ~2 500 de hipofaringe al año en los Estados Unidos.
- **Resultados:** la supervivencia a 5 años en todas las etapas se estima en ~60% para la laringe y 30% para la hipofaringe (SEER).
- **Demografía:** la mayoría de los pacientes son hombres y están asociados con una edad avanzada (> 60 años).
- **Factores de riesgo:** cáncer de laringe: fumar se asocia con la gran mayoría de los casos; en los no fumadores, la ERGE se asocia con el cáncer de laringe. Cáncer de hipofaringe: además del hábito tabáquico, abuso de alcohol, esfuerzo crónico de la voz, deficiencias de vitamina C y hierro (síndrome de Plummer-Vinson) y una neoplasia maligna previa en la cabeza o el cuello, especialmente si el paciente recibió radiación previa en la cabeza o el cuello.

BIOLOGÍA Y CARACTERÍSTICAS DEL TUMOR

- **Patología:** la mayoría son carcinomas epidermoides (> 95%). La mayoría de los casos son VPH positivos, pero no se han establecido implicaciones clínicas. Se debe considerar la prueba de p16/VPH para tumores supraglóticos y cánceres hipofaríngeos, particularmente aquellos que surgen en no fumadores. En el cáncer de laringe, el cáncer invasivo puede progresar a partir de leucoplasia o eritroplasia (lesiones premalignas).

- **Síntomas:** ronquera, dolor de garganta, disfagia, odinofagia, sensación de globo en la garganta, otalgia referida de la rama del nervio craneal X (de Arnold) y masa cervical asintomática.

ANATOMÍA

- La laringe consta de tres sitios, cada uno con múltiples subsitios (fig. 28-1):
  - *Supraglotis* (epiglotis suprahioidea e infrahioidea, pliegues ariepiglóticos, aritenoides, cuerdas vocales falsas y ventrículos).
  - *Glotis* (cuerdas vocales verdaderas, incluyendo las comisuras anterior y posterior, 5 mm por debajo del margen libre de las cuerdas verdaderas).
  - *Subglotis* (límite inferior de la glotis hasta la cara inferior del cartílago cricoides). Incidencia del sitio: glotis (65-70%) > supraglotis (25-30%) > subglotis (1%).
- La hipofaringe está formada por los senos piriformes, el área poscricoidea y la pared faríngea posterior (3 P). Incidencia del sitio: seno piriforme (75%) > pared faríngea posterior (20%) > poscricoide (5%) (v. fig. 28-1).

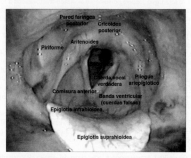

Figura 28-1 Estructuras de laringe e hipofaringe (adaptado de http://www.laryngologysurgery.com/examinationendoscopy.html. Reimpreso con autorización del Dr. Rahmat Omar).

PROCESO DIAGNÓSTICO

- **Anamnesis y exploración física:** evaluar los síntomas de presentación; evaluar la calidad de la voz, la función de deglución, la respiración y la capacidad para proteger las vías respiratorias. Visualización del tumor y subsitios adyacentes con nasolaringoscopio o examen con espéculo para evaluar la propagación de la enfermedad. Considerar la videoestroboscopia. Palpar la tiroides para valorar el dolor, ya que puede ser indicativo de invasión del cartílago.
- **Laboratorios:** BH, QS.
- **Procedimientos/biopsia:** biopsia de nódulo linfático primario y BAAF de los nódulos con aumento de volumen según esté clínicamente indicado.
- **Estudios de imagen:** RM con contraste o TC con contraste y cortes en ángulo delgado a través de la laringe. Evaluación de la invasión del cartílago y la infiltración de subsitios adyacentes. Considerar la TC del tórax. Se recomienda FDG-PET/TC para la enfermedad en estadio III/IV.
- **Consultas adicionales:** evaluación multidisciplinaria con cirugía oncológica de cabeza y cuello, radio-oncología, oncología médica, terapia del habla/deglución (plan de ejercicios de deglución), nutrición y odontología (fluoruro/extracciones).

ESTADIFICACIÓN DE LARINGE E HIPOFARINGE (AJCC 8TH EDITION, 2018)

Los diferentes sitios de la laringe tienen diferente estadificación T.

Glotis

Estadio T	
Tis	Carcinoma *in situ*
T1	Tumor limitado a las cuerdas vocales verdaderas con movilidad normal (T1a, 1 cuerda vocal; T1b, ambas cuerdas vocales)
T2	El tumor se extiende a la supraglotis o subglotis o con movilidad reducida de las cuerdas vocales
T3	El tumor se limita a la laringe con fijación de las cuerdas vocales o invasión del espacio paraglótico o invasión parcial de la corteza interna del cartílago tiroides

T4a	El tumor invade a través de la corteza externa del cartílago tiroides o invade los tejidos más allá de la laringe (tráquea, tejidos blandos del cuello, músculos extrínsecos profundos de la lengua, músculos pretiroideos, tiroides, esófago)
T4b	El tumor invade el espacio prevertebral, encierra la arteria carótida o invade las estructuras mediastínicas

Supraglotis

Estadio T	
Tis	Igual que la glotis, *véase antes*
TI	Tumor limitado a un subsitio de la supraglotis, con movilidad normal de las cuerdas vocales
T2	El tumor invade la mucosa de más de un subsitio adyacente de la supraglotis o la glotis o las regiones fuera de la supraglotis (mucosa de la base de la lengua, pared medial del seno piriforme, vallécula), sin fijación de la laringe
T3	Tumor limitado a laringe, con fijación de cuerdas vocales; o invasión del área poscricoidea, el espacio preepiglótico y el espacio paraglótico; e invasión parcial a través de la corteza interna del cartílago tiroides
T4a	Igual que la glotis, *véase antes*
T4b	Igual que la glotis, *véase antes*

Subglotis

Estadio T	
Tis	Igual que la glotis, *véase antes*
TI	Tumor limitado a la subglotis
T2	El tumor se extiende a las cuerdas vocales con movilidad normal o alterada
T3	Tumor limitado a la laringe, con fijación de cuerdas vocales o extensión del espacio paraglótico, o invasión de la corteza interna del cartílago tiroides
T4a	El tumor invade la parte externa de la tiroides o cualquier parte del cartílago cricoides o invade los tejidos más allá de la laringe (tráquea, tejidos blandos del cuello, músculos extrínsecos profundos de la lengua, músculos pretiroideos, tiroides, esófago)
T4b	Igual que la glotis, *véase antes*

Hipofaringe

Estadio T	
Tis	Igual que la glotis, *véase antes*
TI	Tumor limitado a I subsitio o ≤ 2 cm
T2	El tumor afecta > I subsitio o un sitio adyacente o mide > 2 cm, pero no más de 4 cm, sin fijación de la hemilaringe
T3	Tumor > 4 cm o con fijación de la hemilaringe o extensión al esófago
T4a	El tumor invade el cartílago tiroides o cricoides, el hueso hioides, la glándula tiroides o el tejido blando del compartimento central (músculos pretiroideos prelaríngeos, grasa subcutánea)
T4b	Igual que la glotis, *véase antes*

Estadificación NM de laringe/hipofaringe

Estadio N	
NI	Único, ipsilateral, ≤ 3 cm, extensión extranodular (−)
N2a	Sencillo, ipsilateral, > 3 cm, ≤ 6 cm, extensión extranodular (−)
N2b	Múltiple, ipsilateral, ≤ 6 cm, extensión extranodular (−)
N2c	Bilateral o contralateral, ≤ 6 cm, extensión extranodular (−)
N3a	> 6 cm, extensión extranodular (−)
N3b	Cualquier extensión extranodular clínicamente evidente (+)
Estadio M	
M0	Sin metástasis a distancia
MI	≥ I sitio de metástasis a distancia

Estadificación del grupo de laringe/hipofaringe

	N0	N1	N2a	N2b	N2c	N3	M1
	Estadio sumativo						
T1	I						
T2	II	III			IVA	IVB	IVC
T3							
T4a							
T4b							

Nota: TisN0M0 es la fase de grupo 0.

ALGORITMO DE TRATAMIENTO DE LARINGE

Estadios I-II	Radioterapia definitiva, cordectomía láser, laringectomía parcial
Estadios III-V	Laringectomía total con tiroidectomía → radioterapia adyuvante o conformacional para margen (+) o extensión extranodular (+); radioterapia convencional definitiva sola; o radioterapia definitiva (fraccionamiento alterado). Es importante que no se ofrezcan radioterapias definitivas conformacional o o radioterapia definitiva para los pacientes que tienen función deteriorada de la laringe

ALGORITMO DE TRATAMIENTO DE HIPOFARINGE

T1-2	Faringectomía parcial o radioterapia definitiva. Agregar quimioterapia concurrente si T2 voluminoso
T3 o N (+)	• Buena función de la glotis (p. ej., sin disfagia u otros síntomas): Quimioterapia de inducción → radioterapia conformacional concurrente o cirugía según la respuesta a la radioterapia conformacional concurrente • Función deficiente de la glotis (p. ej., disfagia y otros síntomas): considerar una laringectomía total o una faringectomía parcial
T4	Laringectomía total con tiroidectomía/faringoesofagectomía parcial → radioterapia postoperatoria o quimiorradioterapia para margen (+) o extensión extranodular (+)

TÉCNICA DE RADIOTERAPIA

Glotis en estadio inicial

• Dosis: T1: **63 Gy en 28 fracciones a 2.25 Gy/fx.**

T2: 70 Gy en 35 fracciones a 2 Gy/fx o 65.25 en 2.25 Gy/fx; considerar el hiperfraccionamiento (79 Gy a 1.2 fx dos veces al día) o una aceleración leve (dos veces al día una vez a la semana para completar el tratamiento en 6 semanas).

Factores que influyen en el control local (especialmente T2): (1) tamaño de la fracción 2.25 Gy > 2 >> 1.8 Gy (Le et al. IJROBP 1997), (2) tiempo total de tratamiento ≤ 43 días (Le et al. IJROBP 1997) y (3) el fraccionamiento alterado aumenta el control local en ~10% en la enfermedad T2N0 (Trotti et al. IJROBP 2014; DAHANCA—Overgaard et al. Lancet 2003).

• **Objetivo: T1:** laringe glótica completa, FLASH anterior de 1 cm, cubre posteriormente hasta el borde anterior de los cuerpos vertebrales, superiormente hasta la parte superior del cartílago tiroides e inferiormente hasta por debajo del cartílago cricoides (fig. 28-2). T2: igual que T1 con ajustes según si T2 se basa en la extensión supraglótica o subglótica. A menudo, con técnicas convencionales, el borde del campo está 2 cm por encima o por debajo del VTM.

• **Técnica:** RTC3D: laterales opuestos derecho e izquierdo, **se puede considerar IMRT de 3 haces (0, 70, 290°) para evitar las carótidas en los centros experimentales** (Rosenthal et al. IJROBP 2010).

• **SIM:** en decúbito supino con cuello hiperextendido, mascarilla de Aquaplast® que cubra cabeza y hombros, isocentro en laringe media. Cintas de tracción para retraer los hombros. Considerar bolo fino para pacientes con enfermedad anterior. Se debe recordar al paciente que no trague durante la simulación o el tratamiento, ya que ello puede causar distorsión de la anatomía.

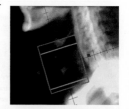

Figura 28-2 Campos glóticos clásicos en estadio inicial. El cuadro más pequeño representa el campo lateral T1. El cuadro más grande representa el campo lateral T2.

ETAPAS AVANZADAS GLÓTICA, SUPRAGLÓTICA, SUBGLÓTICA E HIPOFARÍNGEA

- **Dosis:**
  Tumor primario y nódulos afectados: 70 Gy en 33-35 fracciones (dosis alta, VCO$_{HD}$) (v. fig. 28-4).
  Regiones de alto riesgo (nivel nodular afectado y mucosa adyacente a la enfermedad): 60-63 Gy (dosis intermedia, VCO$_{ID}$).
  Enfermedad subclínica (niveles nodulares de riesgo): 50 Gy en 25 fracciones, 54 Gy en 30 fracciones o 57 Gy en 33 fracciones (dosis baja, VCO$_{ED}$).
- **Objetivo:** el tumor primario con un margen de VCO de 8 mm-1 cm y los nódulos afectados reciben dosis altas (VCO$_{HD}$). El tejido adyacente en riesgo, los niveles nodulares afectados y un nivel nodular por encima y por debajo de los niveles nodulares afectados reciben una dosis subclínica de riesgo intermedio (VCO$_{ID}$). Los niveles nodulares de riesgo no afectados reciben una dosis subclínica de bajo riesgo (VCO$_{ED}$).
- **Técnica:** IMRT o VMAT. La terapia con haz de protones de barrido se puede utilizar en centros con experiencia.
- **SIM:** igual que para la laringe en etapa inicial.

DRENAJE A LOS NÓDULOS LINFÁTICOS

- Los cánceres supraglóticos se diseminan con mayor frecuencia a niveles II, III y IV de los nódulos linfáticos. Los cánceres glóticos casi no tienen drenaje de nódulos linfáticos, por lo que los nódulos linfáticos no están cubiertos para la enfermedad en etapa I y con poca frecuencia en la enfermedad en etapa II. Los cánceres subglóticos pueden afectar a los nódulos del nivel VI (fig. 28-3).

Laringe: corte coronal

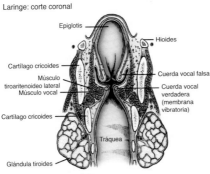

Laringe: corte sagital

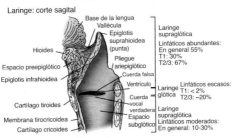

Figura 28-3 Afectación de los nódulos linfáticos del cáncer de laringe según el sitio (*arriba:* reimpreso de Garrett CG, Ossoff RH. Hoarseness. *Med Clin N Am.* 1999;83(1):115-123. Copyright © 1999 Elsevier. Con autorización. *Abajo:* reproducido con autorización de Koch WM, Machtay M, Best S. Treatment of early (stage I and II) head and neck cancer: The larynx. En: *UpToDate*, Post TW (Ed), *UpToDate*, Waltham, MA. Copyright © 2019 UpToDate, Inc. Para obtener más información, visite www.uptodate.com).

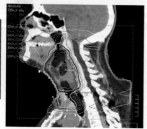
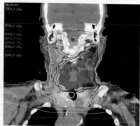

Figura 28-4 Plan de tratamiento VMAT representativo de un paciente con cáncer de hipofaringe que afecta estructuras de la laringe, incluyendo la epiglotis. Nótese la amplia cobertura electiva de nódulos linfáticos. El campo de radioterapia interno muestra la dosis de alto riesgo (VCO$_{HD}$) tratada con 70 Gy y la dosis intermedia de VCO (VCO$_{ID}$) tratada con 63 Gy. El campo de radioterapia exterior muestra VCO de dosis baja tratada a 57 Gy.

- Los cánceres de la hipofaringe son drenados de forma abundante por los vasos linfáticos, y cerca del 75% tienen compromiso nodular en el momento del diagnóstico. Los nódulos linfáticos en los niveles II, III, VI y V y los retrofaríngeos son los afectados con más frecuencia y deben cubrirse al planificar la RT con rayos X. A menudo, también cubrirán el nivel IV.
- *Véase* el capítulo **Cavidad bucal** para una descripción de los nódulos linfáticos del cuello.

POSTOPERATORIO

- **Objetivo/dosis: región de enfermedad macroscópica resecada:** 60 Gy en fracciones de 2 Gy (dosis alta, VCO$_{HD}$), 66 Gy en fracciones de 2 Gy para márgenes positivos.
  Lecho quirúrgico del tumor primario y nódulos linfáticos: 57 Gy (dosis intermedia, VCO$_{ID}$).
  Regiones en riesgo no disecadas, incluyendo los niveles nodulares en riesgo no disecados: 54 Gy (dosis baja, VCO$_{ED}$). Por lo general, el estoma se incluye en este volumen. Nota: si el estoma o la traqueotomía se realiza de forma urgente a través del tumor, entonces se incluye en el VCO$_{HD}$.
- **Técnica:** IMRT o VMAT. La terapia de protones con haz de barrido se puede utilizar en centros capacitados.
- **SIM:** lo mismo que se mencionó anteriormente. Las cicatrices marcadas con alambre ayudan a definir el lecho operatorio. Especialmente si hubo enfermedad del cuello con EEC, considerar el bolo para las cicatrices y también el bolo para el estoma si tiene un mayor riesgo debido a la proximidad de la enfermedad.
- **IGRT:** imágenes kV diarias.
- **Directriz de planificación (para fraccionamiento convencional):**

VPO	Cobertura > 95%
Glándulas parótidas	Media bilateral < 26 Gy
Glándulas submandibulares	Media bilateral < 30 Gy
Médula espinal	D$_{máx}$ 45 Gy
Tronco encefálico	D$_{máx}$ < 45 Gy
Mandíbula	D$_{máx}$ 70 Gy
Cóclea izquierda y derecha	D$_{máx}$ 35 Gy
Plexo braquial	D$_{máx}$ 66 Gy
Pulmones totales	V20 < 20%
Esófago cervical	Media < 30 Gy
Plexo braquial	D$_{máx}$ 66 Gy

CIRCUNSTANCIAS ESPECIALES

- **Indicaciones para la disección del cuello después de la radioterapia externa o conformacional definitivas:** enfermedad persistente del cuello. Evitar el tratamiento del plexo braquial a dosis > 66 Gy. Si la enfermedad nodular es adyacente al plexo braquial, considerar tratamiento con 60-64 Gy mediante una disección nodular planeada.

CIRUGÍA

- Resección endoscópica: para tumores en etapa inicial, se realiza mediante una técnica de microcirugía láser transbucal (MLT) o una técnica de cirugía robótica transbucal (CRTB).

Conserva la laringe. En comparación con la radioterapia, produce resultados oncológicos equivalentes, pero los de la voz pueden no ser tan buenos como los de la radioterapia (controvertido).

- Laringectomía total: resección de toda la laringe, incluyendo las tres subestructuras (supraglotis, glotis, subglotis) y creación de un estoma para brindar una vía para que el paciente respire. Requiere tiroidectomía total. A menudo, puede realizarse un cierre primario.
- Faringolaringectomía: resección de toda la laringe, incluyendo las tres subestructuras (supraglotis, glotis, subglotis) y la resección parcial de los tejidos blandos de la faringe. Realizado para cánceres hipofaríngeos voluminosos. Rara vez se realiza debido a su morbilidad. Requiere la creación de un estoma y tiroidectomía total y, por lo general, necesita una resección con colgajo de las estructuras faríngeas.

QUIMIOTERAPIA

- **Concurrente:** Cisplatino i.v. 100 mg/m^2 cada 3 semanas (días 1, 22 y 43) de radioterapia O cisplatino i.v. semanal a una dosis de 40 mg/m^2. Si el paciente no puede tolerar el cisplatino debido a la toxicidad, se puede considerar el uso de carboplatino o cetuximab semanalmente.
- **Neoadyuvante:** el régimen más frecuente es el TPF (docetaxel, cisplatino, 5-flourauracilo). Consiste en docetaxel a una dosis de 75 mg/m^2, administrado en infusión de 1 h el día 1; seguido de cisplatino a una dosis de 75 mg/m^2, administrado en infusión de 1 h el día 1; y fluorouracilo a dosis de 750 mg/m^2, administrado en infusión continua los días 1-5 (*Vermorken et al. NEJM 2007*). Se pueden administrar hasta 4 ciclos cada 3 semanas. Se utiliza principalmente para reducir el estadio, *SIN* ventajas para la supervivencia.
- **Adyuvante:** sin utilidad.

TRATAMIENTO DE EFECTOS ADVERSOS

Véase el capítulo sobre **cavidad bucal.**

SEGUIMIENTO

- General: anamnesis/exploración física con nasolaringoscopia, TSH, T$_4$, BUN, Cr, TC o RM (usar las mismas imágenes antes del tratamiento): cada 3 meses en el año 1 → cada 4 meses en el año 2 → cada 6 meses en los años 3-5 → anualmente después del año 5. PET/TC como evaluación basal postratamiento ~12 semanas después del tratamiento, particularmente en el paciente con nódulos positivos tratados de manera definitiva.
- Puede considerarse suspender los estudios de imagen después del segundo año, ya que este es el período de mayor riesgo de recurrencia; los estudios de imagen se pueden demorar hasta que se presenten los síntomas clínicos o hallazgos sospechosos en faringe y esófago. Radiografía de tórax: detección de metástasis y segundo primario.
- Para los cánceres glóticos en estadio inicial, no se necesitan imágenes; simplemente utilizar videoestroboscopia y un seguimiento regular con el médico.
- Si se coloca una sonda de gastrostomía endoscópica percutánea, realizar un seguimiento de la patología del habla y la nutrición.

ENSAYOS CLÍNICOS RELEVANTES

Viabilidad de la preservación de la laringe con quimioterapia de inducción seguida de radioterapia

- Ensayo de laringe VA (*Wolf et al. NEJM 1991; Hong et al. Cancer Res 1993*). Ensayo controlado aleatorizado de fase III con 332 pacientes que padecían cáncer de laringe mayor o igual al estadio III a laringectomía total + radioterapia postoperatoria frente a tratamiento secuencial: quimioterapia de inducción (cis/5-FU) seguida de radioterapia. A los 2 años, la SG era la misma (68%), con una tasa global de conservación de la laringe del 64% en el grupo de quimiorradioterapia. Disminución de MD en el grupo de quimiorradioterapia (11% vs. 17%, $p = 0.016$), pero con tasas de recurrencia local en el sitio primario más altas (12% vs. 2%, $p = 0.0005$). El seguimiento a 5 años no mostró diferencias en la SG o beneficios de conservación de la laringe persistentes.

Preservación de la laringe superior con quimiorradioterapia

- RTOG 91-11 (*Forastiere et al. NEJM 2003; actualizaciones JCO 2006 y 2013*). Fase III aleatorizada de 547 pacientes con cánceres de glotis y supraglotis en estadio III. Los pacientes se asignaron al azar a 3 grupos: grupo 1: QT de inducción (cis/5-FU) seguida de radioterapia (o laringectomía total + radioterapia adyuvante a 50-70 Gy según el estado del margen quirúrgico); grupo 2: cisplatino y radioterapia concurrentes, y grupo 3: radioterapia sola (70 Gy en 35 fracciones). El cuello y la región supraclavicular recibieron 50 Gy en 25 fracciones. Tanto la inducción como los esquemas de quimiorradioterapia concurrentes mejoraron la supervivencia sin laringectomía sobre la radioterapia sola, HR 0.75, $p = 0.02$ y HR 0.78, $p = 0.03$, respectivamente. No hay diferencia de SG entre los tres grupos. La tasa de conservación de la laringe mejoró con el grupo de quimiorradioterapia concurrente frente al grupo de inducción (HR 0.58, $p = 0.005$). La preservación de la laringe fue similar entre el grupo de quimiorradioterapia de inducción y el grupo de radioterapia sola.

NEOPLASIAS DE GLÁNDULAS SALIVALES

CHRISTOPHER WILKE • BRIAN J. DEEGAN

ANTECEDENTES

- **Incidencia/prevalencia:** los tumores malignos de las glándulas salivales representan cerca del 5% de todas las neoplasias malignas de cabeza y cuello. La incidencia anual es ~1 por cada 100 000 (SEER). La incidencia máxima se produce durante la sexta década de la vida.
- **Resultados:** la supervivencia a 5 años en todas las etapas y sitios se estima en un 70%.
- **Factores de riesgo:** radiación previa, hábito tabáquico (tumor de Warthin), sexo masculino, exposición a solventes.

BIOLOGÍA Y CARACTERÍSTICAS TUMORALES

- **Genética:** la translocación t(11;19) (q21;p13) crea un oncogén de fusión (*CRTC1-MAML2*) que se asocia con el desarrollo de carcinomas mucoepidermoides (*Tonon et al. Nat Genet* 2003). Las translocaciones t(6;9) producen la proteína de fusión *MYB-NFIB* que se observa frecuentemente en muchos carcinomas adenoides quísticos (*Persson et al. Proc Natl Acad Sci USA* 2009).
- **Patología:** la mayoría de los tumores (~70%) surgen en la glándula parótida; sin embargo, la mayoría (70-80%) de todos los tumores de la parótida son benignos. Por el contrario, los tumores de las glándulas salivales menores son más probablemente malignos. El carcinoma mucoepidermoide (CME) es la histología maligna más habitual, seguida por el adenoide quístico (CAQ), las células acinares y los adenocarcinomas. El CME varía de grado bajo a alto. Aunque los CAQ exhiben diferentes grados, los subtipos histológicos sustituyen al grado, siendo el cribiforme y el tubular de bajo grado, mientras que el tipo sólido se considera de alto grado. El carcinoma de células acinares es casi siempre de bajo grado. A menudo, el adenocarcinoma es un descriptor general e incluye adenocarcinoma polimorfo de bajo grado y carcinoma de los conductos salivales. Este último es un tumor de alto grado muy agresivo y en los últimos años se identifica por separado. Los tumores malignos mixtos (TMM) suelen tener componentes que se asemejan a los adenomas pleomorfos benignos, pero a pesar de ello suelen ser de alto grado.

ANATOMÍA

- La glándula parótida colinda con la rama mandibular posterior y está separada en los lóbulos superficial y profundo por el plano del nervio facial.
- El nervio facial surge de la base de la protuberancia, atraviesa el hueso temporal y sale de la base del cráneo por el foramen estilomastoideo.
- La glándula submandibular se encuentra dentro del triángulo submandibular y está delimitada superiormente por el borde inferior de la mandíbula e inferiormente por el vientre anterior del músculo digástrico. El nervio hipogloso atraviesa por debajo de la glándula y el nervio lingual (una rama de V3) atraviesa la glándula. Cualquiera de los dos puede estar afectado por el cáncer, particularmente si el cáncer es neurotrópico.
- La afectación de los nódulos linfáticos es menos frecuente, en comparación con otros sitios de la cabeza y el cuello, particularmente para cánceres bien diferenciados. El drenaje primario se dirige a los nódulos periparotídeos (para las parótidas primarias) y al cuello ipsilateral (principalmente en los niveles I y II). *Véase* el capítulo sobre **cavidad bucal** para la descripción de los nódulos linfáticos del cuello.

PROCESO DIAGNÓSTICO

- **Anamnesis y exploración física:** evaluación de cabeza y cuello con especial atención a los déficits de los nervios craneales. Palpación directa y visualización del tumor y posiblemente con nasolaringoscopio o exploración con espejo para evaluar la propagación de la enfermedad. Las masas de las glándulas salivales de gran tamaño pueden representar una metástasis en los nódulos linfáticos de un sitio primario separado, específicamente el carcinoma epidermoide de la piel; por lo tanto, considerar la exploración de la piel de la cabeza y el cuello.
- **Laboratorios:** BH, QS.
- **Procedimientos/biopsia:** biopsia de nódulo linfático primario y BAAF de los nódulos con aumento de volumen según esté clínicamente indicado.
- **Estudios de imagen:** TC o RM con contraste de cabeza/cuello. La RM es útil para evaluar la invasión nerviosa y el componente de tejido blando. La TC es útil para evaluar la invasión ósea. Considerar la TC del tórax. La ecografía también puede ser útil para los tumores superficiales de las glándulas parótidas o submandibulares.
- **Consultas adicionales:** evaluación multidisciplinaria con cirugía oncológica de cabeza y cuello, radio-oncología, oncología médica, nutrición y odontología (flúor/extracciones).

ESTADIFICACIÓN DE GLÁNDULAS SALIVALES MAYORES (AJCC 8TH EDITION)

Una glándula salival mayor es la glándula parótida, submandibular o sublingual.

Estadio T		Estadio N	
T1	Tumor ≤ 2 cm sin extensión extraparenquimatosa	N1	Nódulo linfático ipsilateral único ≤ 3 cm y extensión extranodular (−)
T2	Tumor > 2, pero ≤ 4 cm sin extensión extraparenquimatosa	N2a	• Nódulo linfático ipsilateral único ≤ 3 cm y extensión extranodular (+) **o**
T3	Tumor > 4 cm o con extensión extraparenquimatosa		• Nódulo linfático ipsilateral único > 3 cm pero ≤ 6 cm y extensión extranodular (−)
T4a	Afecta la piel, la mandíbula, el conducto auditivo o el nervio facial	N2b	Múltiples nódulos linfáticos ipsilaterales, todos < 6 cm y extensión extranodular (−)
T4b	Afecta la base del cráneo o las placas o estructuras pterigoideas	N2c	Nódulos linfáticos bilaterales o contralaterales todos < 6 cm y extensión extranodular (−)
	Arteria carótida	N3a	Nódulos linfáticos > 6 cm y extensión extranodular (−)
		N3b	• Nódulo linfático ipsilateral único > 3 cm y extensión extranodular (+) **o** • Múltiples nódulos linfáticos ipsilaterales, contralaterales o bilaterales, cualquiera con extensión extranodular (+) **o** • Nódulo linfático contralateral único ≤ 3 cm y extensión extranodular (+)

Estadificación grupal

	N0	N1	N2	N3	M1
T1	I				
T2	II				
T3	III				IVC
T4a	IVA				
T4b	IVB				

ESTADIFICACIÓN DE GLÁNDULAS SALIVALES MENORES (AJCC 8TH EDITION)

Los tumores que surgen en las glándulas salivales menores se clasifican de la misma manera que un carcinoma de células escamosas de cabeza y cuello que surge de la misma ubicación anatómica. Por ejemplo, un cáncer de glándulas salivales menores que surge de la región de las amígdalas se clasificaría como cáncer de bucofaringe.

CIRUGÍA

• Se prefiere el manejo quirúrgico, con la radioterapia definitiva reservada para los pacientes que no son candidatos a cirugía o aquellos con tumores irresecables.
• Por lo general, los pacientes con nódulos clínicamente (+) se tratan con una disección del cuello planificada. Si bien no hay consenso con respecto al papel de una disección electiva del cuello en todos los pacientes clínicamente N0; generalmente se recomienda para aquellos con histologías de alto grado considerados con mayor riesgo de enfermedad nodular oculta.

QUIMIOTERAPIA

• Si bien el uso de agentes de platino a menudo se extrapola de otros sitios de cabeza y cuello, hay una falta de datos prospectivos para su uso en tumores de glándulas salivales (actualmente en investigación en RTOG 1008).
• Las series retrospectivas no han podido demostrar un beneficio de supervivencia con la quimiorradioterapia adyuvante frente a la radioterapia sola en estos pacientes (Amini et al. JAMA Otolaryngol Head Neck Surg 2016).

INDICACIONES PARA LA RADIOTERAPIA POSTOPERATORIA

• Extensión extraglandular
• Histología de alto grado
• Márgenes quirúrgicos cercanos o positivos
• Invasión perineural
• Metástasis en los nódulos linfáticos
• Enfermedad recurrente

BORDES CONVENCIONALES PARA CAMPOS DE RADIACIÓN POSTOPERATORIA

Como regla general, es útil emplear la glándula contralateral intacta como referencia en todos los pacientes. Todos los bordes enumerados a continuación dependen de la extensión del tumor.

Parótida	
Superior	Arco cigomático
Inferior	Hioides
Anterior	Borde anterior del músculo masetero
Posterior	Justo detrás del proceso mastoides

Submandibular	
Superior	Línea que se extiende desde la comisura bucal hasta la rama mandibular justo por debajo de la articulación temporomandibular
Inferior	Escotadura tiroidea
Anterior	Determinado por cirugía. Proteger la comisura bucal si es posible
Posterior	Justo detrás del proceso mastoides

TÉCNICA MODERNA DE RADIOTERAPIA (SOBREIMPRESIÓN INTEGRADA SIMULTÁNEA)

- **Dosis: riesgo alto** (VCO_HD): 60 Gy en 30 fracciones a 2 Gy/fx (fig. 29-1).
  Las áreas de alto riesgo de enfermedad residual (EEC, margen [+]) se pueden aumentar a 66 Gy.
  Riesgo intermedio (VCO_ID): 57 Gy (1.9 Gy/fx).
  Dosis electiva/de bajo riesgo (VCO_ED): 54 Gy (1.8 Gy/fx).
- **Objetivo:**
  VCO_HD: lecho tumoral primario y nodular con expansión de 8-10 mm.
  VCO_ID: lecho operatorio restante no incluido en VCO_HD.
  VCO_ED: niveles I-IV de cuello ipsilateral en pacientes N0 con tumores de alto grado, cobertura de vías perineurales en riesgo.
- **Técnica:** IMRT o TPIM.
- **SIM:** en decúbito supino con la cabeza extendida. Mascarilla termoplástica que se extienda hasta los hombros para la inmovilización. Una endoprótesis oral de lateralización de la lengua puede ayudar a desplazar la lengua lejos del volumen objetivo. Explore desde el vértice craneal hasta la carina.
- **IGRT:** imagen ortogonal 2D kV diaria o TCHC.
- **Restricciones de dosis (a 2 Gy/fx):**
  Parótida contralateral: media < 10 Gy.
  Cavidad bucal: media < 30 Gy.
  Laringe: media < 30 Gy.
  Médula espinal: máx. 45 Gy.
  Tronco encefálico: máx. 45 Gy.
  Plexo braquial: máx. 66 Gy.
  Nervios y quiasma ópticos: máx. 54 Gy. Puede alcanzarse hasta máx. < 60 Gy si es necesario (diseminación perineural de cáncer de glándulas salivales contiguo a la estructura óptica).
  Cóclea: máx. < 35 Gy; restricción leve si se tiene que cubrir el nervio facial a través del hueso temporal.
  Mandíbula: máxima dosis inferior a la prescrita para VCO_HD.

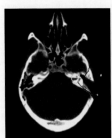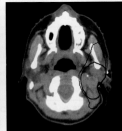

Figura 29-1 Tratamiento adyuvante de un carcinoma adenoide quístico en estadio temprano de la glándula parótida izquierda con invasión perineural. Café, VCO_HD 60 Gy.

TRATAMIENTO DE EFECTOS ADVERSOS

Véase el capítulo sobre **cavidad bucal**.

SEGUIMIENTO

- Evaluación clínica después del tratamiento a las 4-6 semanas → si respuesta/no recurrencia, entonces PET/TC a los 3 meses.
- Anamnesis/exploración física con imágenes: cada 3 meses durante 2 años → luego cada 6 meses durante 3 años → evaluación clínica anual a partir de entonces.
- TSH cada 6-12 meses si se trató el cuello.
- Evaluación dental cada 6-12 meses.
- Audiología y evaluación del habla/deglución según la necesidad.

ENSAYOS CLÍNICOS RELEVANTES

Series retrospectivas que evalúan factores de riesgo y dosis de radiación

- Dutch Cooperative Group (*Terhaard et al. IJROBP* 2005). Análisis retrospectivo de 498 pacientes con tumores de glándulas salivales tratados con cirugía seguida de radioterapia adyuvante u observación. La radioterapia mejoró el control local a 10 años de los tumores T3/T4 (84% vs. 18%, $p < 0.001$), márgenes estrechos (95% vs. 55%, $p = 0.003$), resección incompleta (82% vs. 44%, $p < 0.001$), invasión ósea (86% vs. 54%, $p = 0.04$) e invasión perineural (88% vs. 60%, $p = 0.01$). Para los pacientes con metástasis nodulares (+), la radioterapia adyuvante mejoró el control locorregional a 5 años (83% vs. 57%, $p = 0.04$).
- UCSF (*Chen et al. IJROBP* 2007). Estudio retrospectivo de 251 pacientes con carcinomas cN0 de glándula salival tratados con cirugía y radioterapia adyuvante. El 52% recibieron irradiación nodular electiva. La supervivencia libre de recaída nodular a 10 años mejoró significativamente con la irradiación nodular electiva (26% vs. 0%, $p = 0.0001$). Las histologías asociadas con la tasa más alta de recaída nodular incluyeron carcinoma epidermoide (67%), carcinoma indiferenciado (50%), adenocarcinoma (34%) y carcinoma mucoepidermoide (29%). No se produjeron fallas nodulares con la omisión de la radioterapia electiva del cuello en las histologías de células adenoides quísticas o acinares.
- MD Anderson (*Garden et al. IJROBP* 1995). Análisis retrospectivo de 198 pacientes con carcinomas adenoides quísticos de cabeza y cuello que recibieron radioterapia adyuvante. Las tasas de control local a 10 años son peores con márgenes positivos vs. márgenes cercanos/negativos (77% vs. 93%, $p = 0.006$) y peores con afectación de nervio vs. ausencia de afectación nerviosa (80% vs. 88%, $p = 0.02$); márgenes positivos y la afectación del nervio vs. una característica vs. ninguna (70% vs. 83% vs. 93%, $p = 0.002$). Mejor control local con dosis ≥ 56 Gy en pacientes con márgenes positivos (88% vs. 40%, $p = 0.006$). Dosis recomendadas de 60 Gy en el lecho tumoral con sobreimpresión a 66 Gy para pacientes con márgenes positivos.

Ensayo prospectivo que demuestra el beneficio de la radiación con base en neutrones

- RTOG-MRC Neutron Trial (*Laramore et al. IJROBP* 1993). Ensayo prospectivo aleatorizado de fase III de dos grupos que compara la radioterapia rápida con neutrones contra la radioterapia convencional con fotones o electrones para los tumores malignos de las glándulas salivales inoperables o recidivantes. La dosis de neutrones fue de 16.5-22 Gy en 12 fracciones. La dosis de radioterapia convencional fue de 55 Gy/4 semanas o 70 Gy/7.5 semanas. El ensayo se detuvo después de la acumulación de 32 pacientes debido a una mejoría significativa del control local en el grupo de neutrones. Control local de 10 años significativamente mejorado con neutrones (56% vs. 17%, $p = 0.009$); sin embargo, no hubo diferencia en la SG (15% vs. 25%, $p = 0.5$).

CÁNCER DE TIROIDES

GARY WALKER • JEENA VARGHESE • ADAM SETH GARDEN

ANTECEDENTES

- **Incidencia/prevalencia:** alrededor de 56 000 casos diagnosticados anualmente en los Estados Unidos.
- **Resultados:** la supervivencia a 5 años para tumores bien diferenciados en todas las etapas se estima en 98% (datos SEER). La supervivencia a 5 años para histología anaplásica < 5%.
- **Demografía:** M > H, el 63% tienen entre 35 y 65 años de edad.
- **Factores de riesgo:** antecedentes familiares, dieta baja en yodo, antecedentes de bocio, exposición a la radiación (pruebas de diagnóstico, tratamiento previo del cáncer y secuelas nucleares), genética (enfermedad de Cowden, NEM2 para medular), nódulos (el 4% son malignos).

BIOLOGÍA Y CARACTERÍSTICAS TUMORALES

- **Genética:** cáncer de tiroides papilar y folicular asociado con defectos en el gen *PRKAR1A*, poliposis adenomatosa familiar (PAF), enfermedad de Cowden, complejo de Carney y carcinoma de tiroides no medular familiar. El cáncer de tiroides medular puede ser familiar, ya sea como parte de la neoplasia endocrina múltiple tipo 2 (NEM2) o del síndrome de cáncer de tiroides medular familiar aislado. Los cánceres de tiroides anaplásicos parecen surgir de cánceres diferenciados.
- **Patología:** histologías diferenciadas: papilar (85%) y folicular (11%).
  Derivado de células C neuroendocrinas: medular (2%).
  Histología indiferenciada: anaplásico (CTA) (1%).
  Otras patologías de la tiroides incluyen linfomas tiroideos primarios.

ANATOMÍA

- La tiroides es profunda al músculo esternohioideo. Consta de dos lóbulos y un istmo.
- Drenaje a los nódulos linfáticos (35% son clínicamente [+]).
  - Prelaríngeos (nivel VI, delfianos).
  - Nódulos pretraqueales/paratraqueales/mediastínicos.
  - Niveles II-IV.
  - *Véase* el capítulo sobre **cavidad bucal** para obtener una descripción de los nódulos linfáticos del cuello.

PROCESO DIAGNÓSTICO

- **Anamnesis y exploración física:** evaluar los síntomas de presentación, incluyendo los síntomas de hipertiroidismo/hipotiroidismo. Palpación directa y visualización de la tiroides y las cuerdas vocales con nasolaringoscopio cuando está avanzado.
- **Laboratorios:** BH, QS, TSH, T_4/T_3, T_4/T_3 libres.
- **Procedimientos/biopsia:** BAAF guiada por ecografía de los nódulos linfáticos primarios y con aumento de volumen según esté clínicamente indicado.
- **Estudios de imagen:** ecografía, captación y exploración tiroidea con ^{123}I, TC del cuello con contraste para localmente avanzados, PET/TC para histología anaplásica.
- **Consultas adicionales:** evaluación multidisciplinaria con cirugía oncológica de cabeza y cuello, endocrinología, medicina nuclear, radio-oncología, oncología médica, terapia del habla (evaluación de la movilidad de las cuerdas vocales), nutrición y odontología (fluoruro/extracciones).

ESTADIFICACIÓN DEL CÁNCER DE TIROIDES *(AJCC 8TH EDITION)*

Estadio T		Estadio N	
T1a	≤ 1 cm limitado a tiroides	N0a	≥ 1 nódulo linfático benigno confirmado citológica o histológicamente
T1b	> 1 cm, pero ≤ 2 cm limitado a tiroides	N0b	Sin evidencia radiológica o clínica de enfermedad de nódulos linfáticos
T2	> 2 cm pero ≤ 4 cm limitado a tiroides	N1a	Nódulos linfáticos de nivel VI o VII, ya sea unilateral o bilateral
T3a	> 4 cm limitado a tiroides	N1b	Nivel I, II, III, IV o V o retrofaríngeo unilateral o bilateral
T3b	Extensión extratiroidea que invade solo los músculos infrahioideos	**Estadio M**	
T4a	Invade el tejido blando, la laringe, la tráquea, el esófago o el nervio laríngeo recurrente	M1	Metástasis a distancia
T4b	Invade la fascia prevertebral, reviste los vasos carotídeos/mediastínicos		
Etapa sumativa (depende de la edad y la histología del paciente)			

Edad < 55 años

	N0	N1	M1
T1			
T2		I	II
T3			
T4			

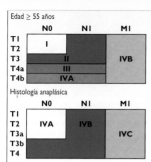

Edad ≥ 55 años

	N0	N1	M1
T1	I		
T2	I		
T3	II		IVB
T4a	III		
T4b	IVA		

Histología anaplásica

	N0	N1	M1
T1	IVA	IVB	
T2	IVA	IVB	
T3a			IVC
T3b			
T4			

ALGORITMO DE TRATAMIENTO

Indicaciones para la toma postoperatoria de decisiones con yodo radioactivo[a]		
Estratificación de riesgo ATA[a]	Estadio TNM	¿Yodo radioactivo indicado?
Riesgo bajo	T1a N0 M0	No
Riesgo bajo	T1b N0 M0	No es de rutina
Riesgo bajo	T2 N0 M0	No es de rutina
Riesgo bajo a intermedio	T3 N0 M0	Considerar si edad > 55 años y de gran tamaño o en pacientes con extensión extratiroidea
Riesgo bajo a intermedio	Cualquier T, N(+), M0	Considerar seriamente, en especial si edad avanzada o nódulos linfáticos clínicamente evidentes
Riesgo alto	T4, cualquier N/M	Sí
Riesgo alto	Cualquier T/N, M(+)	Sí

[a]Ref: Haugen et al. Thyroid 2016.

CTA (M0)	Considerar la resección + RT externa adyuvante ± quimioterapia			
Indicaciones de la radiación de haz externo adyuvante para enfermedades diferenciadas				
	ATA	NCCN	BTA	ESMO
Localmente avanzado	Sí		Sí	
> 60 años con extensión extratiroidea	Considerar			
Múltiples reoperaciones	Considerar	Sí	Sí	Sí
Enfermedad macroscópica residual		Considerar	Sí	
Sin captación de yodo radioactivo		Considerar	Sí	Considerar

ATA, American Thyroid Association; BTA, British Thyroid Association; ESMO, European Society of Medical Oncology; NCCN, National Comprehensive Cancer Network.

TÉCNICA DE TRATAMIENTO CON RADIACIÓN EXTERNA

- **Momento:** debe iniciarse dentro de las 4-6 semanas después de la cirugía.
- **Dosis:** riesgo más alto (márgenes cercanos/positivos/EEC): 63-66 Gy en 30-33 fracciones (fig. 30-1).
  Riesgo alto (lecho tumoral): 60 Gy en 30 fracciones.
  Riesgo intermedio (lecho operatorio): 57 Gy en 30 fracciones.
  Riesgo bajo: 54 Gy en 30 fracciones.
- **Objetivo:** el objetivo principal es el compartimento central (hioides hasta la parte superior del arco aórtico y entre las carótidas). Típicamente incluye el lecho tumoral, el drenaje linfático (niveles VI, III-V) y paratraqueal (considerar el nivel II, solo si hay enfermedad nodular significativa con EEC), surco traqueal esofágico.
- **Técnica:** VMAT, IMRT e TPIM en centros experimentados.
- **SIM:** mascarilla Aquaplast® en decúbito supino. Cicatriz marcada con alambre. Bolo de 3 mm-2 cm alrededor de la cicatriz.

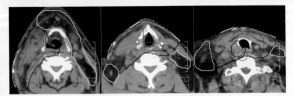

Figura 30-1 Paciente de 74 años de edad con cuatro resecciones previas por cáncer papilar de tiroides. Después de la cirugía, se encontró que tenía un nódulo de 3 cm. en el nivel II derecho con EEC, nódulos de nivel III derecho de grado 2/10 de hasta 2 cm, así como una masa en la pared lateral de la tráquea derecha resecada con márgenes quirúrgicos (+). Los contornos que se muestran son VTM-nódulo (*verde*), VCO63 (*violeta*), VCO60 (*rojo*), VCO57 (*azul*) y VCO54 (*amarillo*). El tratamiento se administró utilizando un sobreimpresión integrado simultáneo en 30 fracciones. *Véase la sección a color.*

- **IGRT:** kV diario con TCHC semanal o diaria.
- **Directriz de planificación (para fraccionamiento convencional):**

Cobertura del 95% del VPO	
Médula espinal	Máx. 45 Gy
Tronco encefálico	Máx. 45 Gy
Mandíbula	Máx. 60 Gy
Pulmones totales	V20 < 20%
Cristalino	Máx. 5 Gy
Parótidas	Media < 20 Gy, menor para contralateral
Submandibular	Media < 10 Gy si se incluye el nivel II, entonces < 26 Gy
Laringe	Media < 35 Gy
Esófago	Máx < 60 Gy (a menudo, estará en el VCO)

CIRUGÍA

- Tiroidectomía total o lobectomía tiroidea ipsilateral con disección central del cuello.
- Disección del cuello para nódulos positivos:
  - Disección radical del cuello = I-V, NC XI, vena yugular interna, esternocleidomastoideo
  - Disección radical del cuello modificada = I-V, conservar uno de los anteriores
  - Suprahomohioideo = I-III
  - Lateral = II-IV
  - Disección selectiva del cuello = nódulos linfáticos según el sitio

QUIMIOTERAPIA

- **Papel limitado de la quimioterapia tradicional.**
- **ITC:** lenvatinib, vandetanib, cabozantinib, pazopanib, sorafenib.
- **Cáncer de tiroides anaplásico:** RTOG 0912 está analizando paclitaxel/pazopanib con radiación; otros agentes específicos se investigan intensamente. Algunos CTA pueden exhibir la mutación *BRAF*, que se puede abordar de manera similar al melanoma con vemurafenib.

TRATAMIENTO DE EFECTOS ADVERSOS

Véase el capítulo sobre **cavidad bucal**.

SEGUIMIENTO

- Anamnesis/exploración física y ecografía o TC del cuello: cada 3-6 meses durante 3 años → anualmente hasta los 5 años. Realizar un seguimiento con el endocrinólogo para evaluar la suplementación tiroidea y los niveles deseados de TSH.
- Evaluar el cumplimiento de las guardas con fluoruro (si corresponde) y los ejercicios de cuello/linfedema.

PRIMARIO DESCONOCIDO DE LA CABEZA Y EL CUELLO

HOUDA BAHIG • ADAM SETH GARDEN

ANTECEDENTES

- **Definición:** enfermedad metastásica en los nódulos linfáticos del cuello para la que el estudio completo no pudo determinar el origen del tumor primario: diagnóstico de exclusión.
- **Incidencia/prevalencia:** representa el 1-4% de todos los cánceres de cabeza y cuello. La incidencia de nódulos cervicales de origen primario desconocido (NCPD) ha disminuido significativamente con los avances en las técnicas quirúrgicas y de diagnóstico por imagen.
- **Resultados:** con abordajes de radiación agresivos, la tasa de supervivencia general a 5 años está entre el 80 y 90%; la emergencia en mucosas ocurre en < 10% y el sitio más frecuente de recurrencia es distante (20%).
- **Factores de riesgo:** dado que los NCPD a menudo se deben a un cáncer de bucofaringe no detectado, la asociación con el VPH es habitual. Otros factores de riesgo en general incluyen aquellos que son comunes para el cáncer de cabeza y cuello.

BIOLOGÍA Y CARACTERÍSTICAS DEL TUMOR

- **Patología:** derivado de BAAF o biopsia central. No se aconseja la biopsia abierta debido al riesgo de ruptura del nódulo y diseminación del tumor.
  - La histología más frecuente es el carcinoma epidermoide (75%), cuya asociación con el VPH (ADN-VPH mediante PCR o p16 en IHQ) se identifica en hasta el 75% de los pacientes. También se puede detectar la asociación con VEB.
    - ○ VPH (+): probable primario de bucofaringe o nasofaringe.
    - ○ VEB (+): probable primario de nasofaringe.
    - ○ VPH (–)/VEB (–): primario de cabeza y cuello, incluyendo todos los subsitios de cabeza y cuello, además de piel.
- Es muy probable que la histología del adenocarcinoma se asocie con un origen primario subclavicular (p. ej., cáncer de esófago o pulmón), después de descartar los tumores primarios de las glándulas salivales o la tiroides. Considerar tiroglobulina, TTF1, calcitonina e IHQ para PAX8 para el carcinoma o adenocarcinoma indiferenciado.
- Otras histologías incluyen linfoma, melanoma y sarcoma indiferenciado.

ANATOMÍA

- Lo más probable es que el origen primario oculto sea la amígdala o la base de la lengua.
- Los nódulos cervicales superiores (niveles II, III y V) probablemente sean de origen primario de CCC.
- Considerar el origen primario subclavicular (pulmón, gastrointestinal, mama) para los nódulos cervicales inferiores (niveles IV y V) y supraclaviculares, y que están asociados con un peor pronóstico. Considerar el origen primario de la piel o de las glándulas salivales para los nódulos parotídeos.
- La presencia de una metástasis quística de nivel II es un sello distintivo del CE asociado con el VPH.
- La metástasis de nivel III sin afectación del nivel II sugiere un origen primario en laringe o hipofaringe.
- *Véase* el capítulo sobre **cavidad bucal** para obtener información sobre los niveles de NL.

PROCESO DIAGNÓSTICO

- **Anamnesis y exploración física:** la cavidad bucal, toda la faringe, la laringe y la piel deben examinarse cuidadosamente mediante palpación y nasofaringolaringoscopia.
- **Laboratorios:** BH, QS.
- **Procedimientos/biopsia:** BAAF o biopsia con aguja de corte del centro de nódulos linfáticos con aumento de volumen. Evaluación de histología con tinciones adecuadas. Para la histología más frecuente (escamosa), evaluar el estado del VPH (PCR o p16 en IHQ) y la tinción del VEB. Exploración bajo anestesia con panendoscopia, que incluye amigdalectomía palatina, biopsias al azar de mucosa y biopsia de sitios sospechosos. Considerar la broncoscopia y la esofagogastroduodenoscopia, especialmente para los nódulos linfáticos bajos (niveles IV y V).
- **Estudios de imagen:** la FDG-PET/TC detecta el primario oculto en el 25% de los casos y debe realizarse antes de la exploración bajo anestesia con panendoscopia. TC o RM de cabeza y cuello, TC de tórax (> T0N2b). TC de tórax, abdomen y pelvis para los nódulos cervicales inferiores (niveles IV-V).
- **Consultas adicionales:** evaluación multidisciplinaria con cirugía oncológica de cabeza y cuello, radio-oncología, oncología médica, terapia del habla, nutrición y odontología (fluoruro/extracciones).

ESTADIFICACIÓN DE PRIMARIO DESCONOCIDO (AJCC 8TH EDITION)

Según la octava edición del AJCC, la adenopatía cervical relacionada con el VEB se estadifica mediante la estadificación del cáncer de nasofaringe, mientras que la adenopatía cervical relacionada con el VPH se estadifica mediante la estadificación del cáncer de bucofaringe mediado por el VPH. Las adenopatías cervicales no relacionadas con el VPH y no relacionadas con el VEB se clasifican de la siguiente manera:

Clínica	
N1	Nódulo linfático único ≤ 3 cm y EEC (−)
N2a	Nódulo linfático único > 3 cm pero ≤ 6 cm y extensión extranodular (−)
N2b	≥ 2 nódulos linfáticos ipsilaterales ≤ 6 cm y extensión extranodular (−)
N2c	Nódulo linfático bilateral o contralateral, todos ≤ 6 cm y extensión extranodular (−)
N3a	Nódulos linfáticos > 6 cm y extensión extranodular (−)
N3b	Cualquier nódulo linfático con extensión extranodular clínica (+)

Extensión extranodular clínica (+): invasión de la piel, infiltración de la musculatura, anclaje denso o fijación de estructuras adyacentes, o invasión (con disfunción) de un nervio craneal, plexo braquial, tronco simpático o nervio frénico.

Patológica	
N1	Nódulo linfático único ≤ 3 cm y extensión extranodular (−)
N2a	Nódulo linfático único ≤ 3 cm y extensión extranodular (+) o nódulo linfático único > 3 cm pero ≤ 6 cm y extensión extranodular (−)
N2b	≥ 2 nódulos linfáticos ipsilaterales, ≤ 6 cm y extensión extranodular (−)
N2c	Nódulo linfático bilateral o contralateral, todos ≤ 6 cm y extensión extranodular (−)
N3a	Nódulos linfáticos > 6 cm y extensión extranodular (−)
N3b	Nódulo linfático único > 3 cm y extensión extranodular (+) o ≥ 2 nódulos linfáticos ipsilaterales o contralaterales de cualquier tamaño y extensión extranodular (+) o nódulo linfático único ≤ 3 cm

La extensión extranodular detectada en el examen histopatológico se nombra como extensión extranodular_mi (extensión extranodular microscópica ≤ 2 mm) o extensión extranodular_ma (extensión extranodular mayor > 2 mm).

Estadio sumativo			
T	**N**	**M**	**Estadio**
T0	N1	M0	III
T0	N2	M0	IVA
T0	N3	M0	IVB
T0	Cualquier N	M1	IVC

ALGORITMO DE TRATAMIENTO

T0N1[a]	1. Disección de cuello selectiva o completa, ± radioterapia postoperatoria si ≥ 2 nódulos linfáticos o quimiorradioterapia concurrente si EEC en patología de disección de nódulos linfáticos 2. Radioterapia definitiva[a]
T0N2-3[a]	1. Disección del cuello ± quimiorradioterapia concurrente 2. Disección de cuello ± radioterapia definitiva 3. Disección de cuello + radiación adyuvante ± terapia sistémica 4. Quimioterapia de inducción seguida de radioterapia ± terapia sistémica concurrente (poco habitual, principalmente si hay enfermedad de nivel IV)
Estadio IVB (M+)	1. Terapia sistémica o mejor cuidado de soporte posible 2. Cirugía, radioterapia o terapia sistémica/radioterapia para casos específicos con carga metastásica limitada

[a]Favorecido en pacientes con biopsia abierta (cuello afectado).

TÉCNICA DE RADIOTERAPIA

- **Objetivo:**

Volúmenes objetivo definitivos	
VCO$_{HD}$	VTM nodular (o lecho de nódulos linfáticos después de biopsia escisional) + 1 cm
VCO$_{ID}$	Niveles de nódulos linfáticos a 2 cm por arriba y debajo del VCO$_{HD}$
VCO$_{ED}$	El resto de los nódulos linfáticos no se incluye en el VCO$_{ID}$ para abarcar mínimamente: retrofaríngeos ipsilaterales y niveles IB-VI; niveles contralaterales II-IV; ciertas regiones de mucosa (según el estado de VPH/VEB) • Histología VPH (+): mucosa bucofaríngea y nasofaríngea • Histología VPH (−)/EBV (−): mucosa de la bucofaringe, mucosa de la nasofaringe y considerar la mucosa de la hipofaringe y la laringe (controvertido)

Volúmenes objetivo postoperatorios	
VCO$_{HD}$	Lecho tumoral (determinado por imágenes y hallazgos quirúrgicos/patológicos) + 1 cm Considerar aumentar el lecho de resección si se detecta EEC por patología
VCO$_{ID}$	Lecho operatorio sin VCO$_{HD}$
VCO$_{ED}$	Nódulo linfático restante no incluido en VCO$_{ID}$ en el cuello afectado para abarcar los niveles I-V; nódulos retrofaríngeos bilaterales y los niveles II-IV en el cuello no afectado • Histología VPH (+): mucosa de bucofaringe y nasofaringe • Histología VPH (−)/VEB (−): mucosa de bucofaringe, mucosa de nasofaringe y considerar la mucosa de la hipofaringe y la laringe (controvertido) • Si se sospecha primario de piel (la patología revela patología epidermoide y VPH [−]/VEB [−], especialmente cuando hay antecedentes de cánceres de piel): considerar el tratamiento definitivo del cuello con radiación o cirugía y vigilancia cercana para detectar el desarrollo de un cáncer primario Mucosa de nasofaringe y bucofaringe^a
VPO	VCO + margen de 3 mm

- **Dosis** (fig. 31-1):

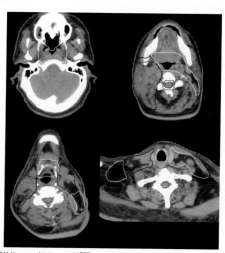

Figura 31-1 Volúmenes objetivo para NCPD con metástasis en los niveles ganglionares linfáticos II-III izquierdos, mostrando VCO$_{HD}$ (*rojo*), VCO$_{ID}$ (*azul*) y VCO$_{ED}$ (*amarillo*). **Véase la sección a color**.

Preoperatorio	
VCO$_{HD}$	70 Gy en 33 fracciones o 66 Gy en 30 fracciones
VCO$_{ID}$	63 Gy en 33 fracciones o 60 Gy en 30 fracciones
VCO$_{ED}$	56 Gy en 33 fracciones o 54 Gy en 30 fracciones

	Postoperatorio (después de la disección del cuello)
VCO$_{HD}$	60 Gy en 30 fracciones
VCO$_{ID}$	57 Gy en 30 fracciones
VCO$_{ED}$	54 Gy en 30 fracciones
VCO$_{sobreimpresión}$	63-66 Gy en 30 fracciones (considerar definir un volumen menor dentro de VCO$_{HD}$ si EEC)

- **Técnica:** IMRT, TPIM.
- **SIM:** posición supina, brazos con cintas de fijación para descender los hombros por debajo del campo de tratamiento, mascarilla termoplástica para la cabeza y el cuello, alambre y bolo de 3 mm en la cicatriz quirúrgica (si se trata de una disección de nódulos linfáticos o una biopsia escisional).
- **IGRT:** imágenes kV diarias ± imágenes 3D semanales.
- **Directriz de planificación:**
  Asegurar la cobertura de cada VPO por dosis recetada con el objetivo de V100% > 95%, V95% > 99%, V105% < 10%, $D_{máx}$ < 120%.
  La dosis de los órganos en riesgo debe respetar las siguientes limitaciones:

Tronco encefálico	$D_{máx}$ 45 Gy
Médula espinal	$D_{máx}$ < 45 Gy
Mandíbula	$D_{máx}$ < dosis prescrita VCO$_{HD}$
Parótida	Media < 26 Gy
Cavidad bucal	Media < 30 Gy
Laringe	Media < 30 Gy (si laringe/hipofaringe no se incluyen en VCO$_{ED}$)
Esófago cervical	Media < 30 Gy
Glándula submandibular	Media < 39 Gy (si se excluye el nivel 1B en el cuello N0)
Plexo braquial	$D_{máx}$ 66 Gy

QUIMIOTERAPIA

El esquema de quimioterapia se extrapola de los datos de los cánceres de cabeza y cuello con primarios detectables.
- **Concurrente:** cisplatino, carboplatino o cetuximab como agente único.
- **Neoadyuvante:** docetaxel, cisplatino y 5-FU.

TRATAMIENTO DE EFECTOS ADVERSOS

Véase el capítulo sobre **cavidad bucal**.

SEGUIMIENTO

- TC de cuello a las 8 semanas postratamiento ± PET/TC a las 12 semanas. No lograr una respuesta completa obliga a realizar una disección del cuello.
- Exploración de cabeza y cuello con fibra óptica y de piel cada 2-4 meses durante los años 1 y 2, cada 6 meses durante los años 3-5 y cada 12 meses a partir de entonces. Imágenes de seguimiento adicionales según la indicación clínica.
- TSH cada 6-12 meses. TC de baja dosis o radiografía de tórax cada año para pacientes con antecedentes de hábito tabáquico; asesoramiento para dejar de fumar según la indicación.

ENSAYOS CLÍNICOS RELEVANTES

Cirugía sola
- **Mayo Clinic** (*Coster et al. IJROBP* 1992). Estudio retrospectivo de 24 pacientes con NCPD unilateral tratados mediante disección o biopsia por resección; 58% de enfermedad N1; 33% EEC. Primario desarrollado en el 4%; recurrencia del cuello en el 25%; todos menos uno con recurrencia del cuello presentaron EEC. Ambos pacientes N1 con recurrencia presentaron EEC. La SG a 5 años fue del 66%. La cirugía sola puede ser suficiente en pN1 y sin EEC; considerar radioterapia adyuvante si pN2 (+) o EEC.

Radiación
- **Danish** (*Grau et al. Radiother Oncol* 2000). Encuesta nacional de 277 pacientes con NCPD tratados con terapia definitiva; 81% tratados con radioterapia bilateral de cuello + mucosas (nasofaringe, hipofaringe, bucofaringe y laringe), 10% tratados con radioterapia ipsilateral, 9% con cirugía sola. La tasa de aparición del primario en mucosas fue del 19% (50% en pulmón/esófago). La emergencia del tumor primario fue significativamente mayor con cirugía sola vs. radioterapia (54% vs. 15%, $p < 0.0001$). El riesgo relativo de recurrencia locorregional fue de 1.9 para la radioterapia ipsilateral frente a la radioterapia bilateral + mucosa.

- **MD Anderson** (*Kamal et al. Cancer* 2018). Análisis retrospectivo de 260 pacientes tratados con IMRT al cuello bilateral + mucosa. La SG a 5 años, el control regional y la SLMD fueron del 84%, 91% y 95%, respectivamente. El 7% tenía disfagia crónica asociada con la radiación. Ningún beneficio aparente de agregar quimioterapia.
- **Beth Israel** (*Hu et al. Oral Oncol* 2017). 60 pacientes tratados con radioterapia bilateral de cuello + mucosa bucofaríngea; el 82% se sometió a disección del cuello, el 55% recibió IMRT y el 62% quimiorradioterapia simultánea. El control regional a 5 años, las metástasis a distancia y la supervivencia global fueron del 90%, 20% y 79%, respectivamente. La tasa de aparición del tumor primario a los 5 años fue del 10% en general y del 3% en el sitio no bucofaríngeo.

Radiación unilateral frente a bilateral

- **Princess Margaret** (*Weir et al. Radiother Oncol* 1995). Análisis retrospectivo de 144 pacientes con NCPD (85 pacientes irradiados a la región del nódulo afectado vs. 59 pacientes irradiados a sitios bilaterales de cuello + mucosa). La SG a 5 años es del 41%; tendencia hacia una mejor supervivencia para el tratamiento tanto de los posibles sitios primarios como de los nódulos ($p = 0.07$); sin embargo, no hubo diferencias tanto en la SG como en la SCE después de ajustar para la extensión de la enfermedad nodular. La radioterapia sola del nódulo afectado puede ser adecuada en pacientes seleccionados.
- **Loyola** (*Reddy et al. IJROBP* 1997). Análisis retrospectivo de 52 pacientes (36 pacientes con radioterapia de cuello bilateral + sitios mucosos vs. 16 pacientes con radioterapia de cuello unilateral). Control del cuello contralateral: el 86% para radioterapia bilateral frente al 56% para radioterapia unilateral ($p = 0.03$); aparición del tumor primario en mucosas en el 8% para la radioterapia bilateral vs. 44% para la radioterapia unilateral ($p = 0.0005$). SG similar a los 5 años. Radioterapia bilateral + irradiación de la mucosa es mejor para prevenir la recurrencia contralateral y la aparición del tumor primario en mucosas.

SHERVIN 'SEAN' SHIRVANI • ERIC D. BROOKS • JOE Y. CHANG

ANTECEDENTES

- **Incidencia/prevalencia:** el segundo cáncer diagnosticado con mayor frecuencia y la principal causa de muerte por cáncer tanto en hombres como en mujeres en los Estados Unidos.
- **Resultados:** la supervivencia a 5 años se estima en el 54% para la enfermedad localizada, 26% para la afectación nodular regional y 4% para la enfermedad a distancia (SEER).
  NOTA: la supervivencia a 5 años suele ser peor para los pacientes tratados con SBRT en comparación con la cirugía; la mayoría de los pacientes tratados con SBRT son médicamente inoperables y se espera que tengan una esperanza de vida más corta debido a mayores comorbilidades (sesgo de selección). Los datos aleatorizados combinados recientes muestran que la SBRT produce una SG equivalente o mejor en comparación con la lobectomía y la disección nodular en pacientes médicamente operables (ensayos STARS/ROSEL).
- **Factores de riesgo:** fumar, radón, radiación ionizante, asbesto, cromo, sexo masculino, antecedentes familiares, enfermedad pulmonar adquirida (fibrosis pulmonar intersticial) y otras exposiciones ocupacionales (sílice, arsénico, berilio, carbón).
- **Factores pronósticos principales:** estadio, estado funcional, pérdida de peso, mutaciones moleculares.

BIOLOGÍA Y CARACTERÍSTICAS DEL TUMOR

- **Marcadores genéticos:** en los adenocarcinomas se encuentra un mayor porcentaje de mutaciones clínicamente relevantes que pueden recibir tratamiento. Estos incluyen *EGFR* (~20% de los casos de adenocarcinoma), *ALK* (~5%), *KRAS*, *ROS-1* (~2%), *BRAF*, *MET*, *RET* y *PDL-1*.
- **Patología:** la mayoría son adenocarcinomas (40% de las neoplasias malignas de pulmón), luego carcinomas de células escamosas (30%). Las histologías menos frecuentes incluyen de células grandes (15%), neuroendocrinas, broncoalveolares (derivadas de neumocitos de tipo II) y carcinoides.

ANATOMÍA

- Pulmón derecho: 3 lóbulos (superior, medio, inferior) y 2 fisuras (mayor, menor).
- Pulmón izquierdo: 2 lóbulos (superior, inferior) y 1 fisura (mayor).
- Drenaje más frecuente en los nódulos hiliares/mediastínicos ipsilaterales. Es habitual la diseminación hematógena.
- Nombres de los nódulos linfáticos (clasificaciones numéricas):
  Supraclaviculares: cervicales bajos, supraclaviculares y escotadura esternal (nivel 1).
  Mediastínicos superiores: paratraqueales superiores (2D/I), prevasculares (3a), retrotraqueales (3p) y paratraqueales inferiores (4D/I).
  Aórticos: subaórticos (5) y paraaórticos (6).
  N1: hiliar (10), interlobular (11), lobular (12), segmentario (13) y subsegmentario (14).
- Tumor de Pancoast (síndrome): tumor del surco superior asociado con dolor de hombro, síndrome de Horner (ptosis, miosis, anhidrosis ipsilateral) y atrofia de los músculos de la mano.
- Los tumores en estadio inicial (T1-3N0) se dividen en lesiones centrales y periféricas. La *zona central* se define como la región dentro de los 2 cm del árbol bronquial proximal (fig. 32-1) (que se extiende desde la tráquea hasta los bronquios lobulares y otras estructuras centrales [esófago, corazón, pericardio, grandes vasos, cuerpo vertebral]). Las lesiones periféricas están más allá de esta zona de 2 cm. La distinción es importante debido al riesgo de diseminación a los nódulos linfáticos y porque ayuda en la planificación del tratamiento.

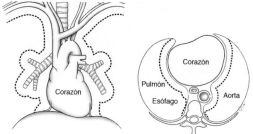

Figura 32-1 Figura de la zona central (reimpreso de Chang JY, Bezjak A, Mornex F, et al. Stereotactic ablative radiotherapy for centrally located early stage non-small-cell lung cancer: what we have learned. *J Thorac Oncol.* 2015;10(4):577-585. Copyright © 2015 International Association for the Study of Lung Cancer. Con autorización).

PROCESO DIAGNÓSTICO

- **Anamnesis y exploración física:** por lo general, se presenta con tos, dificultad para respirar, hemoptisis, pérdida de peso o masa incidental en la radiografía/TC de tórax.
- **Detección temprana:** se recomienda una TC anual de dosis baja para pacientes de 55-74 años de edad con antecedentes de hábito tabáquico ≥ 30 paquetes al año y que dejaron de fumar hace menos de 15 años (*NLST NEJM* 2011).
- **Laboratorios:** BH, QS.
- **Procedimientos/biopsia:** considerar una biopsia guiada por TC si se puede obtener tejido primario. No es necesaria si la patología se obtiene fácilmente mediante el muestreo de nódulos sospechosos durante la estadificación mediastínica. Se recomienda muestreo selectivo de hilios/mediastino (p. ej., mediastinoscopia, ecografía endobronquial) para las características de mayor riesgo, que incluyen tumores centrales, sospecha radiográfica de adenopatía o tumores ≥ T2a, pero debe considerarse para todos los tumores. Pruebas de función pulmonar para evaluar si es candidato quirúrgico y proporcionar un estado basal.
- **Estudios de imagen:** TC de tórax con contraste y PET/TC para descartar enfermedad regional/a distancia en todos los pacientes. RM encefálica para todos los tumores ≥ T2a (opcional para T1b) o síntomas neurológicos. Considerar RM del hombro para los tumores del surco superior y los rastreos con octreotida si tienen histología carcinoide.

ESTADIFICACIÓN DEL CPCNP (AJCC 8TH EDITION)

Estadio T		Estadio N	
T1	≤ 3 cm sin invasión del bronquio principal	N1	Nódulo linfático peribronquial/hiliar ipsilateral
T1a	≤ 1 cm	N2	Nódulo linfático mediastínico/ subcarinal ipsilateral
T1b	> 1-2 cm	N3	Nódulo linfático escaleno/ supraclavicular o nódulo linfático contralateral mediastínico/hiliar
T1c	> 2-3 cm	**Estadio M**	
T2	> 3-5 cm o afecta el bronquio principal pero no la carina, invade la pleura visceral o atelectasia asociada o neumonía obstructiva	M1a	Nódulo en el lóbulo, pleura o pericardio contralaterales, o derrame pleural o pericárdico maligno
T2a	> 3-4 cm	M1b	Metástasis extratorácica única
T2b	> 4-5 cm	M1c	Múltiples metástasis extratorácicas
T3	> 5-7 cm o nódulo separado en el mismo lóbulo o invade pared torácica, nervio frénico, pericardio parietal		
T4	> 7 cm o nódulo separado en diferente lóbulo ipsilateral o invade diafragma, mediastino, grandes vasos, corazón, tráquea, nervio laríngeo recurrente, esófago, cuerpo vertebral o carina		

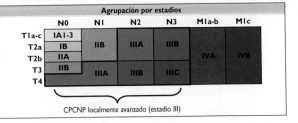

Agrupación por estadios						
	N0	**N1**	**N2**	**N3**	**M1a-b**	**M1c**
T1a-c	IA1-3	IIB	IIIA	IIIB	IVA	IVB
T2a	IB					
T2b	IIA					
T3	IIB	IIIA	IIIB	IIIC		
T4						

CPCNP localmente avanzado (estadio III)

ALGORITMO DE TRATAMIENTO

Etapas I-II **(Nódulo satélite T1-3, N0M0)**	• Enfermedad regional/distante descartada durante la evaluación • Candidato quirúrgico (generalmente VEF1 predictivo postoperatorio > 40% y considerado candidato por el cirujano torácico) → lobectomía más disección de nódulos linfáticos mediastínicos • Candidato no quirúrgico o rechaza cirugía → SBRT • Para circunstancias especiales en las que la tolerancia y la enfermedad del paciente pueden ser limitantes, los tratamientos alternativos no preferidos incluyen resección sublobular, ablación por radiofrecuencia, crioterapia, quimiorradiación y radiación hipofraccionada o convencional

TÉCNICA DE TRATAMIENTO DE RADIACIÓN (RADIOTERAPIA ESTEREOTÁCTICA ABLATIVA, TAMBIÉN LLAMADA «RADIOTERAPIA ESTEREOTÁCTICA CORPORAL»)

- **SIM:** en decúbito supino con dispositivo Vac-Lok® y brazos por encima de la cabeza. Se requieren imágenes en cuatro dimensiones. Si el tumor se mueve más de 10 mm, considerar una técnica de retención de la respiración o «gating» si el paciente puede contener la respiración. Explorar desde la base del cráneo hasta la parte superior de los riñones para abarcar el volumen pulmonar a lo largo de todo el ciclo respiratorio.
- **Dosis:** el objetivo es DBE > 100 (Onishi y cols. demostraron que esto es necesario para un control local óptimo).
  50 Gy a VPO en 4 fracciones (periférico).
  70 Gy a VPO en 10 fracciones (central que no se puede tratar de forma segura con 50 Gy en 4 fracciones, o lesión periférica contigua a la pared torácica donde 50 Gy en 4 fracciones podrían causar lesión/dolor de la pared torácica).
  Nota: para VPO de gran volumen en regiones centrales, considerar SIS (70 Gy a VTM interno, 50 Gy a VPO en 10 fracciones).
- **Objetivo:** VTM interno: tumor en todas las fases del ciclo respiratorio (contorno en PIM) o, cuando se use, en todas las pruebas de apnea.
  VPO: VTM interno + 5 mm.
- **Técnica:** RTC3D, IMRT/VMAT. Fotones de 6-10 MV con corrección de heterogeneidad.
- **IGRT:** TCHC diaria con tratamiento respiratorio.
- **Directriz de planificación de tumores periféricos (para 50 Gy en 4 fracciones):**
  Pared torácica: V30 ≤ 30 cc.
  Piel: V30 ≤ 50 cc.
  Vasos: V40 ≤ 1 cc, $D_{máx}$ ≤ 56 Gy.
  Tráquea: V35 ≤ 1 cc, $D_{máx}$ ≤ 38 Gy.
  Árbol bronquial: V35 ≤ 1 cc, $D_{máx}$ ≤ 38 Gy.
  Plexo braquial: V30 ≤ 0.2 cc, $D_{máx}$ ≤ 35 Gy.
  Esófago: V30 ≤ 1 cc, $D_{máx}$ ≤ 35 Gy.
  Corazón/pericardio: V40 ≤ 1 cc, V20 ≤ 5 cc, $D_{máx}$ ≤ 45 Gy.
  Médula espinal: V20 ≤ 1 cc, $D_{máx}$ ≤ 25 Gy.
  Pulmón ipsilateral: DPM interna ≤ 10 Gy, V10 interno ≤ 35%, V20 interno ≤ 25%, V30 interno ≤ 15%.
  Pulmones totales: DPM ≤ 6 Gy, V5 ≤ 5%, V10 ≤ 17%, V20 ≤ 12%, V30 ≤ 7%.
- **Directriz de planificación central de tumores (para 70 Gy en 10 fracciones):**
  Pared torácica/piel: V50 ≤ 60 cc, $D_{máx}$ ≤ 82 Gy.
  Vasos: V50 ≤ 1 cc, $D_{máx}$ ≤ 75 Gy.

Tráquea: V40 $\leq$ I cc, $D_{máx} \leq$ 60 Gy.
Árbol bronquial: V50 $\leq$ I cc, $D_{máx} \leq$ 60 Gy.
Plexo braquial: V50 $\leq$ 0.2 cc, $D_{máx} \leq$ 55 Gy.
Esófago: V40 $\leq$ I cc, $D_{máx} \leq$ 50 Gy.
Corazón/pericardio: V45 $\leq$ I cc, $D_{máx} \leq$ 60 Gy.
Médula espinal: V35 $\leq$ I cc, $D_{máx} \leq$ 40 Gy.
Pulmones totales: DPM $\leq$ 9 Gy, V40 $<$ 7%.

TRATAMIENTO DE EFECTOS ADVERSOS

* Esofagitis: enjuague bucal con lidocaína, difenhidramina y nistatina, suplemento de glutamina, productos de aloe y elixir opiáceo de segunda línea.
* Dolor en la pared torácica: analgésicos de venta libre (p. ej., paracetamol, AINE) o fármacos neuropáticos (medicamento seleccionado según la etiología del dolor: radicular/neurógeno, miositis/muscular), opiáceos de segunda línea.
* Neumonitis: para los pacientes sintomáticos (dificultad para respirar, reducción de O_2 en la oximetría de pulso), considerar la disminución gradual de los esteroides orales (generalmente, prednisona comenzando con I mg/kg al día durante 2-3 semanas con disminución gradual). Profilaxis con neomicina para la neumonía por *Pneumocystis* y profilaxis con antiácidos para las úlceras gástricas.

SEGUIMIENTO

* TC de tórax con contraste cada 3 meses durante los años 1-2, cada 6 meses durante los años 3-5 y después anualmente.
* PET para hallazgos sospechosos en la TC (establezca cambios posradiación vs. recurrencia).
* Biopsia para hallazgos de imagen compatibles con recidiva.

ENSAYOS CLÍNICOS RELEVANTES

Radioterapia estereotáctica corporal: un solo grupo

* RTOG 0236 (*Timmerman et al. JAMA* 2010, actualización ASTRO abstract 2014). 55 pacientes con CPCNP en estadio I inoperable. *Solo periférica.* 54 Gy en 3 fracciones (heterogeneidad corregida) durante 1.5-2 semanas. Control local a 3 años del 98%, CLR del 87%, SLE del 48% y SG del 54%; 17% de toxicidad de grado 3 o mayor (4% de grado 4 o mayor). A los 5 años, el control local es del 98%, el CLR del 62% y la SG del 40%. Es importante destacar que la ecografía endobronquial no fue necesaria antes del tratamiento en este ensayo.
* RTOG 0813 (*Bezjak et al. ASTRO* abstract 2015 y 2016). Ensayo de fase I/II de 120 pacientes con CPCNP central (dentro de los 2 cm del árbol traqueal/bronquial o adyacente a la pleura mediastínica/pericárdica) inoperable en estadio I. De 50-60 Gy en 5 fracciones. El tratamiento se administró cada tercer día durante 1.5-2 semanas. Se observó una toxicidad del tratamiento limitante de la dosis menor del 10%, pero se informaron varias muertes relacionadas con el tratamiento. Los resultados finales de los resultados oncológicos están pendientes; sin embargo, 7/33 pacientes tratados con 11.5 Gy o 12 Gy/fx tenían toxicidad de grado 3+.
* Estudio SBRT de fase II (*Sun et al. Cancer* 2017). 65 pacientes inoperables en estadio I con mediana de seguimiento de 7.2 años. La recurrencia local a los 7 años fue del 8.1% y la recidiva regional del 13.6%. La SLP a 7 años fue del 38.2% y la SG del 47.55%. El 4.6% de los pacientes experimentaron efectos adversos de grado 3 o mayor. No hubo casos de grado 4 o 5.
* RTOG 0915: fase II aleatorizada de SBRT de fracción única (*Videtic et al. IJROBP* 2015). 94 pacientes médicamente inoperables tratados con 34 Gy/I fx o 48 Gy/4 fx. La tasa de efectos adversos entre los esquemas de fracción única y de fracción múltiple son similares (10.1% vs. 13.3%), junto con el control local anual (97% vs. 92.7%).

Comparación de SBRT vs. cirugía

* Análisis combinado STARS/ROSEL (*Chang et al. Lancet Oncol* 2015). Análisis agrupado no planificado de dos ensayos controlados aleatorizados que compararon SBRT y lobectomía (58 pacientes aleatorizados). El grupo de SBRT tuvo una supervivencia sin recaída similar a los 3 años (86% vs. 80%, $p = 0.54$) y una mejor supervivencia general (95% vs. 79%, HR 0.14, $p = 0.037$). Tasas de episodios de grado 3+ más bajas con SBRT frente a cirugía (10% vs. 44%). Se necesitan más ensayos para comparar estas estrategias de tratamiento.

STEPHEN GRANT • ERIC D. BROOKS • DANIEL GOMEZ

ANTECEDENTES

- **Incidencia/prevalencia:** el CPCNP en estadio III representa aproximadamente 1/3 de todos los casos de CPCNP.
- **Resultados:** la SG a 5 años para el estadio III es muy variable y depende de numerosos factores, incluyendo el estado funcional y las comorbilidades, que se estiman entre el 5 y 35% (IIIA, 30%; IIIB, 10-15%).
- **Demografía y factores de riesgo:** *véase* el capítulo **CPCNP en estadio temprano.**

BIOLOGÍA Y CARACTERÍSTICAS DEL TUMOR

Véase el capítulo **CPCNP en estadio temprano.**

ANATOMÍA

Véase el capítulo **CPCNP en estadio temprano.**

PROCESO DIAGNÓSTICO

Véase el capítulo **CPCNP en estadio temprano.**

ALGORITMO DE TRATAMIENTO (ESTADIO III)

Resecable	**Quimioterapia neoadyuvante → cirugía → RTPO** • Permite una radioterapia personalizada con base en los hallazgos quirúrgicos; también elegida para pacientes que no presentan metástasis después de la quimioterapia, optimizando así los beneficios de las indicaciones de terapia local para RTPO: N2, márgenes (+), enfermedad residual **Quimiorradioterapia neoadyuvante → cirugía** • Puede reducir el tamaño del tumor para disminuir la extensión de la cirugía • No es la opción preferida en pacientes que podrían someterse a neumonectomía
Tumor del surco superior	**Quimiorradioterapia neoadyuvante → cirugía → completar quimiorradioterapia si es irresecable** • Abordaje preferido para los tumores limítrofes T3-4N0-1 resecables (SWOG 9416) **Cirugía → quimiorradioterapia si es irresecable** • Consideración para tumores inicialmente resecables, especialmente para tumores resecables con síntomas significativos (*Gomez et al. Cancer 2012*)
Irresecable[a]	**Quimiorradioterapia definitiva → durvalumab adyuvante[b]** • Considerar la radioterapia sola en pacientes de edad avanzada o con estado de rendimiento pobre

[a]Incluye a pacientes con múltiples estaciones N2, N3, NL voluminoso/invasivo, lobectomía no factible, médicamente inoperable.

[b]Ensayo PACIFIC: ↑ SLP con durvalumab (anti-PD-L1) en comparación con placebo después de quimiorradioterapia.

TÉCNICA DE RADIOTERAPIA

- **Simulación:**
  - En decúbito supino, soporte de la parte superior del cuerpo, brazos por encima de la cabeza y en cuña debajo de la rodilla. Se prefiere la TC4D. Considerar la posibilidad de contener la respiración si el tumor se mueve > 1 cm. Fusión opcional con PET.
- **Dosis:**
  - **Definitivo (capaz de tolerar la quimioterapia):** 60 Gy en 30 fracciones con quimioterapia concurrente.
    Considerar SIS de VTM a 66 Gy.
  - **RTPO:** 50.4 Gy en 28 fracciones o 50 Gy en 25 fracciones.
    Aumentar la dosis a las áreas de interés (60-66 Gy para márgenes positivos).
    Agregar quimioterapia simultánea para enfermedad residual macroscópica.
    Agregar quimioterapia secuencial para la enfermedad N2.
  - **Neoadyuvante:** 45 Gy en 1.8 Gy/fx > cirugía si es operable o completar con radiación de 60-66 Gy si es inoperable.

- **Radioterapia sola (si no puede tolerar la quimioterapia):** 45 Gy en 15 fracciones para VPO y SIS a 52.5-60 Gy en 15 fracciones para VTM.
- **Tumores del surco superior:**
  Neoadyuvante: 45 Gy en 1.8 Gy/fx > cirugía si es operable o completar con radiación de 60-66 Gy si es inoperable.
  Adyuvante: considerar esquema Hyper FX (60 Gy en 1.2 Gy/fx cada 12 h) para reducir los efectos tardíos de la radiación y el riesgo de plexopatía braquial (Gomez et al. Cancer 2012).
- **Objetivo:**
  - **Definitivo/neoadyuvante:**
    VCO:VTM contorneado en PIM + 8 mm, editado fuera del hueso y el corazón, e incluye los niveles nodulares afectados y, si se cumplen las restricciones de dosis, el hilio ipsilateral (ninguna otra irradiación nodular electiva excepto el hilio ipsilateral si la estadificación es adecuada).
    VPO:VCO + 5 mm si kV diario o VCO + 3 mm si TCHC diaria.
- **Técnica:**
  IMRT/VMAT o protones.
- **IGRT:**
  Imágenes kV diarias y TCHC semanal.
- **Directriz de planificación (para fraccionamiento diario):**
  Médula espinal: $D_{máx}$ < 45 Gy.
  Pulmones totales: DPM < 20 Gy, V20 < 35%, V10 < 45% y V5 < 60%.
  Corazón: V30 Gy < 45%, media < 26 Gy.
  Esófago: $D_{máx}$ < 80 Gy, V70 < 20%, V50 < 40% y media < 34 Gy.
  Riñón (bilateral): V20 Gy < 32%.
  Hígado: V30 Gy < 40%, hígado medio < 30 Gy.
  Plexo braquial: $D_{máx}$ 66 Gy.

CIRUGÍA

- La resección quirúrgica por sí sola no es un tratamiento suficiente para el CPCNP localmente avanzado.
- La cirugía estándar es la **lobectomía con disección de los nódulos linfáticos mediastínicos.**
- Otras opciones según la extensión de la enfermedad incluyen la neumonectomía, la segmentectomía y la resección en manguito.

TERAPIA SISTÉMICA

- Suele administrarse sola en un contexto preoperatorio o al mismo tiempo que la radiación.
- **Quimioterapia concurrente:**
  - Cisplatino y etopósido
  - Cisplatino y vinblastina
  - Carboplatino y pemetrexed
  - Cisplatino y pemetrexed
  - Carboplatino y paclitaxel
- **Quimioterapia neoadyuvante y adyuvante:**
  - Múltiples combinaciones cuya base es el platino, que incluyen cisplatino con etopósido, paclitaxel, pemetrexed y vincristina.
  - Si el paciente no puede tolerar el cisplatino, considerar el uso de carboplatino y paclitaxel.
- **Inmunoterapia**
  - Durvalumab adyuvante durante por lo menos 1 año (si no hay progresión de la enfermedad después de la quimiorradiación definitiva).

TRATAMIENTO DE EFECTOS ADVERSOS

Véase el capítulo **CPCNP en estadio temprano.**

SEGUIMIENTO

- **Anamnesis, exploración física y TC:** cada 3 meses durante 2 años → anualmente durante 3 años.
- **Toxicidad posradiación:**
  La esofagitis alcanza su punto máximo entre 1 y 2 semanas después de la radioterapia y luego se alivia en semanas-meses.
  Neumonitis por radiación: ocurre 6 semanas-1 año después de la radioterapia con síntomas de disnea, tos y fatiga. Cambios inflamatorios dentro del campo de radioterapia en las imágenes. Tratar con dosis altas de esteroides.
  Estenosis/fístula esofágica (meses-años).
  Disnea/fibrosis a largo plazo (meses-años).
  Plexopatía braquial para tumores apicales (años).

Ensayos clínicos relevantes

Evidencia que respalda la terapia trimodal

- **INT 0139** (*Albain et al. Lancet* 2009). Estudio aleatorizado de fase III de 429 pacientes operables en estadio IIIA (N2) aleatorizados para cirugía (neumonectomía o lobectomía) vs. ninguna cirugía después de la quimiorradiación neoadyuvante. Todos los pacientes recibieron cisplatino/etopósido como adyuvante. La radioterapia en el grupo de cirugía fue de 45 Gy/25 fx. Aquellos asignados al azar a ninguna cirugía recibieron quimiorradioterapia definitiva hasta un total de 61 Gy. La mediana de SLP mejoró en el grupo quirúrgico (12.8 Gy vs. 10.5 meses, $p = 0.017$), pero no la SG a los 5 años (27% con cirugía vs. 20% con quimiorradioterapia, $p = 0.10$). El análisis de subgrupos no planificado mostró que la neumonectomía se asoció con un alto riesgo de mortalidad, pero que la lobectomía se asoció con una mejor SG en comparación con los pacientes asignados al azar a ninguna cirugía.
- **SWOG 9416** (*Rusch et al. JCO* 2007). Estudio de fase II de un solo brazo de 110 pacientes con tumor del surco superior con T3-4N0-1. Los pacientes recibieron 45 Gy con cisplatino/ etopósido simultáneo → resección quirúrgica → cisplatino/etopósido adyuvante × 2 ciclos; 83 pacientes fueron sometidos a resección completa y se observó respuesta patológica completa en 61 pacientes. La supervivencia a los 5 años fue del 44% para todos los pacientes y del 54% después de la resección completa.

Radiación postoperatoria (RTPO)

- **Grupo de investigadores del metaanálisis de RTPO** (*Lancet* 1998). Se incluyeron 2 128 pacientes tratados en 9 ensayos controlados aleatorizados entre 1966 y 1994. Se encontró que la SG era peor en aquellos que recibieron RTPO con un HR de 1.21 ($p = 0.001$).
- **Ensayo de la Adjuvant Navelbine International Trialist Association (ANITA)** (*Douillard et al. IJROBP* 2008). Análisis retrospectivo de un ensayo prospectivo de QT adyuvante donde los pacientes fueron asignados al azar a cirugía ± QT. La RTPO se recomendó para pacientes con metástasis nodulares (+), pero no fue obligatorio; 238/840 pacientes (28%) recibieron RTPO a 45-60 Gy. En el análisis univariado entre todos los pacientes, la RTPO es perjudicial para la SG, pero se observó un beneficio de supervivencia en los pacientes con metástasis nodulares (pN2) independientemente de si se administró QT.

Evidencia que respalda el abordaje definitivo con quimiorradiación

- **EORTC 08941** (*van Meerbeeck et al. JNCI* 2007). Ensayo aleatorizado prospectivo de fase III de 579 pacientes operables en estadio III asignados al azar a QT de inducción seguida de cirugía o radiación (60-62.5 Gy en total). La RTPO fue permitida en el grupo quirúrgico si los márgenes eran positivos (40% de los pacientes recibieron RTPO en el grupo quirúrgico). La SG a 5 años fue como sigue: resección, 15.7%; radioterapia, 14%. La SLP no fue significativamente diferente entre los grupos. La radiación se asoció con una menor morbilidad.
- **RTOG 9410** (*Curran et al. JNCI* 2011). Ensayo aleatorizado prospectivo de tres grupos de 610 pacientes con CPCNP en estadio II-IIIB inoperable. Los tres grupos fueron los siguientes: grupo 1, QT de inducción seguida de radiación (vinblastina/cisplatino → 63 Gy en 34 fx en 1.8 Gy × 63 fx y luego 2 Gy × 9 fx); grupo 2, QTRT diaria estándar (cisplatino/vinblastina y 63 Gy en 34 fx); y grupo 3, QTRT simultánea cada 12 h en dosis alta (cisplatino/etopósido y 69.6 Gy en 58 fx cada 12 h). La toxicidad aguda fue peor en el grupo de QTRT cada 12 h, específicamente esofagitis aguda grado 3-4: grupo 1, 4%; grupo 2, 23%; y grupo 3, 42% ($p < 0.001$). Sin embargo, la SG mejoró moderadamente en los grupos de QTRT, en comparación con el Tx secuencial: grupo 1, 14.6 meses; grupo 2, 17 meses; y grupo 3, 15.6 meses.
- **Metaanálisis del NCPCP Collaborative Group** (*Auperin et al. JCO* 2010). Datos combinados de seis ECA elegibles de CPCNP localmente avanzado, con un total de 1205 pacientes. Se encontró que la quimiorradioterapia concurrente se asocia con un beneficio absoluto de supervivencia del 4.5% a los 5 años ($p = 0.004$).

Beneficio de la inmunoterapia adyuvante después de la quimiorradiación

- **PACIFIC** (*Antonia et al. NEJM* 2017). Ensayo aleatorizado de fase III de 713 pacientes con CPCNP irresecable en estadio III aleatorizados después de completar la quimiorradiación definitiva en grupo de durvalumab adyuvante durante 1 año (inmunoterapia anti-PD-L1) u observación. La SLP fue mayor con el adyuvante durvalumab (16.8 vs. 5.6 meses, HR = 0.52, $p < 0.001$). El tiempo hasta la metástasis a distancia o la muerte también fue mejor con durvalumab (23.2 vs. 14.6 meses, $p < 0.001$). La toxicidad de grado 3-4 no aumentó con durvalumab (29.9% vs. 26.1% con placebo). Los pacientes con y sin expresión de PD-L1 se beneficiaron.

El aumento de la dosis para la quimiorradiación definitiva lleva a peores resultados

- **RTOG 0617** (*Bradley et al. Lancet Oncol* 2015). Ensayo aleatorizado de fase III 2 × 2 del estadio IIIA-B a la quimiorradiación con dosis escalonadas (60 Gy vs. 74 Gy con carboplatino/ paclitaxel). Luego, los pacientes fueron aleatorizados por segunda vez para recibir cetuximab adyuvante o ningún tratamiento. El ensayo terminó prematuramente debido a la inutilidad. La SG fue menor en el grupo de 74 Gy (1 año: 80% vs. 69.8%, $p = 0.004$) y la adición de cetuximab no mejoró la supervivencia. La razón de la peor supervivencia en el grupo de dosis alta posiblemente fue una peor dosis cardíaca (no se requirieron restricciones de HDV). El análisis secundario demuestra la correlación entre el aumento de V40 Gy cardíaco y una peor supervivencia (*Chun et al. col. JCO* 2017).

CÁNCER DE PULMÓN DE CÉLULAS PEQUEÑAS

ALEXANDER AUGUSTYN • ERIC D. BROOKS • DANIEL GOMEZ

ANTECEDENTES

- **Incidencia/prevalencia:** ~30 000 casos de CPCP por año en los Estados Unidos (15% de todos los diagnósticos de cáncer de pulmón). Aproximadamente 1/3 son diagnosticados con enfermedad en estadio limitado.
- **Resultados:** la supervivencia a 5 años para la enfermedad en los estadios I, II, III y IV es del 31%, 19%, 8% y 2%, respectivamente.
- **Demografía:** la edad promedio de diagnóstico es de 70 años. Mayor incidencia en fumadores hombres de raza blanca.
- **Factores de riesgo:** el hábito tabáquico es el factor de riesgo más importante (> 90% de los pacientes fuman intensamente). El aumento de la edad y la exposición al asbesto y al gas radón también son factores de riesgo.

BIOLOGÍA Y CARACTERÍSTICAS DEL TUMOR

- **Genética:** el perfil genómico TCGA de 110 CPCP identificó la pérdida de *TP53* y *RB1* en casi todos los casos. El 25% de los pacientes presentaban mutaciones inactivantes de la vía NOTCH. Mutaciones diana en *EGFR*, *ALK*, *K-RAS* y *ROS-1* que no se observan en el CPCP.
- **Patología:** tumor epitelial maligno de células pequeñas, redondas y azules de origen neuroendocrino (fig. 34-1) y escaso citoplasma. A menudo, la necrosis se observa de manera extensa en muestras patológicas con alto recuento mitótico. El CPCP se agrupa en dos variantes: carcinoma de células pequeñas y carcinoma de células pequeñas combinado, que incluye células de CPCP y cualquier subtipo histológico de CPCNP. En patología, la tinción positiva se observa para sinaptofisina, cromogranina A, IGF-1 y CD56 y es típicamente negativa para TTF1 y queratina (que son positivas en el CPCNP).
- **Estudios de imagen:** se refuerza significativamente en la TC contrastada y también son metabólicamente muy activos en la PET (v. fig. 34-1). Suele presentarse de forma centralizada en lugar de periféricamente.

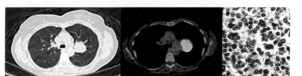

Figura 34-1 Imágenes representativas de TC (*izquierda*) y PET (*centro*) obtenidas de un paciente que presenta tos/pérdida de peso. La masa en el lóbulo superior izquierdo y los nódulos linfáticos hiliares izquierdos se biopsiaron y la patología indicó CPCP. Nótense las células pequeñas y redondas de color azul con escaso citoplasma y núcleos grandes que es clásico para el CPCP (*derecha*).

PROCESO DIAGNÓSTICO

- **Anamnesis y exploración física:** la alta frecuencia de linfadenopatía mediastínica voluminosa conduce a dificultad para respirar, voz ronca, disfagia o síndrome de vena cava superior. Evaluar los síntomas neurológicos, los síndromes paraneoplásicos y el dolor óseo.
- **Laboratorios:** BH, QS, enzimas hepáticas y LDH. El CPCP es la neoplasia maligna sólida más a menudo asociada con los síndromes paraneoplásicos: el síndrome de secreción inadecuada de hormona antidiurética (SIADH) se observa en el 11-15% de los pacientes. También se observan el síndrome de Cushing ectópico (5%) y el síndrome de Eaton-Lambert (1-3%).
- **Procedimientos/biopsia:** broncoscopia ± BAAF si es central o biopsia guiada por TC o toracocentesis para las lesiones periféricas. Si hay enfermedad cT1-T2N0 sin evidencia de metástasis a distancia, considerar la estadificación mediastínica.
- **Estudios de imagen:** TC de tórax con contraste y PET/TC para estadificación (identificación de metástasis a distancia, distinguiendo entre estadio limitado y estadio extenso). RM del encéfalo con contraste realizada en todos los pacientes, ya que el encéfalo es un lugar santuario contra la quimioterapia y, con frecuencia, el primer lugar de falla en los pacientes con CPCP.

ANATOMÍA

- *Véase* la sección **CPCNP en estadio temprano**.

ESTADIFICACIÓN DEL CÁNCER DE PULMÓN DE CÉLULAS PEQUEÑAS (AJCC 8TH EDITION)

(Igual que el CPCNP; sin embargo, con frecuencia se utilizan definiciones de etapas históricas «limitadas» y «extensas»).

Estadio T		Estadio N	
T1	≤ 3 cm sin invasión del bronquio principal	N1	Nódulo linfático peribronquial/hiliar ipsilateral
T1a	≤1 cm	N2	Nódulo linfático mediastínico/ subcarinal ipsilateral
T1b	> 1-2 cm	N3	Nódulo linfático escaleno/ supraclavicular o nódulo linfático contralateral mediastínico/hiliar
T1c	> 2-3 cm	Estadio M	
T2	> 3-5 cm o afecta bronquio principal pero no la carina, invade pleura visceral o con atelectasia asociada o neumonía obstructiva	M1a	Nódulo en lóbulo o pleura contralaterales o en el pericardio o derrame pleural o pericárdico malignos
T2a	> 3-4 cm	M1b	Metástasis extratorácica única
T2b	> 4-5 cm	M1c	Múltiples metástasis extratorácicas
T3	> 5-7 cm o nódulo separado en el mismo lóbulo o invade pared torácica, nervio frénico, pericardio parietal		
T4	> 7 cm o nódulo separado en diferente lóbulo ipsilateral o invade el diafragma, el mediastino, el corazón, los grandes vasos, la tráquea, el nervio laríngeo recurrente, el esófago, el cuerpo vertebral o la carina		

Agrupación por estadios

	N0	N1	N2	N3	M1a-b	M1c
T1a-c	IA1-3	IIB	IIIA	IIIB	IVA	IVB
T2a	IB					
T2b	IIA					
T3	IIB	IIIA	IIIB	IIIC		
T4						

CPCP localmente avanzado (estadio III)

ESTADIFICACIÓN DEL GRUPO DE ESTUDIO DE CÁNCER DE PULMÓN VA

- Definiciones históricas:
  - **Etapa limitada:** enfermedad intratorácica que puede englobarse dentro de un campo de radiación razonable, excluyendo aquellas con derrames pleurales o pericárdicos. Sin embargo, la aplicabilidad de estas definiciones a las técnicas modernas es dudosa. En general, «limitado» = localizado; «extendido» = metastásico.
  - **Etapa extendida:** todos los demás.

ALGORITMO DE TRATAMIENTO

Etapa limitada	• Para nódulo pulmonar solitario y médicamente operable según PFP → mediastinoscopia → proceder a cirugía (se prefiere lobectomía) si la afectación de los nódulos linfáticos es negativa. Platino y etopósido adyuvantes 4-6 ciclos seguidos de ICP. Para los nódulos positivos después de la resección, proceder a la quimiorradioterapia concurrente seguida de ICP • Para la enfermedad localmente avanzada → quimiorradioterapia seguida de ICP. Si tiene un estado funcional deficiente, se puede considerar la quimioterapia sola o los cuidados de soporte
Etapa extendida	• Platino y etopósido × 4-6 ciclos → para respuesta parcial o completa, RT de consolidación de tórax. Pensar en riesgos y beneficios y considerar la ICP • Pacientes con metástasis encefálicas sintomáticas o compresión de médula espinal deben recibir RT paliativa ± esteroides y 4-6 ciclos de platino/etopósido → para respuesta parcial o completa, RT de consolidación en tórax

GUÍAS DE QUIMIOTERAPIA

- **CPCP estadio limitado:** esquemas aceptables para enf. en estadio limitado (máx. 4-6 ciclos): Cisplatino o carboplatino con etopósido.
  Durante la quimiorradiación simultánea, se recomienda cisplatino/etopósido.
- **CPCP estadio extendido:** esquemas aceptables para enf. en estadio extendido (máx. 4-6 ciclos): Cisplatino o carboplatino con etopósido.

TÉCNICA DE RADIOTERAPIA

- **SIM:** TC4D, supino, ambos brazos en abducción sosteniendo la barra en «T», Vac-Lok® superior, base rígida y cuña en rodillas. Considerar la técnica de contener la respiración si el movimiento es > 1 cm en la TC4D (fig. 34-2).
- **Dosis: estadio limitado:** 45 Gy en 30 fracciones dos veces al día (al menos con 6 h de diferencia) a 1.5 Gy/fx (el método preferido de MDACC).
  Si el fraccionamiento cada 12 h no es factible, la alternativa aceptable es de 1.8-2.0 Gy/día hasta una dosis de 60-70 Gy. La radiación debe administrarse al mismo tiempo que la quimioterapia, idealmente comenzando durante el ciclo 1.
  Estadio extendido: 30 Gy en 10 fracciones o 45 Gy en 15 fracciones.
- **Objetivo:** paradigma similar al CPCNP. VTM definido por el PET/TC más reciente. Si se administra primero quimioterapia, se puede limitar el VTM al volumen del tumor posterior a la quimioterapia. Usar PET/TC prequimioterapia para los niveles nodulares afectados. Históricamente, se utilizó la radiación nodular electiva, pero se omite en los ensayos actuales, pues la tasa de falla nodular es baja cuando se usa PET/TC para la estadificación.
  Márgenes: VCO de 5-10 mm, expansión del VPO de 5 mm para TCHC diaria.
- **Técnica:** IMRT (fig. 34-3).
- **IGRT:** para la configuración del tratamiento de respiración libre, imágenes kV diarias y TCHC semanal. Para la configuración del tratamiento con retención de la respiración, TCHC antes de cada fracción.
- **Directriz de planificación (fraccionamiento diario o cada 12 h)**
  Asegurar la cobertura de VPO en > 95% de la dosis prescrita.
  Médula espinal: $D_{máx}$ < 36 Gy (cada 12 h), < 45 Gy (diario).
  Dosis pulmonar: media < 20 Gy, V20 < 35%, V10 < 45% y V5 < 60%.
  Corazón: V30 < 45 Gy, dosis cardíaca media < 26 Gy.
  Esófago: $D_{máx}$ < 80 Gy, V70 < 20%, V50 < 40%, dosis media < 34 Gy.
  Riñón (bilateral): V20 < 32%.
  Hígado: V30 < 40%, dosis hepática media < 30 Gy.
  Plexo braquial: $D_{máx}$ < 50.6 Gy (cada 12 h), < 3 cc, > 44.5 Gy (cada 12 h), $D_{máx}$ < 66 Gy (diario).
  Pared torácica: V40 < 150 cc (cada 12 h) (v. figs. 34-2 y 34-3).

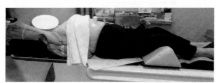

Figura 34-2 Configuración típica de simulación de CPCP/CPCNP. Paciente en decúbito supino con soporte rígido, Vac-Lok® superior, con ambas manos sujetando una barra en «T». Los marcadores opacos montados en una caja se adhieren al abdomen del paciente para evaluar la respiración.

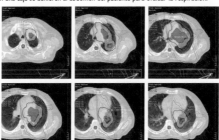

Figura 34-3 Plan de IMRT para CPCP de estadio limitado. La línea de isodosis de 45 Gy se muestra en *azul* alrededor de VPO (sombreado de color *azul cielo*), VCO (*bronceado*) y VTM (*rojo*). Nótese la preservación del pulmón contralateral. ***Véase* la sección a color.**

IRRADIACIÓN CRANEAL PROFILÁCTICA (ICP)

- **Indicación:**
  - Para un estadio limitado, la ICP debe comentarse con los pacientes con una respuesta parcial o completa después de la quimiorradioterapia, ya que reduce el riesgo de desarrollar metástasis encefálicas en aproximadamente un 50% y mejora la SG según los estudios clínicos. Volver a estadificar después de completar la quimiorradioterapia y si no hay progresión (local o distante), entonces considerar comenzar la ICP 6-12 semanas después de completar la quimiorradioterapia.
  - Para un estadio extendido, se requiere una discusión exhaustiva en el contexto de datos contradictorios (*Takahashi et al. Lancet Oncol 2017; Slotman et al. NEJM 2017*). Se debe informar a los pacientes que reducirá el riesgo de desarrollar metástasis encefálicas posteriores con un beneficio dudoso sobre la SG.
- **SIM:** en decúbito supino, sosteniendo una barra en «A», mascarilla Aquaplast® con isocentro colocado en el mesencéfalo.
- **Dosis:** 25 Gy en 10 fracciones.
- **Objetivo:** todo el encéfalo; verificar que se cubra la lámina cribosa; el borde inferior debe extenderse a los cuerpos vertebrales C1/C2.
- **Técnica:** RTC3D. Por lo general, la disposición del haz es con los laterales opuestos u oblicuos anteriores derecho e izquierdo (túnel con un ángulo de entre 85 y 275°) para evitar la exposición del cristalino debido a la divergencia del haz.
- **IGRT:** en general, no se utiliza guía por imágenes, solo se configura con base en marcas. Considerar la obtención de imágenes diarias de MV o kV.

CIRUGÍA

- Las altas tasas de recurrencia local (35-50%) sugieren que la cirugía puede ofrecer beneficios en el control local.
- En general, la resección quirúrgica solo se recomienda para los pacientes con un nódulo pulmonar solitario, sin evidencia de linfadenopatía local/regional, sin enfermedad metastásica a distancia y sin contraindicaciones para la cirugía. Se prefiere la lobectomía.
- La supervivencia de los pacientes sometidos a cirugía por enfermedad en estadios patológicos I, II y III fue del 48%, 39% y 15% a los 5 años.
- No hay ensayos aleatorizados sobre terapia adyuvante; sin embargo, la mayoría de los pacientes reciben QT adyuvante y RT adyuvante para aquellos con enfermedad N1 o N2.

TRATAMIENTO DE EFECTOS ADVERSOS

- Náuseas: ondansetrón, proclorperazina, metoclopramida, dexametasona en dosis bajas, haloperidol, líquidos intravenosos.
- Neumonitis: para los pacientes sintomáticos (p. ej., dificultad para respirar, disminución de la pO_2), considerar los esteroides orales con reducción gradual (por lo general, prednisona a partir de 1 mg/kg al día durante 2-3 semanas; recordar profilaxis con trimetoprima/sulfametoxazol para la neumonía por *Pneumocystis* y la profilaxis con antiácidos para las úlceras).
- Esofagitis: enjuague bucal con lidocaína, difenhidramina y nistatina, suplemento de glutamina, productos de aloe y elixir opiáceo de segunda línea.
- Dermatitis: Aquaphor® u otra crema hidratante, láminas de gel.
- Dolor en la pared torácica: analgésicos, fisioterapia.
- Efectos secundarios neurocognitivos de la ICP: memantina 20 mg dos veces al día (comenzar con 20 mg diarios × 1-2 semanas y luego aumentar) para reducir el riesgo de efectos adversos neurocognitivos tardíos en pacientes con > 6 meses de supervivencia esperada.

SEGUIMIENTO

- **Anamnesis, exploración física y TC:** cada 3 meses durante 2 años → anual durante 3 años.
- **Toxicidad posradiación:**
  La esofagitis alcanza su punto máximo entre 1 y 2 semanas después de la radioterapia y luego se alivia en semanas-meses.
  Neumonitis por radiación: ocurre 6 semanas-1 año después de la radioterapia con síntomas de disnea, tos y fatiga. Cambios inflamatorios dentro del campo de radioterapia en las imágenes. Tratar con dosis altas de esteroides.
  Estenosis/fístula esofágica (meses-años).
  Disnea/fibrosis a largo plazo (meses-años).
  Plexopatía braquial para tumores apicales (años).

ENSAYOS CLÍNICOS RELEVANTES

Quimiorradiación frente a quimioterapia sola

- Metaanálisis de radioterapia (*Pignon et al. NEJM 1992*). El metaanálisis evaluó 13 ensayos con 2140 pacientes que compararon la quimioterapia frente a la quimiorradioterapia e identificó un aumento del 5% en la supervivencia general a 3 años con la quimiorradioterapia (8.9% → 14.3%; $p = 0.001$). El control local mejoró del 16% al 34%. Se observó una tendencia hacia una mayor reducción de la mortalidad entre los pacientes más jóvenes (< 55 años de edad). La quimioterapia fue predominantemente con base en ciclofosfamida o doxorrubicina, no cisplatino + etopósido, que es el estándar de atención.

Radiación torácica diaria frente a dos veces al día en la enfermedad en estadio limitado

- INT 0096 (Turrisi et al. NEJM 1998). Se evaluó la ventaja biológica del tratamiento cada 12 h según los datos empíricos de que la curva de dosis-respuesta para el CPCP carece de «hombro». Ensayo prospectivo aleatorizado de fase III que compara la quimiorradioterapia concurrente diaria vs. dos veces al día. Los pacientes con enfermedad en estadio limitado se asignaron al azar a radioterapia torácica diaria a 45 Gy en fracciones de 1.8 Gy durante 5 semanas vs. radioterapia torácica a 45 Gy en fracciones de 1.5 Gy cada 12 h. Todos los pacientes recibieron cisplatino/etopósido al mismo tiempo. Se ofreció ICP a aquellos con una respuesta completa después de 12 semanas. La SG a los 5 años mejoró en un 10% con el fraccionamiento cada 12 h (16% vs. 26%, $p = 0.04$), junto con una menor tasa de falla local en el grupo que la recibió cada 12 h (36% vs. 52%, $p = 0.06$). Sin embargo, hubo una mayor incidencia de esofagitis de grado 3 en el grupo de fraccionamiento cada 12 h (27% vs. 11%, $p < 0.001$).
- Ensayo CONVERT (Faivre-Finn et al. Lancet Oncol 2017). Se aleatorizaron 547 pacientes con CPCP en estadio limitado para recibir quimiorradioterapia cada 12 h (45 Gy/30 fx) o quimiorradioterapia diaria (66 Gy/33 fx). El criterio de valoración principal fue la SG a 2 años y se encontró que no era significativa (56% en el grupo de dos veces al día vs. el 51% diario, $p = 0.14$). Las toxicidades fueron similares, aparte del aumento de la neutropenia de grado 4 en el grupo de cada 12 h (49% vs. 38%, $p = 0.05$). Esofagitis de grado 3 no significativa entre ambos grupos (19% en ambos).

Papel de la quimiorradioterapia de consolidación en la enfermedad en estadio extendido

- Ensayo en Yugoslavia (Jeremic et al. JCO 1999). El ensayo de fase III reclutó a 210 pacientes tratados con 3 ciclos de cisplatino/etopósido. Los individuos con respuesta completa a distancia + respuesta completa/respuesta parcial local fueron asignados al azar a radioterapia (54 Gy en 36 fracciones durante 18 días) con carboplatino/etopósido simultáneo seguido de 2 ciclos más de platino y etopósido vs. no radiación y 4 ciclos adicionales de cisplatino/ etopósido. ICP realizada a todos los pacientes con respuesta completa a distancia. La mediana de supervivencia mejoró en el grupo de consolidación con quimiorradioterapia (17 vs. 11 meses, $p = 0.041$).
- Ensayo en Países Bajos (Slotman et al. Lancet 2015). Estudio de fase III que aleatorizó a 498 pacientes con CPCP en estadio extendido que tuvieron alguna respuesta al cisplatino/ etopósido, radioterapia torácica e ICP vs. ICP sola. Todos los pacientes recibieron 4-6 ciclos de cisplatino/etopósido. La radioterapia torácica se inició dentro de las 7 semanas después de la quimioterapia a una dosis de 30 Gy en 10 fracciones dirigidas al VTM posquimioterapia con un margen de 15 mm. Para aquellos que recibieron prequimiorradiación, se incluyeron los nódulos hiliares y mediastínicos afectados. La SG mejoró a los 2 años en el grupo de radioterapia torácica (13% vs. 3%, $p = 0.004$). La radioterapia torácica de consolidación mejoró la SLP a los 6 meses (24% vs. 7%, $p = 0.001$) y condujo a una reducción del 50% en las recurrencias intratorácicas.

Evidencia para la irradiación craneal profiláctica en el CPCP

- Metaanálisis de ICP (Auperin et al. NEJM 1999). Se incluyó un total de 987 pacientes de siete ECA que recibieron ICP vs. aquellos que no recibieron ICP. Los individuos con CPCP lograron una respuesta completa al tratamiento (12-17% tenían CPCP en estadio extendido). La SG a 3 años fue del 21% vs. 15% a favor de la ICP ($p = 0.01$). El control local fue mejor para el grupo que recibió ICP, ya que se redujo la presentación de metástasis al encéfalo de 59% en el grupo control a 33% en el grupo que recibió el tratamiento ($p < 0.001$). Las dosis más altas de radioterapia (8, 24-25, 30, 36-40 Gy) condujeron a una mayor disminución del riesgo de metástasis, pero sin efecto sobre la supervivencia.
- EORTC 08993-22993 (Slotman et al. NEJM 2007). ECA de fase III de ICP vs. no ICP en CPCP en estadio extendido con cualquier respuesta a la terapia basada en platino. Las dosis de ICP variaron de 20 a 30 Gy en 10 fracciones. Se encontró que la SG a 1 año mejoraba con la ICP (27.1% vs. 13.3%, $p = 0.003$), con una incidencia reducida de metástasis encefálicas (14.6% vs. 40.4%, $p < 0.001$).
- Ensayo en Japón (Takahashi et al. Lancet 2017). ECA de fase III de ICP o no ICP en pacientes con CPCP en estadio extendido con alguna respuesta a la quimioterapia doble con base en platino. Dosis de ICP de 25 Gy/10 fx. Al año, la ICP reduce la incidencia de metástasis encefálicas (32.9% vs. 59%, $p < 0.0001$), sin mejoría en la supervivencia media (11.6 meses con ICP; 13.7 meses sin ICP, $p = 0.094$). Es importante destacar que, a diferencia del estudio EORTC 08993-22993, los pacientes recibieron resonancia magnética para la estadificación inicial. Se realizó una estrecha vigilancia mediante resonancia magnética (cada 3 meses) en todos los pacientes.

TIMOMA Y CARCINOMA TÍMICO

SAMANTHA M. BUSZEK • ERIC D. BROOKS • QUYNH-NHU NGUYEN

ANTECEDENTES

- **Incidencia/prevalencia:** poco frecuente, ~0.15/100000; la neoplasia más habitual del mediastino anterior.
- **Resultados:** SG a 5 años según estadio de Masaoka: estadio I, 95%; estadio II, 90%; estadio III, 60%; y estadio IV, 11-50%. Carcinoma tímico, 20-30%.
- **Demografía:** edad media de 40-60 años; igual en hombres y mujeres.
- **Factores de riesgo:** puede estar relacionado con alteraciones autoinmunitarias, incluyendo la miastenia grave. Ningún otro factor de riesgo etiológico conocido.

BIOLOGÍA Y CARACTERÍSTICAS DEL TUMOR

- **Patología:** los subtipos histológicos incluyen benignos, medulares y fusiformes, mixtos; carcinoma moderadamente maligno, rico en linfocitos, linfocítico, predominantemente cortical, organoide, cortical, epitelial, atípico, escamoso y tímico bien diferenciado; y carcinoma tímico altamente maligno (< 1% de los tumores tímicos).

ANATOMÍA

El timo se origina en las células *epiteliales* tímicas (tercera bolsa faríngea); participa en el procesamiento y la maduración de los linfocitos T para reconocer los Ag extraños de los Ag propios.
- Timomas: tasa de metástasis en los nódulos linfáticos del 1-2% y metástasis a distancia del 1% (principalmente al pulmón).
- Carcinomas tímicos: tasa de metástasis en nódulos linfáticos del 30% y metástasis a distancia del 12% (pulmón, hueso, hígado).
- Drenaje de los nódulos linfáticos a los nódulos cervicales inferiores, mamarios internos e hiliares.
- **Diagnóstico diferencial de masa mediastínica**
  Anterior: timoma, carcinoma tímico, carcinoide, tumor de células germinales, linfoma y bocio tiroideo.
  Medio: quistes > linfomas, teratomas > sarcomas y granulomas.
  Posterior: tumores neurogénicos (TNEP, schwannomas, neurofibroma, neuroblastoma, ganglioneuroma) y feocromocitoma.

EVALUACIÓN Y ESTADIFICACIÓN

- **Anamnesis y exploración física:** 1/3 asintomático (incidental), 1/3 miastenia grave y 1/3 síntomas torácicos (tos, disnea, dolor torácico, síndrome de vena cava superior). Preguntar por los síntomas B (descartar linfoma). Timoma diagnosticado clínicamente si existe una masa mediastínica + síntomas de miastenia, aplasia de eritrocitos o hipogammaglobulinemia.
- **Laboratorios:** LDH, VSE y AFP/hCG (descartar tumor de células germinales). Los síndromes paraneoplásicos incluyen miastenia grave (35-50%), debido a autoanticuerpos a AChR postsináptico; **síntomas:** fatiga fácil, visión doble y ptosis; **diagnóstico:** prueba de edrofonio; **tratamiento:** inhibidores de la AChE (piridostigmina) o timectomía. También puede presentarse con aplasia de eritrocitos (5%), síndromes de inmunodeficiencia (hipogammaglobulinemia, 5%), alteraciones autoinmunitarias (colagenopatías, cutáneas, endocrinas) y otras neoplasias malignas (linfomas, carcinoma gastrointestinal/de mama, sarcoma de Kaposi).
- **Estudios de imagen/procedimientos:** se prefiere TC de tórax con contraste. RM opcional. PET/TC si se sospecha linfoma o carcinoma tímico, PFP. Si se sospecha de timoma, se prefiere directamente la cirugía (evitar la biopsia si es resecable para evitar la siembra).

NUEVA ESTADIFICACIÓN DEL TIMOMA Y DEL CARCINOMA TÍMICO (AJCC 8TH EDITION)

Estadio T		Estadio N	
T1a	Encapsulado o no encapsulado, con o sin extensión a la grasa mediastínica	N0	Ninguna
T1b	Extensión a la pleura mediastínica	N1	Nódulos anteriores (peritímicos)

Estadio T		Estadio N	
T2	Pericardio	N2	Nódulos intratorácicos o cervicales
T3	Pulmón, vena braquiocefálica, vena cava superior, pared torácica, nervio frénico, vasos pulmonares hiliares (extrapericárdicos)	**Estadio M**	
		M0	Ninguna
T4	Aorta, vasos del cayado, arteria pulmonar principal, miocardio, tráquea o esófago	M1a	Nódulos pleurales o pericárdicos separados
		M1b	Nódulo intraparenquimatoso pulmonar o metástasis en órganos distantes

Agrupación por estadios					
	N0	N1	N2	M1a	M1b
T1a	I				
T1b	I				
T2	II	IVA	IVB	IVA	IVB
T3	IIIA				
T4	IIIB				

Estadio Masaoka	
	Completamente encapsulado (micro y macro)
IIA	Invasión microscópica transcapsular
IIB	Invasión macroscópica en el tejido graso o adherente a pleura/pericardio
III	Invasión macroscópica a otros órganos (pericardio, vasos, pulmón)
IVA	Metástasis a pleura/pericardio

ALGORITMO DE TRATAMIENTO[a]

- Pronóstico: asociado con la integridad de la resección.
- Si hay miastenia grave, los signos y síntomas deben controlarse médicamente antes de la cirugía.

Designaciones de la OMS	
Tipo A-AB	Timoma benigno
Tipo B1-B3	Timoma maligno
Tipo C	Carcinoma tímico

Estadio Masaoka	Tratamiento recomendado
Estadio I	Resección quirúrgica
Estadio III	Resección quirúrgica Considerar RTPO, particularmente para factores de alto riesgo (márgenes cercanos/positivos, alto grado, adherencia pleural)
Estadio III	Resección quirúrgica → considerar RTPO
Estadio IV	Quimioterapia de inducción → cirugía → considerar RTPO
Carcinoma tímico	**Operable:** cirugía máxima → considerar la quimiorradioterapia para casos de enfermedad limitada **Inoperable:** considerar quimioterapia de inducción, radioterapia o quimiorradioterapia

[a]Con la nueva estadificación del AJCC, estas recomendaciones pueden cambiar.

TÉCNICA DE RADIOTERAPIA

- **SIM:** TC4D, supino, dispositivo Vac-Lok® superior. Considerar la posibilidad de contener la respiración si el tumor se mueve > 1 cm.
- **Dosis:** irresecable: 60-70 Gy (45-50 Gy a VPO y 60-70 Gy SIS a VTM).
  RTPO: resección R0 = 45-50 Gy; resección R1 = 54 Gy; resección R2 = 60-70 Gy.
- **Objetivo:** VTM: tumor/lecho tumoral muy visible (las marcas radiopacas pueden ser útiles si se colocan).
  VCO: extensión antes del tratamiento total superior-inferior de la enfermedad, extensión lateral después del tratamiento (respetar los límites anatómicos y seguir los espacios pleurales).
  VPO: 0.5-1 cm con base en IGRT.
- **Técnica:** IMRT o VMAT.

- **Directriz de planificación (para fraccionamiento convencional):**

Radioterapia sola	Quimiorradioterapia	Quimiorradioterapia neoadyuvante

Pulmón:V20 ≤ 40%
Corazón:V30 ≤ 45%
  Media < 26 Gy
Médula espinal: $D_{máx}$ < 45 Gy
Esófago:V50 < 50%
	Pulmón:V20 ≤ 35%,V10 ≤ 45%,
	  V5 ≤ 65%
	Corazón:V30 ≤ 45%
	  Media < 26 Gy
	Médula espinal: $D_{máx}$ < 45 Gy
	Esófago:V50 < 40%
		Pulmón:V20 ≤ 30%,V10 ≤ 40%,
		  V5 ≤ 55%
		Corazón:V30 ≤ 45%
		  Media < 26 Gy
		Médula espinal: $D_{máx}$ < 45 Gy
		Esófago:V50 < 40%

QUIMIOTERAPIA

- **Inducción:** puede reducirse si es irresecable.
  Primera elección: ciclofosfamida/adriamicina/cisplatino (CAP) ± prednisona.
- **Adyuvante:** timoma con enfermedad residual macroscópica o carcinoma tímico con resección R1-R2.
  Los posibles esquemas de quimioterapia incluyen lo siguiente:
  VP-16/ifosfamida/cisplatino (VIP)
  Cisplatino/VP-16 (EP)
  Carboplatino/paclitaxel
  Cisplatino/adriamicina/vincristina/ciclofosfamida (ADOC)

EFECTOS ADVERSOS

Véase el capítulo **CPCNP en estadio temprano**.

SEGUIMIENTO

- Anamnesis/exploración física cada 3-12 meses + TC del tórax anual de por vida (las recurrencias tardías pueden ocurrir hasta > 10 años).

ENSAYOS CLÍNICOS RELEVANTES

Radioterapia adyuvante después de la resección quirúrgica

- Pekín 1999 (*Zhang Chin Med J (Engl)* 1999). Ensayo aleatorizado de 29 pacientes (estadio I, < 65 años). Cirugía vs. cirugía → radioterapia adyuvante. Radioterapia AP o dos campos oblicuos anteriores con cuñas. Predominante linfocítico, 50 Gy/25 fx; epitelial/mixto, 60 Gy/30 fx. Resultado: sin recurrencia o metástasis en ninguno de los grupos; cirugía con SG a 10 años del 92% vs. cirugía + radioterapia con SG del 88% (no significativa). Conclusión: la radioterapia adyuvante no es necesaria para el timoma en estadio I.
- ITMIG 2016 (*Rimner et al. JCO* 2016). Se analizaron 1263 pacientes con timoma en estadios II-III y resección R0 a partir de una base de datos retrospectiva que constaba de pacientes de 39 centros (internacionales). Los que recibieron RTPO después de la resección R0 se compararon con los que no recibieron RTPO. Los pacientes que recibieron RTPO tuvieron una SG a 10 años significativamente más prolongada (86% vs. 79%, p = 0.002). Sin embargo, los pacientes que recibieron RTPO eran más jóvenes, tenían más probabilidades de padecer miastenia grave, tenían más enfermedad en estadio III, eran hombres, presentaban tumores más grandes, tenían timomas malignos y mostraban menos probabilidades de recibir quimioterapia. La supervivencia libre de recurrencia no se vio afectada por la administración de RTPO. Como tal, el sesgo de selección debe tenerse en cuenta para las posibilidades de beneficio de supervivencia; sin embargo, la RTPO siguió siendo un factor significativo en el análisis multivariado y para el timoma en estadios II y III. Por lo tanto, ello proporciona evidencia y apoyo a favor de la RTPO en el timoma completamente resecado en estadios II-III.

MESOTELIOMA

NIKHIL G. THAKER • ERIC D. BROOKS

ANTECEDENTES

- **Incidencia/prevalencia:** aproximadamente 3000 casos diagnosticados anualmente en los Estados Unidos. La incidencia general está en declive en este país debido a una menor exposición al asbesto.
- **Resultados:** la mediana de supervivencia (MS) es de aproximadamente 12 meses (rango: 4-20 meses). 8 meses sarcomatoide, 19 meses epitelioide y 13 meses mixto. MS en estadio I = 20 meses, MS en estadio II = 19 meses, MS en estadio III = 16 meses, MS en estadio IV = 11 meses (*Rusch et al. J Thorac Oncol 2012*).
- **Demografía:** incidencia máxima de la quinta a la séptima décadas de vida.
- **Factores de riesgo:** en el 70-80% relacionado con la exposición al asbesto (que se encuentra habitualmente en material de aislamiento, construcción de barcos, trabajos de construcción y pastillas de freno y, por lo tanto, tiene un 90% de predominio masculino). El bastón/ aguja (anfíbol) es un factor de riesgo mayor que la serpentina (crisotilo). La latencia es de 20-40 años debido a la irritación pleural crónica que conduce a una transformación maligna. Fumar + asbesto = aumento del riesgo.

BIOLOGÍA Y CARACTERÍSTICAS DEL TUMOR

- **Genética:** cuatro subtipos moleculares distintos: sarcomatoide, epitelioide, bifásico-epitelioide (bifásico E) y bifásico-sarcomatoide (bifásico-S) con base en secuenciación de ARN. Mutaciones en *BAP1*, *NF2*, *TP53*, *SETD2*, *DDX3X*, *ULK2*, *RYR2*, *CFAP45*, *SETDB1* y *DDX51*. Pérdida de genes supresores tumorales *p14*, *p16* y *NF2*. Alteraciones en las vías de señalización de Hippo, mTOR, metilación de histonas, ARN-helicasa y p53.
- **Patología:** sarcomatoide (15-25%), epitelioide (40-60%, mejor pronóstico) y subtipos mixtos (25-35%). Puede confundirse con adenocarcinoma (se requiere IHQ o microscopía para diferenciarlos).
- **Estudios de imagen:** se presenta como un engrosamiento pleural, posiblemente con placas pleurales, calcificaciones, afectación de fisuras interlobulares en radiografías y tomografías computarizadas.

ANATOMÍA

- El mesotelio es una membrana compuesta de epitelio escamoso simple, el cual forma el revestimiento de la pleura (cavidad torácica), el mediastino, el pericardio, el peritoneo, la túnica vaginal de los testículos y la túnica serosa del útero.
- El revestimiento interior de la pleura es la pleura visceral y el revestimiento exterior es la pleura parietal. La pleura parietal incluye la pleura mediastínica y la diafragmática.
- La pleura se extiende desde la fosa supraclavicular (entrada torácica) desde arriba hasta la inserción del diafragma por debajo.
- El mesotelioma se disemina por extensión directa y se extiende hacia el espacio pleural; y a través de la pared torácica, hacia el mediastino, el peritoneo y los nódulos linfáticos. Tiende a crecer a lo largo de los trayectos de biopsias o las sondas torácicas. Drenaje a los nódulos linfáticos:
  - Peribronquiales, nódulos mamarios internos (NMI), hiliares e ipsilaterales y mediastínicos contralaterales.
  - Se propaga al nivel 8 (paraesofágico inferior), al nivel 9 (ligamento pulmonar) y a los nódulos diafragmáticos con mayor frecuencia que el CPCNP.
  - Nódulos axilares o supraclaviculares en riesgo si hay afectación de la pared torácica.

PROCESO DIAGNÓSTICO

- **Anamnesis y exploración física:** preguntar sobre la exposición al asbesto. Evaluar el estado funcional. Suele presentarse con pérdida de peso y síntomas respiratorios.
- **Laboratorios:** BH, QS y PFP.
- **Procedimientos/biopsia:** históricamente, la biopsia se realiza mediante toracocentesis, pero si se realiza VATS, obtener la biopsia en ese momento. Hacer pruebas de función pulmonar para evaluar la operabilidad. VATS para descartar enfermedad contralateral o enfermedad peritoneal. Mediastinoscopia para descartar enfermedad N2/N3. Rastreo renal antes de radioterapia.
- **Estudios de imagen:** TC de tórax/abdomen con contraste para derrames pleurales o placas pleurales calcificadas. RM de tórax con contraste y rastreo por PET/TC opcional. Por lo general, se realiza para determinar la invasión de la pared torácica/diafragma.

ESTADIFICACIÓN DEL MESOTELIOMA PLEURAL MALIGNO

(AJCC 8TH EDITION)

Estadio T		Estadio N	
T1	Limitado a la pleura parietal ipsilateral con o sin compromiso de pleura visceral, pleura mediastínica, pleura diafragmática	N1	Metástasis en los nódulos linfáticos ipsilaterales broncopulmonares, hiliares o mediastínicos (incluyendo los nódulos linfáticos mamarios internos, peridiafragmáticos, pericárdicos o intercostales)
T2	Implica cualquiera de las superficies pleurales ipsilaterales con al menos una: afectación del músculo diafragmático y extensión al parénquima pulmonar subyacente	N2	Metástasis al mediastino contralateral o nódulo linfático supraclavicular ipsilateral o contralateral
T3	*Tumor localmente avanzado pero potencialmente resecable.* Implica cualquiera de las superficies pleurales ipsilaterales con al menos una: afectación de la fascia endotorácica, extensión al tejido graso mediastínico, foco de tumor solitario completamente resecable que se extiende a tejidos blandos de la pared torácica, afectación no transmural del pericardio	**Estadio M**	
T4	*Tumor localmente avanzado técnicamente irresecable.* Implica a todas las superficies pleurales ipsilaterales con al menos una: extensión difusa o masas multifocales de tumor en la pared torácica (con o sin destrucción de las costillas), invasión a través del diafragma hasta el peritoneo, extensión a la pleura contralateral, extensión a órganos mediastínicos, extensión a la columna, extensión a través de la superficie interna del pericardio (con o sin derrame pericárdico o afectación miocárdica)	M1	Metástasis a órgano distante

Agrupación por estadios

	N0	N1	N2	M1
T1	IA	II	IIIB	IV
T2	IB	II	IIIB	IV
T3	IB	IIIA	IIIB	IV
T4	IIIB	IIIB	IIIB	IV

ALGORITMO DE TRATAMIENTO

Estadios I-III y epitelioide (médicamente operable)	Resección quirúrgica (NEEP) → quimioterapia → radioterapia
	Resección quirúrgica (P/D) → quimioterapia → radioterapia (en protocolo)
	Quimioterapia → resección quirúrgica (NEEP) → radioterapia
	Quimioterapia → resección quirúrgica (P/D) → observación vs. radioterapia (en protocolo)
Sarcomatoide, histología mixta, médicamente inoperable, estadio IV	Quimioterapia (estado funcional 0-2) vs. mejores cuidados de soporte (estado funcional 3-4)

CIRUGÍA

- La resección quirúrgica es posible solo en una minoría de pacientes con T1-3N0-1.
- La neumonectomía extrapleural (NEEP) proporciona la mayor citorreducción e incluye la resección en bloque de la pleura parietal y visceral, el pulmón, el pericardio y el diafragma ipsilateral. Se recomienda el muestreo de ganglios linfáticos mediastínicos de por lo menos tres niveles. Se coloca un injerto en la región del diafragma.
- La pleurectomía y decorticación (P/D) es la extirpación completa de la pleura y todo tumor macroscópico ± resección en bloque del pericardio o diafragma con reconstrucción; la P/D puede considerarse para pacientes con enfermedad más extensa (mayor carga ganglionar, enfermedad más invasiva) o de alto riesgo médico. Permite la expansión del pulmón ipsilateral y disminuye los derrames pleurales recurrentes.
- La pleurodesis con talco puede ser paliativa.

TÉCNICA DE RADIOTERAPIA

- **SIM:** en decúbito supino, brazos arriba, con un soporte rígido, dispositivo Vac-Lok® para la parte superior del cuerpo y barra en «T». Exploración TC4D. Colocar marcas radiopacas en sitios de cicatrices/drenajes. Considerar un bolo de 5 mm (3 cm) alrededor de los sitios de cicatrización/drenaje. Explorar desde la entrada torácica (de las costillas alrededor de T1) hasta debajo de las costillas (al menos L2 o lo más abajo posible). Si se trata solo de P/D o biopsia, obtener una gammagrafía de perfusión cuantitativa para evaluar la función pulmonar (la VEF1 [% de contribución del pulmón contralateral] debe ser > 30% del pronóstico).
- **Dosis:** 45-50.4 Gy en 28 fracciones a 1.8 Gy/fx; considerar SIS a la enfermedad macroscópica, margen positivo y regiones ávidas de PET a 60 Gy (2.4 Gy/fx) para aumentar la probabilidad de control local.
  Paliación: varios esquemas posibles, incluyendo 45 Gy en 15 fracciones, 30 Gy en 10 fracciones o 20 Gy en 5 fracciones. ≥ 4 Gy para nódulos cutáneos/dolor por invasión de la pared torácica.
  Profiláctico: 7 Gy × 3 para los sitios de drenajes (*Boutin et al. Chest* 1995 y NCCN), aunque puede que no disminuya la tasa de siembra (*Clive et al. Lancet Oncol* 2016); no se hace de forma rutinaria en MDACC.
- **Objetivo:** superficies pleurales hemitorácicas ipsilaterales, incluyendo la pleura parietal/visceral, el diafragma y los niveles ganglionares afectados (fig. 36-1). Modificar los contornos para incluir cicatrices y drenajes con un margen de ~2.5 cm. Acercarse al centro del esternón anteromedialmente y acercarse al canal espinal posteromedialmente. Incluir el pilar/inserción del diafragma (~L2) en la parte inferior. Utilizar como guía las grapas quirúrgicas, las cicatrices y los sitios de drenaje. Áreas de alto riesgo de pérdida de contorno: ángulos costofrénicos, costodiafragmáticos, pleurales anteromediales y cardiofrénicos. Si el tratamiento

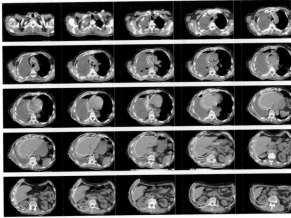

Figura 36-1 Contornos IMRT/VMAT para mesotelioma del lado derecho.

se lleva a cabo después de la P/D o solo se realizó biopsia, considerar 1 cm por fuera de la pared torácica, 0.6 cm en el parénquima pulmonar (± inclusión de fisuras) con la técnica de «rosquilla».
- **Técnica:** IMRT/AHV (fig. 36-2).

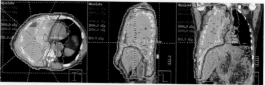

Figura 36-2 Plan IMRT/AHV para mesotelioma del lado derecho.

- **IGRT:** imágenes kV diarias con TCHC una o dos veces a la semana hasta TCHC diario (según la estabilidad de la configuración).
- **Directriz de planificación (para 45 Gy en 25 fracciones después de la NEEP y con refuerzo opcional a 54-60 Gy para resección R1/R2 Y radioterapia hemitorácica en protocolo después de la P/D):**
  Objetivo: V95% o D95% del VPO es de 45 Gy; D99-100% de VCO obtiene 45 Gy.
  Pulmón contralateral: DPM < 8 Gy, V20 <7%.
  Hígado: V30 < 50%, media < 30 Gy.
  Riñón contralateral: V15 < 20%.
  Riñón ipsilateral: V20 < 33% (comprometer la cobertura si es necesario, según los resultados de la gammagrafía renal).
  Estómago: media < 30 Gy.
  Esófago: V55Gy < 70%, V60Gy < 30%, Media < 34Gy.
  Corazón: V40Gy < 70%, V45Gy < 30, V30Gy < 45%, media < 26Gy%.
  Médula espinal: $D_{máx}$ < 50 Gy, V45 Gy < 10%.
  Vasos principales: 5 cc < 70 Gy, 10 cc < 60 Gy.
  Plexo braquial: $D_{máx}$ < 60 Gy, 1 cc < 50 Gy, 10 cc < 40 Gy.

Para casos paliativos, usar restricciones pulmonares estándar (*véanse* las secciones de CPCNP).

QUIMIOTERAPIA
- **Fármacos:** cisplatino y pemetrexed ± bevacizumab.

TRATAMIENTO DE EFECTOS ADVERSOS
- Náuseas: ondansetrón, proclorperazina, metoclopramida, dexametasona en dosis bajas, haloperidol, líquidos i.v.
- Neumonitis: para los pacientes sintomáticos (p. ej., dificultad respiratoria, disminución de la pO_2), considerar los esteroides orales con reducción gradual (por lo general, prednisona a partir de 1 mg/kg al día).
- Esofagitis: enjuague bucal con lidocaína, difenhidramina y nistatina, suplemento de glutamina, productos de aloe y elixir opiáceo de segunda línea.
- Dermatitis: Aquaphor® u otra crema hidratante, láminas de gel.
- Dolor en la pared torácica: analgésicos, fisioterapia.

SEGUIMIENTO
- TC de tórax/abdomen/pelvis: a las 6 semanas, luego cada 3 meses durante 2 años y luego cada 6-12 meses a partir de entonces. La exploración por PET/TC también se puede utilizar a los 3 meses y luego por razón necesaria para los hallazgos sospechosos en imágenes de TC.

ENSAYOS CLÍNICOS RELEVANTES

NEEP + /– radioterapia hemitorácica
- Ensayo SAKK (*Lancet Oncol* 2015). Se evaluó si la radioterapia hemitorácica mejora los resultados después de la NEEP y la quimioterapia en el mesotelioma en un ensayo aleatorizado (fase II). Los 54 pacientes recibieron cisplatino neoadyuvante y pemetrexed seguido de NEEP y fueron elegibles para la aleatorización a radioterapia hemitorácica frente a observación. La radioterapia no proporcionó ningún beneficio de RLR o de SG y agregó toxicidad y restó valor a la calidad de vida inicial en comparación con la observación. Sin embargo, incluyó histologías desfavorables (p. ej., sarcomatoide), aunque fue solo el 4% de la población, y es

probable que el ensayo no tuviera la potencia estadística suficiente para detectar diferencias significativas. Sin embargo, los resultados del estudio sugieren que el papel de la radiación debe comentarse a fondo con los pacientes y evaluarse con otros protocolos en el futuro. La justificación para continuar usando la radioterapia junto con la NEEP proviene de estudios retrospectivos que muestran resultados razonables con el tratamiento multidisciplinario.

Radioterapia de intensidad modulada después de NEEP

- Harvard (*Allen et al. IJROBP* 2006). 13 pacientes tratados con IMRT a 54 Gy. La mayoría también recibieron cisplatino intraoperatorio hipertérmico. El 46% tuvo neumonitis mortal. Haces que atraviesan el pulmón contralateral. Muerte pulmonar: DPM 15.2 Gy, V20 17.6%. Sin muerte pulmonar: DPM 12.9 Gy, V20 10.9%.
- MD Anderson (*Rice et al. IJROBP* 2007). 63 pacientes después de NEEP, estadios III-IV. IMRT hasta 45-50 Gy. Mediana de supervivencia: 14.2 meses. RLR 13%, MD 54% (solo 7 recibieron quimioterapia). Muerte pulmonar: 9.5%. Muerte pulmonar: DPM 10.2 Gy, V20 9.8%. Sin muerte pulmonar: DPM 7.6 Gy, V20 3.6%. Restricciones recomendadas: DPM < 8.5 Gy, V20 < 7%.
- MD Anderson (*Gomez et al. J Thorac Oncol* 2013). 86 pacientes después de la NEEP y la IMRT adyuvante (45-50 Gy). Mediana de SG de 14.7 meses. Toxicidad pulmonar de grado 5, $n = 5$. Toxicidad de grado 3+: piel 17%, pulmón 12%, corazón 2.3% y GI 16%. RLR 16%, MD 59%.

Radioterapia de intensidad modulada tras la P/D

- MD Anderson (*Chance et al. IJROBP* 2015). IMRT hemitorácica tras P/D vs. tras NEEP. Retrospectivo: 48 pacientes (24 de cada grupo). Casi todos recibieron QT neoadyuvante. Histologías epitelioides y sarcomatoides/mixtas (~75% de epitelioides). P/D y IMRT asociadas con mejoría de la SG 28.4 vs. 14.2 meses, mejoría de la SLP 16.4 vs. 8.2 meses.
- Memorial Sloan Kettering Cancer Center (*Gupta et al. IJROBP* 2005). 125 pacientes después de P/D tras la radioterapia. Dosis mediana 42.5 Gy. Mediana de supervivencia: 13.5 meses, SG a 2 años 23%. Control local 42%. Radioterapia dosis < 40 Gy, no epitelioide, enfermedad del lado izquierdo y peor con el uso del implante. Doce pacientes con neumonitis, 8 pacientes con pericarditis y 2 pacientes murieron por toxicidad de grado 5.

Quimioterapia

- University of Chicago (*Vogelzang et al. JCO* 2003). Ensayo aleatorizado de fase III: 456 pacientes, enfermedad irresecable. Pemetrexed/cisplatino vs. cisplatino solo. Tasa de respuesta: 41% vs. 17%. THP: 6 vs. 4 meses. SG: 12 vs. 9 meses.

CÁNCER DE ESÓFAGO

LISA SINGER • ERIC D. BROOKS • DANIEL GOMEZ

ANTECEDENTES

- **Incidencia/prevalencia:** la séptima causa principal de muerte por cáncer en hombres en los Estados Unidos; 16940 casos diagnosticados cada año (15690 muertes estimadas); riesgo de por vida del 0.5%.
- **Resultados:** supervivencia a 5 años para enfermedad local, regional y a distancia del 42.9%, el 23.4% y el 4.6%, respectivamente (SEER).
- **Demografía:** más frecuente en hombres; el carcinoma epidermoide es prevalente en países en desarrollo (> 90%). El adenocarcinoma es más frecuente en los países desarrollados, incluyendo los Estados Unidos (~70% de los casos). A menudo se diagnostica entre los 50 y 70 años de edad. Los hombres representan el 80% de los diagnósticos.
- **Factores de riesgo:** los riesgos del carcinoma de células escamosas incluyen tabaco, hábito tabáquico, alcohol, asbesto y posiblemente el VPH. Los riesgos de adenocarcinoma incluyen obesidad, hernia de hiato, IMC elevado y esófago de Barrett/ERGE.

BIOLOGÍA Y CARACTERÍSTICAS DEL TUMOR

- **Genética:** HER-2 (25% de adenocarcinomas [+]), COX-2, sobreexpresión de EGFR; mutaciones *TP53* frecuentes.
- **Patología:** carcinoma epidermoide o adenocarcinoma; el esófago de Barrett reemplaza el epitelio escamoso por cilíndrico y se asocia con la progresión a adenocarcinoma.

ANATOMÍA

- El esófago se extiende desde la faringe hasta el estómago, la tráquea se encuentra anterior.
- La longitud total del esófago se estima en 25 cm.
- El cardias marca la unión del estómago y el esófago.
- Las ubicaciones de los tumores esofágicos y el drenaje a los nódulos linfáticos se resumen a continuación.

Nombre		Ubicación (puntos de referencia)	Cobertura nodular electiva
Cervical		15-18 cm desde incisivos superiores (C6 es la hipofaringe distal)	Periesofágicos, mediastínicos, supraclaviculares
Torácico superior		18-24 cm desde los incisivos (carina a ~24 cm)	
Torácico medio		24-32 cm desde los incisivos	Periesofágicos, mediastínicos
Torácico inferior/unión gastroesofágica		32-40 cm desde los incisivos	Periesofágicos, mediastínicos, perigástricos, celíacos
Clasificaciones de tumores de la unión gastroesofágica	Siewert de tipo 1	1-5 cm superior al cardias	Recomendar cubrir los niveles nodulares descritos en *Matzinger et al. Radiother Oncol 2009*
	Siewert de tipo 2	En el cardias o hasta 1 cm superior, 2 cm inferior	
	Siewert de tipo 3	2-5 cm inferior al cardias	

PROCESO DIAGNÓSTICO

- **Anamnesis y exploración física:** suele presentarse con disfagia progresiva, pérdida de peso o agravamiento de la pirosis.
- **Detección temprana:** indicado para pacientes con esófago de Barrett documentado (generalmente mediante EGD semestrales) (fig. 37-1). El riesgo de desarrollar cáncer de esófago es del 0.1-0.4% por año.

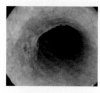

Figura 37-1 Imagen tomada de la endoscopia superior de seguimiento de un hombre de 63 años de edad con antecedentes de esófago de Barrett de larga evolución. Nótese la lesión mucosa ulcerada, que fue biopsiada y que es compatible con adenocarcinoma de esófago superficialmente invasivo.

- **Labs:** BH y QS. Considerar HER-2 para adenocarcinoma si es metastásico.
- **Procedimientos/biopsia:** EGD y ecografía endoscópica ± BAAF (más sensible para la estadificación nodular). Considerar una broncoscopia para descartar la invasión traqueal de tumores ubicados por encima de la carina.
- **Estudios de imagen:** TC de tórax/abdomen/pelvis con contraste y PET/TC para descartar enfermedad regional/a distancia en todos los pacientes.

ESTADIFICACIÓN TNM DEL CÁNCER DE ESÓFAGO (AJCC 8TH EDITION)

Estadio T		Estadio N	
T0	Sin tumor primario	N0	No hay nódulos linfáticos regionales afectados
Tis	Displasia de alto grado	N1	Metástasis a 1-2 nódulos linfáticos regionales
T1a	Invade la lámina propia o la muscular de la mucosa	N2	3-6 nódulos linfáticos regionales
T1b	Invade la submucosa	N3	7+ nódulos linfáticos regionales
T2	Invade la muscular propia	**Estadio M**	
T3	Invade la adventicia	M0	Sin metástasis a distancia
		M1	Metástasis distante
		Categoría G	
T4a	Invade pleura, pericardio, vena ácigos, diafragma, peritoneo	GX	No se puede evaluar la diferenciación
		G1	Bien diferenciado
T4b	Invade otras estructuras adyacentes: aorta, cuerpo vertebral, tráquea	G2	Moderadamente diferenciado
		G3	Pobremente diferenciado
Categoría L del carcinoma epidermoide (ubicación del epicentro del tumor)			
LX	Ubicación desconocida		
Superior	Esófago cervical al borde inferior de la vena ácigos		
Medio	Borde inferior de la vena ácigos al borde inferior de la vena pulmonar inferior		
Inferior	Del borde inferior de la vena pulmonar inferior al estómago, incluida la unión gastroesofágica		

AGRUPACIÓN DE LOS ESTADIOS (AJCC 8TH EDITION)

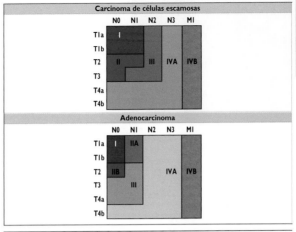

ALGORITMO DE TRATAMIENTO

cTis-T1b, N0	Esofagectomía, resección endoscópica o ablación si el paciente puede tolerarlo y la extensión de la enfermedad lo permite
cT1bN1 y superior, operable	Quimiorradiación preoperatoria y luego cirugía (o quimiorradiación definitiva) Cirugía inicial con quimiorradioterapia posQx si nódulos linfáticos (+),[a] metástasis nodulares (≥ pN1) (+), márgenes (+)
cT1bN1 y superior, histología escamosa de localización cervical	Se prefiere la quimiorradiación definitiva. La cirugía puede ser muy mórbida en este sitio. Considerar la sobreimpresión al tumor primario a 66-70 Gy
cT1bN1 y superior, inoperable	Quimiorradiación definitiva
M1	RT paliativa, QT o los mejores cuidados de soporte

Nota: la quimiorradiación postoperatoria solo se recomienda para ≥ pN1 (+) si la histología es de adenocarcinoma; se recomienda observación para ≥ pN1 (+) de histología epidermoide.

TÉCNICA DE RADIOTERAPIA

- **SIM:** ayuno × 3 h. En decúbito supino, brazos arriba si el tumor está debajo de la carina (brazos abajo si el tumor está arriba de la carina), dispositivo de inmovilización, iso en la carina; explorar desde la mandíbula a través del estómago y el eje celíaco. Considerar contraste oral para delimitar el tumor y la mascarilla de cabeza y cuello para los primarios cervicales. TC4D para tumores de la unión gastroesofágica para tomar en cuenta el movimiento.
- **Dosis:** 50.4 Gy en 1.8 Gy/fx con quimioterapia concurrente.
  Considerar una sobreimpresión de 66-70 Gy al VTM solo para tumores escamosos tratados definitivamente.
- **Objetivo:** VTM = PET/TC + enfermedad primaria y ganglionar en EGD/ecografía endoscópica.
  VCO = margen mucoso de 3-4 cm superior/inferior y margen radial de 1 cm, ajustado a las estructuras circundantes (fig. 37-2).
  VPO = margen de 5 mm con imágenes kV diarias.
- **Técnica:** IMRT y terapia de protones (en investigación).
- **IGRT:** imágenes kV diarias, considerar TCHC semanal.
- **Directriz de planificación (para fraccionamiento convencional):**
  VPO: 50.4 Gy en 28 fracciones.
  VTM (escamosos en tratamiento definitivo): 66.6 Gy en 37 fracciones (sobreimpresión secuencial).
  Esófago menos VTM: D_{max} < 70 Gy, V50 < 50%.
  Corazón: V30 < 45%, media < 26 Gy.
  Dosis media pulmonar total: < 20 Gy; V5 < 65%, V10 < 45%, V20 < 25%.

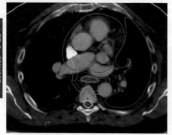

Figura 37-2 Imagen transversal representativa que ilustra los contornos típicos de un paciente con adenocarcinoma de esófago. Los contornos de VTM, VCO y VPO se muestran en *naranja, rojo* y *rosa,* respectivamente. **Véase la sección a color**.

Hígado menos VTM: dosis media < 32 Gy, V20 < 50%, V30 < 30%.
Riñón: V20 < 33% cada riñón.
Médula espinal: $D_{máx}$ < 45 Gy.
Estómago: $D_{máx}$ < 54 Gy.

CIRUGÍA

- **Abordaje de la esofagectomía:**
  - Esofagectomía transhiatal: laparotomía de la línea media superior e incisión en el cuello en «L»; a menudo, utiliza un método de tracción superior gástrica para la anastomosis cervical; por lo general, evita la toracotomía.
  - Esofagectomía transtorácica, abordaje de Ivor-Lewis: las incisiones de toracotomía derecha y las incisiones de laparotomía abdominal superior permiten la visualización directa del esófago torácico, pero limitan la longitud del esófago proximal que se puede extirpar.
  - Esofagectomía transtorácica, abordaje de Ivor-Lewis modificado: incisión toracoabdominal izquierda solo con anastomosis en tórax izquierdo.
- **Conductos:** después de la esofagectomía. Conexión entre el esófago restante y el estómago, el colon o el yeyuno.
- **Disección de nódulos linfáticos:** se deben incluir al menos 15 nódulos linfáticos si no hay quimiorradioterapia preoperatoria.

QUIMIOTERAPIA

- **Concurrente con radioterapia, preoperatoria o definitiva:** paclitaxel/carboplatino o 5-FU/cisplatino o 5-FU/oxaliplatino.
- **Adyuvante:** capecitabina u oxaliplatino.
- **Perioperatorio (adenocarcinoma torácico o de la unión gastroesofágica):** 5-FU/cisplatino, ECF (epirrubicina, cisplatino, 5-FU).

TRATAMIENTO DE EFECTOS ADVERSOS

- Náuseas: ondansetrón, proclorperazina, metoclopramida, dexametasona en dosis baja, haloperidol y líquidos intravenosos.
- Esofagitis: enjuague bucal con lidocaína, difenhidramina y nistatina, suplemento de glutamina, productos de aloe y elixir opiáceo de segunda línea.
- Candidosis bucal: enjuagues/deglución de nistatina, fluconazol.
- Pérdida de peso: consulta a nutrición/modificaciones de la dieta, opiáceos si es necesario; puede requerir sonda de alimentación.
- Leucopenia por quimioterapia: laboratorios semanales con transfusión/filgrastim por razón necesaria.
- Neumonitis: ~6 semanas-1 año después de la radioterapia y puede presentarse con tos, disnea y fiebre. Recetar reducción progresiva de esteroides (60 mg durante 2-3 semanas con reducción progresiva) o AINE. El paciente incluso puede requerir O₂.
- Efectos tardíos: fístula traqueoesofágica (5-10%) si el tumor esofágico invade la tráquea; se presenta como asfixia con la ingesta vía oral, tos o neumonías recurrentes; el tratamiento puede implicar una endoprótesis o una cirugía (Ke et al. J Thorac Dis 2015). Pericarditis inducida por radioterapia y enfermedad de las arterias coronarias en supervivientes a largo plazo.

SEGUIMIENTO (SEGÚN NCCN)

- Anamnesis/exploración física: cada 3-6 meses durante 1-2 años → cada 6-12 meses durante 3-5 años.
- TC de tórax/abdomen con contraste: cada 4-6 meses durante el primer año y cada 6-9 meses durante los próximos 2 años.
- EGD: cada 3-6 meses × 2 años y luego 6-12 meses en pacientes con quimiorradioterapia definitiva o en pacientes quirúrgicos en estadio temprano.

ENSAYOS CLÍNICOS RELEVANTES

Resultados con quimiorradiación definitiva

- RTOG 85-01 (*Herskovic et al. NEJM* 1992; *Cooper et al. JAMA* 1999). Ensayo de fase III aleatorizado de 129 pacientes con carcinoma de células escamosas cT1-3, N0-N1, M0 o adenocarcinoma de esófago a radioterapia sola (de 50 Gy + sobreimpresión de 14 Gy) vs. quimiorradioterapia (de 30 Gy + sobreimpresión de 20 Gy con 5-FU y cisplatino); SG a 5 años 0% vs. 27% en radioterapia sola vs. quimiorradioterapia. No hay diferencias significativas en los efectos tardíos, pero la toxicidad aguda empeora en el brazo de quimiorradioterapia.
- INT-0123/RTOG 94-05 (*Minsky et al. JCO* 2002). Ensayo de fase III que elige al azar a los pacientes para recibir 50 Gy o dosis alta de quimiorradioterapia (65 Gy) con 5-FU y cisplatino concurrentes; el ensayo se detuvo debido a un análisis intermedio que demostró una SG y recurrencia local a 2 años equivalentes, con una disminución de la muerte relacionada con el tratamiento en los grupos de dosis estándar frente a los de dosis alta (2% vs. 10%).

La quimiorradiación neoadyuvante mejora la supervivencia general

- Ensayo CROSS (*van Hagen et al. NEJM* 2012; *Shapiro et al. Lancet Oncol* 2015). Ensayo de fase III que aleatorizó a pacientes con carcinoma epidermoide resecable o adenocarcinoma de esófago o de la unión gastroesofágica resecables a cirugía sola o quimiorradioterapia preoperatoria (41.4 Gy/23 fx con carboplatino/paclitaxel) seguida de cirugía. Hubo 366 pacientes aleatorizados. La mediana de SG mejoró con la quimiorradioterapia preoperatoria (49.4 vs. 24 meses, $p = 0.003$). Además, las tasas de resección R0 mejoraron con la quimiorradioterapia (92% vs. 69%, $p < 0.001$). Tasa de respuesta patológica completa del 29% en general (49% para CE y 23% para adenocarcinoma).

CÁNCER COLORRECTAL

AHSAN FAROOQI • CHAD TANG • PRAJNAN DAS

ANTECEDENTES

- **Incidencia/prevalencia:** el tercer cáncer diagnosticado con mayor frecuencia y la tercera causa principal de muerte entre hombres y mujeres en los Estados Unidos. Alrededor de 39 220 casos diagnosticados anualmente en este país.
- **Resultados:** supervivencia estimada del 67% a 5 años en todos los estadios (datos SEER).
- **Demografía:** riesgo de por vida: 1 de cada 20 (5%). Mayor incidencia en países occidentales.
- **Factores de riesgo:** edad avanzada, síndromes familiares (PAF, CCHNP, síndrome de Peutz-Jeghers, poliposis juvenil), antecedentes personales o familiares de pólipos, obesidad, estilo de vida sedentario, consumo de etanol, hábito tabáquico, enfermedad intestinal inflamatoria, dieta baja en fibra y dieta occidental.

BIOLOGÍA Y CARACTERÍSTICAS DEL TUMOR

- **Genética:** el perfil genómico TCGA identificó ~16% de los cánceres colorrectales hipermutados. Mutaciones frecuentes en *APC, TP53, SMAD4, PIK3CA* y *KRAS (Cancer Genome Atlas Network Nature* 2012). Los cuatro subtipos moleculares propuestos por consenso incluyen CMS1 (microsatélite hipermutado inestable, 14%), CMS2 (epitelial con señalización marcada de WNT y MYC, 37%), CMS3 (epitelial y desregulado metabólicamente, 13%) y CMS4 (mesenquimatoso, 23%) (*Guinney et al. Nature Med* 2015).
- **Patología:** adenocarcinomas en su mayoría (> 90%). La menor parte son tumores o linfomas neuroendocrinos o mesenquimatosos. A menudo, se realizan pruebas de IHQ para proteínas de reparación de errores de emparejamiento de ADN (MLH1, PMS2, MSH2 y MSH6) y son predictivas de la respuesta a la inmunoterapia (*Le et al. Science* 2017). Considerar la posibilidad de realizar pruebas para *detectar* mutaciones *BRAF* y *KRAS*.
- **Estudios de imagen:** la RM es precisa para la estadificación local y para la evaluación de la linfadenopatía pélvica. Los tumores típicamente se visualizan en secuencias potenciadas en T2 de alta resolución, con señal incrementada en la secuencia de técnica con difusión (DWI). La ecografía endorrectal puede ayudar a distinguir entre los tumores T1 y T2.

ANATOMÍA

- **Recto:** comienza en la unión rectosigmoidea al nivel de S3. Longitud total del recto estimada: 12-15 cm. La mucosa escamosa termina en la línea dentada (~2 cm desde el margen anal). El esfínter anal interno termina 2 cm por arriba de la línea dentada (~4 cm desde el margen anal).
- **Colon:** el ciego es la unión entre el intestino delgado y grueso (intraperitoneal) → colon ascendente (retroperitoneal) → colon transverso (intraperitoneal) → colon descendente (retroperitoneal) → colon sigmoide (intraperitoneal).
- **Drenaje a los nódulos linfáticos:**
  - Recto, mitad superior: hemorroidales superiores → arteria mesentérica inferior → paraaórticos.
  - Recto, mitad inferior: nódulos hemorroidales inferiores + medios → ilíaco interno, obturador presacro.
  - Afectación del canal anal: nódulos inguinales superficiales.
  - Invasión de estructuras anteriores (próstata, vejiga, vagina) → ilíacos externos.

PROCESO DIAGNÓSTICO

- **Anamnesis y exploración física:** tacto rectal para todos los pacientes y exploración pélvica en mujeres.
- **Laboratorios:** BH, QS, ACE.
- **Procedimientos/biopsia:** colonoscopia con biopsia del tumor primario.
- **Estudios de imagen:** TC con contraste de tórax/abdomen/pelvis (importantes para obtener imágenes del hígado) para todos los pacientes. RM de la pelvis con contraste que típicamente también se realiza (si está disponible). La PET/TC con contraste no está indicada de forma rutinaria.

ESTADIFICACIÓN DEL CÁNCER DE COLON Y RECTO (AJCC 8TH EDITION)

Estadio T		Estadio N	
Tis	Carcinoma *in situ* (intramucoso)	N1a	1 nódulo linfático regional afectado
T1	Invade la submucosa	N1b	Sin nódulos linfáticos regionales afectados
T2	Invade la muscular propia	N1c	Depósito tumoral

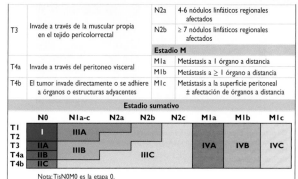

	N2a	4-6 nódulos linfáticos regionales afectados
T3 — Invade a través de la muscular propia en el tejido pericolorrectal	N2b	≥ 7 nódulos linfáticos regionales afectados
	Estadio M	
T4a — Invade a través del peritoneo visceral	MIa	Metástasis a 1 órgano a distancia
	MIb	Metástasis a ≥ 1 órgano a distancia
T4b — El tumor invade directamente o se adhiere a órganos o estructuras adyacentes	MIc	Metástasis a la superficie peritoneal ± afectación de órganos a distancia

					Estadio sumativo				
	N0	**NIa-c**	**N2a**	**N2b**	**N2c**	**MIa**	**MIb**	**MIc**
TI	**I**	IIIA						
T2		IIIA						
T3	**IIA**	IIIB		IIIC		**IVA**	**IVB**	**IVC**
T4a	**IIB**	IIIB		IIIC				
T4b	**IIC**		IIIC					

Nota: TisN0M0 es la etapa 0.

ALGORITMO DE TRATAMIENTO PARA EL CÁNCER DE RECTO

Estadio I	Resección quirúrgica → quimiorradioterapia u observación (se considera observación si pT1-2N0M0 con resección R0)
Estadio II-III	Quimiorradioterapia → resección quirúrgica → quimioterapia
Estadio IVa (oligometastásico)	Quimioterapia → ± quimiorradioterapia o radiación por un período corto → resección quirúrgica del primario y tratamiento local definitivo de la enfermedad metastásica (en cualquier orden) → quimioterapia
Estadio IVb	Quimioterapia o los mejores cuidados de soporte

El tratamiento para el cáncer de colon es quirúrgico + quimioterapia adyuvante sin el uso rutinario de radioterapia adyuvante. Se observó un beneficio en el control local con la radioterapia adyuvante en tumores T4 que invaden estructuras adyacentes, asociados con perforación o fístula, o en el contexto de enfermedad residual (*Willett et al. Cancer J Sci Am* 1999). Sin embargo, no se confirmó cuando se probó en el ensayo de fase III Int 0130, que comparó la quimioterapia adyuvante con quimioterapia + radioterapia (*Martenson et al. JCO* 2004) en pacientes T4 o T3N (+). Considerar radioterapia en los sitios metastásicos si oligometastásico con buen estado funcional.

TÉCNICA DE RADIOTERAPIA PARA EL CÁNCER DE RECTO

- **SIM:** en decúbito prono sobre una mesa para abdomen, dispositivo Vac-Lok®, vejiga cómodamente llena y marcador en el margen anal (marca radiopaca en la cicatriz perineal si es postoperatorio). Explorar desde la columna lumbar media hasta el fémur medio, línea media del isocentro en la parte superior de las cabezas femorales.
- **Dosis:** 45 Gy en 25 fx a 1.8 Gy/fx → sobreimpresión con cono inferior a 50.4 Gy en 1.8 Gy/fx. Recurrente después de radioterapia previa: 39 Gy en 1.5 Gy/fx c/12 h. Curso corto: 25 Gy a 5 Gy/fx.
- **Objetivo:** preQx: VTM, mesorrecto, nódulos ilíacos internos, obturadores, presacros. Pos Qx: lecho tumoral, anastomosis, mesorrecto, ilíaco interno, obturador, nódulos presacros.

Consideraciones: si hay enfermedad T4 (invasión de las estructuras anteriores, incluyendo vejiga, vagina, próstata), cubrir los nódulos ilíacos externos. Si es localmente avanzado o recurrente, considerar la radioterapia intraoperatoria (10-15 Gy, electrones o braquiterapia TDA).

- **Técnica:** RTC3D: PA de tres campos y laterales opuestos; utilizar IMRT (*intensity-modulated radiation therapy*) para radiación de curso corto (fig. 38-1).

Campos iniciales: 45 Gy en 25 fracciones	
Superior	Borde L5/S1
Inferior	Parte inferior del foramen obturador o 3 cm por debajo del tumor
Anterior	3 cm anterior al promontorio sacro
Posterior	1 cm detrás del sacro
Lateral	2 cm más allá de la entrada pélvica
Sobreimpresión con cono inferior: 5.4 Gy en 25 fracciones	
Expansión de 2 cm en VTM que se extiende posteriormente para incluir el sacro usando laterales opuestos	

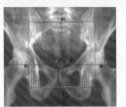 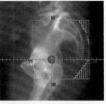

Figura 38-1 Campos PA (posteroanterior) y laterales estándar.

- **IGRT:** imágenes kV semanales.
- **Directriz de planificación (para fraccionamiento convencional):**
  Asegurar la cobertura de VTM con una línea de isodosis de 50.4 Gy.
  Médula espinal: $D_{máx}$ < 45 Gy.
  Cabezas femorales: V45 < 20%.
  "Bolsa" intestinal: V45 < 195 cc.
  Vejiga: V50 < 30%.

CIRUGÍA

- **Resección transanal (RTA):** resección local de espesor completo con preservación del esfínter con margen adecuado. Considerar para lesiones T1N0 bajas (< 10 cm) con afectación circunferencial < 30%, tamaño < 3 cm, márgenes claros, grado bajo a intermedio y sin ILV. Considerar la quimiorradioterapia postoperatoria o la cirugía radical si el estudio patológico muestra características de alto riesgo, se incrementa la etapa o los márgenes son inadecuados.
- **Resección anterior baja (RAB):** resección mesorrectal total (RMT) con preservación del esfínter. Disección y anastomosis por debajo del repliegue peritoneal con ligadura de arterias hemorroidales superior y media. La disección adecuada de nódulos linfáticos debe incluir ≥ 12 nódulos linfáticos.
- **Resección abdominoperineal (RAP):** RMT con extirpación completa del recto y el canal anal y colostomía permanente. La disección adecuada de nódulos linfáticos debe incluir ≥ 12 nódulos linfáticos.

QUIMIOTERAPIA

- **Concurrente:** capecitabina (825 mg/m² dos veces al día, 5 días a la semana) o infusión continua de 5-FU (225 mg/m²/día).
- **Adyuvante/neoadyuvante:** FOLFOX (ácido folínico, 5-FU, oxaliplatino) o capecitabina o CAPOX (capecitabina + oxaliplatino).

TRATAMIENTO DE EFECTOS ADVERSOS

- **Náuseas:** ondansetrón como primera elección (8 mg c/8 h por razón necesaria) → proclorperazina como segunda elección (10 mg c/6 h por razón necesaria) → ABH (lorazepam 0.34 mg, difenhidramina 25 mg y haloperidol 1.5 mg) 1 comprimido c/6 h.
- **Diarrea:** como primera elección, dosis de loperamida hasta un máximo de 8 comprimidos/día → como segunda elección, difenoxilato/atropina, 2 comprimidos alternados con 2 comprimidos de loperamida c/3 h.
- **Cistitis:** *urgencia/polaquiuria y disuria:* EGO para descartar IVU. Tratar si es positivo.
- **Protección de la piel:** baños de asiento como primera línea, ungüento de petrolato y acetato de aluminio en polvo → apósitos de hidrogel y crema de sulfadiazina de plata como segunda línea.
- **Proctitis:** *diarrea/dolor abdominal:* difenoxilato/atropina y loperamida alternados como primera línea (como antes) → enemas con esteroides como segunda línea.
- **Síndrome de manos-pie:** enrojecimiento, hinchazón y dolor en la mano y el pie. Consultar con el oncólogo médico sobre la reducción de la dosis concurrente de capecitabina.

SEGUIMIENTO

- Anamnesis/exploración física y ACE: cada 3-4 meses durante 3 años → cada 6 meses durante 2 años.
- TC de tórax/abdomen/pelvis: todos los años.
- Colonoscopia: en los años 1 y 3 y cada 5 años a partir de entonces.
- Dilatadores vaginales para las mujeres.

ENSAYOS CLÍNICOS RELEVANTES

Quimiorradiación neoadyuvante

- Ensayo rectal alemán (*Sauer et al. NEJM* 2004; *Sauer et al. JCO* 2012). Ensayo prospectivo aleatorizado de fase III de dos grupos que compara pacientes sometidos a quimiorradioterapia neoadyuvante seguida de cirugía frente a cirugía seguida de quimiorradiación adyuvante. Ambos grupos recibieron quimioterapia adyuvante con 5-FU en bolo. No hubo diferencia en la SG, pero la recurrencia local a los 10 años fue del 7.1% vs. 10.1% (HR 0.60, $p = 0.048$), lo que favoreció el abordaje neoadyuvante. Las toxicidades agudas de grado 3-4 se redujeron (27% vs. 40%, $p = 0.001$) junto con las toxicidades a largo plazo de grado 3-4 (14% vs. 24%, $p = 0.01$) en los pacientes tratados con QT/RT neoadyuvante. Mayor preservación del esfínter en pacientes desfavorables en el grupo neoadyuvante.
- Ensayo NSABP R-04 (*O'Connell et al. col. JCO* 2014; *Allegra et al. JNCI* 2015). Ensayo prospectivo aleatorizado de fase III de cuatro grupos que comparó 5-FU en infusión concurrente frente a capecitabina, frente a 5-FU + oxaliplatino, frente a capecitabina + oxaliplatino. No hubo diferencias significativas en la respuesta patológica completa, el control locorregional y la supervivencia general. Aumento de la diarrea con oxaliplatino.

Radiación de curso corto

- Ensayo en Países Bajos (*Kapiteijn et al. NEJM* 2001; *van Gijn et al. Lancet Oncol* 2011). Ensayo prospectivo aleatorizado de fase III de dos grupos que compara radiación de curso corto + cirugía (se requiere RMT) vs. cirugía sola. El curso corto consistió en 25 Gy en 5 fx administradas durante 1 semana. La cirugía pudo incluir RAP, RAB o procedimiento de Hartmann. La recidiva local a los 10 años fue menor con un curso corto neoadyuvante (5% vs. 11%, $p < 0.0001$).
- Ensayo en Polonia (*Bujko et al. Ann Oncol* 2016). Pacientes con cT3-T4 aleatorizados en un ensayo prospectivo de fase III que comparó la radioterapia de curso corto neoadyuvante seguida de 3 ciclos de FOLFOX4 frente a una quimiorradioterapia neoadyuvante de ciclo largo a 50.4 Gy/28 fx combinada con un bolo concurrente de 5-FU y leucovorina. El criterio principal de valoración fue la tasa de resección R0 (curso corto 77% vs. curso largo 71%, $p = 0.07$). La SG a 3 años estuvo a favor del curso corto (73% vs .65%, $p = 0.0046$).
- TROG 01.04 (*Ngan et al. JCO* 2012). Ensayo de fase III aleatorizado de dos brazos que comparó el curso corto seguido de cirugía y quimioterapia adyuvante vs. la quimiorradioterapia de curso prolongado seguida de cirugía y quimioterapia adyuvante. El ensayo tuvo el poder estadístico para detectar una tasa de recurrencia local a los 3 años del 15% para el curso corto y del 5% para el curso prolongado. A los 3 años, la recidiva local no fue significativamente diferente entre los grupos (curso corto 7.5% vs. curso largo 4.4%, $p = 0.24$).

CÁNCER ANAL

EMMA B. HOLLIDAY

ANTECEDENTES

- **Incidencia/prevalencia:** muy poco frecuente; constituye solo el 1% de todas las neoplasias malignas gastrointestinales, pero la incidencia está aumentando. Hubo 8 200 nuevos casos diagnosticados en 2017, que condujeron a 1 100 muertes.
- **Resultados:** supervivencia a 5 años para T2-T4; M0 fue del 71-78% (RTOG 9811).

Por estadio (*Gunderson et al. IJROBP* 2013):

T2N0 SG a 5 años del 87%, falla locorregional del 17%	T2N (+) SG a 5 años del 70%, falla locorregional del 26%
T3N0 SG a 5 años del 74%, falla locorregional del 18%	T3N (+) SG a 5 años del 57%, falla locorregional del 44%
T4N0 SG a 5 años del 57%, falla locorregional del 40%	T4N (+) SG a 5 años del 42%, falla locorregional del 60%

- **Factores de riesgo:** sexo femenino, edad avanzada (la mayoría > 50-60) y mayor número de parejas sexuales, coito anal receptivo, hábito tabáquico, inmunosupresión (incluido VIH).

BIOLOGÍA Y CARACTERÍSTICAS DEL TUMOR

- **Asociación con el VPH:** del 80-90% de los cánceres anales son VPH (+); el VPH16 está presente en el 70% de los tumores. Los cánceres de ano VPH (+) tienen un mejor pronóstico. Se ha demostrado que la vacunación contra el VPH reduce la incidencia de lesiones anales premalignas en los hombres que tienen sexo con hombres (*Lawton et al. Sex Transm Infect* 2013), pero no hay evidencia de beneficio con programas de detección temprana generalizados para cáncer/premalignidad (*Leeds et al. World J Gastrointest Surg* 2016).

- **Patología:** ~90% de carcinoma epidermoide y ~10% de adenocarcinoma (tienen un pronóstico mucho peor y generalmente se tratan con el paradigma de cáncer de recto que consiste en quimiorradioterapia neoadyuvante → RAP).
- **Estudios de imagen:** los tumores anales primarios no suelen visualizarse bien en los estudios de imagen transversales. Por lo tanto, la anoscopia es muy importante.

ANATOMÍA

- La región anal incluye el canal anal (3-5 cm desde el margen anal) y la piel perianal (radio de 5-6 cm de piel perianal alrededor del margen anal). La línea dentada representa la separación entre el epitelio cilíndrico y el escamoso y se presenta ~2 cm dentro del ano.
- Drenaje a los nódulos linfáticos:
  - Margen anal: nódulos inguinales superficiales.
  - Canal anal debajo de la línea dentada: nódulos inguinales superficiales.
  - Canal anal por encima de la línea dentada: nódulos anorrectales, perirrectales, paravertebrales → nódulos ilíacos internos.
  - Invasión de estructuras anteriores (próstata, vejiga, vagina): nódulos ilíacos externos.

PROCESO DIAGNÓSTICO

- **Anamnesis y exploración física:** tacto rectal y exploración nodular inguinal para todos los pacientes.
- **Laboratorios:** BH, QS, enzimas hepáticas, pruebas de VIH, Papanicolau/detección por citología cervical para todas las mujeres si no están al día. Exploración de detección de cáncer de próstata y PSA para todos los hombres.
- **Procedimientos/biopsia:** anoscopia con biopsia de tumor primario.
- **Estudios de imagen:** TC de tórax y abdomen con contraste para estadificación sistémica y se recomienda una TC o una RM para la pelvis. Los autores están a favor de una PET/TC con contraste para la estadificación tanto locorregional como sistémica, y la RM pélvica se reserva para pacientes con enfermedad T3 o T4 voluminosa en quienes se desea una mejor visualización de los planos tisulares.

ESTADIFICACIÓN DEL CÁNCER ANAL (AJCC 8TH EDITION)

Estadio T		Estadio N	
Tis	Carcinoma in situ (intramucoso)	N1a	Nódulos linfáticos inguinales, mesorrectales, ilíacos internos
T1	≤ 2 cm	N1b	Nódulos linfáticos ilíacos externos
T2	> 2-5 cm	N1c	Tanto N1a como N1b
T3	> 5 cm	**Estadio M**	
T4a	Invade órganos adyacentes: vagina, útero, uretra, vejiga o próstata	M1	Metástasis a sitios distales (incluidos nódulos linfáticos paraaórticos)

Estadio sumativo			
	N0	**N1**	**M1**
T1	I	IIIA	
T2	IIA	IIIA	IV
T3	IIB	IIIC	
T4	IIIB	IIIC	

ALGORITMO DE TRATAMIENTO

Cáncer del canal anal M0	Quimiorradiación definitiva
M1, cáncer de canal anal o margen anal	Quimioterapia sistémica (5-FU/cisplatino) ± radioterapia local vs. ensayos clínicos
T1N0, cáncer de margen anal bien diferenciado	Resección local → observación si los márgenes son adecuados Si los márgenes son inadecuados, se prefiere la rerresección o se puede considerar radioterapia local ± quimioterapia concurrente
T1N0, pobremente diferenciado o T2-T4, N0 o cualquier cáncer de margen anal T, N (+)	Quimiorradiación definitiva

TÉCNICA DE RADIOTERAPIA

- **SIM:** posición supina, con rodillas al tórax y dispositivo de inmovilización personalizado para la parte inferior del cuerpo. Colocar un marcador radiopaco en el margen anal para ayudar a delimitar el tumor durante la planificación del tratamiento, colocar un marcador radiopaco alrededor de cualquier extensión perianal y considerar el uso de bolo. Contemplar la posibilidad de tener la vejiga llena para desplazar el intestino delgado. Usar un dilatador vaginal para las mujeres con el fin de desplazar la pared vaginal anterior. Utilizar el blindaje escrotal en los hombres a fin de disminuir la toxicidad cutánea. Colocar e inmovilizar al pene en la línea media.

- **Dosis de RTOG0529:**

Dosis/fracciones (dosis por fracción)	
Nódulos primarios afectados por el tumor	**Volumen nodular electivo**
Etapa del tumor primario	
T2	50.4 Gy/28 fx (1.8 Gy/fx)	42 Gy/28 fx (1.5 Gy/fx)
T3/T4	54 Gy/30 fx (1.8 Gy/fx)	45 Gy/30 fx (1.5 Gy/fx)
Tamaño nodular	
≤ 3 cm	50.4 Gy/30 fx (1.68 Gy/fx)	
> 3 cm	54 Gy/30 fx (1.8 Gy/fx)	

- **Dosis de MDACC:**

Dosis/fracciones (dosis por fracción)	
Nódulos primarios afectados por el tumor	**Volumen nodular electivo**
Etapa del tumor primario	
T1	50 Gy/25 fx (2 Gy/fx)	43 Gy/25 fx (1.72 Gy/fx)
T2	54 Gy/27 fx (2 Gy/fx)	45 Gy/27 fx (1.67 Gy/fx)
T3/T4	58 Gy/29 fx (2 Gy/fx)	47 Gy/29 fx (1.62 Gy/fx)
Tamaño nodular	
< 2 cm	50 Gy/25 fx[a] (2 Gy/fx)	
2-5 cm	54 Gy/27 fx[a] (2 Gy/fx)	
> 5 cm	58 Gy/29 fx[a] (2 Gy/fx)	

[a]El tumor, los nódulos linfáticos afectados y el volumen nodular electivo se tratan mediante un plan de IMRT con una técnica de sobreimpresión integrada simultánea. El número de fracciones debe ser determinado por el mayor, ya sea el tumor primario o los nódulos linfáticos afectados. Por ejemplo, un tumor T2 con un nódulo inguinal de 1.5 cm se trataría en 27 fracciones. El tumor primario recibe 54 Gy, el nódulo inguinal recibe 50 Gy y el volumen nodular electivo recibe 45 Gy.

- **Objetivo:** VCOp (primario) = VTM anal + 1 cm.
  VCOn (nódulos afectados) = VTM nodular + 5 mm.
  VCOe (volumen nodular electivo) = debe extenderse al menos 2 cm por debajo del VTM anal e incluir todo el mesorrecto hasta el suelo pélvico. Las áreas nodulares incluyen las inguinales, perirrectal, presacra e ilíacas interna y externa hasta el nivel de la bifurcación de las ilíacas comunes (~L5/S1).
  El margen de VPO con kV IGRT diario es de 5 mm a partir del VCO.
- **Técnica:** IMRT.
- **Delineación de objetivos:**
  Primarios y nódulos:
  Utilizar la información de la exploración física, la TC, la PET/TC o la RM y los informes de endoscopia para delinear los VTMp y VTMn.

VCOp = VTMp + 1 cm	VCOn = VTMn + 5 mm
VPOp = VCOp + 5 mm	VPOn = VCOn + 5 mm

Volumen nodular electivo:
En la **pelvis baja**, el VCOe debe extenderse hacia abajo al menos 2 cm por debajo del VTMp (puede incluir piel perianal).
Debe incluir todo el mesorrecto hasta el piso pélvico.
± extensión en fosa isquiorrectal (el atlas de RTOG solo indica la extensión hasta unos pocos milímetros más allá de los músculos elevadores si no hay afectación de la fosa isquiorrectal; el atlas Australasian incluye hasta la fosa isquiorrectal).
El área del nódulo inguinal debe cubrirse desde el ligamento inguinal en la parte superior hasta el trocánter menor en la parte inferior. El borde lateral es el psoas ilíaco (I), el

borde medial son el aductor largo (AL) y el pectíneo (P), el borde posterior son el I y el P, y el borde anterior es el sartorio (S).

En la **pelvis media**, el VCOe debe extenderse hasta la pared pélvica lateral (músculo o hueso). Debe haber una extensión de ~1 cm hacia la vejiga y cubrir los vasos obturadores internos posteriores.

En la **pelvis alta**, la cobertura perirrectal debe extenderse hasta la unión rectosigmoidea. El borde superior del VCOe debe extenderse hasta donde los vasos ilíacos comunes se bifurcan en ilíacos internos y externos (~L5/S1). Deben cubrirse los lechos nodulares internos, externos y presacros. Debe agregarse un margen de ~7 mm en el tejido blando alrededor de los vasos ilíacos externos, excluyendo el músculo y el hueso.

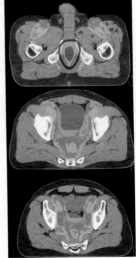

Recursos:

Atlas RTOG (fig. 39-1; utilizado para RTOG 0529): https://www.rtog.org/CoreLab/ContouringAtlases/Anorectal.aspx

Australasian GI Trials Group Atlas: Ng et al. Int J Radiat Oncol Biol Phys 2012

Inguinal Nodal Atlas: Kim et al. Pract Radiat Oncol 2012

- **IGRT:** imágenes kV diarias o TCHC diaria para garantizar un llenado consistente de la vejiga y la alineación de los tejidos blandos.
- **Directriz de planificación:**
  Asegurar la cobertura del VTM mediante la línea de isodosis de Gy prescrita.
  Cabezas femorales: V45 < 20%.
  Intestino delgado: V50 < 10 cc, D_{max} < 54 Gy.
  "Bolsa" intestinal: V45 < 195 cc (Kavanaugh Int J Radiat Oncol Biol Phys 2010).
  Vejiga: V50 < 30%.
  Genitales: V30 < 20%, V20 < 67%.

Figura 39-1 Atlas RTOG (utilizado para RTOG 0529) https://www.rtog.org/CoreLab/ContouringAtlases/Anorectal.aspx. *Véase la sección a color* (Australasian GI Trials Group Atlas: Ng et al., Int J Radiat Oncol Biol Phys, 2012.; Inguinal Nodal Atlas: Kim et al., Pract Rad Onc, 2012).

QUIMIOTERAPIA

- **Concurrente:**
  - **Esquema mayormente aceptado:** infusión continua de 5-FU 1000 mg/m²/día i.v. en los días 1-4 y 29-32. Mitomicina C 10 mg/m² en bolo i.v. los días 1 y 29 o mitomicina C 12 mg/m² (con un límite de 20 mg) el día 1.
  - **Esquema preferido en MDACC:** bolo semanal de cisplatino 20 mg/m² e infusión continua de 5-FU 300 mg/m² administrados de lunes a viernes en los días de radiación (recomendación NCCN categoría 2B).
  - **Otros regímenes incluidos en la NCCN:** capecitabina 825 mg/m² v.o. 2 veces al día, de lunes a viernes en los días de radiación. Mitomicina C 10 mg/m² los días 1 y 29 o mitomicina C 12 mg/m² en bolo i.v. el día 1.

TRATAMIENTO DE EFECTOS ADVERSOS

- **Náuseas:** ondansetrón como primera elección (8 mg c/8 h por razón necesaria) → proclorperazina como segunda elección (10 mg c/6 h por razón necesaria) → ABH (lorazepam 0.34 mg, difenhidramina 25 mg y haloperidol 1.5 mg) 1 cápsula c/6 h.
- **Diarrea:** como primera elección, dosis de loperamida hasta un máximo de 8 comprimidos/día → como segunda elección, difenoxilato/atropina, 2 comprimidos alternados con 2 comprimidos de loperamida cada 3 h.
- **Cistitis:** urgencia/polaquiuria y disuria. EGO para descartar IVU. Tratar si es positivo. Si es negativo, considerar fenazopiridina o prescripción para disuria.
- **Dermatitis:** grados 1-2: baños de asiento, ungüento de petrolato y polvo de acetato de aluminio → grados 2-3: apósitos de hidrogel y crema de sulfadiazina de plata → grado 4: interrupción del tratamiento y consulta quirúrgica.
- **Proctitis/dolor anal:** tratar la diarrea y la dermatitis como se indicó anteriormente. Considerar la lidocaína tópica, supositorios de esteroides o enemas de esteroides. Muchos pacientes requieren analgésicos opiáceos.

SEGUIMIENTO

- Revisión cutánea y de toxicidad 6 semanas después del tratamiento con un tacto rectal.
- La primera reestadificación a las 12 semanas después del tratamiento incluye tacto rectal, anoscopia y TC del tórax/abdomen/pelvis. Si la enfermedad persiste, reevaluar en 4 semanas y continuar vigilando hasta una respuesta clínica completa (respuesta completa). Si no hay respuesta completa a los 6 meses, considerar una biopsia.
  Es importante no realizar una biopsia prematuramente, ya que solo el 52% de los pacientes en el ACT II lograron una respuesta completa a las 11 semanas desde el inicio del tratamiento, pero el 72% de los pacientes que no lograron una respuesta completa a las 11 semanas lo hicieron a las 26 semanas.
- Una vez lograda la respuesta completa, tacto rectal cada 3 meses, anoscopia cada 6 meses y TC del tórax/abdomen/pelvis cada año si inicialmente hay enfermedad T3, T4 o N (+).
- Si la enfermedad es localmente recurrente comprobada por biopsia, realizar una reestadificación sistémica y proceder a la resección abdominoperineal de rescate ± disección nodular inguinal. Si se encuentra una enfermedad metastásica, tratar con terapia sistémica con cisplatino/5-FU o inscribir en un ensayo clínico.

ENSAYOS CLÍNICOS RELEVANTES

Quimiorradioterapia vs. radioterapia sola

- UKCCCR ACT I (*Northover et al. Br J Cancer* 2010). 577 pacientes con carcinoma epidermoide anal T2-T4M0 asignados al azar a radioterapia o quimiorradioterapia con 5-FU/mitomicina C. La radioterapia incluyó 45 Gy en 20-25 fx seguida de reevaluación a las 6 semanas. Si la respuesta fue > 50%, se aplicó sobreimpresión con 15 Gy o 25 Gy de Ir-192. Si fue < 50%, se procedió a RAP. Tendencia hacia una mejor supervivencia general (SG) (33% vs. 28% a los 12 años, *p* = 0.12), pero mejoró significativamente el control local (CL) (46% vs. 41% a los 12 años, *p* < 0.0001), supervivencia libre de colostomía (SLC) (30% vs. 20% a los 12 años, *p* = 0.004) y supervivencia libre de enfermedad (SLE) (30% vs.18% a los 12 años, *p* = 0.004).
- EORTC (*Bartelink et al. JCO* 1997). 103 pacientes con carcinoma epidermoide anal T3-T4 y N1-N3 asignados al azar a radioterapia o quimiorradioterapia con 5-FU/mitomicina C. La radioterapia incluyó 45 Gy en 25 fracciones seguida de una reevaluación a las 6 semanas. Si hubo respuesta completa, se dio sobreimpresión 15 Gy; si fue parcial, se dio sobreimpresión con 20 Gy; si no hubo respuesta, se procedió a RAP. No hubo diferencia en la SG o la SLE a 5 años, pero el CL y la SLC a 5 años aumentaron con la quimiorradioterapia (68% vs. 50%, *p* = 0.02 y 68% vs. 40%, *p* = 0.002, respectivamente).

Esquema óptimo de quimiorradioterapia concurrente

- RTOG 9811 (*Gunderson et al. JCO* 2012). 649 pacientes con carcinoma epidermoide anal T2-T4 y M0 aleatorizados a quimiorradioterapia con 5-FU/mitomicina C o inducción con cisplatino/5-FU × 2 → quimiorradioterapia con cisplatino/5-FU. La radioterapia incluyó 45 Gy en 25 fracciones seguida de sobreimpresión de 10-14 Gy para la enfermedad T3/T4 o N (+) o la enfermedad T2 residual después de los primeros 45 Gy. No hubo diferencias en el control local o la SLC, pero la SLE y la SG fueron mayores en el grupo de 5-FU/mitomicina C (68% vs. 58%, *p* = 0.006 y 78% vs. 71%, *p* = 0.026, respectivamente).
- UKCCCR ACT II (*James et al. Lancet Oncol* 2013). 940 pacientes con carcinoma epidermoide anal M0 se asignaron al azar en un diseño de 2 × 2 a quimiorradioterapia ya sea con 5FU/mitomicina C o cisplatino/5FU y ± cisplatino/5FU de mantenimiento. La radioterapia incluyó 50.4 Gy en 28 fracciones. El control local a las 26 semanas no fue diferente. La SLE, la SLC y la SG a 3 años no fueron diferentes. Solo el 44% de los pacientes asignados al azar a la quimioterapia de mantenimiento la completaron. La toxicidad hemática de G3 fue del 16% con cisplatino/5FU en comparación con el 26% con 5-FU/mitomicina C.

Quimioterapia de inducción y sobreimpresión adicional de radioterapia

- ACCORD 03 (*Peiffert et al. JCO* 2012). 307 pacientes con carcinoma de células escamosas M0 > 4 cm o N (+) aleatorizados en un diseño 2 × 2 a ± cisplatino/5FU neoadyuvante seguido de quimiorradioterapia con cisplatino/5-FU seguido de sobreimpresión de 15 Gy o sobreimpresión de 20-25 Gy . La radioterapia incluyó 45 Gy en 25 fracciones seguida de reevaluación a las 3 semanas. Si se observó alguna respuesta clínica, la sobreimpresión se administró según el grupo de fraccionamiento. Si no hubo respuesta, se sacó al paciente del ensayo y se realizó una RAP. No hubo diferencias en el control local, la SG, la SLC (criterio de valoración principal) o la SLE a 5 años entre todos los brazos.

CÁNCER DE PÁNCREAS

SHALINI MONINGI • LAUREN ELIZABETH COLBERT • PRAJNAN DAS

ANTECEDENTES

- **Incidencia/prevalencia:** el duodécimo cáncer diagnosticado con mayor frecuencia y la cuarta causa más frecuente de muerte por cáncer. Alrededor de 50 000 casos nuevos diagnosticados al año en los Estados Unidos.
- **Resultados:** la supervivencia a los 5 años es del 8%.
- **Demografía:** el riesgo de por vida es de 1 en 65. Incidencia levemente mayor en hombres que en mujeres (1.25:1). Más frecuente en países desarrollados. A menudo, se diagnostica entre los 50 y los 70 años de edad.
- **Factores de riesgo:** edad mayor, cambios genéticos asociados con la familia (p16 y BRCA2), obesidad, consumo de etanol, pancreatitis crónica, diabetes, consumo de carnes rojas, consumo de tabaco, exposición a 2-naftilamina y bencidina.

BIOLOGÍA Y CARACTERÍSTICAS DEL TUMOR

- **Genética:** los oncogenes mutados con mayor frecuencia en el cáncer de páncreas incluyen *KRAS*, *CDKN2A*, *TP53* y *SMAD4*.
- **Patología:** la mayoría son adenocarcinomas ductales (80%). Otros subtipos menos frecuentes son el cistoadenocarcinoma mucinoso, el carcinoma de células acinares y el carcinoma adenoescamoso.
- **Estudios de imagen:** predominantemente hipointenso en comparación con un páncreas normal en las tomografías computarizadas con contraste. Hipointenso en la resonancia magnética ponderada en T1. Los hallazgos de imagen asociados incluyen dilatación del conducto pancreático, cambios bruscos en el calibre del conducto y atrofia parenquimatosa distal a la lesión.

ANATOMÍA

- El páncreas se divide en cabeza, cuello, cuerpo y cola.
- Estructura retroperitoneal, con el conducto pancreático que se fusiona con el colédoco para drenar hacia la segunda porción del duodeno en la ampolla de Vater.
- El páncreas se encuentra junto a numerosas estructuras digestivas críticas, incluyendo el duodeno, el yeyuno, el estómago, el bazo, el hígado/vesícula biliar y los troncos celíaco y mesentérico superior, lo que dificulta el tratamiento.
- El drenaje linfático es para los nódulos linfáticos peripancreáticos, celíacos, mesentéricos superiores, portahepáticos y paraaórticos.
- Puntos de referencia óseos:
  Arteria celíaca al nivel de T12.
  Arteria mesentérica superior al nivel de L1.
  El páncreas se observa al nivel de L1-L2.

PROCESO DIAGNÓSTICO

- **Anamnesis y exploración física:** la exploración se centra en los síntomas abdominales, incluyendo distensión abdominal, dolor abdominal y antecedentes de pancreatitis. La evaluación de los síntomas sistémicos incluye la ictericia, la pérdida de peso y el dolor de espalda.
- **Laboratorios:** BH, QS, enzimas hepáticas y CA19-9.
- **Procedimientos/biopsia:** ecografía endoscópica con biopsia si es posible. Considerar la evaluación endoscópica con colangiopancreatografía retrógrada endoscópica (CPRE) o colangiografía transhepática percutánea (CTP) para evaluación y biopsia. Si hay ictericia, considerar la colocación de una endoprótesis. Si es resecable, considere la posibilidad de una laparoscopia de estadificación en los pacientes de alto riesgo.
- **Estudios de imagen:** TC de tórax y abdomen con contraste, protocolo de páncreas (arterial temprana, pancreática y fase venosa portal).

ESTADIFICACIÓN DEL CÁNCER DE PÁNCREAS *(AJCC 8TH EDITION)*

Estadio T		Estadio N	
Tis	Carcinoma *in situ* (incluye neoplasia intraepitelial pancreática de alto grado [NIPan-3])	Nx	Un nódulo linfático regional afectado
TI	Tumor ≤ 2 cm en su mayor dimensión	N0	Sin compromiso de los nódulos linfáticos regionales
TIa	Tumor ≤ 0.5 cm en su mayor dimensión	NI	Metástasis en 1-3 nódulos linfáticos regionales
TIb	Tumor ≥ 0.5 cm y < I cm en su mayor dimensión	N2	Metástasis en 4 o más nódulos linfáticos regionales
TIc	Tumor de 1-2 cm en su mayor dimensión		
T2	Tumor > 2 cm y ≤ 4 cm		
T3	Tumor > 4 cm en su mayor dimensión		
		Estadio M	
T4	El tumor afecta el tronco celíaco, la arteria mesentérica superior y/o la arteria hepática común	MI	Metástasis a distancia

	N0	NI	N2	MI
TI	IA			
T2	IB	IIB		IV
T3	IIA			
T4			III	

DEFINICIONES DE RESECABILIDAD *(KATZ J AM COLL SURG 2008)*

	Potencialmente resecable	Límite resecable	Localmente avanzado
Vena porta/vena mesentérica superior	IVT < 180°	IVT ≥ 180° u oclusión reconstruible	Incapaz de reconstruir
Arteria hepática	Sin IVT	IVT reconstruible de segmento corto de cualquier grado	Incapaz de reconstruir
Arteria mesentérica superior	Sin IVT	IVT < 180°	IVT ≥ 180°
Tronco celíaco	Sin IVT	IVT < 180°	IVT ≥ 180°

IVT, interfase vaso-tumor.

ESQUEMA DE TRATAMIENTO

Estadio de cáncer de páncreas	Tratamiento
Cáncer de páncreas resecable	*Abordaje preoperatorio:* Quimioterapia → quimiorradioterapia o SBRT → cirugía *Abordaje adyuvante:* Cirugía → quimioterapia → reestadificación → considerar la quimiorradioterapia postoperatoria en casos seleccionados
Cáncer de páncreas limítrofe	Quimioterapia → quimiorradioterapia o SBRT → evaluar la resecabilidad → cirugía
Localmente avanzado	Quimio → reestadificación → considere quimiorradioterapia o SBRT[a]

[a]La radioterapia estereotáctica corporal (SBRT) está contraindicada cuando hay una invasión significativa del intestino (duodeno).

TÉCNICA DE RADIOTERAPIA

Radioterapia convencional
- **SIM:** en decúbito supino, soporte rígido, barra en «T», Vac-Lok® y línea de isodosis en T12 a la derecha de la línea media. Explorar desde la carina hasta la cresta ilíaca. Contraste i.v.
- **Dosis:** preoperatoria: capecitabina + 50-50.4 Gy, 1.8-2 Gy/fx.
  Postoperatoria: capecitabina + 50-50.4 Gy, 1.8-2 Gy/fx.
- **Objetivo:** preoperatorio: tumor, nódulos afectados, tronco celíaco, arteria mesentérica superior, ± porta hepático (solo para la cabeza del páncreas).
  Postoperatorio: lecho tumoral, tronco celíaco, arteria mesentérica superior, porta hepático (solo para cabeza pancreática), paraaórticos (*Goodman et al. IJROBP 2012*).
  Localmente avanzado: tumor, nódulos afectados, tronco celíaco, arteria mesentérica superior.
- **Técnica:** 3D o IMRT.

SBRT
- **SIM:** brazos extendidos por encima de la cabeza, Vac-Lok® superior, barra en «T» y soporte rígido. Contraste i.v., escanear durante apnea. El paciente debe ayunar durante 3 h antes de la SIM y el tratamiento. Fiduciales.
- **Dosis:** 33-36 Gy en 5 fracciones (fig. 40-1).
- **Objetivo:** VTM e interfaz vaso-tumor.
- **Técnica:** 6 × fotones entregados por VMAT.

Contorno y delimitación de objetivos para SBRT pancreática[a]	
VTM	Tumor primario
IVT	La extensión circunferencial de los principales vasos en contacto directo con el VTM
VPR	Estómago, duodeno, intestino delgado + 3 mm
VPO1	VTM + IVT + 3 mm
VPO2	VPO1 – VPR
VPO3	(TVI + 3 mm) – VPR
Planificación del tratamiento	
36 Gy administrados a la interfaz del tumor y el vaso, VPO3	
33 Gy administrados al objetivo principal, VPO2	
25 Gy administrados a las áreas de superposición de 3 mm de estructuras críticas, VPO1	

[a]Adaptado de las directrices de contorneado del ensayo Alliance A021501.

- **IGRT:** kV y TCHC diario.
  Control del movimiento respiratorio, por ejemplo, apnea.
  Se recomienda encarecidamente implantar fiduciarias para los casos de SBRT.

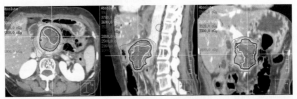

Figura 40-1 Imágenes representativas de cortes transversal axial, sagital y coronal (I → D) de un plan de tratamiento de SBRT para cáncer de páncreas localmente avanzado. La línea de isodosis *blanca* representa 36 Gy que abarca el sombreado de color *rojo*, que delimita VPO3 (interfase vaso-tumor menos VPR). La línea de isodosis *azul claro* representa 25 Gy, que abarca el contorno *amarillo* que representa VPO1 (tumor macroscópico + IVT + 3 mm). A este paciente se le colocaron fiduciales, que se utilizaron a diario para la guía de imágenes junto con TCHC. *Véase la sección a color.*

- **Directriz de planificación (para SBRT) y radioterapia convencional:**

SBRT	Radioterapia convencional
Médula espinal: V20 < 1 cc	Médula espinal: ≤ 45 Gy
Duodeno: V20 < 20 cc; V35 < 1 cc	Duodeno: dosis máxima 54 Gy (considere V54 ≤ 1 cc si es necesario)
Hígado: V12 < 50%	Hígado: media < 28 Gy; V20 < 50%; V30 < 33%
Estómago: V20 < 20 cc	Estómago: $D_{máx}$ < 54 Gy
Riñones: V12 < 25%	Riñón: V20 < 33% para cada riñón, media < 18 Gy

CIRUGÍA

- Pancreatoduodenectomía (procedimiento de Whipple):
  Extirpación en bloque del estómago distal, primera y segunda sección del duodeno, cabeza del páncreas, colédoco y vesícula biliar.
  Anastomosis:
  - Páncreas a yeyuno
  - Vía biliar a yeyuno
  - Estómago a yeyuno

QUIMIOTERAPIA

- **Concurrente con radioterapia de dosis estándar:** capecitabina.
- **Neoadyuvante:** FOLFIRINOX (5-fluorouracilo, leucovorina, irinotecán y oxaliplatino) o gemcitabina y nab-paclitaxel.
- **Metastásico:** FOLFIRINOX o gemcitabina y nab-paclitaxel.

TRATAMIENTO DE EFECTOS ADVERSOS

- **Náuseas:** ondansetrón como primera elección (8 mg c/8 h por razón necesaria) → proclorperazina como segunda elección (10 mg c/6 h por razón necesaria) → ABH (lorazepam 0.34 mg, difenhidramina 25 mg y haloperidol 1.5 mg) 1 cápsula c/6 h.
- **Diarrea:** titulación de loperamida de primera línea hasta un máximo de 8 comprimidos/día → difenoxilato/atropina 2 comprimidos de segunda línea y loperamida 2 comprimidos cada 3 h. Los pacientes serán evaluados y recibirán pancrelipasa antes de iniciar el tratamiento.
- **Fatiga:** cuidados de apoyo.
- **Efectos adversos crónicos:** formación de úlceras, perforación intestinal y estenosis intestinal. Derivación a especialista en sistema digestivo.

SEGUIMIENTO

- Anamnesis/exploración física y TC de abdomen y tórax: cada 3 meses.

ENSAYOS CLÍNICOS RELEVANTES

Cáncer de páncreas resecado

- Ensayo ESPAC 1 (*Lancet* 2001). Ensayo prospectivo que asignó al azar a 541 pacientes con cáncer de páncreas resecado a observación, quimioterapia sola (5-FU), quimiorradiación sola (curso dividido de 40 Gy administrado en dos incrementos de 20 Gy) o quimiorradiación seguida de quimioterapia adicional. No hubo beneficio para la quimiorradioterapia (HR 1.18, $p = 0.24$), pero la mediana de supervivencia mejoró con la quimioterapia adyuvante (19.7 meses vs. 14 meses, $p = 0.0005$). Hay muchas críticas al diseño del ensayo, incluyendo la falta de control de calidad central y sesgo de selección.
- Ensayo CONKO-001 (*JAMA* 2007, 2013). Ensayo prospectivo aleatorizado de 354 pacientes con resección de enfermedad N0 o N1 después de R0-R1. Los pacientes fueron asignados aleatoriamente a observación o terapia adyuvante con 6 ciclos de gemcitabina. Los resultados mostraron un beneficio en la SG a 5 años con gemcitabina adyuvante (21% vs. 9%, $p = 0.01$), que se mantuvo a los 10 años de seguimiento (12.2% vs. 7.7%, $p = 0.01$).
- Ensayo ESPAC 4 (*Lancet* 2017). Ensayo prospectivo aleatorizado de 451 pacientes con resección total macroscópica de tumores pancreáticos T1-4N0-N1M0. Aleatorizados para recibir gemcitabina adyuvante o gemcitabina y capecitabina adyuvantes. Mejoría de la supervivencia general con gemcitabina + capecitabina (mediana de supervivencia de 28 meses vs. 25.5 meses, $p = 0.032$).

Cáncer de páncreas localmente avanzado

- Ensayo LAP 07 (*JAMA* 2016). Ensayo prospectivo aleatorizado de 442 pacientes con adenocarcinoma de páncreas irresecable localmente avanzado. Aleatorización 2 × 2, primero entre gemcitabina y gemcitabina con erlotinib. Aquellos sin progresión nuevamente fueron asignados al azar para recibir quimioterapia adicional con o sin radioterapia (54 Gy y capecitabina a 1600 mg/m²/día). De 269 pacientes sin progresión después de 4 meses, la mediana de supervivencia es equivalente entre los grupos de quimioterapia y quimio + radioterapia. Sin embargo, hubo un beneficio en el control local con la quimiorradioterapia adicional (32% vs. 46%, $p = 0.03$).
- SBRT en fase II (*Herman Cancer* 2015). Se evaluaron 49 pacientes con cáncer de páncreas localmente avanzado. Todos los pacientes recibieron SBRT de 6.6 Gy × 5 después de gemcitabina. La mediana de SG fue de 13.9 meses con un año de ausencia de progresión local del 78%.

CÁNCER DE ESTÓMAGO

LAUREN ELIZABETH COLBERT • PRAJNAN DAS

ANTECEDENTES

- **Incidencia/prevalencia:** 22 000 casos nuevos anualmente en los Estados Unidos. Más frecuente en el este de Asia (Japón, China, Corea) en comparación con los Estados Unidos.
- **Resultados:** supervivencia a 5 años en todos los estadios estimada del 67% (datos SEER).
- **Demografía:** 35% fondo gástrico, 25% cuerpo gástrico, 40% distal/antro.
- **Factores de riesgo:** CCHNP, Li-Fraumeni, alteración de cadherina E (*CDH1*), síndrome de Bloom (*BLM/RECQL3*), *BRCA1*/*BRCA2*, xeroderma pigmentoso, Cowden (*PTEN*), ERGE/gastritis/esófago de Barrett, anemia perniciosa, dieta rica en carnes saladas y nitratos y baja en frutas y vegetales, tabaquismo.

BIOLOGÍA Y CARACTERÍSTICAS DEL TUMOR

- **Genética:** el 60% tiene pérdida de p53 y debería tener una sobreexpresión de *HER2* en el 22% de los pacientes del ensayo ToGA (Bang et al. Lancet 2010); otros subtipos incluyen VEB (+), inestabilidad de microsatélites (MSI) (+), genómicamente estable (GS) e inestabilidad cromosómica (CIN) (TCGA 2014). Muchos están asociados con *H. pylori* y VEB; otros tienen mutación *CDH1* o reparación de errores de emparejamiento de ADN con silenciamiento de *MLH1* (fenotipo CIMP).
- **Patología (clasificación histológica de Lauren):**
  - **Subtipo intestinal:** predominante masculino; surge de lesiones precursoras; mejor pronóstico, más localizado; subtipo VEB, MSI o CIN; surge en unión gastroesofágica/cardias.
  - **Subtipo difuso:** predominante en las mujeres; sin lesiones precursoras; peor pronóstico, más invasivo; subtipo GS; ubicaciones difusas.

ANATOMÍA

- De craneal a caudal: esófago → unión gastroesofágica → cardias → fondo → cuerpo → antro/antro pilórico → píloro → duodeno (fig. 41-1).
- Clasificación de Siewert: tipo I: 1-5 cm proximal (arriba) a la unión gastroesofágica; tipo II: epicentro del tumor ubicado entre 1 cm proximal y 2 cm distal de la unión gastroesofágica; tipo III: 2-5 cm distal a la unión gastroesofágica.
- Drenaje a los nódulos linfáticos:
  - Fondo/cardias → perigástricos, celíacos, gástricos izquierdos, esplénicos, hepáticos.
  - Cuerpo → perigástricos, celíacos, gástricos izquierdos, esplénicos, hepáticos, sub/suprapilóricos, pancreatoduodenales.
  - Antro/píloro → perigástricos, celíacos, gástricos izquierdos, hepáticos, sub/suprapilóricos, pancreatoduodenales.
- Irrigación sanguínea (del tronco celíaco):
  - Gástrica izquierda: curvatura menor.
  - Gástrica derecha: curvatura menor/estómago inferior.
  - Gastroepiploica derecha: curvatura mayor.
  - Gastroepiploica izquierda: curvatura mayor superior.
  - Arterias gástricas cortas: fondo/estómago proximal.

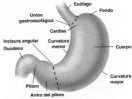

Figura 41-1 Anatomía del estómago (reproducido con autorización de Mansfield PF. Clinical features, diagnosis, and staging of gastric cancer. En: *UpToDate*, Post TW (Ed), *UpToDate*, Waltham, MA. Copyright © 2019 UpToDate, Inc. Para obtener más información, visite www.uptodate.com).

PROCESO DIAGNÓSTICO

- **Anamnesis y exploración física:** exploración y anamnesis estándar con evaluación de los niveles de nódulos linfáticos supraclaviculares del lado izquierdo (nódulo de Virchow).
- **Laboratorios:** BH, QS.
- **Procedimientos/biopsia:** esofagogastroduodenoscopia (EGD) con biopsias (preferiblemente > 6) junto con ecografía endoscópica (profundidad del tumor + afectación de nódulos linfáticos; precisión del ~85-90%; la sensibilidad y la especificidad nodular son ~83%/67%). Asesoramiento/valoración nutricional. Considerar la prueba de Her2-neu si se documenta/sospecha una enfermedad metastásica. **Se necesita evaluación laparoscópica**, especialmente si T4 o se somete a terapia neoadyuvante (20-30% de los pacientes con tumores > T1 y estudios de imagen negativos presentan implantes peritoneales).
- **Estudios de imagen:** se recomienda TC de tórax, abdomen y pelvis con contraste intravenoso y oral. NCCN recomienda PET/TC si no hay evidencia de enfermedad M1 (falso negativo ~40% de las veces, particularmente en el subtipo difuso).

Estadio T		Estadio N	
T0	Sin evidencia de tumor primario	N0	Sin metástasis en los nódulos linfáticos regionales
Tis	Carcinoma in situ; tumor intraepitelial sin invasión de la lámina propia	N1	Metástasis en 1-2 nódulos linfáticos regionales
T1a	El tumor invade la lámina propia, la muscular de la mucosa o la submucosa	N2	Metástasis en 3-6 nódulos linfáticos regionales
T1b	El tumor invade la submucosa	N3a	Metástasis en 7-15 nódulos linfáticos regionales
		N3b	Metástasis en 16 o más nódulos linfáticos regionales
		Estadio M	
T2	Invade la muscular propia	M0	Sin metástasis a distancia
T3	El tumor penetra el tejido conjuntivo subseroso sin invasión del peritoneo visceral o estructuras adyacentes		
T4a	El tumor invade la serosa (peritoneo visceral)	M1	Metástasis a distancia
T4b	El tumor invade estructuras adyacentes		

Estadio sumativo

	N0	N1	N2	N3a	N3b	Cualquier N, M1
T1	IA	IB	IIA	IIB	IIIB	IV
T2	IB	IIA	IIB	IIIA	IIIB	IV
T3	IIA	IIB	IIIA	IIIB	IIIB	IV
T4a	IIB	IIIA	IIIA	IIIB	IIIC	IV
T4b	IIIA	IIIB	IIIB	IIIB	IIIC	IV
Cualquier T, M1						IV

ALGORITMO DE TRATAMIENTO

T1N0	Cirugía (gastrectomía frente a resección endoscópica de la mucosa)
T2(+) N(+) (modalidad combinada)	Cirugía → QT → quimiorradioterapia → QT: **INT 0116, ARTIST**
	Cirugía → QT (cape/ox × 6): **CLASSIC**
	QT de inducción → quimiorradioterapia: **cirugía-MDACC**
	QT perioperatoria (ECF × 3 → cirugía → ECF × 3): **MAGIC**
Estadio IV	QT
	Quimiorradioterapia paliativa

TÉCNICA DE RADIOTERAPIA

Preoperatorio

- **SIM: supino, brazos arriba, Vac-Lok® superior, 3 h de ayuno,** ± TC4D, exploración desde carina hasta borde pélvico, línea de isodosis a nivel de T12.
- **Dosis:** 45 Gy en 25 fracciones a 1.8 Gy/fx.
- **Objetivo: VTM:** con base en EGD/TC/PET + expansión mucosa de 3 cm = volumen de la mucosa objetivo (VMO) (fig. 41-2).
  VCO = VMO + nódulos afectados + nódulos electivos + 1 cm
  VPO = VCO + 0.5 cm

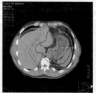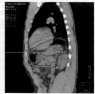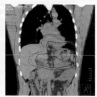

Figura 41-2 Imágenes de cortes transversal axial, sagital y coronal representativas (I → D) que ilustran un plan de tratamiento típico de IMRT de radiación preoperatoria para adenocarcinoma gástrico. La línea de isodosis de 45 Gy se muestra en *azul*, la cual engloba el VMO (*línea roja*) y los nódulos afectados y electivos, con una expansión de 1 cm. El tumor primario de este paciente se localizó en la unión gastroesofágica y se extendía 4 cm hacia la cardias. *Véase la sección a color*.

Nódulos electivos

Unión gastroesofágica/ fondo/cardias	Perigástricos, celíacos, arteria gástrica izquierda, arteria esplénica, hiliares esplénicos, arteria hepática, porta hepático
Cuerpo	Perigástricos, celíacos, arteria gástrica izquierda, arteria esplénica, hiliares esplénicos, arteria hepática, porta hepático, sub/suprapilóricos, pancreatoduodenales
Antro/píloro	Perigástricos, celíacos, arteria gástrica izquierda, arteria hepática, porta hepático, sub/suprapilóricos, pancreatoduodenales

- **Técnica:** RIM

Adyuvante/postoperatorio
- **Dosis:** 45 Gy en 25 fracciones a 1.8 Gy/fx, considerar sobreimpresión si la resección es R1/R2.
- **Objetivo:** delinear el lecho del tumor mediante imágenes preoperatorias, informe de operación y patología; las mismas regiones nodulares que antes de la operación, cubrir la anastomosis (puede estar alta en el tórax), cubrir el remanente gástrico.
- **Técnica:** IMRT.
- **IGRT:** imágenes kV diarias.
- **Directriz de planificación (para fraccionamiento convencional):**
  Máx. medular < 45 Gy.
  Pulmón: V20 < 25%, V10 < 45%, V5 < 65%, MLD < 20 Gy.
  Corazón: V30 < 25%, tan bajo como sea posible.
  Riñón: cada riñón V20 < 33%, media < 18 Gy.
  Hígado: V30 < 30%, V20 < 50%, media < 25 Gy.

CIRUGÍA

- Para tumores distales (cuerpo/antro) → gastrectomía subtotal; proximal → gastrectomía total.
- Disección D1: se reseca el estómago proximal o distal afectado o todo el estómago + nódulos linfáticos perigástricos.
- Disección D2: D1 + celíacos, gástricos izquierdos, hepáticos, esplénicos, hilio esplénico (celíacos + ramas).
- Disección D3: D2 + paraaórticos ± porta hepático.
- Anastomosis de Billroth I (gastroyeyunal término-terminal en el margen de resección gástrica) o Billroth II (anastomosis terminolateral, NO se utiliza el margen de resección gástrica).

QUIMIOTERAPIA

- **Preoperatoria concurrente:** infusión con base en 5-FU (± oxaliplatino) O paclitaxel/ carboplatino.
- **Postoperatoria concurrente:** 5-FU sola (en infusión o capecitabina).
- **Perioperatoria/postoperatoria:** 5-FU + cisplatino O fluoropirimidina + oxaliplatino O epirrubicina, cisplatino + 5-FU.

TRATAMIENTO DE EFECTOS ADVERSOS

- **Náuseas:** utilizar inhibidores de la bomba de protones. Ondansetrón como primera elección (8 mg c/8 h por razón necesaria) → proclorperazina como segunda elección (10 mg c/6 h por razón necesaria) → ABH (lorazepam 0.34 mg, difenhidramina 25 mg y haloperidol 1.5 mg) 1 cápsula c/6 h.

- **Anorexia:** mantener la hidratación, soluciones intravenosas si es necesario, asesoramiento dietético que incluya una ingesta elevada de proteínas.
- **Protección de la piel:** ungüento de petrolato.
- **Síndrome mano-pie:** *enrojecimiento, hinchazón y dolor en manos y pies.* Consultar con el oncólogo médico sobre la reducción de la dosis concurrente de capecitabina.

Seguimiento

- Anamnesis/exploración física: cada 3-6 meses por 2 años → cada 6-12 meses por 5 años.
- EGD: según esté clínicamente indicada.
- TC tórax/abdomen/pelvis con contraste (o PET/TC): cada 6-12 meses durante 2 años y luego anualmente.

Ensayos clínicos relevantes

Quimiorradioterapia postoperatoria

- **Intergroup 0116** (*Macdonald NEJM 2001; Smalley JCO 2012*). Aleatorizados a cirugía o cirugía + QTRT postoperatoria (5-FU/LV × 1 antes, 2 durante, 2 después). Incluyó estadios IB-IV, resección R0, estado funcional ≤ 2 y mantenimiento de una dieta de 1500 kcal/día. Principalmente disecciones D0 y D1 (10% D2). La mediana de SG mejoró con QTRT postoperatoria: 39 meses vs. 27 meses (p = 0.0046) y SLR a 3 años 48% vs. 31% (p < 0.001). El análisis de subgrupos no mostró beneficio en las mujeres con subtipo difuso.
- **CRITICS** (*Dikken BMC Cancer 2011; Verheij ASCO abstract 2016*). Ensayo prospectivo aleatorizado de 788 pacientes de Holanda, Dinamarca y Suecia. Los pacientes tenían cáncer gástrico en estadio IB-IV y recibieron quimioterapia neoadyuvante ECC/EOC × 3 + gastrectomía/disección D1 → quimioterapia postoperatoria (3 × ECC/EOC) vs. quimiorradioterapia postoperatoria (45 Gy/25 fx + capecitabina/cisplatino) → SG a 5 años similar (41.3% vs. 40.9%, p = 0.99), toxicidad hemática mayor en el grupo de quimioterapia vs. quimiorradioterapia (44% vs. 34%, p = 0.01).
- **ARTIST** (*Lee JCO 2012; Park JCO 2015*). Ensayo prospectivo aleatorizado de 458 pacientes con cáncer gástrico en estadio IB-IV después de la disección D2. Pacientes aleatorizados para recibir quimioterapia postoperatoria (capecitabina/cisplatino × 6) vs. quimioterapia postoperatoria + quimiorradioterapia (capecitabina/cisplatino × 2 → radioterapia 45Gy/capecitabina → capecitabina/cisplatino × 2). La mediana de la SG fue similar entre grupos; sin embargo, la recidiva local fue menor con la radioterapia (13% vs. 7%, p = 0.003). El análisis de subgrupos mostró una mejoría de la SLE en los pacientes con nódulos (+) con quimiorradioterapia (76% vs. 72%, p = 0.04) o aquellos con subtipo intestinal (94% vs. 83%, p = 0.01).

Quimiorradioterapia preoperatoria

- **Ensayo CROSS** (*van Hagen NEJM 2012; Shapiro Lancet Oncol 2015*). Dos grupos de cáncer en esófago + unión gastroesofágica T1-T3, N0-N1 (75% adenocarcinoma, 23% epidermoide) aleatorizados a cirugía sola frente a quimiorradioterapia preoperatoria + cirugía (41.4 Gy con carboplatino/paclitaxel). La mediana de SG fue de 49 meses (quimiorradioterapia) vs. 24 meses (cirugía), más alta para epidermoide pero ambos grupos se benefician. Tasa de resección R0 del 92% (quimiorradioterapia) vs. 69% (cirugía sola).
- **RTOG 9904** (*Ajani JCO 2006*). Ensayo de fase II de 49 pacientes con adenocarcinoma gástrico localizado. Se requirió una evaluación laparoscópica negativa. Los pacientes recibieron 2 ciclos de inducción de 5-FU, leucovorina y cisplatino seguidos de QTRT concurrente (con 5-FU en infusión y paclitaxel semanal). Se intentó la resección después de completar la terapia neoadyuvante. Las tasas de respuesta patológica completa y de resección R0 fueron del 26% y 77%, respectivamente. Los pacientes con respuesta completa por patología tuvieron una mejoría en la supervivencia al año (82% vs. 69%). D2 realizada en el 50% de los pacientes.

Quimioterapia perioperatoria

- **MAGIC** (*Cunningham NEJM 2006*). Ensayo prospectivo aleatorizado de 503 pacientes con cáncer gástrico/unión gastroesofágica ≥ estadio II aleatorizados a cirugía sola vs. quimioterapia perioperatoria + cirugía (ECF preoperatorio × 3 y ECF postoperatorio × 3). La SG a 5 años fue de 36% (quimioterapia + cirugía) vs. 23% (cirugía sola), p = 0.009, con una tasa de respuesta completa por patología del 0%.
- **FFCD** (*Ychou JCO 2011*). Ensayo prospectivo aleatorizado de 224 pacientes con cáncer de unión gastroesofágica + gástrico/unión gastroesofágica, ≥ estadio II → cirugía sola frente a QT perioperatoria + cirugía (5-FU/cisplatino × 2-3 preoperatoria y × 3-4 postoperatoria). La SG a 5 años mejoró con la QT en 38% vs. 24% (p = 0.02) junto con una SLE del 34% vs. 19% (p = 0.003). Toxicidad general de grado 3-4 fue de 38% en el grupo de QT + cirugía, con una tasa de respuesta completa por patología del 3%.

Quimioterapia postoperatoria

- **CLASSIC** (*Bang Lancet 2012; Noh Lancet Oncol 2014*). Ensayo prospectivo aleatorizado de 1035 pacientes con cáncer gástrico estadios II-IIIB; requirió disección D2. Aleatorizados entre cirugía sola vs. cirugía + quimioterapia postoperatoria (capecitabina/oxaliplatino × 6 meses). Mejoría de la SLE a 5 años con quimioterapia del 68% vs. 53% (p < 0.0001) y SG a 5 años del 78% vs. 69% (p = 0.0015).

CÁNCER HEPATOBILIAR

LAUREN ELIZABETH COLBERT • PRAJNAN DAS

CARCINOMA HEPATOCELULAR (CHC)

- **Incidencia/prevalencia:** el quinto cáncer más frecuente en todo el mundo y la tercera causa principal de mortalidad por cáncer. Los programas de detección son eficaces; aquellos con factores de riesgo deben ser evaluados con ecografía y AFP cada 6-12 meses.
- **Factores de riesgo:** cirrosis por cualquier causa, incluyendo la hepatitis (B > C; representa el 75% de los casos), alcohólica, autoinmunitaria y relacionada con EHNA.
- **Evaluación/diagnóstico:** necesidad de conocer la puntuación de Child-Pugh (albúmina, bilirrubina total, INR, ascitis, encefalopatía); imágenes con TC trifásica o RM; serologías para hepatitis; laboratorios que incluyen AFP y enzimas hepáticas.

ALGORITMO DE TRATAMIENTO PARA EL CHC

Candidato operable y resecable	Child-Pugh A (ocasionalmente B) → resección quirúrgica; SG a 5 años del 40-80%
Candidato a trasplante de hígado	Child-Pugh B-C son aceptables; según los **criterios de Milán** (lesión solitaria ≤ 5 cm, o 3 lesiones ≤ 3 cm cada una, sin invasión vascular, sin nódulos linfáticos) → lista de trasplantes. Se puede usar SBRT, RTE u otras terapias locales como puente al trasplante
Irresecable/no candidato a transplante	Quimioembolización arterial transcatéter (TACE), ablación por radiofrecuencia (ARF), Sir-Spheres® Y-90, SBRT/RTE, sorafenib (mediana de SG de 10.7 meses vs. 7.9 meses en ensayos de fase III; (Llovet NEJM 2008), nivolumab (El-Khoueiry Lancet 2017)

ELECCIÓN DE LA TERAPIA LOCAL

ARF	Tumor ≤ 4 cm, Child-Pugh A/B, > 1 cm desde la cápsula hepática, vasos, diafragma, cúpula hepática
TACE	SIN trombosis de la vena porta (se necesita acceso vascular)
Radiación	Se puede emplear en casos con trombosis de la vena porta y/o con tumores grandes (siempre que se conserve un hígado funcional adecuado)

COLANGIOCARCINOMA

- **Incidencia/prevalencia:** 10% intrahepático, 60% perihiliar, 30% distal. El extrahepático incluye perihiliar y distal. La segunda neoplasia hepatobiliar primaria más frecuente después del CHC. Se estima que se presentan entre 6 000 casos al año en los Estados Unidos.
- **Factores de riesgo:** cualquier variable que cause inflamación crónica de la vesícula biliar o de las vías biliares: colangitis esclerosante primaria, trematodos hepáticos, cálculos crónicos.
- **Evaluación/diagnóstico:** TC trifásica o RM con contraste. CPRM o CPRE (especialmente si hay obstrucción, es necesario colocar una endoprótesis), CA19-9, AFP, ACE y enzimas hepáticas. Evaluar la resecabilidad (son razones para buscar opciones de tratamiento alternativas: afectación del conducto hepático, involucro de la vena porta, enfermedad en estadio III-IV, cirrosis en estadio avanzado, no apto desde el punto de vista médico para la cirugía).

ALGORITMO DE TRATAMIENTO PARA EL COLANGIOCARCINOMA

Distal	Es más probable que sea resecable → requiere duodenopancreatectomía → quimioterapia adyuvante o quimiorradioterapia si R1 o N (+) (Horgan JCO 2012)
Intrahepático	Cirugía cuando sea posible. Si es irresecable → radioterapia. Enfermedad irresecable: la supervivencia mejora con radioterapia ablativa (DBE > 80.5; Tao JCO 2016)
Perihiliar	Si es resecable, requiere lobectomía hepática + conductos biliares afectados + disección nodular → quimioterapia o quimiorradioterapia adyuvante si R1 o N (+). Con frecuencia, irresecable. Radioterapia definitiva si es irresecable

ANATOMÍA

- El hígado tiene ocho segmentos independientes.
- La vena hepática media divide el hígado en lóbulos derecho e izquierdo.
- La vena porta divide el hígado en segmentos superior e inferior.
- Suministro de sangre doble por la vena porta y la arteria hepática.

TÉCNICA DE RADIOTERAPIA PARA EL CHC/COLANGIOCARCINOMA

- **SIM:** ayuno durante 3 h, con contraste intravenoso, 5-6 exploraciones repetidas de inspiración profunda y retención de la respiración para la reproducibilidad; iniciar exploraciones 30 s después de la administración de contraste intravenoso para obtener fases de contraste variables.
- **Dosis:** depende de la ubicación, tamaño y anatomía del tumor; objetivo de DBE > 80 si es posible. SBRT (50 Gy en 4-5 fracciones), IMRT hipofraccionada con dosis escalonada (60-67.5 Gy en 15 fracciones) o fraccionamiento estándar (50.4-54 Gy en 28 fracciones). Considerar dosis más bajas para casos postoperatorios con resección R0. Necesita > 5 mm de la mucosa digestiva. Conservar > 700-800 cc de hígado funcional.
- **Objetivo:** tumor definido en el protocolo hepático por TC/RM y exploraciones en apnea a partir de la simulación para adaptarse al movimiento respiratorio; contorno gastrointestinal para evitar las estructuras según el movimiento anatómico + 5 mm.
  En caso de colangiocarcinoma extrahepático, considerar el tratamiento electivo de los lechos de nódulos linfáticos de las venas porta y el tronco celíaco hasta 45 Gy en 25 fracciones.
- **Técnica:** IMRT, SBRT o protones; usar TC sobre rieles diaria o fiduciales con TCHC para casos con dosis escalonada/SBRT.
- **Limitaciones:**

Estructura	4 o 5 fracciones (50 Gy)	15 fracciones (60-67.5 Gy)	25 o 28 fracciones
Médula espinal	$D_{máx}$ < 18 Gy; 10 cc < 15 Gy	$D_{máx}$ < 30 Gy	$D_{máx}$ < 45 Gy
Hígado (menos VTM)	700 cc < 15 Gy; media < 16 Gy	Child-Pugh A 700 cc < 24 Gy; media < 24 Gy Child-Pugh B 700 cc < 18 Gy; media < 18 Gy	Child-Pugh A 700 cc < 28 Gy; media < 28 Gy Child-Pugh B 700 cc < 24 Gy; media < 24 Gy
Riñones	V15 < 67% para contralateral, V15 < 35% para ambos	V20 < 33% para cada uno	V20 < 33% para cada uno
Estómago	$D_{máx}$ < 28 Gy	$D_{máx}$ < 45 Gy	$D_{máx}$ < 55 Gy
Duodeno	$D_{máx}$ < 28 Gy	$D_{máx}$ < 45 Gy	$D_{máx}$ < 55 Gy
Intestino delgado	$D_{máx}$ < 28 Gy	$D_{máx}$ < 45 Gy	$D_{máx}$ < 55 Gy
Intestino grueso	$D_{máx}$ < 30 Gy	$D_{máx}$ < 50 Gy	$D_{máx}$ < 60 Gy
Corazón	V40 < 10%	V40 < 10%	V40 < 10%
Colédoco	$D_{máx}$ < 55 Gy	$D_{máx}$ < 70 Gy	$D_{máx}$ < 80 Gy

ENSAYOS CLÍNICOS RELEVANTES

SWOG 0809 (Ben-Josef JCO 2015). Ensayo de fase II de 79 pacientes con colangiocarcinoma extrahepático o cáncer de vesícula biliar después de la resección radical. Los pacientes recibieron cuatro ciclos de gemcitabina y capecitabina por vía intravenosa, seguidos de quimiorradioterapia con capecitabina (54-59.4 Gy al lecho tumoral, 45 Gy a los linfáticos regionales).
La SG a 2 años fue del 65%, incluyendo el 67% y 60% de pacientes R0 y R1, respectivamente. Se observaron efectos adversos de grado 3 en el 52% y de grado 4 en el 11%. La supervivencia general fue mayor de lo esperado con este esquema (se predijo que sería ~45% para esta población usando datos históricos).

CÁNCER DE MAMA GENERAL

AMY C. MORENO • WENDY WOODWARD

ANTECEDENTES

- **Incidencia/prevalencia:** *véanse* otros capítulos sobre el cáncer de mama.
- **Resultados:** *véanse* otros capítulos sobre el cáncer de mama.
- **Factores de riesgo:** edad avanzada, antecedentes personales o familiares de cáncer de mama, mutaciones genéticas (*BRCA1/2*, *p53* [Li-Fraumeni], *PTEN* [Cowden], *STK11* [Peutz-Jeghers], *ATM* [ataxia-telangiectasia]), radioterapia torácica previa, exposición a estrógenos (obesidad, terapia hormonal/uso de anticonceptivos, menarca temprana, menopausia tardía, nuliparidad), consumo de alcohol.

GUÍAS PARA LA DETECCIÓN PARA EL CÁNCER DE MAMA

- **American Cancer Society:** mastografía anual de los 45-54 años de edad, mastografía bienal a partir de los 55 años de edad.
- **U.S. Preventive Task Force:** detección temprana bienal con mastografía a los 50-74 años de edad. No se recomienda la autoexploración mamaria.
- **Pacientes de alto riesgo:** portadoras de *BRCA*/parientes de primer grado no estudiadas: de 25-30 años de edad o 10 años antes que el familiar de primer grado afectado; mujeres con pariente de primer grado con cáncer de mama premenopáusico o mujeres con riesgo de por vida de cáncer de mama ≥ 20%.
- **RM de mama:** no se requiere para la detección, útil para mujeres con mamas densas.

BIOLOGÍA Y CARACTERÍSTICAS DEL TUMOR

- **Genética:** *BRCA1*: 60-80% de riesgo de por vida de cáncer de mama y 40% de riesgo de cáncer de ovario.
  BRCA2: 40-50% de riesgo de por vida de cáncer de mama y 10-20% de riesgo de cáncer de ovario. Se recomienda asesoramiento genético si se presentan características de alto riesgo de cáncer de mama hereditario.
- **Patología:** *véanse* otros tipos de cáncer de mama.
- **Estudios de imagen:** *véanse* otros tipos de cáncer de mama.

Categorías BI-RADS para mastografía			
1	Negativo	4	Nueva anomalía sospechosa (biopsia)
2	Hallazgos benignos estables	5	Nuevo hallazgo altamente sugerente de malignidad (biopsia y tratamiento)
3	Nuevo hallazgo, posiblemente benigno (se recomienda biopsia o repetir la mastografía en 6 meses)	6	Biopsia conocida, malignidad comprobada

ANATOMÍA

Los bordes del campo no deben reemplazar estrictamente las definiciones de los objetivos basados en el volumen individualizados mediante factores específicos de la paciente y el riesgo clínico.

- **Bordes mamarios anatómicos:** borde inferior de la cabeza clavicular o la 2.ª costilla anterior (superior) y pérdida evidente del parénquima mamario o 6.ª costilla anterior (inferior), línea medioaxilar (lateral) y unión esternón-costilla (medial). El contorno de las mamas debe incluir todo el tejido mamario glandular y el montículo mamario clínicamente evidente.
- **Bordes de los nodulos regionales:** (los volúmenes normales se describen en el atlas RTOG y deben considerarse un punto de partida y modificarse según el riesgo clínico):
  - Axilar: nivel 1 (inferior y lateral al pectoral menor), nivel 2 (subpectoral y constreñido por el pectoral menor, incluye los nódulos de Rotter) y el nivel 3 (medial y superior al pectoral menor); siempre deben estar contorneados si son parte del tratamiento y deben estar completamente dentro del campo supraclavicular cuando se traten con técnica 3D).
  - Mamario interno: cara superior de la 1.ª costilla medial (superior) a la cara superior de la 4.ª costilla (inferior). Los nódulos mamarios internos deben ser contorneados si reciben tratamiento.
  - Supraclavicular: cricoides (superior), borde inferior de la cabeza clavicular (inferior). El borde medial debe cubrir el volumen, incluso si incluye la tráquea.

Estadio T		Estadio N	Clínica	Patología
Tis	Carcinoma carcinoma ductal *in situ*	N0	Ningún NL regional afectado	pN0: ninguna pN0(i+): solo CTA pN0(mol+): positivo solo por PCR en tiempo real
T1mi	Tamaño del tumor (TT) ≤ 1 mm	N1mi	Micrometástasis (~200 células > 0.2 mm pero ≤ 2 mm)	
T1a	TT > 1 mm pero ≤ 5 mm	N1	NL axilares móviles ipsilaterales de nivel I-II	pN1a: 1-3 NL axilares pN1b: NL mamarios internos ipsilaterales pN1c: pN1a + pN1b
T1b	TT > 5 mm pero ≤ 10 mm	N2a	NL ipsilaterales axilares adheridos/fijos nivel I-II	4-9 NL axilares
T1c	TT > 10 mm pero ≤ 20 mm	N2b	Solo NL mamarios internos ipsilaterales afectados	
T2	TT > 20 mm pero ≤ 50 mm	N3a	NL infraclaviculares ipsilaterales	≥ 10 NL axilares o NL infraclaviculares
T3	TT > 50 mm	N3b	NL mamarios internos y axilares ipsilaterales	
T4a	Extensión a la pared torácica (la invasión del pectoral en ausencia de invasión de la pared torácica no se considera)	N3c	NL supraclaviculares ipsilaterales	
T4b	Ulceración o nódulos satélites ipsilaterales o edema sin cumplir los criterios de T4d	**Estadio M**		
		M0	Sin metástasis a distancia cM0 (i +): depósitos de células tumorales ≤ 2 cm detectados solo por técnicas microscópicas o moleculares	
T4c	Tanto T4a como T4b presentes			
T4d	Carcinoma inflamatorio (*véase* el capítulo **CaMI**)	M1	Presencia de metástasis a distancia	

Estadio sumativo: los grupos de estadios pronósticos ahora deben usarse en países que evalúen rutinariamente la presencia de receptores y el grado, *véase* 8.ª ed. del AJCC

	N0	N1mi	N1	N2	N3	M1
T0	0					
T1	IA	IB	IIA	IIIA	IIIC	IV
T2	IIA	IIB				
T3	IIB					
T4	IIIB					

Abreviaturas: CTA, células tumorales aisladas; ipsi, ipsilateral; MI, mamario interno.

TERAPIA SISTÉMICA

La preferencia en la institución de los autores es la quimioterapia neoadyuvante (QNA) si se conoce la decisión de administrar quimioterapia. La QNA es la primera opción en una paciente que desea cirugía para el cáncer de mama, pero no puede continuar debido al tamaño del tumor.

	ER/PR(+) HER2(−)	ER/PR (+/−) HER2(+)	ER/PR(−) HER2(−)
CDIS	+ Terapia hormonal	+/− Terapia hormonal (solo para ER[+])	Observación
Primario < 5 mm o microinvasivo N0	+/− Terapia hormonal[a]	+/− Quimioterapia a base de trastuzumab[a] +/− Terapia hormonal (solo ER[+])[a]	+/− Quimioterapia[a]

| Primario 0.5-5 cm N0 | +/– Quimioterapia (Oncotype DX® u otro estudio genómico) + Terapia hormonal | + Quimioterapia con base en trastuzumab +/– Terapia hormonal (solo ER [+]) | Quimioterapia |
| Primario > 5 cm o ≥ N1mi | Quimioterapia + Terapia hormonal | + Quimioterapia con base en trastuzumab +/– Terapia hormonal (solo ER[+]) | Quimioterapia |

[a] La elección de la terapia hormonal, la quimioterapia o la quimioterapia basada en trastuzumab no está clara y depende de factores como la preferencia de la paciente, la edad y los factores patológicos (tamaño, grado, margen, etc.).

[b] Si el puntaje de Oncotype DX® es < 18, sin quimioterapia; puntuación 18-30, poco clara; puntuación > 30, quimioterapia.

- Quimioterapia (para Her2[–]): AC (adriamicina, ciclofosfamida) × 4, ACdd (AC en dosis densas, administrado dos veces para cada ciclo de 4 semanas) × 4, o FAC (fluorouracilo, adriamicina y ciclofosfamida) × 4 → paclitaxel cada semana × 12.
- Quimioterapia con base en trastuzumab (para Her2[+]): THP (paclitaxel, trastuzumab, pertuzumab) × 6, luego considerar ACdd cada 2 semanas × 4 antes/después de la operación → trastuzumab de mantenimiento cada 3 semanas (total 1 año).
- Esquema alternativo de Her2[+]: TCHP (paclitaxel, carboplatino, trastuzumab, pertuzumab) × 6 → trastuzumab de mantenimiento cada 3 semanas (total 1 año).
- Terapia hormonal: tamoxifeno o inhibidor de la aromatasa durante 5-10 años.

CARCINOMA DUCTAL *IN SITU* (CDIS)

AMY C. MORENO • WENDY WOODWARD

ANTECEDENTES

- **Incidencia/prevalencia:** alrededor de 70 000 casos diagnosticados anualmente en los Estados Unidos. El CDIS representa entre el 15 y 30% de todos los cánceres de mama detectados.
- **Resultados:** la mortalidad por CDIS es muy baja. La mortalidad específica por cáncer de mama a 20 años es del 3.3% (*Narod et al. JAMA Oncol* 2015).
- **Factores de riesgo:** *véase* el capítulo **Cáncer de mama general**.

BIOLOGÍA Y CARACTERÍSTICAS DEL TUMOR

- **Genética:** *véase* el capítulo **Cáncer de mama general**.
- **Patología:** los subtipos de CDIS incluyen necrosis tipo comedo y no comedo (cribiforme, papilar, medular y sólido).
- **Estudios de imagen:** en la mastografía, aparece característicamente como calcificaciones lineales o granulares. Puede subestimar el tamaño en 1-2 cm. En la *ecografía*, por lo general se presenta como una masa hipoecoica con extensión ductal. En la *RM*, se observa una ramificación regional o realce lineal en T1.

PROCESO DIAGNÓSTICO

- **Anamnesis y exploración física:** incluyendo exploración bilateral de mamas y palpación axilar. Considerar la evaluación genética.
- **Laboratorios:** β-hCG (si está en la etapa premenopáusica).
- **Procedimientos/biopsia:** biopsia con aguja de corte de lesiones mamarias sospechosas, tinción patológica de la biopsia para conocer el estado de ER/PR. Dos pruebas genómicas disponibles comercialmente especialmente pueden refinar aún más las estimaciones del riesgo: DCISionRT® y Oncotype DX®.
- **Estudios de imagen:** mastografía diagnóstica bilateral, ecografía de las mamas y de las zonas linfoportadoras regionales, considerar la resonancia magnética para las mamas densas.

Pantalla detectada, grado bajo-intermedio, < 2.5 cm, márgenes ≥ 3 mm	CCM → observación o terapia hormonal[a]
Edad ≥ 50, < 2.5 cm, grado bajo-intermedio, márgenes quirúrgicos ≥ 3 mm, ER positivos	CCM → IMPA → terapia hormonal
Sin restricciones de elegibilidad	CCM → IRMC → observación o terapia hormonal[a]
Sin restricciones de elegibilidad	Mastectomía total + /– BNC → observación o terapia hormonal[a]

[a] Si ER/PR (+).

TÉCNICA DE RADIOTERAPIA PARA IRMC

- **SIM:** en posición supina, dispositivo Vac-Lok® superior, brazo ipsilateral en abducción/rotación externa sobre la cabeza. Usar una tabla inclinada (5-15°) para hacer que las mamas caigan hacia abajo pero estén equilibradas con el grado del pliegue inframamario (puede agravar las reacciones cutáneas). Considerar la posibilidad de colocar guías metálicas en los bordes de la cicatriz quirúrgica y del tratamiento. Dirigir la inspiración y la retención de la respiración para los tumores del lado izquierdo para reducir las dosis a corazón/pulmón y la simulación en decúbito prono para pacientes con IMC altos o las mamas péndulas.
- **Dosis:** 40.05 Gy en 15 fx → sobreimpresión a 10-16 Gy* en 2 Gy/fx o 42.5 Gy en 16 fx si se pretendía una sobreimpresión, pero no fue factible (p. ej., lecho quirúrgico complicado).
- **Objetivo:** montículo mamario clínico que incluye todo el tejido mamario glandular (fig. 44-1).
- **Consideraciones:** dosis de sobreimpresión: *10 Gy para MC negativo, 14 Gy para MC cercano y 16 Gy para MC positivo (se prefiere la rerresección, pero si no es posible [MC positivo en la fascia], administrar una dosis de sobreimpresión mayor).
- **Técnica:** tangentes laterales opuestas y campo de electrones aposicional para la sobreimpresión.

Bordes iniciales de IRMC para campo de tratamiento Finalizar utilizando las pautas del consenso RTOG y el contorno con base en TC/volumen	
Superior	Por lo general, 2 cm por debajo de la cabeza humeral si no se utilizan tangentes altas
Inferior	2 cm por debajo del pliegue inframamario
Anterior	FLASH de mama ipsilateral
Posterior	≤ 2 cm de pulmón ipsilateral
Medio	Esternón (evitar tratar la mama contralateral)
Lateral	Medioaxilar (cubre toda la mama ipsilateral)
Sobreimpresión de cono inferior del lecho tumoral	
Expansión de 2 cm alrededor del lecho tumoral, margen de 2 cm al borde del bloque. Suele usar un campo de electrones aposicional. Resimular el Tx con dispositivo de compresión mamaria, si es necesario, para aplanar el lecho del tumor y mejorar la reproducibilidad de la configuración.	

- **IGRT:** imágenes de MV semanales una vez que la configuración es estable.
- **Directriz de planificación para IRMC:**
  - Mama: V98 ≥ 100%, V100 > 90%.
  - Toda la mama/pared torácica cubierta por el 98% de la línea de isodosis.
  - Todo el lecho tumoral cubierto por el 100% de la línea de isodosis.
  - Objetivo de la sobreimpresión cubierto en un 90% por la línea de isodosis.
  - Corazón: V5 ≤ 40% (≤ 50% para tumores del lado izquierdo).
    Dosis cardíaca media esperada con la mama izquierda intacta sin CMI < 1 Gy.
  - Pulmones totales: V20 < 35%
    V40 < 20%
  - Evaluar cada haz por separado para obtener una cobertura adecuada.
  - Evitar los puntos calientes del 106%, considerar el uso de cuñas o campo en campo.

TERAPIA SISTÉMICA

- La quimioterapia no forma parte del tratamiento del CDIS.
- Considerar la terapia endocrina durante 5 años para el CDIS con ER(+).
  - 20 mg de **tamoxifeno** v.o. al día para mujeres en la premenopausia.
  - **Inhibidores de la aromatasa (anastrozol/letrozol)** para mujeres en pre/posmenopausia.

DEFINICIONES QUIRÚRGICAS E INFORMACIÓN PATOLÓGICA

- **Cirugía conservadora de la mama (CCM) o lumpectomía:** extirpación del tumor y el área circundante del tejido mamario para asegurar los márgenes negativos.

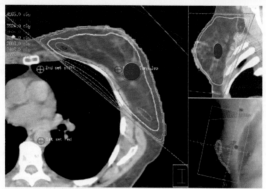

Figura 44-1 Imágenes de planificación de radioterapia externa con TC y RRD del haz tangente lateral izquierdo. Contornos: *granate*, lecho tumoral. Líneas de isodosis en imágenes de TC: *blanco*, 98% línea de isodosis.

- **Mastectomía total o con conservación de la piel:** resección completa de la mama ± piel suprayacente.
- **Biopsia de nódulo linfático centinela (BNC):** no está indicada en el CDIS. Se puede ofrecer si existe un alto riesgo de enfermedad invasiva oculta y si se planifica una mastectomía. Se inyecta un tinte azul o un marcador radioactivo en la mama ipsilateral para ayudar a localizar típicamente 1-3 nódulos centinela para su extracción.
- **Informe de patología:** revisar el estado de ER/PR, grado del tumor, tamaño del tumor, extensión (¿multifocal?), estado del margen quirúrgico (positivo, cercano [0-1.9 mm] o negativo [≥ 2 mm]).

TRATAMIENTO DE EFECTOS ADVERSOS

- **Protección de la piel:** ungüento de petrolato → crema de sulfadiazina de plata → vendaje absorbente de espuma.

SEGUIMIENTO

- Anamnesis y exploración física: cada 6-12 meses × 5 años, luego anualmente.
- Mastografía diagnóstica bilateral: todos los años.

ENSAYOS CLÍNICOS RELEVANTES

La radiación de mama entera después de una cirugía conservadora conduce a una reducción de ~50% en la recurrencia mamaria ipsilateral

- **NSABP B17/B24** (Wapnir et al. JNCI 2011): CCM vs. CCM + IRMC, márgenes negativos (50 Gy en 25 fracciones, 9% recibió sobreimpresión). Disminución de la recurrencia del tumor de mama ipsilateral a los 15 años con CCM + IRMC (recurrencia ipsilateral; CDIS o invasivo): 19% vs. 9% (HR 0.48; $p < 0.001$). No hay diferencia en la SG o la SCE.
- **EORTC 10853** (Donker et al. JCO 2013): CCM vs. CCM + IRMC (50 Gy en 25 fracciones, 5% recibió sobreimpresión). Recurrencia ipsilateral a los 15 años reducida con CCM + IRMC: 30% vs. 17% (HR 0.52; $p < 0.001$). No hay diferencia en la SG o la SCE.
- **SweDCIS** (Warnberg et al. JCO 2014): CCM vs. CCM + IRMC (dosis total de 48-50 Gy, no se recomienda sobreimpresión). Riesgo de recurrencia ipsilateral a los 20 años reducido con CCM + IRMC: 32% vs. 20%. No hay diferencia en la SG o la SCE.
- **Metaanálisis EBCTCG de CDIS** (Correa et al. JNCI 2010): la RT después de la CCM disminuye cualquier recurrencia ipsilateral en ~50% (28.1% sin RT vs. 12.9% con RT). La reducción proporcional de los episodios mamarios ipsilaterales es mayor en las mujeres mayores que en las más jóvenes (≥ 50 vs. < 50). La RT disminuyó el riesgo absoluto de recurrencia ipsilateral a 10 años en un 15%, independientemente de la edad de la paciente, extensión de CCM, uso de tamoxifeno, estado de los márgenes, grado del tumor o su tamaño.

El tamoxifeno después de una cirugía conservadora disminuye aún más la recurrencia mamaria ipsilateral

- **Reino Unido/Australia y Nueva Zelanda** (Cuzick et al. Lancet Oncol 2011): 2 × 2 comparando CCM ± IRMC ± tamoxifeno 20 mg administrado por v.o. al día durante 5 años. Recurrencia ipsilateral a los 10 años reducida con IRMC: 19% vs. 7% (HR 0.32; $p < 0.001$). Recurrencia ipsilateral a los 10 años reducida con tamoxifeno: 20% vs. 16% (HR 0.68, $p = 0.04$).

- **NSABP B17/B24** (*Wapnir et al. JNCI* 2011): CCM + IRMC frente a CCM + IRMC + tamoxifeno. Reducción de la incidencia de tumores de mama contralateral a 15 años con CCM + IRMC + tamoxifeno (recurrencia ipsilateral): 11% vs. 7% (HR 0.68; *p* = 0.023). No hay diferencia en la SG o la SCE.

Omisión de radioterapia después de CCM para CDIS de «buen riesgo»

- **ECOG 5194** (*Solin et al. JCO* 2015): CCM vs. CCM + IRMC (31% recibieron tamoxifeno) en pacientes de «bajo riesgo»: CDIS grado 1-2 que mide ≤ 2.5 cm **o** CDIS de alto grado que mide ≤ 1 cm, todas requerían mastografía postoperatoria normal y márgenes ≥ 3 mm. Las pacientes de alto grado tuvieron una recurrencia ipsilateral inaceptable del 25% a 12 años (13% invasivo) en comparación con las pacientes de grado bajo/intermedio que tenían una recurrencia ipsilateral aceptable del 14% (8% invasivo).
  Conclusión adicional: el CDIS de alto grado es un factor de mal pronóstico para la omisión de radiación.
- **RTOG 9804** (*McCormick et al. JCO* 2015): CCM vs. CCM + IRMC en pacientes de «bajo riesgo». CDIS de grado 1-2 ≤ 2.5 cm con márgenes ≥ 3 mm; 20 mg de tamoxifeno v.o. al día administrados en ambos brazos (cumplimiento general del 69%). Tasa de fallas locales a los 7 años reducida con CCM + IRMC: 6.7% vs. 0.9%, pero el 6.7% se consideró un riesgo aceptable. Las toxicidades de grado 1-2 fueron menores en el grupo de observación: 76% vs. 30%.

La radiación hipofraccionada de toda la mama es segura para el CDIS

- **Ensayo clínico aleatorizado MDACC** (*Shaitelman et al. JAMA Oncol* 2015): 287 mujeres de ≥ 40 años con cáncer de mama en estadio 0-II (22% CDIS) aleatorizadas a IRMC hiperfraccionada (42.56 Gy/16 fx + sobreimpresión) vs. IRMC convencional (50 Gy/25 fx + sobreimpresión) después de la CCM. Disminución de la toxicidad aguda de grado 2 con IRMC hiperfraccionada (47% vs. 78%; *p* < 0.001) y mejor calidad de vida y menos fatiga con esta modalidad.

CÁNCER DE MAMA EN ESTADIO TEMPRANO (CMET)

JAY PAUL REDDY • WENDY WOODWARD

ANTECEDENTES

- **Definición:** pacientes en estadio I/II (T1/2 N0/1mic/1) —T3N0 (estadio IIB) se incluye en el capítulo **CMLA**.
- **Incidencia/prevalencia:** el cáncer diagnosticado con mayor frecuencia entre las mujeres y la segunda causa principal de muerte en los Estados Unidos. Alrededor de 250 000 casos nuevos de cáncer de mama invasivo anualmente y 40 000 muertes al año. El riesgo de por vida es de 1 en 8 (12%).
- **Resultados:** supervivencia a los 5 años ~90%.
- **Factores de riesgo:** *véase* el capítulo **Cáncer de mama general**.
- **Guías de detección:** *véase* el capítulo **Cáncer de mama general**.

BIOLOGÍA Y CARACTERÍSTICAS DEL TUMOR

- **Patología:** el carcinoma ductal invasor representa la mayoría (~90%). El 10% restante es carcinoma lobulillar invasivo, que es bilateral hasta en el 30% de los casos. Evaluación patológica para determinar el grado, tamaño, extensión (¿multifocal?), estado del margen quirúrgico del tumor (positivo, cercano [0-1.9 mm] o negativo [≥ 2 mm]). Pruebas de IHQ para ER (umbral ≥ 1%), PR, Her2 (IHQ: 3+ en ≥ 10% del umbral de tejido mamario; si Her2 [+], utilizar FISH y realizar más pruebas si la relación es > 2.0) y Ki-67.
- **Subtipos moleculares (incidencia y surrogados basados en los receptores):**
  - Similar a luminal A (70%): grados 1-2, alto ER(+)/PR(+), Her2(−), Ki-67 bajo.
  - Similar a luminal B (10%): grado 3, ER(+)/PR(+) bajos, +/− Her2(+), Ki-67 alto.
  - Similar al Her2 (10%): grado 3, ER/PR (−/+), Her2(+), Ki-67 alto.
  - De tipo basal (10%): grado 3, triple negativo (CMTN), asociado con *BRCA1*. El de tipo basal se subclasifica aún más.

Nota: la expresión génica y los subtipos de receptores no están perfectamente correlacionados.

- **Perfiles multigénicos y puntajes de firma genética:** utilizar de forma rutinaria puntajes de recurrencia, incluyendo el puntaje de recurrencia Oncotype DX® para CDIS. Los análisis retrospectivos de los datos del NSABP sugieren que la puntuación de recurrencia es un pronóstico de RLR en pacientes RE (+) con nódulos negativos y nódulos positivos (*Paik et al. NEJM* 2004).
- **Estudios de imagen:** *mastografía*, microcalcificaciones lineales o granulares, masas, engrosamiento de la piel, retracción del pezón o distorsiones. *Ecografía*, masa hipoecoica de márgenes irregulares y extensión ductal ± infiltración del tejido circundante. *RM*, ramificación regional, masa o realce lineal en T1.
- **Anatomía:** *véase* el capítulo **Cáncer de mama general**.

PROCESO DIAGNÓSTICO

- **Anamnesis y exploración física:** incluyendo exploración bilateral de mamas y palpación axilar. Considerar la evaluación genética.
- **Laboratorios:** β-hCG (si es premenopáusica), para el estadio IIB agregar BH y enzimas hepáticas.
- **Procedimientos/biopsia:** biopsia con aguja de corte de lesiones mamarias sospechosas, tinción patológica de la biopsia para determinar el estado de ER/PR y expresión de Her2. Considerar obtener el puntaje Oncotype DX si está indicado.
- **Estudios de imagen:** mastografía diagnóstica bilateral, ecografía mamaria y regional de las zonas linfoportadoras. Considerar la RM para mamas densas, sospecha de enfermedad multi-céntrica/multifocal, tumor primario oculto o invasión de la pared torácica. Si hay anomalías de la enzimas hepáticas o síntomas, hacer gammagrafía ósea o TC del tórax, abdomen y pelvis.

ALGORITMOS DE TRATAMIENTO

- **Tratamiento general:** tanto la quimioterapia adyuvante como la neoadyuvante son igualmente válidas; considerar neoadyuvante si la paciente desea CCM pero no es candidata debido al tamaño de la enfermedad primaria. La preferencia de los autores es el abordaje neoadyuvante.
- **Abordaje de terapia sistémica adyuvante:** mastectomía/CCM + BNC ± DRA → terapia sistémica (si la hubiera) → radiación → completar la terapia hormonal/trastuzumab (si fuera necesaria).
- **Abordaje de terapia sistémica neoadyuvante:** terapia sistémica (si corresponde) → mastectomía/CCM + BNC ± DRA → radiación → completar la terapia hormonal/trastuzu-mab (si fuera necesaria).

Opciones de radiación

- **Irradiación mamaria completa (IRMC):** véase el capítulo **CDIS**. En una paciente con afecta-ción de 1-2 nódulos linfáticos identificados en BNC y que no fue llevada a DRA, considerar la posibilidad de contornear los nódulos linfáticos de nivel I-II y modificar las tangentes de la IRMC para abarcarlos.
- **IRMC + irradiación nodular regional (IRNR):** véase el capítulo **CMLA**.
- **Radioterapia posmastectomía (RTPM):** radiación de la pared torácica e IRNR, véase el capítulo **CMLA**.
- **Irradiación mamaria parcial acelerada (IMPA):** si la paciente cumple con los criterios de elegibilidad.

	Cirugía	Estado de NL	Radiación
Sin tratamiento sistémico neoadyuvante	**CCM + BNC/DRA**	pN0/(i+)[a]	• Sin radiación
		pN0/(i+)/mic	• IMPA • IRMC • IRMC + IRNR[c]
		1-2 NL(+)	• IRMC[b] • IRMC + IRNR[c]
		≥ 3 NL(+)	• IRMC + IRNR
	Mastectomía + BNC/DRA	0-2 NL	• Sin radiación • RTPM[c]
		≥ 3 NL(+)	• RTPM
Tratamiento sistémico neoadyuvante	**CCM + BNC/DRA**	ypN0	• IRMC • IRMC + IRNR[d,e]
		yp ≥ 1 NL(+)	• IRMC + IRNR
	Mastectomía + BNC/DRA	ypN0	• Sin radiación • RTPM[d,e]
		yp ≥ 1 NL(+)	• RTPM

[a]Considerar omitir la radiación si (CALGB9343): edad ≥ 70, tamaño del tumor ≤ 3 cm, N0, margen > 2 mm, ER(+) y deseo de someterse a terapia hormonal.

[b]Las pacientes con BNC con nódulos linfáticos (+), sin DRA y con factores de riesgo significativos (http://www3.mdanderson.org/app/medcalc/bc_nomogram2), considerar modificar las tangentes para incluir nódulos linfáticos de nivel 1 y 2 (tangentes altas).

[c]Considerar IRMC + IRNR/PMRT en pacientes que cumplan los siguientes criterios:
- pN1 y ≥ 1 de los siguientes: edad ≤ 40 y cirugía inicial, ≥ 3 nódulos linfáticos (+) y cirugía inicial, cT3N1, ER(−) y cirugía inicial, edad < 50 y Oncotype DX® > 18, ER(−) y cirugía inicial y ypN1(+).
- p1-2 nódulos linfáticos (+), edad > 40, ER(+) y ≥ 2 de los siguientes: Luminal B (Ki-67 > 20% o Her 2[+]), grado 3, IELV, Oncotype DX® > 18.
- pN0/pN0 (i+)/pN1mic y ≥ 3 de los siguientes: edad ≤ 40, > 1 nódulo linfático con micrometástasis (0.21-2 mm), T3, tumor central/medial, ER(−), grado 3, IELV, Ki-67 > 20% Oncotype DX® > 18.

[d]Considerar IRMC + IRNR/RTPM en pacientes con ≥ cT3N1 o < cT3N1 y ≥ 1 de los siguientes criterios: premenopáusicas, CMTN, mayor carga tumoral clínica inicial, tumor residual en la mama.

[e]Considerar la omisión de RTPM/IRNR en pacientes que son ypT0N0 como parte de un ensayo clínico.

	Edad	Márgenes	Estadio T	CDIS
Adecuado (si se cumplen todos los criterios)	≥ 50	≥ 2 mm	Tis o T1	(Solo si se cumplen todos los criterios a continuación) • Detectado por tamizaje • Grado bajo a intermedio • ≤ 2.5 cm • Margen ≥ 3 mm
Con cautela	• 40-49 si se cumplen todos los demás criterios de «adecuación» • ≥ 50 si existe ≥ 1 factor patológico inadecuado[a] y de otra manera se cumplen todos los demás criterios para «adecuación»	< 2 mm		≤ 3 cm y no cumple los criterios de «adecuación»
Inadecuado[a] (si algún criterio coincide)	• < 40 • 40-49 y no se cumplen los criterios «con cautela»	Positivo		> 3 cm

[a]Factores patológicos no adecuados: tamaño 2.1-3 cm, T2, márgenes < 2 mm, IELV limitada/focal, ER(−), clínicamente unifocal con un tamaño de 2.1-3 cm, histología lobulillar invasiva, CDIS puro ≤ 3 cm si los criterios de «adecuación» no se cumplen por completo, extenso componente invasivo ≤ 3 cm.
Directrices del consenso ASTRO, adaptadas de *Correa et al. Pract Radiat Oncol 2017.*

TÉCNICA DE RADIOTERAPIA

Para IRMC, *véase* el capítulo **CDIS**. Para la pared torácica + IRNR, *véase* el capítulo **IRNR**.

TÉCNICA DE TRATAMIENTO DE RADIACIÓN PARA IMPA

- **Dosis:** 38.5 Gy de Rt externa basada en fotones en 10 fracciones cada 12 h (fig. 45-1); 34 Gy (EBR) de RT externa basada en protones en 10 fracciones cada 12 h (consideraciones de planificación especiales descritas en otra parte, *Strom et al. Pract Radiol Oncol 2015*). *Alternativa: también es aceptable el uso de minitangentes para tratar con IMPA según el esquema bajo de IMPORT del Reino Unido (40.05 Gy/15 fx).*
- **Objetivo** (con base en NSABP B-39):
  - VCO: cavidad quirúrgica + 15 mm; sin embargo, limitado a 5 mm de la piel y excluye la pared torácica/músculos pectorales.
  - VPO: VCO + 10 mm.

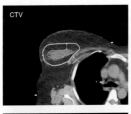
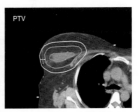

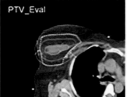

Figura 45-1 Volúmenes IMPA del haz externo (De NSABP B-39).

- **VPO_eval:** VPO, pero limitado a 5 mm de piel y excluye pared torácica/músculos pectorales.
- **Técnica:** RTC3D: múltiples haces no coplanares.
- **SIM:** en decúbito supino, dispositivo Vac-Lok® superior, brazo ipsilateral en abducción/rotación externa sobre la cabeza, cabeza ligeramente girada hacia afuera («cuello abierto»). Use una tabla inclinada de 5-15° si la mama está intacta o para disminuir la dosis pulmonar supraclavicular. Colocar marcas radiopacas en la cicatriz quirúrgica. Contener la respiración en inspiración profunda para tumores del lado izquierdo para reducir las dosis a corazón/pulmón.

DIRECTRIZ DE PLANIFICACIÓN PARA IMPA

- **VPO_eval:** $\geq$ 90% recibe > 90% de la prescripción.
- Mama ipsilateral no afectada: < 35% recibe el 100% de la prescripción.
- < 60% recibe < 60% de la prescripción.
- Mama contralateral: < 3% de la dosis prescrita.
- Pulmón ipsilateral: < 15% del volumen recibe $\leq$ 30% de la prescripción.
- Pulmón contralateral: < 15% del volumen recibe $\leq$ 5% de la prescripción.
  - Corazón (objetivo: mama derecha): < 5% recibe $\leq$ 5% de la prescripción.
  - Corazón (objetivo: mama izquierda): < 40% recibe $\leq$ 5% de la prescripción.
- Tiroides: $D_{máx}$ es $\leq$ 3% de la prescripción.

IGRT (RTE IMPA)

- kV en cada tratamiento, alinear con marcas metálicas.

TRATAMIENTO DE EFECTOS ADVERSOS/SEGUIMIENTO

- **Protección de la piel:** ungüento de petrolato → crema de sulfadiazina de plata → vendaje absorbente de espuma.
- **Fatiga:** fomentar el ejercicio y la ingesta diaria adecuada de proteínas, una buena higiene del sueño → derivación a una clínica de fatiga.
- **Linfedema:** remisión a fisioterapia para educación y colocación de mangas de compresión → las opciones de cirugía plástica incluyen transferencia de nódulos linfáticos y derivación linfática.

TERAPIA SISTÉMICA

Véase el capítulo **CMLA**.

DEFINICIONES QUIRÚRGICAS

- **Cirugía conservadora de mama (CCM) o lumpectomía:** extirpación del tumor y el área circundante del tejido mamario para asegurar márgenes negativos.
- **Mastectomía total o con conservación de piel:** resección completa de la mama ± piel suprayacente.
- **Biopsia de nódulo linfático centinela (BNC):** realizado en todas las pacientes con nódulos linfáticos clínicos (NLc) (−). Se inyecta una tintura azul o un marcador radioactivo en la mama ipsilateral para localizar de uno a tres nódulos centinela para su extracción.
- **Disección radical axilar (DRA):** se realiza en todas las pacientes con enfermedad invasiva si hay NLc (+) o NLc (−) y BNC (+). Adecuado si se disecan 10 NL de los niveles axilares 1-2. Considerar la disección extendida de los nódulos del nivel 3 o de los nódulos de Rotter (intrapectoral) del nivel 2 si se identifica una enfermedad en estas áreas. Considerar omitir DRA para NLc (−) y BNC (+) si T1-2 y 1-2 nódulos linfáticos centinela (+) al realizar cirugía conservadora sin terapia neoadyuvante (*Giuliano et al. JAMA 2011*).

ENSAYOS CLÍNICOS RELEVANTES

La radiación después de la CCM mejora el control local y disminuye las muertes por cáncer de mama

- **Metaanálisis de EBCTCG** (*Lancet 2011*): la radioterapia después de la CCM disminuye cualquier primera recurrencia a 10 años del 35% al 19.3% (p < 0.001), y reduce el riesgo de muerte por cáncer de mama a 15 años del 25.2% al 21.4% (p < 0.001).

Sobreimpresión para cirugía conservadora después de irradiación mamaria completa

- **Ensayo EORTC de sobreimpresión** (*Bartelink et al. Lancet Oncol 2015*): 50 Gy en 25 fracciones IRMC vs. 50 Gy en 25 fracciones + 16 Gy de sobreimpresión. Mediana para recurrencia ipsilateral a 17 años del 16.4% vs. 12% (p < 0.001). No hay diferencia en la SG o la SLMD.

La omisión de radioterapia después de la CCM es aceptable en las pacientes con cáncer de mama de bajo riesgo

- **CALGB 9343** (*Hughes et al. JCO 2013*): pacientes con cáncer de mama en estadio inicial de bajo riesgo (edad $\geq$ 70 años, T1 N0, ER[+]). CCM + observación vs. CCM + IRMC 45 Gy/25 fx + sobreimpresión de 14 Gy → tamoxifeno $\geq$ 5 años. Supervivencia libre de recurrencia locorregional a 10 años menor con IRMC: 98% vs. 90% (p < 0.001). Sin embargo, el riesgo de falla locorregional se consideró aceptable con la sola observación.

- **PRIME II** (Kunkler et al. Lancet Oncol 2015): pacientes con cáncer de mama inicial de bajo riesgo (edad ≥ 65 años, HR[+], T1/2 [≤ 3 cm], N0, grado 3 o IELV [no ambos], márgenes ≥ 1 mm). CCM + observación vs. CCM + IRMC 40-50 Gy en 15-25 fracciones → hormonales ≥ 5 años. Recurrencia ipsilateral a los 5 años menor con IRMC, 1.3% vs. 4.1% (p < 0.001). No hay diferencia en la SG.

El hipofraccionamiento tiene una eficacia equivalente y es al menos estéticamente tan buena como la radiación fraccionada convencional

- **Canadá** (Whelan et al. N Engl J Med 2010): IRMC hiperfraccionada (42.56 Gy/16 fx) vs. IRMC convencional (50 Gy/25 fx) en pacientes con enfermedad T1/2 N0, con márgenes negativos. Sin sobreimpresión. Recurrencia local a 10 años del 6.7% vs. 6.2% (sin diferencia estadísticamente significativa). No hay diferencia en la SG o la SLE. Resultado estético excelente/bueno en el 70% vs. 71% (sin diferencia estadísticamente significativa).
- **START Reino Unido** (Haviland et al. Lancet Oncol 2013): combinación de dos ECA, START A y B. IRMC hiperfraccionada (regímenes múltiples: 40 Gy/15 fx, 41.6 Gy/13 fx y 39 Gy/13 fx) vs. IRMC con fraccionamiento convencional (50 Gy/25 fx) en pacientes con pT1-3a N0-1, enf. con margen negativo. Recurrencia local a 10 años del 4-6% vs. 5-7% (NS). No hay diferencia en la SG o la SLE. Mejor estética a largo plazo en el grupo de 40 Gy vs. 50 Gy (START B).
- **MDACC** (Shaitelman et al. JAMA Oncol 2015): IRMC hiperfraccionada (42.56 Gy/16 fx + sobreimpresión de 10-12.5 Gy/4-5 fx) vs. IRMC convencional (50 Gy/25 fx + sobreimpresión de 10-14 Gy/5-7 fx) en pacientes con Tis-2 N0-1a. Significativamente menos toxicidad aguda informada por el médico en el grupo de IRMC hiperfraccionada (dermatitis, 36% vs. 69%; prurito, 54% vs. 81%; dolor, 55% vs. 74%; hiperpigmentación, 9% vs. 20%; fatiga, 9% vs. 17%).

La irradiación parcial acelerada de las mamas se asocia con buena eficacia y estética

- **GEC-ESTRO** (Strnad et al. Lancet 2015): braquiterapia intersticial (32 Gy/8 fx o 30.3 Gy/7 fx cada 12 h) vs. IMPA hiperfraccionada (50-50.4 Gy/25-28 fx + sobreimpresión de 10 Gy/5 fx) en pacientes con T1/2 N0 (≤ 3 cm), enfermedad con márgenes negativos. Recurrencia ipsilateral a 5 años del 1.4% vs. 0.9% (sin diferencia estadísticamente significativa).
- **RAPID** (Olivotto et al. JCO 2013): IMPA externa (38.5 Gy/10 fx cada 12 h) vs. IRMC (50 Gy/25 fx o 42.56 Gy/16 fx y sobreimpresión opcional de 10 Gy) en pacientes con T1/2 N0 (≤ 3 cm). Aumento de la fibrosis y peor estética en el grupo de IMPA a los 3 años.
- **IMPORT LOW** (Coles et al. Lancet 2017): dosis reducida de IRMC (36 Gy/15 fx con 40 Gy a mama parcial) vs. irradiación de mama parcial (40 Gy/15 fx) vs. IRMC (40 Gy/15 fx) en pacientes con pT1-2 (≤ 3 cm) N0-1, margen ≥ 2 mm. Recurrencia local a 5 años: 0.2% (dosis reducida) vs. 0.5% (IMPA) vs. 1.1% (IRMC) (sin diferencia estadísticamente significativa). Resultado estético similar a mejor con IMPA y dosis reducida, en comparación con IRMC.

La disección de los nódulos axilares se puede omitir en pacientes específicas con BNC positiva

- **ACOSOG Z11** (Giuliano et al. JAMA 2017): CCM → BNC +/− DRA en pacientes con T1/2, cN0, 1 o 2 NC (+). SG a 10 años 86.3% vs. 83.6% (NS). SLE a 10 años 80.2% vs.78.2% (NS). El 46% de los NC (+) tenían micrometástasis y el 27.4% de las pacientes tratadas con DRA tuvieron nódulos positivos adicionales a los de la BNC.
- **ACOSOG Z11 análisis de los campos de radiación** (Jagsi et al. JCO 2014): análisis post hoc del 28.5% de los registros de radioterapia valorables. De estos, el 50% recibieron tangentes altas y el 20% tuvieron un campo nodular regional separado.

Irradiación nodular regional (IRNR) asociada con un control axilar similar, en comparación con la disección de nódulos linfáticos en pacientes de bajo riesgo

- **AMAROS** (Rutgers et al. Lancet Oncol 2014): CCM → disección de nódulos centinela. Si nódulo centinela (+) → radioterapia axilar frente a DRA en pacientes con enfermedad T1/2. Recurrencia axilar a los 5 años 1.2% vs. 0.4%. SG a los 5 años del 94% vs. 94%. SLE a los 5 años del 87% vs. el 83%.

Irradiación nodular regional (IRNR) asociada con una mayor eficacia en pacientes de alto riesgo

- **NCIC MA.20** (Whelan et al. NEJM 2015): 1832 pacientes con alto riesgo (primario > 5 cm o > 2 cm y < 10 nódulos linfáticos axilares extirpados e histología de grado 3, ER[−] o ILV) pN0 o pN1-3 tras la CCM + quimioterapia adyuvante → IRMC vs. IRMC + IRNR. La IRNR incluyó la CMI, los supraclaviculares y las axilares. Mejoría de la SLE a 10 años con IRNR (82% vs. 77%, p = 0.01). No hubo diferencias en la SG entre los grupos (82.8% vs. 81.8%, p = 0.38). Aumento de las tasas de neumonitis aguda del grado 2+ (1.2% vs. 0.2%, p = 0.01) y linfedema (8.4% vs. 4.5%, p = 0.001) observado en el grupo de IRNR.

La inclusión de nódulos mamarios internos en los campos integrales de RTPM puede mejorar la eficacia

- **EORTC 22922/10925** (Poortmans et al. NEJM 2015): 4004 pacientes con adenopatía axilar (~55%) o tumores mediales después de la CCM o la MRM aleatorizados a RTPM +/− RT de CMI/supraclavicular medial. La RT de CMI/supraclavicular medial se asoció con menor SLE (72.1% vs. 69.1%, p = 0.04) y SLMD (78% vs. 75%, p = 0.02) a 10 años, tendencia hacia una mayor SG (82.3% vs. 80.7%, p = 0.056). No se informó aumento de toxicidades.

CÁNCER DE MAMA LOCALMENTE AVANZADO (CMLA)

JENNIFER LOGAN • WENDY WOODWARD

ANTECEDENTES

- **Definición:** incluye pacientes en estadio III (T3N1, N2-3, T4), pero también puede incluir pacientes en estadio IIB (T3N0). Las pacientes con CaMI son un subconjunto del CMLA (*véase el capítulo* **sobre cáncer de mama inflamatorio/recurrente**). No se incluyen las pacientes en estadio IV.
- **Incidencia/prevalencia:** los CMLA representan entre el 8 y 15% de todos los cánceres de mama detectados en los Estados Unidos, con tasas más bajas en las regiones de mayor detección. Las comunidades con recursos limitados o minoritarias pueden experimentar tasas más altas de CMLA y una mayor mortalidad.
- **Resultados:** las tasas de supervivencia a 5 años para los cánceres de mama en estadio IIIA y IIIB son del 52% y 48%, con mediana de supervivencia para el estadio III de 4.9 años (SEER).
- **Factores de riesgo:** *véase* el capítulo **Cáncer de mama general**.

BIOLOGÍA Y CARACTERÍSTICAS DEL TUMOR

- **Patología:** *véase* el capítulo **CMET**. Las histologías predominantes incluyen carcinoma ductal y lobulillar infiltrantes. Las histologías más favorables, como el carcinoma tubular o medular, son menos frecuentes en los CMLA.
- **Genética y subtipos moleculares:** *véanse* los caps. **CMET** y **Cáncer de mama general**.

ANATOMÍA/EVALUACIÓN/ESTADIFICACIÓN/ALGORITMO DE TRATAMIENTO

Véanse los capítulos de **CMET** y **CDIS**.

TÉCNICA DE RADIOTERAPIA PARA LA IRRADIACIÓN COMPLETA DE MAMA/PARED TORÁCICA

- **SIM:** en decúbito supino, dispositivo Vac-Lok® superior, brazo ipsilateral en abducción/rotación externa sobre la cabeza, cabeza ligeramente girada hacia afuera («cuello abierto»). Usar una tabla inclinada de 5-15° si la mama está intacta o para disminuir la dosis pulmonar supraclavicular. Cicatriz quirúrgica y bordes de Tx con marcas radiopacas (opcional). Contención de la respiración en inspiración profunda para tumores del lado izquierdo a fin de reducir las dosis a corazón/pulmón. Las mascarillas Aquaplast® son apropiadas para las pacientes que necesitan sobreimpresiones nodulares supraclaviculares o que serán tratadas con protones.
- **Dosis:** 50 Gy en 25 fracciones → sobreimpresión de 10-16 Gy en 2 Gy/fx.
- **Objetivo:** toda la mama/pared torácica y nódulos regionales (supraclavicular, CMI, cN(+) no disecados [resecados]).

Bordes del tratamiento completo de mama/pared torácica para el cáncer de mama localmente avanzado: técnica multiisocéntrica *(los campos de ejemplo se pueden encontrar en la parte posterior del libro)*

A continuación, se detalla un punto de partida general para los campos/bordes de Tx 3D. Esta técnica también debe incluir una planificación con base en el volumen con el contorno de los VCO apropiados (pared torácica, los volúmenes nodulares regionales, incluyendo los niveles axilares I-III, los nódulos mamarios internos, cicatrices/cambios quirúrgicos, colocación de expansores tisulares, etc.).
- Utilizar imágenes iniciales y transversales para delinear el VCO.
- **Posteriormente, los límites de campo se modifican en consecuencia para abarcar estos VCO.**
- *Véase* el Atlas de cáncer de mama de RTOG para obtener pautas de contorno adicionales (https://www.rtog.org/LinkClick.aspx?fileticket=vzJFhPaBipE=).

Tangentes	Tangentes de fotones medial y lateral
Superior	Borde de campo no divergente ~2 cm debajo de la cabeza humeral (sagital) y justo debajo de la clavícula (coronal) si no se utilizan tangentes altas
Inferior	2 cm por debajo del pliegue inframamario
Anterior	FLASH ipsilateral de mama/pared torácica
Posterior	≤ 2 cm de pulmón ipsilateral, incluye músculos pectorales, músculos de la pared torácica y costillas
Medio	Esternón (evitar tratar la mama contralateral, permitir un ancho de campo CMI de al menos 4 cm)
Lateral	Medioaxilar (cubrir toda la mama/pared torácica ipsilateral)

CMI y pared torácica medial	Por lo general, un campo de electrones en ángulo de 15-25° con un isocentro CMI medio. Pueden usarse campos CMI superior e inferior con diferentes energías de electrones para disminuir la dosis al corazón
Superior	Coincide con el borde superior no divergente de campos tangentes
Inferior	Emparejado en la representación de la piel con el borde inf. de la tangente medial
Medio	Dejar por lo menos 2 cm en la cicatriz de la CMI y la pared torácica, ancho de al menos 4 cm
Lateral	
Posterior	Energía de electrones elegida de forma que el 90% de la línea de isodosis cubra CMI
Supraclavicular/infraclavicular	A menudo, un campo de fotones en ángulo de 15-20° con un isocentro supraclavicular y un bloque de medio haz
Superior	En cricoides (si nódulos linfáticos infraclaviculares [+], subir a aritenoides; si nódulos linfáticos supraclaviculares [+], subir a mastoides)
Inferior	Coincide con el borde superior no divergente de campos tangentes
Medio	Médula espinal en ángulo, pediculos de vértebras
Lateral	Para cubrir el borde lateral del músculo pectoral. Contornear la axila no disecada (incluir nivel III) para asegurar la cobertura y bloquear la cabeza humeral
Lecho tumoral/pared torácica de cono inferior y sobreimpresión del nódulo afectado	
Sobreimpresión CCM: expansión de al menos 2 cm alrededor del lecho tumoral y los nódulos afectados	
Sobreimpresión a pared torácica: determinado clínicamente mediante inspección visual y TC del lecho quirúrgico para determinar y cubrir los campos quirúrgicos	
Por lo general, las sobreimpresiones se llevan a cabo con campos de electrones aposicionales	
Resimular con un dispositivo de compresión mamaria si es necesario para la planificación de la radioterapia de sobreimpresión	

- **Consideraciones:** dosis de sobreimpresión: 10 Gy para MC negativo; 14 Gy para MC < 2 mm; 16 Gy para MC positivo (se prefiere la rerresección pero si no es posible [MC positivo en la fascia], administrar una dosis de sobreimpresión más alta). Si hay nódulos macroscópicos o residuales, considerar una sobreimpresión de 10 Gy con un margen VCO de 2 cm. Posmastectomía, utilizar bolo de 3 mm cada tercer día durante 2 semanas y luego por razón necesaria para lograr una reacción cutánea rápida.
- **Técnica:** técnica de múltiples isocentros que usa campos tangentes basados en fotones que coinciden con el campo supraclavicular oblicuo AP y el de la CMI de electrones aposicionales.

IGRT/DIRECTRIZ DE PLANIFICACIÓN

- **IGRT:** MV semanal una vez que la configuración sea estable.

Directivas de planificación para la mama/pared torácica completa

- Evaluar cada haz por separado para obtener una cobertura adecuada.
- Toda la mama/pared torácica cubierta por el 98% de la línea de isodosis.
- Todos los VCO nodulares cubiertos por > 90% de la línea de isodosis.
- Evaluar el triángulo frío entre la CMI y las tangentes.
- Cobertura continua de la línea de 35 Gy, sobre todo en la CMI y la interfase tangente.
- Objetivo de sobreimpresión cubierto en un 90% por la línea de isodosis.

Restricciones de dosis:

- Pulmones totales: V20 < 35%
- V40 < 20%
- Corazón: V5 $\leq$ 40% ($\leq$ 50% para tumores del lado izquierdo)
- Plexo braquial: $D_{max} \leq 66$ Gy

TRATAMIENTO DE EFECTOS ADVERSOS/SEGUIMIENTO

- Igual que en el capítulo sobre **CMET**.

TERAPIA SISTÉMICA

- *Véase* el capítulo **Cáncer de mama general**.

ENSAYOS CLÍNICOS RELEVANTES

La quimioterapia neoadyuvante mejora los resultados en los CMLA

- **NSABP B-18** (*Fisher et al. JCO* 1997): se aleatorizaron 1523 pacientes operables a AC preoperatoria frente a AC postoperatoria. En el grupo preoperatorio, el tamaño del tumor de mama disminuyó en un 80% y la reducción nodular fue de un 89%. El 73% tuvo respuesta clínica completa y, de estos, el 44% tuvo respuesta patológica completa. Se realizaron un 12% más de cirugías conservadoras con AC preoperatoria. No hay diferencia en la SG o la SLE. Tendencia de SG y SLE a favor de AC preoperatoria en mujeres < 50 años (*p* = 0.06; *p* = 0.09).

- **NSABP B-27** (*Rastogi et al. JCO* 2008): 1567 pacientes aleatorizados a AC preoperatoria, AC preoperatoria + docetaxel o AC preoperatoria con docetaxel postoperatorio. AC + docetaxel preoperatorio mostró un aumento de respuesta patológica completa (26% vs.13%, p < 0.001). Sin diferencia en SG o SLE.

Resultados mejorados con RTPM

- **Ensayo danés en premenopausia (DBCG 82b)** (*Overgaard et al. NEJM* 1997): 1708 pacientes premenopáusicas con T3/T4 o N(+) tras MRM + DRA aleatorizadas a quimioterapia CMF vs. CMF + RTPM a 50 Gy/25 fx o 48 Gy/22 fx. La RTPM incluyó la pared torácica, la cicatriz y los nódulos linfáticos regionales (supraclavicular/infraclavicular/CMI). La RTPM mejoró la SLE a 10 años del 34% al 48%, la SG a 10 años del 45% al 54% y la RLR del 9% al 32% (todos p < 0.001).
- **Ensayo danés en posmenopausia (DBCG 82c)** (*Overgaard et al. Lancet* 1999): se asignaron al azar 1375 mujeres posmenopáusicas < 70 años con enf. T3/T4 o N(+) axilar después de MRM + DRA a tamoxifeno solo o tamoxifeno + RTPM a 50 Gy/25 fx o 48 Gy/22 fx. La RTPM mejoró la SLE a 10 años del 24% al 36% (p < 0.001) y la SG a 10 años del 36% al 45% (p = 0.03).
- **Grupo colaborativo de investigadores del cáncer de mama en estadio temprano (metaanálisis de radioterapia EBCTCG)** (*Clarke et al. Lancet* 2005; actualización *McGale et al. Lancet* 2014): 78 ensayos aleatorizados de 42 000 mujeres. Subgrupos analizados: N0 tras CCM, la RT adyuvante redujo la recurrencia local a los 5 años (22.9% → 6.7%) y la mortalidad por cáncer de mama (MCM) a 15 años (31.2% → 26.1%). N(+) después de CCM, la RT adyuvante redujo la recurrencia local a 5 años (41.1% → 11%) y la MCM a 15 años (55% → 47.9%). N0 tras la MRM, RTPM redujo la recurrencia local a 5 años (6.3% → 2.3%), pero aumentó la MCM a 15 años (27.7% → 31.3%). N (+) después de MRM, la RTPM redujo la recurrencia local a 5 años (22.8% → 5.8%) y MCM a 15 años (60.1% → 54.7%). El uso de tamoxifeno durante 5 años redujo el riesgo de recurrencia local en ~50% en pacientes con ER (+). Las actualizaciones de 2014 no mostraron ningún beneficio de la RTPM en pacientes N0 con MRM, pero confirmaron una reducción significativa en la recurrencia local y la MCM en pacientes con 1-3 y ≥ 4 nódulos linfáticos axilares positivos.

CÁNCER DE MAMA INFLAMATORIO/ RECURRENTE

JENNIFER LOGAN • WENDY WOODWARD

ANTECEDENTES

- **Definición:** el cáncer de mama inflamatorio (CaMI) es principalmente un diagnóstico clínico que requiere: (1) aparición rápida de eritema mamario, edema o piel de naranja con o sin una masa palpable o engrosamiento de la piel; (2) < 6 meses de duración de los síntomas; (3) eritema que ocupa al menos 1/3 de la mama; (4) confirmación patológica de carcinoma invasivo. Nota: el eritema no es clásicamente «rojo» en todos los tonos de piel y no se requiere evidencia patológica de afectación linfática.
- **Incidencia/prevalencia:** el CaMI representa el 1-4% de todos cánceres de mama detectados, con ~70% que se presenta con enfermedad regional y 30% con enfermedad metastásica.
- **Resultados:** más bajo que los no CaMI. Los mejores resultados informados son con el tratamiento trimodal. Las series retrospectivas sugieren presencia de invasión linfática dérmica, falta de lactancia materna, obesidad y subtipo triple negativo como indicadores de pronóstico negativo.
- **Factores de riesgo:** incidencia bimodal por edad. El CaMI tiende a diagnosticarse a edades más tempranas con una mayor prevalencia en mujeres afroamericanas/hispanas frente a caucásicas y se asocia con obesidad. El embarazo no protege contra el CaMI. No hay diferencia en el estado de *BRCA* o los antecedentes familiares en comparación con los no CaMI.

BIOLOGÍA Y CARACTERÍSTICAS DEL TUMOR

- **Patología:** aunque todos los subtipos están presentes, existe una mayor incidencia de ER/ PR(−) y Her2 (+/−) que en los no CaMI. Luminal A no está asociado con pronóstico claramente favorable. Por lo general, se observa invasión linfática dérmica o émbolos tumorales en la piel afectada, pero no son necesarios para el diagnóstico. Los linfáticos dérmicos obstruidos por este embolismo tumoral son supuestamente la causa del eritema y la hinchazón.
- **Características moleculares/biológicas:** 90% expresan RhoC (*van Golen et al. Cancer Res* 2000). Todos factor cadherina E positivos. Los tumores CaMI pueden mostrar un aumento de las propiedades angiógenas, como una mayor expresión de ARNm de VEGF y VEGFR, así como varias citocinas (IFN-γ, IL-1, IL-12, bFGF, FGF-2, IL-6 e IL-8). Demostración del papel de los macrófagos del estroma promotores de tumores.

PROCESO DIAGNÓSTICO

Véase el capítulo **Cáncer de mama general**.

- **Modificaciones en los estudios de imagen:** se requieren estudios de imagen bilaterales de mama y nódulos bilaterales (*afectación de los nódulos contralaterales en el 10%*). TC de tórax/abdomen/pelvis/cuello o PET/TC. Los estudios de imagen transversales prequimioterapia de los nódulos regionales afectados y la inclusión del cuello son útiles en la planificación de la RT. Fotografía médica inicial. La mastografía puede ser negativa excepto por el engrosamiento de la piel.

ALGORITMO DE TRATAMIENTO

Un abordaje intensivo trimodal es óptimo.

- **Algoritmo:** quimioterapia neoadyuvante ± terapia dirigida a Her2 → MRM sin preservación de la piel → RTPM → finalización de la terapia hormonal × 5-10 años o finalización de la terapia dirigida a Her2 × 1 año.

TÉCNICA DE RADIOTERAPIA PARA LA IRRADIACIÓN COMPLETA DE LA PARED TORÁCICA

- **Dosis:** si hay respuesta patológica completa con el tratamiento sistémico neoadyuvante y edad > 45 años: 50 Gy/25 fx + sobreimpresión de 16 Gy/8 fx después.
  Si < respuesta patológica completa con el tratamiento sistémico neoadyuvante o edad ≤ 45 años: 51 Gy/34 fx + sobreimpresión de 15 Gy/10 fx (cada 12 h).
- **Objetivo/técnica/SIM:** igual que las técnicas de **RTPM** mencionadas en el capítulo **CMLA**. Es fundamental utilizar estudios de imagen y fotografías iniciales para aumentar el tamaño del campo y cubrir todas las regiones de enfermedad antes de iniciar la quimioterapia neoadyuvante.

Bordes del tratamiento de la pared torácica completa para el cáncer de mama inflamatorio: técnica multiisocéntrica

*Véase el capítulo **CMLA** para el diseño y los detalles del campo **RTPM***

Consideraciones especiales: tratamiento + modificaciones de diseño de campo	
Cáncer de mama inflamatorio/enfermedad T4/recurrente	
Campos de radiación	• Se necesita un margen medial más ancho en la cicatriz y el lecho quirúrgico. Comprometer la mama contralateral si es necesario para la cobertura • Tratar dos veces todas las uniones (superposición de campo de ~2-3 mm) para asegurarse de que la piel esté completamente tratada
Bolo	• Casos de CaMI: bolo de 3 mm cada tercer día × 2 semanas, luego por razón necesaria si el tratamiento es diario, o bolo de 3 mm dos veces al día × 1 semana, cada mañana × 1 semana, luego por razón necesaria para el tratamiento cada 12 h • La piel es un objetivo. El objetivo es lograr un eritema rápido/descamación húmeda • Bolo sobre infraclaviculares en el campo supraclavicular

TERAPIA SISTÉMICA

- *Véase* el capítulo sobre **Cáncer de mama general** para conocer los esquemas de terapia sistémica. Las pacientes con CaMI se tratan principalmente con terapia sistémica neoadyuvante.
- Respuesta leve o enfermedad progresiva con terapia sistémica neoadyuvante → vigilar de cerca y realizar MRM antes de que se pierda la ventana de operabilidad, dada la morbilidad de la falla local. Considerar la radioterapia preoperatoria si la cirugía con márgenes negativos es poco probable.

OPCIONES QUIRÚRGICAS Y PATOLOGÍA

- **Mastectomía radical modificada (MRM) sin conservación de la piel:** extirpación completa de la mama, la piel suprayacente y los niveles axilares I-II. La BNC no es eficaz en el CaMI. No se puede colocar el expansor tisular debido a que el procedimiento no conserva la piel.
- **Informe de patología:** revisar el estado de ER/PR/Her2, el grado del tumor, el tamaño del tumor, la extensión (¿multifocal?), el estado del margen quirúrgico (positivo, cercano [0-1.9 mm] o negativo [≥ 2 mm]), el grado de respuesta a la quimioterapia y la presencia de invasión linfática dérmica/émbolos tumorales.

Ensayos clínicos relevantes (todos retrospectivos de una sola institución)

Dosis y control local en el CaMI (adaptado de Woodward et al. Int J Radiat Oncol Biol Phys 2014)

Centro	Dosis	CLR a los 5 años:	Temporalidad	Notas
MDACC (Bristol et al. Int J Radiat Oncol Biol Phys 2008)	60-66 Gy, bolo por razón necesaria (66 Gy cada 12 h)	91	1977-2004, N = 125	66 Gy mejoró el CLR para edad < 45 años, márgenes (+) y mala respuesta a la QT
Cleveland (Rehman et al. Int J Radiat Oncol Biol Phys 2012)	45-66 Gy, bolo sin mención ≥ 60.4 Gy	83 / 100	2000-2009, N = 104	11/13 pacientes recibieron tratamiento cada 12 h
Florida (Liauw et al. Cancer 2004)	42-60 Gy, bolo diario	78	1982-2001, N = 61	≥60 Gy, análisis multivariado p = 0.06
MSKCC (Damast et al. Int J Radiat Oncol Biol Phys 2008)	50 Gy, una vez al día en bolo	87	1995-2006, N = 107	100% de control local con 60 Gy
Mayo (Brown et al. Int J Radiat Oncol Biol Phys 2014)	60-66 Gy, bolo diario	81	2000-2010, N = 49	Respuesta patológica completa asociada con un mejor CLR
Penn (Abramowitz et al. Am J Clin Oncol 2009)	46-50 Gy, bolo cada tercer día (un día sí, un día no)	88	1986-2006, N = 19	Solo las pacientes con invasión linfática dérmica tuvieron RLR
British Columbia Cancer Agency (Panades et al. J Clin Oncol 2005)	42.4 Gy (hipofraccionados), bolo sin mención	63	1980-2000, N = 148	Respuesta patológica completa asociada con un mejor CLR

Escalado de dosis/selección de pacientes con CaMI

- **Bristol et al. IJROBP 2008 (MDACC):** 256 pacientes con CaMI M0 tratadas con terapia trimodal; 192 completaron el tratamiento. Las pacientes con márgenes desconocidos/cercanos/(+) < respuesta patológica completa a QNA o edad < 45 años se beneficiaron del aumento de la dosis de RTPM de 60-66 Gy. Para aquellas que completaron todo el tratamiento: CLR a 5 años del 84% vs. 51%, SLMD a 5 años del 47% vs. 20% y SG a los 5 años del 51% vs. 24% (todos p < 0.001).
- **Rosso et al. Ann Surg Oncol 2017 (MDACC):** estudio prospectivo con 114 pacientes con CaMI no metastásicos que recibieron tratamiento trimodal: AC ± carboplatino (para CMTN) ± terapia dirigida a Her2 (para HER2 [+]) → paclitaxel → MRM → RTPM a > 60 Gy → ± terapia hormonal. RLR a 2 años del 3.2% y SG a los 5 años del 69.1%. Mejor SLE en Her2 (+), estadio clínico IIIB, respuesta patológica completa o parcial a QNA, respuesta radiológica completa y menor carga nodular inicial.

Terapia local intensiva en CaMI metastásico

- **Akay et al. Cancer 2014 (MDACC):** 172 pacientes con CaMI estadio IV. El 55% de las pacientes tenían CaMI oligometastásico. El 46% de las pacientes se sometieron a resección curativa del tumor primario (MRM 93%). La RTPM incluyó 51 Gy/34 fx cada 12 h + sobreimpresión en la pared torácica de 15 Gy/10 fx. La SG a 5 años fue del 29% y la SLPE a los 5 años del 17%. El análisis multivariado mostró una mejoría de la SG con la respuesta a la quimioterapia (HR 0.49, p = 0.005) y cirugía + RTPM (HR 0.9, p = 0.0001).

Antecedentes

- **Definición:** las recurrencias pueden ser locales (mama ipsilateral/lecho tumoral), regionales (en los nódulos linfáticos cercanos) o distantes. La enfermedad de la mama contralateral no se considera recurrente.
- **Resultados:** según el tipo/momento, la SG a los 5 años es del 50% (cualquier recurrencia) vs. 70% (solo pared torácica).
- **Proceso diagnóstico:** evaluación similar a la evaluación del CaMI; es importante tener en cuenta las terapias anteriores recibidas. Según el sitio y el momento de la recurrencia, es probable que se repitan las biopsias. La evaluación multidisciplinaria es fundamental.

Opciones quirúrgicas y terapia sistémica

- Depende de la evaluación multidisciplinaria y las terapias previas recibidas.
- Se prefiere el tratamiento trimodal cuando sea posible (*Aebi et al. Lancet Oncol* 2014).

Algoritmo de tratamiento

Recurrencia locorregional tras mastectomía, sin radioterapia previa	Evaluación para quimioterapia → cirugía → radioterapia integral
Recurrencia de mama ipsilateral después de CCM y radioterapia previa	Mastectomía → sin radioterapia[a]
Recurrencia de mama/nódulo ipsilateral después de CCM y RT previa	Mastectomía ± disección nodular → consideración de irradiación nodular[a]

[a]Revisión cuidadosa de los registros anteriores, consideración de la reirradiación en circunstancias atenuantes en las que la seguridad no se vea comprometida.

Consideraciones para radioterapia previa

Principios generales: el «recuerdo» de la dosis previa es del 50% a los 10 años; la colocación de colgajos puede reducir el volumen de tejido previamente irradiado. Si no se puede administrar una dosis adecuada para el control del tumor de manera segura, la relación riesgo-beneficio favorece la ausencia de tratamiento.

Si las indicaciones de recurrencia local son elevadas y otras terapias no son factibles, se puede considerar la reirradiación. Considerar en mayor medida las técnicas de radiación que limitan la reirradiación de las costillas y otras estructuras normales (p. ej., electrones/protones).

Técnica de radioterapia para el cáncer de mama recurrente

- **Justificación:** la enfermedad recurrente en el contexto de una terapia previa en contraposición a la enfermedad persistente o tratada de manera inadecuada ha tenido tiempo y presión para aumentar la resistencia. Por lo tanto, se recomienda un aumento empírico de la dosis del 10%.
- **Dosis:** 54 Gy en 27 fracciones → sobreimpresión de 12 Gy/6 fx (escalamiento empírico de dosis del 10%).
- El **objetivo/técnica/SIM** para la recurrencia locorregional son similares a los de las técnicas de **RTPM** tratadas en el capítulo sobre **CMLA**.

CÁNCER DE PRÓSTATA (DEFINITIVO)

DARIO PASALIC • GEOFFREY V. MARTIN • SEUNGTAEK CHOI

ANTECEDENTES

- **Incidencia/prevalencia:** es el cáncer más frecuente con 160 000 nuevos casos de cáncer de próstata al año y 27 000 muertes en los Estados Unidos en 2017. Es el cáncer más prevalente en hombres en los Estados Unidos, con un riesgo de por vida estimado en ~15%.
- **Resultados:** la supervivencia específica del cáncer de próstata a los 10 años con tratamiento es del 99% para el de riesgo bajo (*Hamdy et al. NEJM* 2016), 95% para el de riesgo intermedio (*Pisansky et al. JCO2015*) y 84% para el de alto riesgo (*Nguyen et al. Cancer* 2013).
- **Demografía:** los hombres afroamericanos presentan una enfermedad más avanzada y tienen una supervivencia libre de progresión más corta que sus homólogos caucásicos (*Chornokur et al. Prostate* 2011).
- **Factores de riesgo:** edad avanzada, raza afroamericana, antecedentes familiares, hábito tabáquico.

BIOLOGÍA Y CARACTERÍSTICAS DEL TUMOR

- **Genética:** 5-10% familiar (*Bratt et al. J Urol* 2002). RR de 2.5 y 3.5 en pacientes con 1 y 2 familiares de primer grado, respectivamente (*Johns and Houlston BJU Int* 2003). Asociado con mutaciones *BRCA2* y mayor riesgo en pacientes con síndrome de Lynch y anemia de Fanconi.
- **Patología:** adenocarcinoma acinar mayoritariamente (~95%); sin embargo, las variantes de mayor riesgo incluyen sarcomatoide, ductal, escamoso, de células pequeñas y urotelial (*Humphrey Histopathology* 2011).
- **Estudios de imagen:** RM multiparamétrica de 1.5 T (con antena endorrectal) o 3 T (con/sin antena endorrectal) con contraste: T2 hipointenso (fig. 48-1), realce de contraste y DWI restringida.

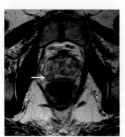 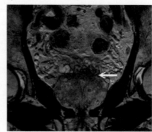

Figura 48-1 La secuencia T2 representativa de la RM identifica la lesión dominante que aparece como T2 hipointensa en las imágenes transversales axiales (*izquierda*) y coronales (*derecha*) (*flechas blancas*) (imágenes adquiridas de Medscape.com).

- **Anatomía:** próstata bordeada por la vejiga/cuello de la vejiga (superiormente), fascia del diafragma urogenital (inferior), unida a la sínfisis púbica por el ligamento puboprostático (anteriormente), separada del recto por la fascia de Denonvilliers y unida al recto cerca del vértice de la próstata a través del músculo rectouretral (posteriormente) y los músculos elevadores del ano (lateralmente).
  - Drenaje prostático a nódulos linfáticos:
    ○ Primer nivel: periprostáticos, obturadores.
    ○ Segundo nivel: ilíacos externos, ilíacos internos, presacros, preciáticos.
    ○ Tercer nivel (M1a): ilíacos comunes, inguinales, retroperitoneales.

PROCESO DIAGNÓSTICO

- **Anamnesis y exploración física:** atención específica a los antecedentes, detección temprana con PSA, procedimientos urológicos que incluyen la RTUP, la puntuación de la AUA, la puntuación del cuestionario de salud sexual para los hombres y los antecedentes de EII (colitis ulcerosa y enfermedad de Crohn), colagenopatías y colonoscopia. Tacto rectal.
- **Laboratorios:** PSA, testosterona. Si se trata con terapia hormonal: BH, enzimas hepáticas.
- **Procedimientos/biopsia:** biopsia guiada por ecografía de 10-12 núcleos. Biopsia guiada por RM si hay hallazgos discordantes entre RM, tacto rectal y/o biopsia guiada por ecografía.
- **Estudios de imagen:** RM de la pelvis/próstata > 6 semanas después de la biopsia. Gammagrafía ósea con Tc-99m (positiva en el 49.5% con T3-T4 y 29.9% con Gleason $\geq$ 8) para alto riesgo o Gleason 4+3 y PSA > 10. Considerar el rastreo DEXA basal antes de comenzar el BAT a largo plazo y la colonoscopia antes de comenzar la radioterapia.
  *Las imágenes (RM, TC, etc.) solo se pueden usar para evaluar la estadificación de nódulos linfáticos y no se usan para evaluar la estadificación prostática.

ESTADIFICACIÓN DEL CÁNCER DE PRÓSTATA (AJCC 8TH EDITION)

Estadio T (c = clínico, p = patológico)[b]		Estadio T	
T1	Tumor clínicamente no evidente que no es palpable	T3	Tumor extraprostático que no se fija o no invade estructuras adyacentes
T1a	Hallazgo histológico fortuito en $\leq$ 5% del tejido resecado	T3a	Extensión extraprostática (unilateral o bilateral)
T1b	Hallazgo histológico fortuito en > 5% del tejido resecado	T3b	Invade la(s) vesícula(s) seminal(es)
T1c	Identificado por biopsia con aguja en uno o ambos lados, pero no es palpable	T4	Fijo o invade estructuras adyacentes que no sean las vesículas seminales (p. ej., esfínter externo, recto, vejiga, músculos elevadores o pared pélvica)

			Estadio N	
T2	Palpable y confinado dentro de la próstata		N0	Sin nódulos linfáticos regionales
			N1	Afecta a los nódulos linfáticos regionales
cT2a	Afecta la ½ de $\leq$ un lado	pT2: enfermedad limitada al órgano	**Estadio M**	
cT2b	Afecta > ½ de un lado pero no a ambos lados		M0	Sin metástasis a distancia
			M1	Metástasis distante
cT2c	Afecta a ambos lados		M1a	Nódulo(s) linfático(s) no regional(es)[a]
			M1b	Huesos
			M1c	Otro sitio +/− enfermedad ósea

Puntuación de Gleason (PG)	Grupo de grado de ISUP[c]	Grupo de riesgo de NCCN	
6 (3 + 3)	1	Bajo	cT1-T2a, GS $\leq$ 6, PSA < 10
7 (3 + 4)	2	Intermedio	cT2b-c, PG = 7, PSA $\geq$ 10 pero < 20
7 (4 + 3)	3		
8	4	Alto	$\geq$ cT3a, PG $\geq$ 8, PSA $\geq$ 20
9-10	5		

Agrupación de estadios							
Estadio T	G1	G2	G3	G4	G5	N1	M1
cT1-2a, pT2 (PSA < 10)	I						
cT1-2a, pT2 (10 $\leq$ PSA < 20)	IIA	IIB		IIC	IIIC	IVA	IVB
cT2b-c (PSA < 20)							
cT1-T2 (PSA $\geq$ 20)			IIIA				
cT3-4			IIIB				

[a]Los nódulos linfáticos no regionales se refieren a los ilíacos comunes y superiores e inguinales e inferiores.
[b]A menos que se indique lo contrario, el estadio patológico es el mismo que el estadio clínico.
[c]ISUP, International Society of Urological Pathology.

ALGORITMO DE TRATAMIENTO

Riesgo bajo	• **Vigilancia activa** 　• Biopsia, PSA, RM de próstata al inicio del estudio (biopsia de fusión si hay hallazgos discordantes entre la RM y la patología) 　• PSA, tacto rectal repetido cada 6 meses 　• RM de próstata cada 12 meses 　• Considerar repetir la biopsia de próstata a los 12 meses después del diagnóstico y anualmente a partir de entonces, según la necesidad de acuerdo con los factores clínicos/de imagen 　• Retirada de la vigilancia activa si > 10 años de esperanza de vida y PG aumenta a ≥ 4 + 3, ≥ 50% de núcleos positivos o preferencia del paciente • **RTE** 　• Sin BAT, a menos que sea necesario para la reducción de la próstata • **Monoterapia con braquiterapia** (*véase* el capítulo **Braquiterapia**) 　• AUA < 15, sin RTUP ni cirugía de próstata, sin lóbulo mediano grande, sin interferencia del arco púbico (con base en TC axial o RM) 　• Sin BAT, a menos que sea necesario para la disminución del tamaño de la próstata a fin de permitir la elegibilidad para braquiterapia, en cuyo caso se administra BAT de 3-6 meses antes de la reevaluación de la braquiterapia • **Prostatectomía radical + disección de nódulos linfáticos pélvicos bilateral**
Riesgo intermedio	• **BAT → RTE** 　• Total de 6 meses de BAT neoadyuvante/concurrente; BAT considerado fuertemente en pacientes con enfermedad PG 7 (4 + 3), ≥ 2 factores de riesgo intermedio, ≥ 50% de núcleos positivos 　• Puede considerar omitir el BAT en pacientes con comorbilidades moderadas a graves • **Monoterapia con braquiterapia** 　• Solo considerar en pacientes con un factor de riesgo intermedio. *Véase* Braquiterapia de bajo riesgo para conocer otros criterios • **Prostatectomía radical + disección de nódulos linfáticos pélvicos bilateral**
Riesgo alto	• **BAT ± abiraterona → RTE** 　• Total de 24 meses de BAT neoadyuvante/concurrente/adyuvante 　• Los nódulos linfáticos pélvicos no se tratan de forma rutinaria en MDACC; considerar radioterapia nodular si hay alto riesgo de afectación o sospecha en las imágenes • **BAT → RTE + sobreimpresión de braquiterapia** 　• Total de 12 meses de BAT neoadyuvante/concurrente/adyuvante 　• Considerar la radioterapia nodular si existe un alto riesgo de afectación o sospecha en la imagen 　• Considerar refuerzo de braquiterapia 2-4 semanas después de la RTE • **Prostatectomía radical + disección de nódulos linfáticos pélvicos bilateral**
Enfermedad nodular (+)	• **BAT ± abiraterona → RTE** 　• Total de 24 meses de BAT neoadyuvante/concurrente/adyuvante y considerar abiraterona + prednisona 　• Tratar los nódulos linfáticos pélvicos

TÉCNICA DE RADIOTERAPIA

• **SIM:** colocación de fiduciales (2 carbonos para protones; 3 de oro para fotones) antes de la simulación; cabeza primero, decúbito supino, inmovilización de los miembros inferiores (fig. 48-2), vejiga llena, recto vacío (leche de magnesia el día anterior y enema el día de SIM). Balón endorrectal si se trata de una simulación de protones o si el intestino delgado/sigmoide está cerca del campo de radiación. Isocentro en medio de la próstata.

• **Dosis:** 78 Gy en 39 fracciones (todos los pacientes candidatos para RTE con próstata intacta).

　72 Gy en 30 fracciones o 60 Gy en 20 fracciones (pacientes de riesgo bajo-intermedio, próstata pequeña/mediana, AUA < 15 y sin RTUP reciente).

　46 Gy en 23 fracciones a los nódulos linfáticos pélvicos, refuerzo de nódulos linfáticos radiográficamente con aumento de volumen de 54-60 Gy.

　44 Gy en 22 fracciones seguidas de sobreimpresión de braquiterapia:

　　Pd-103 a 90 Gy

　　I-125 a 110 Gy

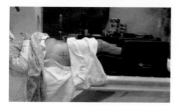

Figura 48-2 Configuración estándar en simulación para RTE definitiva para cáncer de próstata. A menudo, se inmoviliza el miembro inferior con el dispositivo Medtec®.

- **Objetivo:** solo próstata (riesgo bajo).
  Próstata, 1.5-2 cm proximales de las vesículas seminales (riesgo intermedio).
  Próstata, vesículas seminales completas ± nódulos linfáticos pélvicos (riesgo alto).
- **Técnica:** IMRT/VMAT; considerar protones.

VCO para próstata intacta/vesículas seminales	
Riesgo bajo	Próstata
Riesgo intermedio	Próstata + 1.5-2 cm proximales de las vesículas seminales
Riesgo alto	Próstata + vesículas seminales completas. Considerar tratamiento de las vesículas seminales distales con una dosis más baja de 54-60 Gy secuencial si no hay evidencia de afectación por resonancia magnética
IMRT VPO = VCO + 0.4 cm por detrás, 0.6 cm en otra parte	
VPO con protones = VCO + 0.4 cm posterior, 0.6 cm anterior, 0.6 cm superior/inferior, 1.1 cm lateral	
VCO para nódulos linfáticos pélvicos	
Inicie L4/L5 o L5/S1 (nivel de los nódulos iliacos comunes distales y presacros proximales) o el cuerpo vertebral por encima de cualquier nódulo linfático afectado radiográficamente	
Incluir los nódulos presacros subaórticos hasta la parte inferior de S2 o S3 (borde posterior del recto anterior y borde anterior ~1 cm anterior al hueso sacro anterior; excluir el intestino, la vejiga y el hueso)	
Detenerse en los nódulos iliacos externos en la parte superior de las cabezas femorales	
Detenerse en los nódulos iliacos internos en la parte superior de la sínfisis púbica	

- **IGRT:** exploración del volumen de la vejiga antes de cada tratamiento, tratar si el volumen de la vejiga está dentro del 20% de la simulación.
  Imágenes kV diarias con alineación con fiduciarias intraprostáticas.
  Considerar TCHC si las fiduciales no están disponible o si se prevén problemas con la configuración.
- **Directriz de planificación (para fraccionamiento convencional):**
  VPO: $V100 \geq 98\%$.
  Recto: V80, 70, 60, 40 Gy $\leq$ 3, 20, 40, 60, respectivamente (no se cuenta con la línea V30 que abarque todo el recto en un solo corte axial).
  Vejiga: V70 Gy $\leq$ 20% (permitir hasta $\leq$ 30%).
  Cabezas femorales: V45 Gy $\leq$ 10%; V50 Gy $\leq$ 5%; $D_{máx} < 55$ Gy.
  Intestino delgado: $D_{máx} < 50$-54 Gy.
  Colon sigmoide: $D_{máx} < 60$ Gy.
- **Directriz de planificación (para 72 Gy en 30 hipofracciones):**
  VPO: $V100 \geq 98\%$.
  Recto: 70, 60, 35 Gy $\leq$ 5, 20, 60, respectivamente.
  Vejiga: V60 $\leq$ 20%, respectivamente.
  Cabezas femorales: V50 Gy $\leq$ 5%; V45 Gy $\leq$ 10%; $D_{máx} < 55$ Gy.
  Intestino delgado: $D_{máx} < 50$ Gy.
  Colon sigmoide: $D_{máx} < 54$ Gy.

CIRUGÍA

- Prostatectomía radical ya sea abierta o mínimamente invasiva, en general robótica. Cirugía robótica asociada con una menor pérdida de sangre y una disminución de las estancias hospitalarias. A menudo, combinada con disección de nódulos linfáticos pélvicos, especialmente para algunos pacientes de bajo riesgo y todos los de riesgo intermedio/alto.

QUIMIOTERAPIA/TERAPIA HORMONAL

- **Bloqueo androgénico total:** leuprorelina neoadyuvante/concurrente/adyuvante con un ciclo de 14-30 días de bicatulamida. La práctica en MDACC incluye 6 meses con pacientes desfavorables de riesgo intermedio que reciben RTE, 24 meses en pacientes de alto riesgo con RTE y 12 meses con RTE + sobreimpresión de braquiterapia. La duración de la BAT puede variar según la respuesta, la tolerancia y los factores del paciente.
- **Abiraterona:** tratamiento concomitante/adyuvante razonable a considerar para pacientes de alto riesgo o nódulos (+), consultar con oncología médica para pacientes con enfermedad muy desfavorable (James et al. NEJM 2017). Administrado junto con prednisona 5 mg/día.
- **Docetaxel:** se necesitan más pruebas; considerar la derivación a oncología médica para pacientes con enfermedad muy desfavorable (Vale et al. Lancet Oncol 2016).

TRATAMIENTO DE EFECTOS ADVERSOS

- **Obstrucción:** flujo disminuido/retardo miccional/polaquiuria. Tamsulosina como primera línea (0.4 mg 30 min después de la cena hasta 2 comprimidos/noche) → terazosina como segunda línea (1 mg 30 min después de la cena, puede aumentarse hasta 10 mg según la tolerabilidad).
- **Hiperactividad:** urgencia/polaquiuria. Ibuprofeno como primera línea (400 mg 2 comprimidos cada 12 h por razón necesaria; evitar en caso de enfermedad renal) → oxibutinina (5 mg 2-4 veces al día).
- **Cistitis:** urgencia/polaquiuria + disuria. EGO + urocultivo para descartar IVU. Tratar si es positivo. Si es negativo, ibuprofeno como primera línea (400 mg 2 comprimidos dos veces al día; evitar en caso de enfermedad renal) → fenazopiridina como segunda línea (100-200 mg tres veces al día después de las comidas; curso corto, orina de color naranja; evitar en caso de enfermedad renal).
- **Diarrea:** primera modificación de la dieta (bajo residuo, bajo contenido de fibra y bajo contenido de lácteos) → aumento de la dosis de loperamida como segunda línea hasta un máximo de 8 comprimidos/día → difenoxilato/atropina como tercera línea alternando 2 comprimidos y loperamida 2 comprimidos cada 3 h.
- **Proctitis:** dolor rectal. Supositorio de cortisona como primera línea → enemas de esteroides de segunda línea.

SEGUIMIENTO

- Anamnesis y PSA (obtener testosterona si toma BAT): cada 3-6 meses durante 2 años, luego cada 6-12 meses hasta el año 5 y anualmente a partir de entonces.
- Considerar tacto rectal cada 12 meses.
- Disminuir la instrumentación (p. ej., colonoscopia, cistoscopia) en los primeros 2 años.

ENSAYOS CLÍNICOS RELEVANTES: RIESGO BAJO

Opciones de tratamiento

- **PROTECT** (Hamdy et al. NEJM 2016). Estableció el papel de la vigilancia activa. ECA que compara la vigilancia activa, la prostatectomía o RTE + BAT en el cáncer de próstata en estadio temprano. La mayoría de los pacientes fueron Gleason 6 (76%) y T1c (76%). La radioterapia fue de 74 Gy y los pacientes recibieron 3-6 meses de BAT. Mediana de seguimiento de 10 años. El tratamiento con prostatectomía radical o RTE mejoró la SLE (9% vs. 23%), pero no hubo diferencias en la supervivencia especifica del cáncer de próstata (99%) y la SG (88%) a los 10 años. El 53% de los pacientes con vigilancia activa recibieron tratamiento definitivo durante el período de estudio.
- **PROTECT QOL** (Donovan et al. NEJM 2016). Encuestas de calidad de vida para pacientes en el ensayo PROTECT con seguimiento de 6 años. Prostatectomía radical asociada con deterioro de la función sexual e incontinencia. Radiación asociada con peor urgencia urinaria y síntomas intestinales.

ENSAYOS CLÍNICOS RELEVANTES: RIESGO INTERMEDIO

Combinación BAT + RTE

- **RTOG 94-08** (Jones et al. NEJM 2011). Estableció el papel del BAT neoadyuvante en el cáncer de próstata de riesgo intermedio. ECA que comparó RTE + BAT vs. RTE sola en 1979 pacientes. Los criterios de inclusión fueron T1-T2b, PSA < 20 y 60% Gleason 6 y 27% Gleason 7. La radioterapia fue de 66.6 Gy a la próstata y 46.8 Gy a la pelvis con 4 meses de BAT. Mediana de seguimiento de 9.1 años. El Tx con BAT + RTE mejoró la SG a los 10 años en un 5% (62% vs. 57%) y la mortalidad especifica de la enf. a los 10 años (4% vs. 8%).
- **Harvard** (D'Amico et al. JAMA 2008). Estableció el papel del BAT adyuvante en el cáncer de próstata de riesgo intermedio. ECA que comparó RTE + BAT frente a RTE sola en

206 pacientes. Los criterios de inclusión fueron T1-T2b en la exploración con al menos una característica desfavorable: PG ≥ 7, PSA > 10 o T3 en la RM. La radioterapia fue de 70 Gy para la próstata con solo 6 meses de BAT. Mediana de seguimiento de 7.6 años. El tratamiento con BAT + RTE mejoró la SG a los 8 años en un 13% (74% vs. 61%) y la mortalidad específica de la enfermedad (4% vs. 13%).

ENSAYOS CLÍNICOS RELEVANTES: RIESGO ALTO

RTE + BAT

- **SPCG-7** (Widmark et al. Lancet 2009). Estableció el papel de la radioterapia. Aleatorizado, multicéntrico con radioterapia + BAT vs. BAT solo. Participaron cT1b-T2 y grado 2-3, o cT3; 40% con PSA ≥ 20; 19% grado 3; 78% T3. La radioterapia fue de 70 Gy y los pacientes recibieron 3 meses de leuprorelina + flutamida seguida de flutamida por tiempo indefinido. Mediana de seguimiento de 7.6 años. La radioterapia aumentó la supervivencia libre de recurrencia bioquímica a los 10 años (74.1% vs. 25.3%, p < 0.001), la supervivencia específica de la enfermedad (88.1% vs. 76.1%, p < 0.001) y la supervivencia global (70.4% vs. 60%, p = 0.004).
- **RTOG 8610** (Roach et al. JCO 2008). Estableció el papel del BAT neoadyuvante. Ensayo aleatorizado de fase III con radioterapia sola frente a radioterapia + BAT neoadyuvante 2 meses antes de la radioterapia y concurrente con la radioterapia. Pacientes inscritos con tumores voluminosos T2-4 +/- afectación de los nódulos linfáticos. La radioterapia fue de 65-70 Gy en la próstata y 44-46 Gy en los nódulos linfáticos. Mediana de seguimiento de 12.5 años. El BAT neoadyuvante mejoró la mortalidad específica por cáncer de próstata (23% vs. 36%, p = 0.01) y las metástasis a distancia (35% vs. 47%, p = 0.006).
- **EORTC 22863** (Bolla et al. Lancet 2002). Estableció el papel del BAT concurrente a largo plazo. Aleatorizado a radioterapia sola vs. radioterapia + BAT concurrente durante 3 años. Pacientes inscritos con T3-4 o T1-2 con Gleason ≥ 7. La radioterapia fue de 70 Gy en la pelvis completa a 50 Gy. Mediana de seguimiento de 9 años. El BAT durante 3 años mejoró la supervivencia general a los 5 años (78% vs. 62%, p = 0.0002) y la supervivencia específica de la enfermedad (94% vs. 79%, p = 0.0001).
- **RTOG 9202** (Horwitz et al. JCO 2008). Confirmó que el BAT a largo plazo es mejor que el BAT a corto plazo. Aleatorizados a radioterapia + BAT neoadyuvante durante 4 meses vs. 24 meses adicionales. Pacientes inscritos con cT2c-T4, PSA < 150. La radioterapia fue de 65-70 Gy (45 Gy a toda la pelvis). Mediana de seguimiento de 11.3 años. El BAT a largo plazo mejoró la supervivencia específica de la enfermedad a 10 años (89% vs. 84%, p = 0.004) y las metástasis a distancia (15% vs. 23%, p < 0.0001).

Nota: todos los estudios de BAT + RTE anteriores se realizaron antes de la era del aumento de la dosis a 78 Gy en fracciones de 2 Gy/día; por lo tanto, hay dudas sobre el efecto de las hormonas con una dosis más alta.

RTE + sobreimpresión de braquiterapia + BAT

- **ASCENDE-RT** (Morris et al. IJROBP 2017). Ensayo multicéntrico aleatorizado que trató a pacientes con RTE sola vs. RTE + sobreimpresión con braquiterapia de TDB. Pacientes inscritos de riesgo intermedio alto (~69%); enfermedad T1c-T3a; todos los pacientes recibieron 12 meses de BAT (8 meses de BAT neoadyuvante). La radioterapia fue de 46 Gy en 23 fracciones para todos los grupos, seguida de una sobreimpresión a 78 Gy con la RTE sola vs. una sobreimpresión de braquiterapia con I-125 con una dosis periférica de al menos 115 Gy. Mediana de seguimiento de 6.5 años. La RTE + sobreimpresión de braquiterapia mejoró la supervivencia libre de progresión bioquímica a los 7 años (86% vs. 75%, p < 0.001).

RTE a los nódulos linfáticos

- **RTOG 9413** (Roach et al. JCO 2003; actualización Lawton et al. IJROBP 2007). Diseño factorial 2 × 2 aleatorizado de fase III: radioterapia de pelvis completa (RTPC) a 50.4 Gy vs. radioterapia sola para la próstata a 70.2 Gy en fracciones de 1.8 Gy y BAT neoadyuvante vs. BAT adyuvante durante 4 meses. Incluyó a aquellos con PSA < 100 y riesgo por nódulos linfáticos positivos > 15%; excluyó la estadificación quirúrgica. La mayoría de los pacientes tenían un riesgo intermedio desfavorable o alto (> T2c, PSA < 30, PG > 7); toda la radioterapia fue RTC3D de 4 campos. Mediana de seguimiento de 7 años. No hubo diferencias significativas en la SLP entre el BAT neoadyuvante vs. el BAT adyuvante o la RTPC vs. la radioterapia prostática sola. Las críticas incluyen la baja duración de la terapia hormonal y las dosis de radioterapia para los estándares actuales, así como una interacción compleja entre el tamaño del campo de radioterapia y el BAT.
- **GETUG-01** (Pommier et al. JCO 2007; IJROBP 2016). Ensayo multicéntrico aleatorizado de radioterapia prostática a 66-70 Gy +/- pelvis a 46 Gy. Criterios de inclusión de T1b-T3c, N0M0 con gammagrafía ósea y TC pélvica normales, estadificación quirúrgica no permitida. Aproximadamente el 50% de los pacientes tenían < 15% de riesgo de enfermedad con nódulos linfáticos positivos. La mayoría de los pacientes (~80%) fueron de alto riesgo y recibieron 4-8 meses de BAT neoadyuvante; toda la radioterapia fue RTC3D de 4 campos. Mediana de seguimiento de 11.4 años. No hubo diferencias significativas en la SLP o la SG entre los grupos. Las críticas incluyen una duración baja de la terapia hormonal y dosis de radioterapia para los estándares actuales, así como un volumen pequeño del campo pélvico.

CÁNCER DE PRÓSTATA (ADYUVANTE/DE RESCATE)

DARIO PASALIC • GEOFFREY V. MARTIN • SEUNGTAEK CHOI

ANTECEDENTES, BIOLOGÍA TUMORAL Y CARACTERÍSTICAS

Véase el capítulo **Cáncer de próstata (definitivo)**.

EVALUACIÓN DE LA RECURRENCIA DE PSA

- **Anamnesis y exploración física:** puntuación AUA, puntuación SHIM, EII (colitis ulcerosa y enfermedad de Crohn), colagenopatía y colonoscopia (dentro de los 3-5 años). Estadio inicial. Tipo y fecha de la cirugía, mediciones de PSA después de la cirugía. Tacto rectal. Retrasar la radioterapia postoperatoria hasta que la función urinaria se maximice/estabilice a ≤ 1 compresa/día (a menudo, ≥ 3 meses desde la fecha de la cirugía).
- **Laboratorios:** PSA, testosterona. Si se trata con terapia hormonal: BH.
- **Procedimientos/biopsia:** considerar una biopsia guiada por imágenes si el nódulo se palpa o es visible en las imágenes.
- **Estudios de imagen:** RM de la pelvis/próstata. Gammagrafía ósea con Tc-99m. TC de tórax y abdomen con contraste. Considerar modalidades de imagen PET avanzadas.
- **Anatomía**
  - Fosa prostática: parte superior de la sínfisis púbica (superior), 1 cm por debajo de la anastomosis vesicouretral (inferior), pared de la vejiga o borde posterior del hueso púbico (anteriormente), pared rectal anterior (posterior) y músculos/fascia del suelo pélvico (lateralmente).
  - Fosa seminal: parte superior de la fosa prostática (inferior), pared posterior de la vejiga (anteriormente) hasta la pared anterior del recto (posterior) hasta los vestigios de los conductos deferentes (superior).
  - Drenaje a nódulos linfáticos prostáticos:
    ○ Primer nivel: periprostáticos, obturadores.
    ○ Segundo nivel: ilíacos externos, ilíacos internos, presacros, preciáticos.
    ○ Tercer nivel (M1a): ilíacos comunes, inguinales, retroperitoneales.

ESTADIFICACIÓN DEL CÁNCER DE PRÓSTATA (AJCC 8TH EDITION)

Véase el capítulo **Cáncer de próstata (definitivo)**.

ALGORITMO DE TRATAMIENTO

Adyuvante (PSA indetectable)	• RTE
	   • Indicada para márgenes positivos, afectación de vesículas seminales o EEC
	   • El PSA debe ser indetectable para ser considerado adyuvante
	   • El BAT no se suele administrar como adyuvante para pN0

Salvamento (PSA detectable)	• BAT → RTE
	   • 0.2 ≤ PSA ≤ 0.5 considerar 4-6 meses BAT[a]
	   • PSA > 0.5 administrar durante 6 meses BAT
	   • BAT de 6-12 meses para la recurrencia clínica o radiológica en las imágenes

Afectación patológica de los nódulos linfáticos	• BAT → RTE
	   • ≥ 12 meses BAT para pN1
	   • Si PSA es detectable, tratar fosa como adyuvante
	   • Si PSA es detectable, tratar fosa como rescate

[a]Los factores que favorecen el uso de BAT incluyen márgenes negativos, Gleason ≥ 8 y poco tiempo hasta la recurrencia del PSA.

TÉCNICA DE RADIOTERAPIA

- **SIM:** inmovilizar miembros inferiores, vejiga llena, vaciar recto (leche de magnesia el día anterior y enema el día de la SIM), +/− balón endorrectal. Isocentro en medio de la fosa prostática (fig. 49-1).
- **Dosis:** SIS de 66 Gy en 33 fracciones a la fosa prostática (adyuvante postoperatorio). Considerar 59.4 Gy en 33 fracciones para la fosa SV (si pVS[−]).
 SIS de 70 Gy en 35 fracciones a la fosa prostática (rescate postoperatorio). Considerar 63 Gy en 35 fracciones para la fosa seminal (si pVS[−]).

Radiación de nódulos linfáticos pélvicos a 46 Gy en 23 fracciones. Considerar sobreimpresión en los nódulos linfáticos macroscópicos a 54-60 Gy.

Considerar el refuerzo en la enfermedad macroscópica en la fosa a 72-74 Gy en 35 fracciones.

- **Objetivo:** fosa prostática y fosa seminal ± nódulos linfáticos pélvicos.
- **Técnica:** IMRT/VMAT.

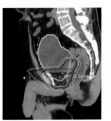 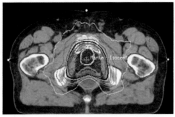

Figura 49-1 Vistas sagital y axial de un plan de radioterapia que trata la fosa prostática a 70 Gy (sombreado en *azul*) y la fosa seminal (sombreado en *amarillo*) a 63 Gy. *Véase la sección a color.*

VCO postoperatorio para próstata/fosa seminal	
Superior	Nivel de corte de los conductos deferentes o 3-4 cm por encima de la sínfisis superior
Inferior	1 cm por debajo de la anastomosis vesicouretral
Anterior	Sínfisis púbica, 1 cm de pared vesical por encima de la sínfisis púbica
Posterior	Pared rectal anterior, fascia mesorrectal
Lateral	Músculos elevadores del ano, fascia sacrogenitopúbica
IMRT VPO = VCO + 0.4-0.5 cm posterior, 0.7 cm en cualquier otra parte	
VCO para nódulos linfáticos pélvicos	
Iniciar L4/L5 o L5/S1 (nivel de los nódulos ilíacos comunes distales y presacros proximales) o el cuerpo vertebral por encima de cualquier nódulo linfático afectado radiográficamente	
Incluir los nódulos presacros subaórticos S2-S3 con borde posterior del recto anterior y borde anterior ~1 cm anterior al hueso sacro anterior; excluir el intestino, la vejiga y el hueso	
Detener el tratamiento en los nódulos ilíacos externos en la parte superior de las cabezas femorales	
Detener el tratamiento en los nódulos ilíacos internos en la parte superior de la sínfisis púbica	

- **IGRT:** imágenes kV diarias con alineación con el hueso. Considerar TCHC si se anticipan problemas con la configuración.
- **Directriz de planificación (para fraccionamiento convencional):**
  VPO: V100 ≥ 98%.
  Recto: V70 Gy < 20%, V60 Gy < 40%, V40 Gy < 60%, respectivamente (no se cuenta con la línea V30 que abarque todo el recto en un solo corte axial).
  Vejiga: V70 Gy ≤ 20%.
  Cabeza femoral: V45 Gy ≤ 10%; V50 Gy ≤ 5%; $D_{máx}$ < 55 Gy.
  Intestino delgado: $D_{máx}$ < 50-54 Gy.
  Colon sigmoide: $D_{máx}$ < 60 Gy.

QUIMIOTERAPIA/TERAPIA HORMONAL

- **Terapia de privación de andrógenos:** leuprorelina neoadyuvante/concurrente/adyuvante. Considerar 4-6 meses para el rescate temprano (0.2 ≥ PSA ≥ 0.5), 6 meses para el rescate (PSA ≥ 0.5) y ≥ 12 meses para la enfermedad con nódulos linfáticos (+) por patología. Se puede considerar radioterapia sin BAT para rescate temprano con PSA < 0.5, especialmente si el margen quirúrgico es positivo.

TRATAMIENTO DE EFECTOS ADVERSOS

Véase el capítulo **Cáncer de próstata (definitivo).**

SEGUIMIENTO

- Anamnesis y PSA (obtener testosterona si toma BAT): cada 3-6 meses durante 2 años, luego cada 6-12 meses hasta el año 5, anualmente a partir de entonces.
- Considerar tacto rectal cada 12 meses.
- Minimizar la instrumentación (p. ej., colonoscopia, cistoscopia) en los primeros 2 años.

ENSAYOS CLÍNICOS RELEVANTES

Ventajas de la radiación adyuvante frente a la radiación de rescate

- **Multicéntrico** (*Hwang et al. JAMA Oncol 2018*). Revisión retrospectiva multicéntrica en pacientes con pT3 o márgenes (+). Emparejamiento por puntuación de propensión para comparar adyuvante (n = 366; PSA < 0.1) vs. rescate (n = 366; 0.1 ≥ PSA ≥ 0.5). La radiación adyuvante se asoció con una mejoría estadísticamente significativa en la ausencia de falla bioquímica (12 años: 69% vs. 43%, p < 0.001), ausencia de MD (12 años: 95% vs. 85%, p < 0.03) y SG (12 años: 91% vs. 79%, p = 0.01). El análisis de sensibilidad demostró que la disminución del riesgo de falla bioquímica con la radiación adyuvante seguía siendo significativa, a menos que > 56% de los pacientes se curaran con cirugía sola.

Beneficio de la radiación adyuvante/de rescate después de la prostatectomía

- **SWOG 8794** (*Thompson et al. J Urol 2009*). Ensayo de fase III que aleatorizó a 425 pacientes con enfermedad pT3 (EEC o afectación de las vesículas seminales) o márgenes quirúrgicos positivos después de prostatectomía a RTE adyuvante con 60-64 Gy vs. observación. Los pacientes incluidos fueron el 79% con RTE adyuvante (PSA indetectable) y el 31% con terapia de rescate (PSA detectable). El tratamiento con radiación adyuvante mejoró la supervivencia libre de metástasis (mediana: 14.7 vs. 12.9 meses, p = 0.016).
  La supervivencia general también mejoró en el grupo de radiación adyuvante (muertes totales: 52% vs. 41%, p = 0.023).

- **ARO 96-02/AUO 09/95** (*Wiegel et al. J Urol 2014*). Ensayo de fase III que aleatorizó 388 pT3-4N0 (EEC o compromiso de vesículas seminales) con o sin márgenes quirúrgicos positivos después de prostatectomía a RTE adyuvante con 60 Gy vs. observación. Todos los pacientes fueron tratados con radioterapia adyuvante (PSA indetectable). La radiación adyuvante produjo una SLP significativamente mayor (10 años: 35% vs. 56%, p < 0.001), sin mejoría significativa en la supervivencia libre de metástasis o la supervivencia global.

- **EORTC 22911** (*Bolla et al. Lancet 2012*). Ensayo de fase III que aleatorizó a 1005 pacientes con pT3 (EEC o afectación de las vesículas seminales) o márgenes quirúrgicos (+) después de una prostatectomía a la RTE adyuvante con 60 Gy (50 Gy seguidos de una sobreimpresión de cono inferior de 10 Gy) vs. observación. Los pacientes inscritos fueron asignados a adyuvante al 70% (PSA indetectable) y al 30% de rescate (PSA detectable). El tratamiento con radiación adyuvante mejoró la supervivencia libre de recurrencia bioquímica (10 años: 61% vs. 41%, p < 0.001). La supervivencia sin metástasis y global no difiere entre los grupos. Efectos adversos tardíos de cualquier grado más frecuentes en el grupo de RTE (10 años: 71% vs. 60%).

Beneficio de la terapia hormonal con radiación de rescate

- **RTOG 9601** (*Shipley et al. NEJM 2017*). Ensayo de fase III que aleatorizó a 760 pacientes a BAT durante 2 años + RTE de rescate después de la prostatectomía vs. RTE sola. La inclusión en el estudio fue con PSA postoperatorio > 0.2, pN0, M0. La radioterapia fue de 64.8 Gy y el BAT fue de 150 mg de bicalutamida al día durante 24 meses. Mediana de seguimiento de 13 años. A los 12 años de seguimiento, el tratamiento con BAT redujo las metástasis (incidencia acumulada: 14.5% vs. 23%, p = 0.005) y muerte por cáncer de próstata (incidencia acumulada: 5.8% vs. 13.4%, p < 0.001). La supervivencia general también mejoró en el grupo de BAT (10 años: 76% vs. 71%, p = 0.04). La ginecomastia aumentó significativamente con el BAT (incidencia acumulada: 70% vs.11%, p < 0.001).

- **GETUG-AFU-16** (*Carrie et al. Lancet Oncol 2016*). Ensayo de fase III que aleatorizó a 743 pacientes a BAT + RTE de rescate después de la prostatectomía vs. RTE sola. La inclusión en el estudio fue con PSA postoperatorio ≥ 0.2, pero < 2, pN0, M0. La radioterapia fue de 66 Gy y el BAT fue con goserelina durante 6 meses. Mediana de seguimiento de 5.2 años. El tratamiento con BAT mejoró la SLP (5 años: 80% vs. 62%, p < 0.0001), pero sin diferencias en la SG (5 años: 96% vs. 95%).

CÁNCER DE VEJIGA

RACHIT KUMAR • CHAD TANG

ANTECEDENTES

- **Incidencia/prevalencia:** el cuarto cáncer más frecuentemente diagnosticado en los hombres y el undécimo en las mujeres en los Estados Unidos. Alrededor de 81 000 casos diagnosticados en 2018 en los Estados Unidos, con casi 19 000 muertes previstas. Aproximadamente el 25% de los casos invaden el músculo.
- **Factores de riesgo:** consumo de tabaco (tipo urotelial), exposiciones industriales (aminas aromáticas, tintes para el cabello, arsénico), infección por *Schistosoma* y uso de catéteres permanentes (tipo epidermoide).

BIOLOGÍA Y CARACTERÍSTICAS DEL TUMOR

- **Genética:** se observa con frecuencia que los tumores papilares tienen mutaciones en *FGFR3*, y los tumores no papilares a menudo tienen mutaciones en *TP53* y *RB1*.
- **Patología:** carcinomas uroteliales mayoritariamente (> 90%). Carcinomas epidermoides y carcinomas de células pequeñas en la minoría. Considerar la posibilidad de realizar pruebas para *PD-L1* con base en datos recientes que demuestren la eficacia de los fármacos inmunoterápicos en la presencia de metástasis. Es frecuente la presentación con un primario sincrónico en las vías urinarias superiores (uréter y pelvis renal).
- **Estudios de imagen:** a menudo, se requiere visualización directa con cistoscopia y exploración bajo anestesia para evaluar la ubicación y el estadio. La urografía por TC puede mostrar lesiones tridimensionales. El aspecto de la RM de vejiga es hipointensa en T1 (la pared de la vejiga es de intensidad media) e intensa en T2.
- **Anatomía**
  - Situada anterior al recto; en hombres está sobre la próstata, en las mujeres es tanto superior como anterior a la vagina/útero.
  - El revestimiento urotelial está en la vejiga, así como en las vías urinarias superiores hasta la pelvis renal e inferiormente a la uretra. Ello contribuye al riesgo de «efecto de cancerización de campo», en el que toda la vía urinaria puede estar sujeta al mismo efecto neoplásico observado en el tejido de la vejiga. Esto requiere una evaluación de todo el epitelio genitourinario cuando se identifica el cáncer de vejiga.
  - Drenaje de los nódulos linfáticos:
    - Nódulos ilíacos internos, ilíacos externos y obturadores.

PROCESO DIAGNÓSTICO

- **Anamnesis y exploración física:** antecedentes de exposición, incluyendo los tintes de anilina, el hábito tabáquico y los parásitos de la vejiga. Los síntomas incluyen hematuria, espasmos de vejiga y disuria.
- **Laboratorios:** BH y QS básica que incluya fosfatasa alcalina.
- **Procedimientos/biopsia:** exploración bimanual bajo anestesia para la estadificación y la resección transuretral del tumor vesical (RTUTV).
- **Estudios de imagen:** si bien para el diagnóstico se requiere visualización directa mediante cistoscopia con resección transuretral, la citología de orina a menudo puede detectar inicialmente la enfermedad. La extensión de la enfermedad en el abdomen/pelvis se establece mejor con TC o RM, aunque se pueden obtener imágenes de las vías superiores usando un pielograma i.v. o ureteroscopia retrógrada. Por lo general, la enfermedad metastásica en el tórax se evalúa con una radiografía de tórax o una TC de tórax y, a menudo, se usa una gammagrafía ósea/PET en los pacientes con enfermedad invasora del músculo (fig. 50-1).

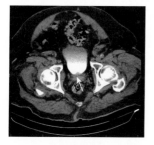

Figura 50-1 Imagen transversal representativa de la urografía con TC de un paciente con cáncer de vejiga. El engrosamiento leve en la pared posterior de la vejiga (*flecha*) representa el tumor primario.

ESTADIFICACIÓN DEL CÁNCER DE VEJIGA (AJCC 8TH EDITION)

Estadio T		Estadio N	
Ta	Carcinoma papilar no invasivo	NX	No se puede evaluar el estado de los nódulos linfáticos
Tis	Carcinoma *in situ*: tumor «plano»	N0	Sin metástasis en los nódulos linfáticos
T1	Invade el tejido conjuntivo subepitelial	N1	Metástasis solo en un nódulo linfático en la pelvis verdadera (hipogástrico, obturador, ilíaco externo o presacro)

Estadio T		Estadio N	
T2a	Invade la muscular propia superficial (mitad interna)	N2	Metástasis en múltiples nódulos linfáticos regionales en la pelvis verdadera
T2b	Invade la muscular propia profunda (mitad exterior)	N3	Metástasis en nódulo linfático de la cadena nodular ilíaca común
		Estadio M	
T3a	Invade microscópicamente el tejido perivesical	M0	Sin metástasis a distancia
T3b	Invade macroscópicamente el tejido perivesical	M1	Metástasis distante
T4a	Invade el estroma prostático, útero, vagina		
T4b	Invade la pared pélvica/abdominal		

Agrupación de los estadios[a]					
	N0	N1	N2	N3	M1
T1	I				
T2a	II				
T2b	II				
T3a	IIIA	IIIA	IIIB	IIIB	IVB
T3b	IIIA	IIIA	IIIB	IIIB	IVB
T4a	IIIA				
T4b	IVA				IVB

[a]Se debe tener en cuenta que el cambio principal en la estadificación de la 7.ª a la 8.ª edición del AJCC es el cambio de la enfermedad con nódulos positivos del estadio IV (7.ª edición) al estadio III (8.ª edición).

ALGORITMO DE TRATAMIENTO (FIG. 50-2)

Estadio 0	• Resección transuretral del tumor vesical (RTUTV) sola
Estadio I	• RTUTV + BCG (bacilo Calmette-Guerin) × 6 semanas o QT intravesical (si la enfermedad persiste > 1 año → cistectomía) • Conservación de la vejiga (quimiorradiación)
Estadio II	• Quimioterapia neoadyuvante → cistectomía radical con prostatectomía (en hombres) • Cistectomía parcial si solo afecta el techo de la vejiga y si se pueden lograr 2 cm de margen • Conservación de la vejiga (quimiorradiación)
Estadio III	• Quimioterapia neoadyuvante → cistectomía radical con prostatectomía (en hombres) • Conservación de la vejiga (quimiorradiación)
Estadio IV	• Terapia sistémica, radiación paliativa o los mejores cuidados de soporte

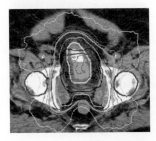

Figura 50-2 Plan de radiación para la conservación de la vejiga con IMRT usando 45 Gy (línea de isodosis *azul*) en 25 fracciones a los nódulos linfáticos y la vejiga completa, seguido de una sobreimpresión secuencial de la cavidad de resección de la vejiga a 64.8 Gy (línea de isodosis *roja*) en 26 fracciones. **Véase la sección a color.**

TÉCNICA DE RADIOTERAPIA

• **SIM:** en decúbito supino, brazos sobre el pecho. Cuando se trata con una sobreimpresión de la vejiga, se necesitan dos simulaciones: los campos completos de la pelvis y la vejiga completa se tratan con la vejiga vacía y los campos de sobreimpresión utilizan la vejiga llena. Intestino vacío.

- **Dosis (esquemas aceptables):**
  - Pelvis completa a 45-50.4 Gy en 25-28 fracciones a 1.8 Gy/fx → sobreimpresión al tumor de vejiga a 60-65 Gy en 1.8-2.0 Gy/fx.
  - 64 Gy en 32 fracciones con vejiga completa.
  - 55 Gy en 20 fracciones con vejiga completa.
- **Objetivo:** campos VCO de pelvis completa: nódulos vesicales, prostáticos, ilíacos internos, ilíacos externos, obturadores y presacros.
  VPO de NL:VCO de NL + margen de instalación de 0.7 cm.
  VPO de vejiga: vejiga + margen de configuración VPO de 1.5 cm.
  Incluye uretra prostática para hombres.
- **Objetivo de la sobreimpresión:** el área de RTUTV inicial o el tumor conocido de vejiga con margen mucoso de 2 cm.
  Consideraciones: la cistoscopia de mitad de tratamiento para evaluar la respuesta es opcional y habitualmente se realiza entre el campo de RT pélvico inicial y el inicio de la sobreimpresión de radiación.
- **Técnica:** RTC3D o IMRT; puede ser necesaria IMRT para ayudar a ↓ la dosis de intestino delgado.

Campos iniciales (pelvis completa): 45-50.4 Gy en 25-28 fracciones	
VTM	Tumor visible mediante evaluación multimodal (cistoscopia con cartografía [mapeo] vesical + imagen)
VCO	Vejiga completa, uretra prostática (hombres) y nódulos regionales (obturador, ilíaco interno e ilíaco externo) hasta S2-3
VPO	Margen de 2 cm en la vejiga con margen de 7 mm en los campos nodulares con planificación de TC, contorneado de órganos/nódulos e imágenes diarias
Sobreimpresión del tumor/lecho tumoral (toda la pelvis): 18-20 Gy en 10-11 fracciones	
Cubra el tumor/lecho del tumor según lo identificado por la cartografía de la vejiga; si se realiza RTC3D, entonces el tumor + margen de 1-1.5 cm	

- **IGRT:** ecografía diaria de vejiga + kV diario o TCHC al menos semanalmente + kV diario; considerar TCHC más frecuente si tiene dificultad con el llenado de la vejiga.
- **Directriz de planificación (para fraccionamiento de 1.8-2 Gy/día):**
  Médula espinal: $D_{máx} < 45$ Gy.
  Cabezas femorales: V45 < 20%.
  Intestino delgado: V50 < 10 cc, $D_{máx} < 54$ Gy.
  «Bolsa» intestinal: V45 < 195 cc.

Cirugía

- **Resección transuretral del tumor vesical (RTUTV):** resección tumoral guiada por cistoscopia con el objetivo de resecar todo el tumor visible con márgenes negativos. Se deben realizar biopsias al azar para identificar la enfermedad multifocal o el carcinoma *in situ*. Idealmente, el cirujano debe realizar una cartografía completa de la vejiga para ayudar en la planificación de la radiación.
- **Cistectomía:** resección de vejiga y próstata. Si se crea un conducto ileal (neovejiga), el cirujano debe verificar que el margen uretral sea negativo.
- **Linfadenectomía:** debe realizarse linfadenectomía pélvica bilateral al mismo tiempo que la cirugía para curar la enfermedad. La realización de una linfadenectomía pélvica (específicamente los nódulos linfáticos ilíacos externos, ilíacos internos y obturadores) ha demostrado mejorías en la supervivencia específica de la enfermedad y el riesgo de recurrencia pélvica.

Quimioterapia

- **Concurrente:** cisplatino semanal (30-40 mg/m^2) o cada 3 semanas (100 mg/m^2).
  De manera alternativa, se pueden utilizar 5FU y mitomicina C. Los fármacos de monoterapia aceptables incluyen 5FU, cisplatino o gemcitabina.
- **Adyuvante/neoadyuvante:** la mayoría de las veces, se debe usar quimioterapia con múltiples fármacos con base en cisplatino. En general, los esquemas incluyen gemcitabina y cisplatino.

Tratamiento de efectos adversos

- **Náuseas:** ondansetrón como primera elección (8 mg c/8 h por razón necesaria)→ compazina como segunda elección (10 mg c/6 h por razón necesaria) → ABH (lorazepam 0.34 mg, difenhidramina 25 mg y haloperidol 1.5 mg) 1 cápsula c/6 h.
- **Diarrea:** aumento de la dosis de loperamida como primera línea hasta un máximo de 8 comprimidos/día → alternar difenoxilato/atropina 2 comprimidos con loperamida 2 comprimidos cada 8 h como segunda línea.
- **Cistitis:** urgencia/polaquiuria y disuria. EGO para descartar IVU. Tratar si es positivo. Hiosciamina (0.125 mg cada 4-6h por razón necesaria, no administrar más de 12 comprimidos al día).
- **Obstrucción:** flujo disminuido/retardo miccional/polaquiuria. Tamsulosina como 1.ª línea (0.4 mg 30 min después de la cena hasta 2 comprimidos/noche) → terazosina como 2.ª línea (1 mg 30 min después de la cena, puede aumentarse hasta 10 mg según tolerancia).

- **Proctitis:** *diarrea/dolor abdominal.* Alternar difenoxilato/atropina y loperamida como primera línea (como antes) → enemas de esteroides como segunda línea.

SEGUIMIENTO

- Anamnesis/exploración física con citología urinaria y cistoscopia cada 3 meses × 1 año, luego cada 6 meses × 2 años, después anualmente.
- Tomografía computarizada de abdomen/pelvis cada 6-12 meses durante 2-3 años, luego anualmente.
- Dilatadores vaginales para mujeres.

ENSAYOS CLÍNICOS RELEVANTES

Mejoría de la supervivencia con quimioterapia neoadyuvante antes de la cistectomía

- **SWOG8710.** Ensayo de fase III que aleatorizó a 317 pacientes con cáncer de vejiga con invasión muscular a cistectomía radical o quimioterapia neoadyuvante seguida de cistectomía radical. La quimioterapia consistió en metotrexato, vinblastina, doxorrubicina y cisplatino (MVAC). Quimioterapia neoadyuvante asociada con una tendencia a la mejoría de la SG (mediana: 46 vs. 77 meses, $p = 0.06$) y con una tasa significativamente mayor de ausencia de enfermedad residual (38% vs. 15%, $p < 0.001$).

Mejoría en los resultados de preservación de la vejiga con quimioterapia concurrente

- **BC2001.** Ensayo de fase III 2:2 aleatorización de 360 pacientes con cáncer de vejiga con invasión muscular a (1) radiación definitiva + quimioterapia concurrente o radiación sola y (2) radioterapia con disminución del volumen de dosis alta o vejiga completa (RTRVDA). La dosis de radiación fue de 55 Gy en 20 fracciones o de 64 Gy en 32 fracciones. La quimiorradiación concurrente fue 5FU y mitomicina C.
  - **Quimiorradiación frente a radiación sola** *(James et al. NEJM 2013).* La quimiorradiación mejoró la SLE locorregional (2 años: 67% vs. 54%, $p = 0.03$). Sin diferencia significativa en la SG (48% vs. 35%, $p = 0.16$). Los efectos adversos de grado 3-4 son más frecuentes con la quimiorradiación durante el tratamiento (36% vs. 27.5%, $p = 0.07$).
  - **Vejiga completa vs. RTRVDA** *(Huddart IJROBP 2013).* No hubo diferencias en la SG (38% vs. 44%) o falla locorregional (61% vs. 64%). No hay diferencia en la reducción de la capacidad de la vejiga ni en las toxicidades de grado 3-4.

Revisión retrospectiva de resultados y toxicidades con la preservación de la vejiga

- **Resultados de Massachusetts General Hospital a largo plazo: preservación de la vejiga** *(Giacolone Eur Urol 2017).* Revisión retrospectiva de 472 pacientes con cáncer de vejiga T2-4 tratados con preservación de la vejiga durante 1986-2013 con una mediana de seguimiento de 7.21 años. El riesgo de cistectomía de rescate a los 5 años fue del 29%. La SG a los 5 años fue del 57% y la SEE con la vejiga intacta fue del 66%.
- **Análisis agrupado de los ensayos de preservación de la vejiga del RTOG** *(Mak JCO 2014).* Revisión retrospectiva de 468 pacientes con cáncer de vejiga con invasión muscular incluidos en cinco ensayos prospectivos de RTOG de fase II (8802, 9506, 9706, 9906 y 0233). Las tasas de SG a 5 y 10 años fueron del 57% y 36%, respectivamente, y la SEE a los 5 y 10 años fue del 71% y 65%, respectivamente.
- **Toxicidades pélvicas tardías relacionadas con los ensayos de preservación de la vejiga** *(Efstathiou JCO 2009).* Toxicidad recopilada relacionada con los ensayos del RTOG de preservación de la vejiga: 8903, 9506, 9706, 9906 después de una mediana de seguimiento de 5.4 años. Toxicidades pélvicas tardías de grado 3: 7%; toxicidades genitourinarias tardías de grado 3: 5.7%; toxicidades gastrointestinales tardías de grado 3+: 1.9%. No se observaron toxicidades tardías de grado 4 o 5.

CÁNCER DE TESTÍCULO

GEOFFREY V. MARTIN • SEUNGTAEK CHOI

ANTECEDENTES

- **Incidencia/prevalencia:** 8000-9000 nuevos casos de cáncer testicular al año. Incidencia de tumores testiculares de células germinales en aumento en las últimas dos décadas. En general, el 1% de los tumores en hombres.
- **Resultados:** la supervivencia a los 5 años en pacientes con cáncer de testículo es del 98%.
- **Demografía:** malignidad sólida más frecuente en hombres de entre 15 y 35 años de edad.
- **Factores de riesgo:** antecedentes familiares, criptorquidia, disgenesia testicular, síndrome de Klinefelter.

BIOLOGÍA Y CARACTERÍSTICAS DEL TUMOR

- **Patología:** el 95% de los tumores testiculares son tumores de células germinales (TCG), clasificados como seminomatosos o no seminomatosos. Los tumores no seminomatosos consisten en histologías variadas que incluyen carcinoma embrionario, coriocarcinoma, tumor de saco vitelino y teratomas. Aquellos no TCG incluyen el linfoma y los tumores del estroma de los cordones sexuales.
- **Marcadores séricos:**
  - **Seminomas:** puede observarse elevación leve de β-hCG (~100 UI/L). La AFP rara vez aumenta. La LDH puede estar elevada y se asocia con el pronóstico, pero es un marcador inespecífico.
  - **Tumores no seminomatosos:** se observa un incremento de moderado a extremo de la β-hCG (> 10000 UI/L) en el 10-20% de los tumores en estadio inicial y en el 40% de los tumores en estadio avanzado. Hay un aumento moderado a extremo en la AFP (> 10000 ng/mL), a menudo asociado con un componente del saco vitelino. La LDH puede estar elevada y se asocia con el pronóstico, pero es un marcador inespecífico.
- **Estudios de imagen:** masa hipoecoica en ecografía transescrotal testicular.

PROCESO DIAGNÓSTICO

- **Anamnesis y exploración física:** antecedentes y exploración incluyendo los testículos. Comentar sobre los bancos de semen.
- **Laboratorios:** AFP, β-hCG, LDH, QS y BH. Repetir AFP, β-hCG y LDH después de la orquiectomía para fines de estadificación.
- **Procedimientos/biopsia:** orquiectomía inguinal radical, considerar la biopsia inguinal del testículo contralateral si está indicada. **Nota:** se deben evitar los procedimientos transes- crotales, ya que pueden alterar el drenaje linfático.
- **Estudios de imagen:** ecografía testicular, TC de abdomen/pelvis, imágenes de tórax (radiografía o TC de tórax).
- **Anatomía**
  - Testículo rodeado por capa de túnica fibrosa (túnica vaginal: capa externa, túnica albugínea: capa interna). Cada testículo se divide en lóbulos con múltiples túbulos seminíferos. Estos drenan hacia la rete testis, que se une al cordón espermático a través del epidídimo, que desemboca en los conductos deferentes y luego en la uretra en la próstata. Barrera hematotesticular establecida por uniones estrechas entre las células de Sertoli.
  - Drenaje a los nódulos linfáticos del escroto/testículo:
    - Testículos: nódulos retroperitoneales/paraaórticos.
    - Escroto: nódulos linfáticos inguinales.

ESTADIFICACIÓN DEL CÁNCER DE TESTÍCULO (AJCC 8TH EDITION)

Estadio T (patológicamente determinado)		Estadio M	
pT1	Tumor limitado a testículo con ausencia de ILV. Puede afectar la rete testis	M0	Sin metástasis a distancia
pT1a	≤ 3 cm de tamaño	M1	Metástasis distante
pT1b	> 3 cm de tamaño	M1a	Metástasis pulmonares o nodulares no retroperitoneales
pT2	Tejido blando hiliar, invasión del epidídimo o cualquier invasión vascular	M1b	Metástasis visceral no pulmonar
		Marcadores tumorales séricos (LDH, hCG, AFP)	
pT3	Invasión contigua al cordón espermático desde el testículo	Sx	Marcadores no disponibles/no realizados
		S0	Marcadores dentro de los límites normales
pT4	Invasión al escroto	S1	LDH < 1.5 del límite superior normal y β-hCG < 5000 UI/L y AFP < 1000 ng/mL
		S2	$1.5 \leq$ LDH < 10 del límite superior normal o $5000 \leq \beta$-hCG < 50000 UI/L o $1000 \leq$ AFP < 10000 ng/mL
		S3	LDH > 10 del límite superior normal o β-hCG > 50000 UI/L o AFP > 10000 ng/mL

Estadio pN		Estadio cN	
pN0	Sin nódulos linfáticos regionales	cN0	Sin nódulos linfáticos regionales
pN1	≤ 5 nódulos linfáticos positivos todos ≤ 2 cm de tamaño	cN1	Nódulo linfático único ≤ 2 cm de tamaño o múltiple sin que ninguno sea > 2 cm
pN2	Nódulo linfático único de 2-5 cm > 5 nódulos linfáticos con aumento de volumen, todos ≤ 5 cm de tamaño, o extensión extranodular	cN2	Nódulo linfático único de 2-5 cm de tamaño o múltiple y el más grande de 2-5 cm
pN3	Tamaño de los NL > 5 cm	cN3	Tamaño de los NL > 5 cm

Agrupación de los estadios						
	N0	N1	N2	N3	M1a	M1b
pT1, S0	IA					
pT2-T4, S0	IB	IIA	IIB	IIC		
Cualquier pT, S1					IIIC	IIIC
Cualquier pT, S2	IS		IIIB			
Cualquier pT, S3			IIIC			

ALGORITMO DE TRATAMIENTO: SEMINOMAS PUROS

Todos los algoritmos describen el tratamiento después de una orquiectomía inguinal radical inicial, preferiblemente con ligadura alta del cordón espermático.

Estadio IA-IB	• Vigilancia (preferido para pT1-T3) • Carboplatino como único fármaco (AUC = 7 × 1-2 ciclos) • RTE (solo nódulos paraaórticos)
Estadio IIA	• RTE (nódulos ilíacos paraaórticos e ipsilaterales: «bastón de hockey») • Quimioterapia BEP × 3 ciclos o EP × 4 ciclos
Estadio IIB	• BEP × 3 ciclos o EP × 4 ciclos (se prefiere quimioterapia primaria) • RTE en tumores no voluminosos (≤ 3 cm) para incluir nódulos linfáticos ilíacos paraaórticos e ipsilaterales
Estadio IIC-III	• BEP × 3-4 ciclos o EP × 4 ciclos

ALGORITMO DE TRATAMIENTO: NO SEMINOMAS

Todos los algoritmos describen el tratamiento después de una orquiectomía inguinal radical inicial, preferiblemente con ligadura alta del cordón espermático.

Estadio IA	• Vigilancia (preferida) • Disección de nódulos linfáticos retroperitoneales (DNLR) con conservación de nervios → quimioterapia postoperatoria (BEP/EP) para pN2/N3; de otro modo, vigilancia • BEP × 1 ciclo
Estadio IB	• Vigilancia • DNLR con conservación de nervios → quimioterapia postoperatoria (BEP/EP) para pN2/N3; de otra manera, vigilancia • BEP × 1 ciclo

Estadio IIA	• Marcadores negativos
	    • DNLR con conservación de nervios → quimioterapia postoperatoria (BEP/EP) para pN2/N3; de otra manera, vigilancia
	    • BEP × 3 ciclos o EP × 4 ciclos → DNLR si hay marcadores negativos y masa residual ≥ 1 cm; en caso contrario, vigilancia después de la quimioterapia
	 • Elevación persistente del marcador
	    • BEP × 3 ciclos o EP × 4 ciclos → DNLR si hay marcadores negativos y masa residual ≥ 1 cm; en caso contrario, vigilancia después de la quimioterapia

Estadio IIB-III	• BEP × 3 ciclos o EP/VIP × 4 ciclos → resección quirúrgica de masas grandes; de lo contrario, vigilancia después de la quimioterapia

TÉCNICA DE RADIOTERAPIA: SEMINOMA

• **SIM:** ingresar con la cabeza primero, decúbito supino, inmovilizador en los miembros inferiores, blindaje en el testículo contralateral.

- **Dosis:** 20 Gy en 10 fracciones para linfáticos en riesgo (paraaórticos, ilíacos ipsilaterales) en el seminoma en estadio I-II.

  30 Gy en 15 fracciones para el seminoma en estadio IIA hasta los nódulos macroscópicos.

  36 Gy en 18 fracciones para el seminoma en estadio IIB hasta los nódulos macroscópicos.

- **Objetivo:** nódulos linfáticos paraaórticos en todos los pacientes tratados (fig. 51-1).

  Agregar los nódulos linfáticos ilíacos ipsilaterales (comunes, internos, externos) para el campo en «bastón de hockey» en el estadio II.

  Reforzar los nódulos macroscópicos con un margen de 2 cm para bloquear el borde del estadio II (fig. 51-2).

- **Técnica:** AP/PA con fotones o haz PA simple con protones.
- **IGRT:** puertos MV semanales, considerar kV diarios según la necesidad.

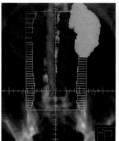

Figura 51-1 Ejemplo de plan de radiación paraaórtica utilizado para tratar pacientes en estadio I (*Wilder et al. IJROBP* 2012).

Bordes de campo: «bastón de hockey» (ilíacos paraaórticos e ipsilaterales)	
Superior	Parte inferior de T11
Inferior	Paraaórtico (medial): parte inferior de L5 Ipsilateral ilíaco (lateral): acetábulo superior
Medio	Punta de la apófisis transversa contralateral
Lateral	Punta de la apófisis transversa ipsilateral y cobertura al hilio renal ipsilateral

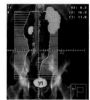 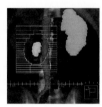

Figura 51-2 Ejemplo de campo nodular ilíaco paraaórtico e ipsilateral para un seminoma en estadio II que muestra el campo inicial (*cuadro izquierdo*) y la sobreimpresión nodular secuencial subsecuente (*cuadro derecho*) (*Wilder et al. IJROBP* 2012).

- **Directriz de planificación:**
  Riñón: V20 < 33%.

CIRUGÍA

- La orquiectomía transinguinal con ligadura alta del cordón espermático es terapéutica, establece el diagnóstico y establece el estadio T.
- Disección de nódulos linfáticos retroperitoneales con conservación de nervios utilizada en el tratamiento de algunos pacientes con seminoma en estadio IIB o superior y en tumores no seminomatosos seleccionados.

QUIMIOTERAPIA

- **BEP:** etopósido 100 mg/m^2, cisplatino 20 mg/m^2, bleomicina 30 unidades cada 21 días.
- **EP:** etopósido 100 mg/m^2, cisplatino 20 mg/m^2 cada 21 días.
- **VIP:** etopósido 75 mg/m^2, cisplatino 20 mg/m^2, ifosfamida 1200 mg/m^2 cada 21 días con mesna 240 mg/m^2 antes de ifosfamida.

TRATAMIENTO DE EFECTOS ADVERSOS

- Náuseas: ondansetrón para la profilaxis, 4-8 mg v.o. 1-2 h antes de cada fracción de radioterapia. Para el tratamiento, 8 mg v.o. cada 8 h hasta 1-2 días después finalizar la radioterapia.

SEGUIMIENTO

Después del tratamiento definitivo con radiación adyuvante, quimioterapia o disección de nódulos linfáticos

- Anamnesis y exploración física: cada 6 meses durante los años 1-2, luego anualmente.
- TC de tórax/abdomen/pelvis con contraste anualmente durante 1-3 años después del tratamiento, luego según indicación. Se puede sustituir la TC de abdomen/pelvis con radiografía de tórax.
- Para los casos no seminomatosos, obtener los marcadores séricos con la misma frecuencia que las exploraciones físicas y la anamnesis.

Vigilancia activa después de la orquiectomía sin terapia adyuvante

- Anamnesis y exploración física: cada 2 meses durante el primer año, cada 3 meses durante el segundo año y cada 4-6 meses durante los años tercero a quinto. Anualmente después del quinto año.
- TC de tórax/abdomen/pelvis con contraste cada 4-6 meses durante los años 1-2 y cada 6-12 meses durante los años 3-4. Anualmente a partir de entonces. Se puede sustituir la TC de abdomen/pelvis con RT de tórax.
- Para los casos no seminomatosos, obtener los marcadores séricos con la misma frecuencia que las exploraciones físicas y la anamnesis.

ENSAYOS CLÍNICOS RELEVANTES: SEMINOMA

Seminoma en estadio I

- **MRC TE19/EORTC 30982** (*Oliver et al. JCO 2011*). Estableció la no inferioridad del carboplatino adyuvante en comparación con la radioterapia adyuvante en el seminoma en estadio I. Un total de 1477 pacientes en estadio I aleatorizados a dosis única de carboplatino (AUC 7 × 1 dosis) o radioterapia a 20 Gy. La mayoría (87%) solo recibieron tratamiento en el campo paraaórtico. La supervivencia general sin recaída fue la misma entre los grupos, del 95-96% a los 5 años. El seminoma contralateral fue más frecuente en el brazo de solo radioterapia (incidencia a 5 años: 1.2% vs. 0.2%, *p* = 0.03).
- **MRC TE10** (*Mead et al. JNCI 2011*). El tratamiento del campo paraaórtico solo se ha establecido como equivalente al tratamiento en «bastón de hockey». Un total de 478 pacientes en estadio I asignados al azar al campo paraaórtico vs. el campo en «bastón de hockey». La dosis de radiación fue de 30 Gy en 15 fracciones. No hubo diferencia en la supervivencia libre de recurrencia a 5 años (96% en ambos grupos). Solo cuatro recaídas pélvicas en el grupo paraaórtico, sin recaídas pélvicas en el brazo «bastón de hockey».
- **MRC TE18** (*Mead et al. JNCI 2011*). Se estableció la dosis de radiación en el seminoma en estadio I. Un total de 1094 pacientes se asignaron al azar a 20 Gy en 10 fracciones vs. 30 Gy en 15 fracciones de campos paraaórticos (incluyendo el «bastón de hockey» para cirugía inguinopélvica o escrotal previa). No hubo diferencia en la supervivencia sin recurrencia a 5 años (20 y 30 Gy: 95% y 97%). Todas las recaídas menos una ocurrieron dentro de los 3 años de tratamiento.

CÁNCER DE PENE

SHALINI MONINGI • CURTIS A. PETTAWAY • KAREN ELIZABETH HOFFMAN

ANTECEDENTES

- **Incidencia/prevalencia:** cáncer poco frecuente, 0.4-0.6% de todas las neoplasias malignas en hombres.
- **Resultados:** supervivencia a los 5 años ~50%.
- **Demografía:** mayor incidencia en Asia, África y Sudamérica. Se observa con mayor frecuencia en edades entre los 50 y 70 años de edad.
- **Factores de riesgo:** edad avanzada, fimosis, balanitis, inflamación crónica, traumatismo del pene, falta de circuncisión neonatal, liquen escleroso, enfermedades de transmisión sexual (en particular, los tipos 16 y 18 del VPH y el VIH) y hábito tabáquico.

BIOLOGÍA Y CARACTERÍSTICAS DEL TUMOR

- **Genética:** en general, alrededor del 50% se asocia con la infección por VPH, pero esto varía con la histología. Los tipos de VPH oncógenos (16, 18, etc.) causan la supresión en E6 y E7 de p53 y Rb, respectivamente.

- **Patología:** la mayoría son carcinomas epidermoides (95%).
- **Anatomía:**
  - **Cuerpo del pene:** consiste en la piel, los tejidos subepiteliales, el cuerpo cavernoso y los cuerpos esponjosos, que rodean la uretra.
  - **Cabeza (glande) del pene:** consiste principalmente en una expansión de los cuerpos esponjosos. Ubicado en la punta se encuentra el meato urinario (uretral). La corona es la superficie redonda proximal, que es la unión entre el cuerpo del pene y el glande.
  - **Drenaje a los nódulos linfáticos:** nódulos inguinales superficiales → nódulos inguinales profundos → nódulos ilíacos externos/internos.

PROCESO DIAGNÓSTICO

- **Anamnesis y exploración física:** antecedentes de exposición y exploración del pene y los nódulos linfáticos inguinales.
- **Laboratorios:** BH y QS, incluyendo el calcio.
- **Procedimientos/biopsia:** biopsia en sacabocados, resección o incisión de la lesión primaria. Biopsia percutánea de nódulos linfáticos palpables. Si se planea la radiación definitiva (p. ej., braquiterapia o haz externo), la circuncisión siempre debe preceder a la radioterapia para evitar complicaciones relacionadas con la radiación.
- **Estudios de imagen:** si hay adenopatía inguinal palpable, entonces obtener TC o RM del abdomen y la pelvis para evaluar los nódulos linfáticos pélvicos/inguinales. Si no hay adenopatía palpable, la TC o la RM se utilizan de forma rutinaria para el tumor primario ≥ T1b, los pacientes con obesidad y aquellos con cirugía inguinal previa.

ESTADIFICACIÓN DEL CÁNCER DE PENE (AJCC 8TH EDITION)

Estadio T		Estadio N			
Tis	Carcinoma in situ (neoplasia intraepitelial de pene [NIPe])	c/pN0	Sin afectación de los nódulos linfáticos regionales		
T1	Glande: el tumor invade la lámina propia Prepucio: el tumor invade la dermis, la lámina propia o la fascia dartos Cuerpo: el tumor invade el tejido conjuntivo entre la epidermis y los cuerpos, independientemente de su ubicación	cN1	Nódulo linfático inguinal palpable unilateral móvil	pN1	≤ 2 metástasis inguinales unilaterales, sin extensión extranodular
T1a	El tumor no tiene invasión linfovascular ni perineural y no es de alto grado	N2	≥ 2 nódulos linfáticos inguinales palpables unilaterales móviles o nódulos linfáticos inguinales bilaterales	pN2	≥ 3 metástasis inguinales unilaterales o metástasis bilaterales
T1b	El tumor presenta invasión linfovascular o está poco diferenciado (grado 3-4)	N3	Masa nodular inguinal fija palpable o nódulos linfáticos pélvicos unilaterales/bilaterales	pN3	Extensión extranodular de metástasis inguinales o metástasis nodulares pélvicas
T2	El tumor invade el cuerpo esponjoso con o sin invasión uretral				
T3	El tumor invade un cuerpo cavernoso con o sin invasión uretral				
		Estadio M			
T4	El tumor invade las estructuras adyacentes (p. ej., escroto, próstata, hueso púbico)	M1	Metástasis a distancia		

	N0	N1	N2	N3	M1
T1a	I				
T1b	IIA	IIIA	IIIB		IV
T2	IIA	IIIA	IIIB		IV
T3	IIB	IV			
T4	IV				

TisN0M0 es el estadio 0is y TaN0M0 es el estadio 0a.

TRATAMIENTO DEL TUMOR PRIMARIO

La mayoría de los pacientes se tratan con penectomía parcial o completa. Las resecciones y la ablación limitadas con láser son adecuadas para las lesiones en estadio menor a fin de lograr la preservación del órgano.

Cirugía
- Abordaje de conservación del pene:
  - Resección local amplia (RLA): considerar las lesiones Tis, Ta, T1 y algunas T2 que afecten únicamente al glande distal.
  - Cirugía de Mohs: una alternativa a la RLA en algunos pacientes específicos.
  - Glandectomía: considerar en pacientes con tumores del glande solo; tumores clínicos Ta, T1 y algunos T2.
- Penectomía: total o parcial. La penectomía parcial es suficiente para la mayoría de los tumores, ya que surgen distalmente. Considerar la penectomía total para tumores grandes cuando el falo restante no proporcionaría la longitud suficiente para la erección y la micción.

La RT para el tumor primario de pene también puede permitir la preservación del órgano.

Braquiterapia intersticial
- **Indicación:** tumor ≤ 4 cm, sin invasión profunda del cuerpo (< 1 cm), idealmente confinado al glande, pero es aceptable una extensión menor a través del surco coronal.
- **Dosis:** TDR/TDB: 60 Gy durante 5 días, ~50 cGy/h.
  TDA: 3 Gy cada 12 h × 5 días.
- **Toxicidad:** estenosis del meato (8-25%; especialmente > 50 Gy); necrosis tisular (< 20%).

Radioterapia externa definitiva
- **Indicación:** T1-2N0.
- **Dosis:** cuerpo: 45-50 Gy.
  Sobreimpresión de 10-20 Gy a la enfermedad primaria + margen de 2 cm.
  Considerar un esquema concurrente que contenga cisplatino.
- **Objetivo:** VTM, cuerpo del pene.
- **Técnica:** se utilizan 6 MV de fotones para las lesiones más grandes a fin de tratar todo el espesor. Los electrones pueden considerarse para las lesiones superficiales.
- **SIM:** brazos sobre el pecho sosteniendo una barra, posición en ancas de rana, Vac-Loc® inferior, técnica con bloque de polimetilmetacrilato, arroz o cera para proporcionar un bolo completo a la superficie de la piel del pene (fig. 52-1). La configuración reproducible puede ser desafiante.

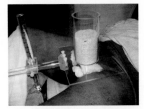

Figura 52-1 Configuración de simulación para un hombre que recibe radioterapia primaria de haz externo para cáncer de pene. La configuración muestra la inmovilización del dispositivo Vac-Loc® en una posición de ancas de rana. Bolo de arroz utilizado para asegurar la cobertura de la dosis en la superficie del pene.

TRATAMIENTO REGIONAL DE NÓDULOS LINFÁTICOS

- No hay nódulos visibles o palpables; estadio ≥ T1b: biopsia dinámica de nódulo linfático centinela o disección inguinal superficial.
- Enfermedad nodular comprobada por biopsia (móvil < 4 cm): disección completa de nódulos inguinales ipsilaterales y disección contralateral modificada → disección de nódulos linfáticos pélvicos para las metástasis extranodulares o > 2 metástasis de nódulos inguinales o nódulos inguinales bilaterales positivos.
- En los pacientes con metástasis inguinales voluminosas, pueden estar indicadas la disección de los nódulos linfáticos inguinales y pélvicos, la quimioterapia y la radioterapia. La radioterapia de haz externo se puede utilizar como tratamiento neoadyuvante para reducir el tamaño de los nódulos linfáticos irresecables, como tratamiento definitivo en lugar de la disección de nódulos linfáticos, como tratamiento adyuvante después de la disección de nódulos linfáticos para pacientes con alto riesgo de recurrencia o como tratamiento paliativo. La integración óptima de quimioterapia, quimiorradiación y cirugía se está estudiando en el International Penile Advanced Cancer Trial (InPACT; NCT02305654) en curso.

Radioterapia de haz externo para ganglios linfáticos
- **SIM:** brazos sobre el pecho sosteniendo una barra, posición en ancas de rana y Vac-Loc® inferior. Considerar el bolo para la cobertura de nódulos linfáticos superficiales en los hombres delgados.

- **Indicación:** radiación adyuvante considerada para enfermedad N3, ≥ 3 nódulos linfáticos afectados, nódulos positivos bilaterales o EEC.
- **Dosis:** 60-70 Gy a los nódulos macroscópicos o sitios de EEC.
  45-50.4 Gy para las cuencas de los nódulos inguinales/pélvicos en riesgo y la grasa prepúbica (fig. 52-2).
  Se prefiere la quimioterapia concurrente con un esquema que contenga cisplatino.

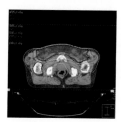

Figura 52-2 Ejemplo de tratamiento neoadyuvante de nódulos linfáticos inguinales y grasa prepúbica.

- **Técnica:** fotones administrados por VMAT × 6.

SEGUIMIENTO

- Anamnesis/exploración física: cada 3 meses durante los años 1-2, cada 6-12 meses durante los años 3-5 y anualmente después del año 5. TC o RM del abdomen/pelvis para nódulos linfáticos (+) y TC o rayos X de tórax para la enfermedad N2-3.

ENSAYOS CLÍNICOS RELEVANTES

Resultados después de la cirugía definitiva de conservación del órgano para el cáncer de pene invasivo

- *Philippou et al. J Urol* 2012. Se informó sobre 179 pacientes que se habían sometido a una variedad de procedimientos de conservación del órgano, incluyendo glandectomía, resección y penectomía distal. Con un mediana de seguimiento de 43 meses, la incidencia de recidiva local, regional o a distancia fue del 8.9% (16 pacientes), 10.6% (19 pacientes) y 5% (9 pacientes), respectivamente. La tasa de supervivencia sin recurrencia local global a los 5 años fue del 86.3%. Es importante señalar que la recaída local no afectó la supervivencia específica de la enfermedad, ya que los pacientes que recurrieron a menudo podrían salvarse con terapia local adicional.

Resultados después de la radiación definitiva de haz externo

- **Lausana** (*Ozsahin et al. IJROBP* 2006). Revisión retrospectiva de 60 pacientes tratados con cirugía ± radioterapia postoperatoria o radioterapia definitiva. Entre los pacientes tratados con terapia de preservación del pene, las tasas de supervivencia a 5 y 10 años con el pene intacto fueron del 43% y 26%, respectivamente. La recaída locorregional ocurrió en el 56% de los tratados con la técnica de preservación del órgano. No hay diferencia en la supervivencia entre tratamientos.

Resultados después de la braquiterapia definitiva

- **Princess Margaret** (*Crook et al. World J Urol* 2009). Revisión retrospectiva de 67 pacientes con cáncer de pene T1-T3 que fueron tratados con RTE definitiva o braquiterapia. La tasa de control local fue del 87% y la tasa de conservación del pene a los 5 años fue del 88%. La SG a los diez años fue del 59% y la supervivencia por causas específicas fue del 83.6%. Las tasas de necrosis tardía de tejidos blandos y la estenosis uretral fueron del 12% y 9%, respectivamente.

Radiación adyuvante de nódulos linfáticos

- **MDACC** (*Reddy et al. BJU Int* 2017). Revisión retrospectiva de 182 pacientes que se sometieron a disección de nódulos linfáticos por carcinoma epidermoide del pene. En el análisis multivariado, el N3 clínico (HR = 3.53, $p = 0.001$), ≥ 3 nódulos linfáticos patológicamente afectados (HR = 3.78, $p < 0.001$) y EEC (HR = 3.32, $p < 0.001$) se asociaron con una menor supervivencia libre de recurrencia. Estos datos sugieren que los pacientes con estas características patológicas pueden beneficiarse de las terapias adyuvantes, incluyendo la quimiorradiación. Ello se está evaluando de forma prospectiva en el *International Penile Advanced Cancer Trial* (InPACT; NCT02305654) en curso.

CÁNCER DE CUELLO UTERINO

SHANE R. STECKLEIN • PATRICIA J. EIFEL

ANTECEDENTES

- **Incidencia/prevalencia:** poco frecuente en los países desarrollados y la incidencia continúa disminuyendo. El tercer cáncer ginecológico más frecuente en los Estados Unidos (12578 diagnósticos, 4115 muertes en 2014 [CDC]). El 80% de los casos ocurren en países en desarrollo; el tercer cáncer más frecuente y la segunda causa más frecuente de muerte relacionada con el cáncer en mujeres en todo el mundo.
- **Resultados:** supervivencia a 5 años para todos los estadios estimada en 67% (SEER).
- **Demografía:** riesgo de por vida 1 de cada 167 (0.6%). En los Estados Unidos, la incidencia en las mujeres hispanas y afroamericanas es más alta que en las mujeres caucásicas no hispanas.
- **Factores de riesgo:** infección por virus del papiloma humano (VPH) de alto riesgo (virotipos 16, 18, 31, 33), inmunosupresión, hábito tabáquico, multiparidad, edad temprana de inicio de las relaciones sexuales, múltiples parejas sexuales.

BIOLOGÍA Y CARACTERÍSTICAS TUMORALES

- **Patología:** el 75-80% son carcinomas escamosos y aproximadamente el 20% son adenocarcinomas; los subtipos poco frecuentes incluyen neuroendocrino (células pequeñas, células grandes, carcinoide de bajo grado). Casi todos los adenocarcinomas y epidermoides son positivos para ADN de VPH y se tiñen positivamente para p16; los cánceres neuroendocrinos son positivos para CD56, cromogranina A, sinaptofisina.
- **Estudios de imagen:** la PET/TC es la técnica más precisa para la detección de metástasis nodulares. La RM de pelvis es útil para establecer la extensión de la enfermedad cervical primaria; el tumor se visualiza mejor en imágenes potenciadas en T2 con gel intravaginal (fig. 53-1). El pulmón y el hígado son los sitios más frecuentes de enfermedad metastásica.

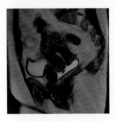

Figura 53-1 Secuencia T2 de RM en el eje sagital para una paciente con un adenocarcinoma cervical del labio anterior de 3 cm recién diagnosticado. Nótese la señal hiperintensa en la vagina que indica la presencia de gel intravaginal, lo que permite mejorar el contraste y la detección del tejido cervical.

ANATOMÍA

- El cuello uterino está en la porción caudal del útero. Compuesto por músculo cubierto por epitelio escamoso estratificado (exocérvix) o epitelio cilíndrico simple (endocérvix).
- La longitud del conducto endocervical es de ~2 cm.
- Drenaje de los nódulos linfáticos:
  - Iliacos externos → iliacos comunes → paraaórticos.
  - Obturadores e iliacos internos → iliacos comunes → paraaórticos.
  - Presacros → paraaórticos.
  - Los tumores que afectan el fondo uterino pueden diseminarse directamente a los nódulos linfáticos paraaórticos a través de los vasos linfáticos a lo largo de las venas gonadales.
  - NL inguinales, si el tumor afecta el tercio distal de la vagina.
  - NL perirrectales, si el tumor invade el tabique rectovaginal, el fondo de saco o el recto.

PROCESO DIAGNÓSTICO

- **Anamnesis y exploración física:** la presentación puede incluir hemorragia poscoital, hemorragia vaginal irregular o abundante, flujo vaginal y dolor lumbar o pélvico. Puede ser asintomático y detectarse durante la exploración ginecológica de rutina. Realizar una exploración pélvica completa que incluya exploración bimanual y la colocación de fiduciales en la extensión caudal de la enfermedad vaginal.
- **Detección temprana:** las mujeres de 21-65 años de edad deben someterse a pruebas de detección con la prueba de Papanicoláu todos los años. Considerar la posibilidad de alargar el intervalo de detección a cada 5 años con una combinación de frotis de Papanicoláu y prueba de VPH para mujeres ≥ 30 años de edad (recomendación de grado A del USPTF).
- **Laboratorios:** BH, QS y enzimas hepáticas. Considerar la posibilidad de hacerse la prueba del VIH y de embarazo.

- **Procedimientos/biopsia:** biopsia cervical y biopsia de cono según la indicación. Para estadios avanzados (estadio ≥ IB2), considerar la exploración bajo anestesia, la cistoscopia o la proctoscopia, según la indicación.
- **Estudios de imagen:** PET/TC. RM pélvica con gel intravaginal hidrosoluble. Imágenes de tórax con radiografía o TC de tórax.

ESTADIFICACIÓN DEL CÁNCER DE CUELLO UTERINO (FIGO 2009)

Nota: la estadificación del cáncer de cuello uterino de la FIGO se basa en una exploración clínica y no incluye las modalidades de imágenes más avanzadas ni ningún hallazgo quirúrgico. Permite las siguientes pruebas de diagnóstico para determinar el estadio: exploración física, colposcopia, legrado endocervical, cistoscopia, proctoscopia, urografía intravenosa o TC/RM para evaluar únicamente la obstrucción de las vías urinarias. Radiografía simple de tórax y radiografía ósea para evaluar metástasis.

Estadio T	
IA1	Tumor microscópico, confinado al cuello uterino, ≤ 3 mm de profundidad, ≤ 7 mm de extensión lateral
IA2	Tumor microscópico, confinado al cuello uterino, 3-5 mm de profundidad, ≤ 7 mm de extensión lateral
IB1	Tumor microscópico > IA2 o lesión clínicamente visible ≤ 4 cm
IB2	Lesión clínicamente visible > 4 cm
IIA	Afectación de los 2/3 superiores de la vagina
IIB	Afectación de los parametrios
IIIA	Afectación del tercio distal de la vagina
IIIB	Extensión a la pared lateral pélvica, hidronefrosis o riñón no funcional
IVA	Diseminación del tumor a órganos pélvicos adyacentes
IVB	Propagación del tumor a órganos distantes

ALGORITMO DE TRATAMIENTO

Estadio IA1	Histerectomía simple (tipo I)[a]
Estadio IA2-IB1	Histerectomía radical modificada (tipo II) con linfadenectomía pélvica[a]
Estadio IB2-IVA	Quimiorradiación definitiva
Estadio IVB	QT o los mejores cuidados de soporte. Considerar la posibilidad de una terapia definitiva para las pacientes con enfermedad oligometastásica

[a]Las mujeres motivadas que cuentan con tumores ≤ 2 cm pueden ser candidatas para abordajes que preservan la fertilidad, que incluyen biopsia de cono (estadios IA1 y IA2) ± disección nodular o traquelectomía radical (estadio IB1) ± disección nodular.

- **Indicaciones de la quimiorradioterapia postoperatoria (criterios de Peters [GOG 109]):**
  - Margen positivo, nódulos positivos, parametrios positivos.
- **Indicaciones de radioterapia postoperatoria (criterios de Sedlis simplificados [GOG 92]):**
  - Al menos dos de tres: tamaño del tumor > 4 cm, invasión del estroma cervical profundo (> 1/3), IELV.

TÉCNICA DE RADIOTERAPIA

- **SIM:** en decúbito supino, Vac-Lok® inferior (agregar Vac-Lok® superior si se tratan de campos extendidos), brazos sobre el pecho (por encima de la cabeza si se trata de campos extendidos). Si se trata con IMRT, obtener exploraciones con la vejiga llena y vacía. Explorar desde la columna lumbar hasta el fémur medio (extender la exploración hacia arriba hasta T10 si se trata de campos extendidos). Colocar la línea media del isocentro, plano medio, ~2 cm por encima de las cabezas femorales.
- **Dosis:**
  - El objetivo general es HR-VCO D90 ≥ 87 Gy (DEQ$_2$) (EMBRACE), afectación de los nódulos linfáticos macroscópicos y los parametrios ≥ 60 Gy (DEQ$_2$) y volúmenes nodulares subclínicos a 43-45 Gy (DEQ$_2$).
  - Haz externo a 45 Gy en 25 fracciones a 1.8 Gy/fx (considerar 43.2 Gy en 24 fracciones a 1.8 Gy/fx para pacientes con nódulos clínicamente negativos). Sobreimpresión a los nódulos linfáticos gravemente afectados y la enfermedad parametrial mediante una sobreimpresión integrada secuencial o simultánea.
  - Braquiterapia:
    - TDA: 6 Gy × 5 fracciones (DEQ$_{2,\ \alpha/\beta=10}$ = 40 Gy).

- TDB/TDR: generalmente ~18-22 Gy × 2 fracciones, respetando las limitaciones del tejido normal.
- Detalles sobre dosis y volúmenes de braquiterapia. *Véase* el capítulo sobre **braquiterapia**.

- **Objetivos:**
  - Radioterapia definitiva
    - Haz externo: útero y cuello uterino (generar VIO uterocervical), ligamentos uterosacros y cardinales, parametrios, nódulos linfáticos obturadores, ilíacos internos, ilíacos externos, presacros, ilíacos comunes, ± paraaórticos.
    - Braquiterapia: el HR-VCO se ha definido como todo el cuello uterino y cualquier enfermedad grave en el momento de la colocación del aplicador; también cualquier vagina o cuerpo uterino inicialmente afectado con la enfermedad.
  - Radioterapia postoperatoria
    - Haz externo: VIO de la cúpula vaginal, vestigios de los parametrios, nódulos linfáticos obturadores, ilíacos internos, ilíacos externos, presacros, ilíacos comunes, ± paraaórticos (fig. 53-2).
    - Braquiterapia (si está indicada): cúpula vaginal y tratar los ~2 cm proximales de la vagina.

Consideraciones: si el tumor afecta el tercio distal de la vagina, cubrir los nódulos linfáticos inguinales. Si la enfermedad invade por detrás el tabique rectovaginal, el fondo de saco o el recto, cubrir los nódulos linfáticos perirrectales.

- **Técnica:** RTC3D de 4 campos (AP/PA y laterales opuestos). Utilizar IMRT en situaciones de posthisterectomía o si se cubren los nódulos linfáticos inguinales o paraaórticos.

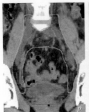
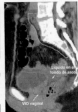

Figura 53-2 Línea de contorno *azul claro* en los planos coronal (*izquierda*) y sagital (*derecha*) que representa los nódulos linfáticos diana en un caso postoperatorio de cáncer de cuello uterino que se trató con IMRT. Nótese el VIO vaginal en *turquesa*. **Véase la sección a color** (adaptado de *Eifel and Klopp. Gynecologic Radiation Oncology, a practical guide.* Wolters Kluwer, 2016).

Campos RTC3D (fig. 53-3)	
Superior	Bifurcación de la aorta (no utilizar la anatomía ósea, generalmente se presenta en L3-L5); extender hasta la parte superior de T12 (o 1.5-2 cm por arriba de la mayoría de los nódulos linfáticos paraaórticos superiores con afectación macroscópica) cuando se tratan los campos paraaórticos extendidos
Inferior	Parte baja del foramen obturador o 3 cm por debajo del tumor
Anterior	Borde anterior de la sínfisis del pubis
Posterior	Cubrir todo el sacro hasta el nivel del interespacio S3/S4
Lateral	2 cm lateral al borde pélvico

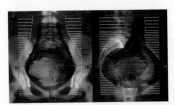

Figura 53-3 Campos AP estándar (*izquierda*) y lateral (*derecha*). Las imágenes muestran el VIO uterocervical contorneado (*gris*) y el VCO nodular (*negro*).

- **IGRT:** imágenes kV semanales para RTC3D, imágenes kV diarias para IMRT.
- **Restricciones de dosis (haz externo solo)**
  Vejiga: V45 Gy < 50%.
  Recto: V45 Gy < 80%.
  Cabezas femorales: V40 < 15%.

Riñón (cada uno): V20 < 33%, V15 < 50%.

Intestino delgado: V40 < 30%.

Duodeno: V55 < 15 cc, V60 < 2 cc.

Médula espinal: < 45 Gy máx.

- **Restricciones de dosis (braquiterapia; dosis incluyen contribución de haz externo)**

HR-VCO: D90% > 87 Gy.

Vejiga: D2cc < 80 Gy.

Colon sigmoide: D2cc < 75 Gy.

Recto: D2cc < 70 Gy.

QUIMIOTERAPIA

- **Concurrente:** cisplatino (40 mg/m^2 una vez a la semana) durante 5-6 ciclos.

TRATAMIENTO DE EFECTOS ADVERSOS

- **Diarrea:** aumentar la dosis de loperamida hasta un máximo de 8 comprimidos/día; prescribir loperamida por razón necesaria si la diarrea persiste → se puede considerar alternar difenoxilato/atropina y loperamida o recomendar 1-2 comprimidos antes de las comidas y al acostarse → tintura de opio como tercera línea. Descartar otras causas de diarrea, especialmente si la presentación es temprana (p. ej., *Clostridium difficile*).
- **Cistitis:** EGO con cultivo y sensibilidad para descartar IVU. Tratar si es positivo. Fenazopiridina para la cistitis por radiación no infecciosa.
- **Náuseas:** ondansetrón como primera línea (8 mg cada 8 h por razón necesaria) → proclorperazina como segunda línea (10 mg cada 6 h por razón necesaria) → aprepitant como tercera línea → 1 comprimido compuesto de lorazepam 0.34 mg, difenhidramina 25 mg y haloperidol 1.5 mg cada 6 h como cuarta línea.

SEGUIMIENTO

- Anamnesis y exploración física 1 mes después de completar la radioterapia, PET/TC 3 meses después. Espaciar la anamnesis y la exploración física cada 3-6 meses durante 2 años, cada 6-12 meses durante el tercer al quinto año y luego anualmente.
- Citología cervical/vaginal según lo recomendado para la detección de neoplasias de las vías genitourinarias inferiores.
- Se pueden realizar estudios de imagen de los nódulos paraaórticos en pacientes con nódulos pélvicos positivos que fueron tratadas con radioterapia pélvica para detectar recurrencias paraaórticas salvables. Se pueden realizar estudios de imagen adicionales según los síntomas o los hallazgos del examen que sugieran una recurrencia.
- Dilatadores vaginales o coito 2-3 veces por semana comenzando 2-3 semanas después de completar la radioterapia para mitigar la estenosis vaginal.

ENSAYOS CLÍNICOS RELEVANTES

Cirugía frente a radioterapia

- **Milán** (*Landoni et al. Lancet* 1997). 343 pacientes en estadio IB-IIA aleatorizadas a histerectomía radical frente a radioterapia definitiva. Mejoría de la SLP a 5 años (66% vs. 47%, *p* = 0.02) y la SG a 5 años (70% vs. 59%, *p* = 0.05) en el grupo de cirugía para el adenocarcinoma, pero sin diferencias en la SLP (76% vs. 78%) o la SG (84% vs. 88%) para el carcinoma epidermoide. El 63% de las pacientes sometidas a cirugía recibieron radioterapia adyuvante para las características de alto riesgo. Toxicidad (principalmente urinaria) del 28% para cirugía vs. 12% para la radioterapia (*p* = 0.0004).

Quimiorradiación concurrente

- **RTOG 90-01** (*Morris et al. NEJM* 1999; *Eifel et al. JCO* 2004). Pacientes en estadio IIB-IVA. Comparación de la radioterapia de campo extendido (RTCE) vs. la radioterapia pélvica con cisplatino y 5-fluorouracilo (QT/RT) concurrentes. Reducción del 51% en la recurrencia de la enfermedad con QT/RT. La SG a los 8 años fue del 67% para la QT/RT vs. 41% para la RTCE (*p* < 0.0001). Los ensayos de quimiorradiación contemporáneos adicionales incluyen GOG-120 (*Rose et al. NEJM* 1999), GOG-123 (*Keys et al. NEJM* 1999), GOG-85 (*Whitney et al. JCO* 1999), SWOG 87-97 (*Peters et al. JCO* 2000) y NCIC (*Pearcey et al. JCO* 2002).

IMRT para radioterapia posthisterectomía

- **NRG-RTOG 12-03** (*Klopp et al. JCO* 2018). Ensayo aleatorizado de pacientes con cáncer de cuello uterino o de endometrio con indicación de radioterapia postoperatoria que comparó la RTC3D frente a la IMRT. Se obtuvo una reducción significativa de la toxicidad intestinal y urinaria aguda (5 semanas) y mejora de la calidad de vida y la sensación de bienestar físico con la IMRT. Al final de la radioterapia contemporánea, la IMRT se asoció significativamente con menos diarrea (52% vs. 34%, *p* = 0.01) y menos uso de medicamentos antidiarreicos (20% vs. 8%, *p* = 0.04).

  Orientación adicional: Eifel PJ, Klopp AH. *Gynecologic Radiation Oncology: A Practical Guide.*

Wolters Kluwer; 2016.

CÁNCER DE ENDOMETRIO

BHAVANA S. VANGARA CHAPMAN • ANN H. KLOPP

ANTECEDENTES

- **Incidencia/prevalencia:** es el cáncer ginecológico más frecuente en los países desarrollados (53 028 diagnósticos y 9727 muertes en los Estados Unidos en 2014 [CDC]), el segundo cáncer ginecológico más frecuente en los países en desarrollo y la segunda causa de muerte más frecuente por cáncer ginecológico; la incidencia general está aumentando.
- **Resultados:** la supervivencia a los 5 años en todas las histologías y estadios endometriales se estima en 81% (SEER).
- **Demografía:** riesgo de por vida de 2.8 por cada 20 (5%); por lo general, en mujeres de 55-85 años de edad posmenopáusicas, caucásicas > afroamericanas. Las mujeres afroamericanas tienen tasas de mortalidad más altas que otros grupos.
- **Factores de riesgo:** estrógenos sin oposición (obesidad, síndrome de ovarios poliquísticos, nuliparidad, menarquia temprana, menopausia tardía, tamoxifeno), síndrome de Lynch (considerar pruebas genéticas si < 50 años de edad y antecedentes familiares de cáncer colorrectal ± cáncer de endometrio).

BIOLOGÍA Y CARACTERÍSTICAS TUMORALES

- **Patología/genética:**
  - Endometrio:
    - **Tipo 1:** endometrioide (75-80%), mucinoso (1-5%); alteraciones genómicas en *PTEN*, *KRAS*, *PIK3CA*, *PAX2* y *CTNNB1* (β-catenina). Puede estar asociado con la inestabilidad de microsatélites (MSI).
    - **Tipo 2:** no endometrioide (10-15%); seroso, de células claras, carcinosarcoma (antes tumor maligno mixto mülleriano), epidermoide e indiferenciado; anomalías genómicas en *TP53*, *ERBB2* (HER2), *CDKN2A* (p16) y *CDH1* (cadherina E) y pueden sobreexpresar EGFR o HER2.
  - Sarcoma uterino (5%): leiomiosarcoma, sarcoma del estroma endometrial y adenosarcoma.
- **Estudios de imagen:** la presentación típica de la enfermedad en estadio temprano es un endometrio engrosado.

ANATOMÍA

- Pared uterina muscular de 1-2 cm compuesta por endometrio (origen epitelial), miometrio (origen mesenquimatoso) y serosa (origen mesenquimatoso).
- Craneal a caudal: el *fondo* es la cúpula superior a las tubas uterinas; el *cuerpo* y el *orificio interno* es la constricción en el medio del útero por encima del cuello uterino.
- Es importante determinar la posición del útero y el grado de flexión cuando se realiza el sondaje para la braquiterapia intracavitaria.
- Drenaje a los nódulos linfáticos:
  - El endometrio tiene pocos vasos linfáticos, pero la subserosa tiene abundantes vasos linfáticos, por lo que la profundidad de invasión (PI) está relacionada con las metástasis nodulares (GOG 33, *Creasman et al. Cancer* 1987).
  - El fondo uterino puede drenar directamente a los nódulos paraaórticos a través de los vasos linfáticos a lo largo de los vasos gonadales y a los nódulos inguinales a través del ligamento redondo.
  - Fondo y parte superior del cuerpo: vía hipogástrica
    - Nódulos interilíacos de la unión → ilíacos comunes → paraaórticos
  - Cuerpo medio e inferior, orificio interno: vía lateral a NL parametriales, después:
    - Ilíacos externos → ilíacos comunes → paraaórticos
    - Obturadores e ilíacos internos → ilíacos comunes → paraaórticos
    - Presacros → paraaórticos

PROCESO DIAGNÓSTICO

- **Anamnesis y exploración física:** la presentación incluye hemorragia vaginal (habitualmente posmenopáusica), dolor pélvico o dispareunia. Puede ser asintomático y detectarse durante una exploración ginecológica de rutina. Realizar una exploración pélvica completa que incluya la exploración bimanual y la exploración rectovaginal.
- **Laboratorios:** BH, QS, CA-125 y enzimas hepáticas. Considerar la posibilidad de una prueba de embarazo.
- **Procedimientos/biopsia:** muestreo/biopsia endometrial bajo histeroscopia y considerar la dilatación y el legrado si no puede obtener una biopsia adecuada. Las pacientes se estadifican quirúrgicamente mediante histerectomía.
- **Estudios de imagen:** Rx de tórax preoperatoria solo para cáncer endometrioide de grado bajo en estadio inicial; TC T/A/P o PET/TC si FIGO G3, histología/sarcoma de alto riesgo o sospecha de enf. extrauterina; RM de pelvis si hay afectación cervical o vaginal macroscópica.

GRADO Y ESTADIFICACIÓN

Nota: la estadificación del cáncer de útero según la FIGO se basa en la evaluación de la patología quirúrgica.

Grado FIGO	
G1	< 5% de patrón de crecimiento sólido no escamoso o no morular
G2	5-50% de patrón de crecimiento sólido no escamoso o no morular
G3	> 50% de patrón de crecimiento sólido no escamoso o no morular; seroso, de células claras, carcinosarcoma, histologías indiferenciadas

Estadificación FIGO del cáncer de endometrio (2009)[a]	
IA	Limitado al endometrio o invade < 1/2 del miometrio
IB	Invade ≥ 1/2 del miometrio
II	Invade el estroma cervical pero no se extiende más allá del útero
IIIA	Invade la serosa o los anexos (extensión directa o metástasis)
IIIB	Afectación vaginal (extensión directa o metástasis) o afectación parametrial
IIIC1	Metástasis a los nódulos linfáticos pélvicos
IIIC2	Metástasis a los nódulos linfáticos paraaórticos ± nódulos linfáticos pélvicos
IVA	Invade la mucosa vesical o intestinal
IVB	Metástasis a distancia que incluyen nódulos linfáticos inguinales o el peritoneo

[a]Incluye carcinosarcoma.

ALGORITMO DE TRATAMIENTO

Endometrioide operable: HTA/SOB y evaluación de los nódulos linfáticos			
	Grado 1	Grado 2	Grado 3
IA	Observación	Observación o BTV[a]	BTV
IB	BTV	BTV ± RTPC[a]	RTPC + BTV ± quimioterapia[a]
II	RTPC + BTV		RTPC + BTV ± quimioterapia[a]
IIIA	Quimioterapia adyuvante ± RTPC con quimioterapia concurrente ± BTV[a]		
IIIB	RTPC con quimioterapia concurrente ± BTV[b] ± quimioterapia adyuvante		
IIIC1	RTPC con quimioterapia concurrente ± BTV + quimioterapia adyuvante		
IIIC2	RTCE con quimioterapia concurrente ± BTV + quimioterapia adyuvante		
IVA	Quimioterapia ± RTPC/RTCE + quimioterapia concurrente ± sobreimpresión de BTV[a]		

[a]Considerar los factores de riesgo: edad > 60 años, PI, IELV, tumor grande, afectación uterina inferior, compromiso glandular cervical; RTE en caso de disección nodular inadecuada o > 20% de riesgo en el nomograma de la clínica Mayo (Alhilli et al. Gyn Oncol 2013).
[b]Puede requerir braquiterapia intersticial si la paciente tenía una enfermedad extensa o gruesa en el momento de la presentación.
BTV, braquiterapia vaginal; RTCE, radioterapia de campo extendido; RTPC, radioterapia pélvica completa.

OTRAS CONSIDERACIONES DE TRATAMIENTO

- **Afectación cervical extensa:** RTPC/RTCE + braquiterapia intracavitaria (BTIC) preoperatoria → cirugía vs. histerectomía radical en caso de poder lograr márgenes negativos.
- **Afectación vaginal:** RTPC/RTCE preoperatoria + BTIC → cirugía vs. quimiorradioterapia definitiva. Si afecta la vagina distal, es necesario incluir los nódulos inguinales.
- **Afectación de anexos:** se recomienda quimioterapia con radioterapia según los factores de riesgo relativos de recidiva local.
- **Inoperable:** RTPC/RTCE + BTIC (como el cáncer de cuello uterino con HR-VCO, incluyendo el objetivo endometrial) con consideración de quimioterapia.
- **Sarcoma uterino:** por lo general, histerectomía simple y SOB; considerar la preservación de los ovarios en las pacientes jóvenes con enfermedad en estadio inicial; el papel de la quimioterapia y la radiación es limitado.
- **Otras histologías desfavorables (p. ej., carcinoma seroso):** considerar la posibilidad de agregar quimioterapia concurrente y quimioterapia adyuvante si no se ha planificado debido al estadio.

TÉCNICA DE RADIOTERAPIA

- **SIM:** en decúbito supino, brazos sobre el pecho sosteniendo la barra en «A» (encima de la cabeza sosteniendo la barra en «T» para RTCE), Vac-Lok® inferior (agregar Vac-Lok® superior para RTCE), piernas estiradas. Explorar con la vejiga llena y vacía para identificar el VIO, desde T12 hasta el fémur medio (desde T10 para RTCE). Línea media del isocentro, plano medio, ~2 cm por arriba de las cabezas femorales.
- **Dosis** (fig. 54-1):
  - RHE: 45-50.4 Gy en 25-28 fracciones a 1.8 Gy/fx. Sobreimpresión en los nódulos linfáticos gravemente afectados a 60-66 Gy; 40 Gy en 2 Gy/fx para pacientes que reciben RTE sin quimioterapia.
  - BTV de TDA como profilaxis: 6 Gy × 5 fracciones prescritas en la superficie vaginal ($DEQ_{2, \alpha/\beta=10}$ = 40 Gy) para BTV sola, 5 Gy × 2 fracciones ($DEQ_{2, \alpha/\beta=10}$ = 12.5 Gy) con RTPC/RTCE a 45 Gy.
- **Objetivos:**
  - Radioterapia postoperatoria:
    - RTE: el VIO de la cúpula vaginal se obtiene con la vejiga llena y vacía; el VCO nodular incluye los ilíacos comunes, ilíacos externos e internos (hipogástricos y obturadores), presacros si hay compromiso cervical ± nódulos paraaórticos.
      - Si la enfermedad afecta el 1/3 distal de la vagina, cubrir los NL inguinales mediales.
      - Si la enfermedad invade posteriormente el tabique rectovaginal, el fondo de saco o el recto, cubrir los nódulos linfáticos perirrectales. Cuando haya gran cantidad de gas durante la simulación, extender el VIO hasta cubrir el recto.
    - BTV: cúpula vaginal y ~2 cm proximales de la vagina.
    - *Véase* el capítulo sobre **braquiterapia** para obtener más detalles.
- **Técnica:** IMRT (*v.* fig. 54-1) (NRG-RTOG 1203; *Klopp et al.* no publicado).

Referencias anatómicas para bordes de campo	
Superior	**RTPC:** bifurcación de la aorta **RTCE:** extender hasta la parte superior de T12 (o 1.5-2 cm por arriba de la mayoría de los nódulos linfáticos paraaórticos superiores con afectación macroscópica)
Inferior	Fondo del foramen obturador o 3 cm de la mitad superior de la vagina
Anterior	Borde anterior de la sínfisis del pubis
Posterior	Todo el sacro hasta el nivel de S2-S3; interespacio S3-S4 para la afectación del estroma cervical
Lateral	2 cm lateral al borde pélvico

- **IGRT:** TCHC o TC sobre rieles semanales, imágenes kV diarias.
- **Restricciones de dosis:**

RTE	RTE + braquiterapia para útero intacto
Vejiga: V45 Gy < 50%	Vejiga: D2cc < 80 Gy
Recto: V45 Gy < 80%	Colon sigmoide: D2cc < 70 Gy[a]
Intestino delgado: V40 < 30%	Recto: D2cc < 70 Gy[a]
Duodeno: V55 < 15 cc, V60 < 2 cc	
Riñón (cada uno): V20 < 33%, V15 < 50%	
Cabezas femorales: V40 < 15%	
Médula espinal: < 45 Gy	

[a]DEQ_2 *acumulativa, incluyendo la RTE.*

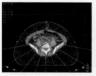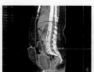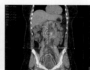

Figura 54-1 Plan de IMRT de campo extendido (RTCE). Se observa una línea de isodosis *azul* que representa 50.4 Gy y que cubre el VCO nodular y el VIO vaginal (sombreado de *color rojo*). **Véase la sección a color.**

QUIMIOTERAPIA

- **Concurrente:** cisplatino (40 mg/m^2 una vez a la semana) durante 5-6 ciclos. Considerar el uso de paclitaxel semanal para el carcinoma seroso (50 mg/m^2 una vez a la semana).
- **Adyuvante:** carboplatino (AUC 5-6 mg · min/mL) y paclitaxel (175 mg/m^2) durante 3-4 ciclos.

TRATAMIENTO DE EFECTOS ADVERSOS

Véase el capítulo sobre **cáncer de cuello uterino**.

SEGUIMIENTO

- Exploración física, TC A/P y radiografía de tórax cada 3 meses durante 2 años, cada 6 meses durante 3 años, luego anualmente a partir de entonces.
- Dilatadores o coito vaginal 2-3 veces a la semana, comenzando 2-3 semanas después de completar la radioterapia para mitigar la estenosis vaginal.

ENSAYOS CLÍNICOS RELEVANTES

Observación frente a RTPC: PORTEC 1* (*Creutzberg Lancet 2000; Creutzberg IJROBP 2011*). Se aleatorizaron 714 pacientes con cáncer de endometrio en estadio IB (G2-3) y IC (G1-2) tras la HTA/SOB y sin nódulos linfáticos a observación o a RTPC (46 Gy/23 fx). Las tasas de RLR a los 15 años fueron del 6% vs. 16% en los grupos de RTPC y de observación, respectivamente ($p < 0.0001$). La SG a los 15 años no fue significativamente diferente entre los grupos.

RTPC frente a BTV: PORTEC 2* (*Nout Lancet 2010*). ECA de no inferioridad con 427 pacientes con cáncer de endometrio de riesgo intermedio-alto en estadio I-IIA tras la HTA-SOB asignadas al azar a RTPC (46 Gy/23 fx) o BTV. La recurrencia vaginal a los 5 años no fue diferente entre los grupos ($p = 0.74$). No hubo diferencias en la RLR (recurrencia vaginal o pélvica), las metástasis distantes, la SG o la SLE entre los grupos. La toxicidad gastrointestinal de G1-2 fue menor en el grupo de BTV al finalizar la radioterapia (13% vs. 54%).

Radioterapia de abdomen completo (RTAC) frente a quimioterapia: GOG 122* (*Randall et al. JCO 2006*). ECA con 396 pacientes con carcinoma de endometrio en estadio III-IV posterior a HTA/SOB aleatorizadas a RTAC (30 Gy/10 fx + 15 Gy de sobreimpresión) vs. doxorrubicina/cisplatino × 7 ciclos + cisplatino × 1 ciclo. Mejoría de la SLP a los 5 años (50% vs. 38%, $p = 0.007$) y la SG (55% vs. 42%, $p = 0.004$) en el grupo de quimioterapia. Las toxicidades hemáticas de G3-4 fueron peores en el grupo de quimioterapia (88% vs. 14%). Las críticas incluyen análisis estadístico ajustado por etapas y la inclusión de pacientes con enfermedad residual macroscópica tratadas con dosis insuficientes.

Quimiorradiación + quimioterapia: RTOG 9708* (*Greven et al. Gyn Oncol 2006*). Estudio de fase II en 46 pacientes con cáncer de endometrio G2-3 con características de alto riesgo después de la HTA/SOB que se sometieron a QTRT simultánea (45 Gy/25 fx con cisplatino) + BTV + cisplatino/paclitaxel después de completar la radioterapia. Las tasas de recurrencia pélvica, regional y a distancia a los 4 años fueron del 2%, 2% y 19%, respectivamente. Las tasas de la SG y la SLE a los 4 años fueron del 85% y 81%, respectivamente. Las toxicidades G3 y G4 ocurrieron en el 16% y 5% de la cohorte, respectivamente.

Quimioterapia frente a quimiorradiación: NSGO-EC-9501/EORTC-55991 y MaNGO ILIADE-III* (*Hogberg et al. Eur J Cancer 2010*). Análisis agrupado de dos ECA de 540 pacientes con cáncer de endometrio en estadios I-III con características de alto riesgo tras la HTA/SOB ± disección de nódulos linfáticos aleatorizadas a radioterapia adyuvante ± quimioterapia secuencial. En el análisis combinado, la SLP a 5 años aumentó en el grupo de quimiorradiación (78% vs. 69%, $p = 0.009$) y la SG tendió a ser significativa.

Radiación frente a quimiorradiación concurrente: PORTEC-3 (*de Boer et al. Lancet Oncol 2018*). ECA de 686 pacientes con cáncer de endometrio IA-IIIC con características de alto riesgo tras la HTA o HTL ± SOB ± disección de nódulos linfáticos aleatorizadas a RTPC (48.6 Gy/27 fx) ± BTV frente a RTPC y cisplatino concurrentes + BTV + carboplatino concurrente + carboplatino/paclitaxel adyuvantes. Mejoría en la supervivencia sin falla a los 5 años con la adición de quimioterapia (76% vs. 69%, $p = 0.022$). No hubo diferencias en la SG a los 5 años entre los grupos (82% vs. 77%, $p = 0.11$). Se produjeron efectos adversos de grado 3 o peores en el 60% de las pacientes que recibieron quimiorradiación frente al 12% que recibieron radiación ($p < 0.001$).

RTPC frente a BTV + quimioterapia: GOG 249 (*Randall et al. ASTRO resumen 2017*). ECA de fase III de 601 pacientes con cáncer de endometrio de células claras, seroso o endometrial temprano en estadio I-II de riesgo tras la HTA o HTL ± SOB ± disección de nódulos que se sometieron a RTPC ± BTV vs. BTV + quimioterapia. Los resultados preliminares no mostraron diferencias en la supervivencia sin recurrencia, la falla a distancia o la SG. Las toxicidades agudas y tardías y las tasas de falla ganglionar pélvica/paraaórtica fueron mayores en el grupo de quimioterapia con BTV.

Sarcoma y carcinosarcoma uterinos: observación frente a radioterapia: EORTC 55874* (*Reed et al. Eur J Cancer 2008*). ECA de fase III de 224 pacientes con sarcoma uterino de alto grado en estadios I-II y carcinosarcoma tras la HTA/SOB aleatorizadas a observación o RTPC con 50.4 Gy/28 fx. La RLR se redujo en el grupo de radioterapia adyuvante (22% vs. 40%, $p = 0.004$), pero la SLP y la SG no fueron diferentes. En el análisis de subtipos, la radioterapia aumentó el control local en los carcinosarcomas, pero no en los leiomiosarcomas.

*Los estudios utilizaron la estadificación FIGO de 1988.

Orientación adicional: Eifel PJ, Klopp AH. *Gynecologic Radiation Oncology: A Practical Guide*. Wolters Kluwer; 2016.

CÁNCER DE VAGINA

SHANE R. STECKLEIN • ANUJA JHINGRAN

ANTECEDENTES

- **Incidencia/prevalencia:** es el menos frecuente de todos los cánceres ginecológicos (< 3 000 cánceres vaginales diagnosticados cada año en los Estados Unidos).
- **Resultados:** la supervivencia a los 5 años para todos los estadios se estima en un 60% (SEER).
- **Factores de riesgo:** infección por el virus del papiloma humano de alto riesgo (VPH; detectado en el 75% de los cánceres vaginales), inmunosupresión, inicio de vida sexual a edad temprana, múltiples parejas sexuales, hábito tabáquico, edad avanzada.

BIOLOGÍA Y CARACTERÍSTICAS TUMORALES

- **Patología:** el 80-90% de todos los cánceres vaginales son epidermoides. Los adenocarcinomas se asocian clásicamente con la exposición en el útero al dietilestilbestrol (DES), pero los adenocarcinomas asociados con DES son ahora muy poco frecuentes. Adenocarcinoma vaginal asociado con mayor riesgo de falla en el campo y mayor riesgo de metástasis a distancia. Otros subtipos no frecuentes incluyen los cánceres neuroendocrinos y el melanoma.

ANATOMÍA

- La longitud vaginal promedio es de 7-10 cm. La mayoría de los cánceres vaginales surgen en la parte superior de la vagina.
- Drenaje a los nódulos linfáticos:
  - Los cánceres de vagina proximal comparten el mismo patrón de diseminación que los cánceres de cuello uterino:
    - Ilíacos externos → ilíacos comunes → paraaórticos
    - Obturadores e ilíacos internos → ilíacos comunes → paraaórticos
    - Presacros → paraaórticos
  - Los cánceres vaginales distales pueden diseminarse a través de los nódulos linfáticos inguinales de manera similar a los cánceres vulvares.
  - La invasión del tabique rectovaginal, el fondo de saco o el recto justifica la cobertura de los nódulos linfáticos perirrectales.

PROCESO DIAGNÓSTICO

- **Anamnesis y exploración física:** la presentación incluye hemorragia poscoital, hemorragia vaginal irregular o abundante, secreción vaginal, dolor pélvico, micción dolorosa/frecuente.
- **Laboratorios:** BH, QS. Considerar la posibilidad de una prueba de embarazo.
- **Procedimientos/biopsia:** biopsia de lesión. La exploración bajo anestesia (EBA) con colocación de fiduciales es fundamental antes de iniciar el tratamiento para delinear el alcance y la ubicación de la enfermedad inicial para favorecer la planificación de la sobreimpresión.
- **Estudios de imagen:** TC de abdomen y pelvis y PET/TC (más sensible) para evaluar la presencia de linfadenopatías inguinales, pélvicas y paraaórticas. La vagina se visualiza deficientemente en la TC; la RM pélvica con gel intravaginal es la modalidad de elección para obtener imágenes del tumor primario.

ESTADIFICACIÓN DEL CÁNCER DE VAGINA (FIGO 2012)

Nota: la estadificación del cáncer de vagina de la FIGO se basa en una exploración clínica, que no incluye las diversas modalidades de imágenes o los hallazgos quirúrgicos. Permite las siguientes pruebas de diagnóstico para determinar el estadio: exploración física, proctoscopia y cistoscopia. Radiografía simple de tórax y radiografía ósea para evaluar metástasis.

Estadio clínico	
I	Tumor limitado a la pared vaginal
II	El tumor afecta el tejido subvaginal pero no se extiende a la pared lateral pélvica
III	El tumor se extiende a la pared lateral pélvica o la presencia de metástasis en los nódulos linfáticos pélvicos o inguinales
IVA	El tumor invade la vejiga o la mucosa rectal o se extiende directamente más allá de la pelvis verdadera
IVB	Propagación a órganos distantes

ALGORITMO DE TRATAMIENTO

Estadio I	Se puede considerar la resección quirúrgica primaria, pero se usa con poca frecuencia
Estadios I-IVA	Radioterapia o quimiorradioterapia definitiva
Estadio IVB	Quimioterapia o los mejores cuidados de soporte. Considerar la posibilidad de una terapia definitiva para las pacientes con enfermedad oligometastásica

TÉCNICA DE RADIOTERAPIA

- **SIM:** en decúbito supino, posición en ancas de rana (si se está tratando los nódulos linfáticos inguinales), Vac-Lok® inferior (agregar Vac-Lok® superior si se están tratando los campos extendidos), brazos sobre el pecho (sobre la cabeza si se están tratando los campos extendidos). Obtener exploraciones con la vejiga llena y vacía. Explorar desde la columna lumbar media hasta la parte media del fémur (extender la exploración hacia arriba hasta T10 si se tratan los campos extendidos). Colocar el isocentro en la línea media, en el plano medio, ~2 cm por encima de las cabezas femorales.
- **Dosis:** si es posible, el objetivo es tratar el tumor con un margen de 1-2 cm hasta una dosis acumulada de 75-90 Gy (DEQ$_2$) mediante una combinación de radioterapia de haz externo y braquiterapia intersticial (o intracavitaria si el tumor original tenía < 7 mm de grosor). Para algunas lesiones apicales en las que no se puede utilizar la braquiterapia, se puede emplear un refuerzo de haz externo hasta una dosis acumulada de ~66 Gy.
- **Objetivos:** vagina y tejidos paravaginales (VIO), con al menos 3 cm de margen distal en la enfermedad macroscópica, nódulos linfáticos obturadores, ilíacos internos, ilíacos externos, presacros, ilíacos comunes, ± inguinales, ± paraaórticos.
- **Técnica:** IMRT/VMAT para reducir la dosis a la pelvis central.
- **IGRT:** imágenes kV diarias.

QUIMIOTERAPIA

- **Concurrente:** cisplatino (40 mg/m^2 una vez a la semana) durante 5-6 ciclos; el uso se extrapola de los datos sobre el cáncer de cuello uterino.

TRATAMIENTO DE EFECTOS ADVERSOS

- **Dermatitis:** ungüento de petrolato para dermatitis por radiación, hidrogel para áreas de descamación húmeda. Es importante fomentar la higiene en las primeras etapas del tratamiento para evitar infecciones bacterianas y micóticas; baño de asiento con acetato de aluminio 2-3 veces al día. Si el eritema y dolor no son proporcionales con la dermatitis, se debe sospechar un sobrecrecimiento de hongos y tratar empíricamente con fluconazol.
- **Diarrea:** el tratamiento de primera línea es el aumento de la dosis de loperamida hasta un máximo de 8 comprimidos/día; dejar loperamida con horario si es refractaria la administración por razón necesaria → la segunda línea es difenoxilato/atropina 2 comprimidos alternados con loperamida 2 comprimidos cada 3 h → la tercera línea es la tintura de opio.
- **Cistitis:** EGO con cultivo y sensibilidad para descartar IVU. Tratar si es positivo. Fenazopiridina para la cistitis por radiación no infecciosa.
- **Náuseas:** ondansetrón como primera línea (8 mg cada 8 h por razón necesaria) → proclorperazina como segunda línea (10 mg cada 6 h por razón necesaria) → aprepitant como tercera línea → 1 comprimido combinado de lorazepam 0.34 mg, difenhidramina 25 mg y haloperidol 1.5 mg cada 6 h como cuarta línea.

SEGUIMIENTO

- Dilatadores o coitos vaginales 2-3 veces a la semana después de que la vagina haya sanado para mitigar la estenosis vaginal.
- Espaciar la anamnesis y la exploración física cada 3-6 meses durante 2 años, luego cada 6-12 meses durante el tercer al quinto año, después anualmente.
- Citología cervical/vaginal según lo recomendado para la detección de neoplasias de las vías urinarias inferiores.
- Obtener imágenes con base en los síntomas o los hallazgos de la exploración que sugieran recurrencia.

ENSAYOS CLÍNICOS RELEVANTES

Análisis de NCDB (Rajagopalan et al. PRO 2015). Base de datos de investigación en salud con 1530 mujeres. Con respecto a la disminución en el empleo de la braquiterapia de sobreimpresión para el cáncer de vagina, disminuyó del 87.7% en 2004 al 68.6% en 2011, con un aumento correspondiente en la IMRT con sobreimpresión con haz externo.

Experiencia de MDACC con CE vaginal (*Frank et al. IJROBP* 2005). Revisión retrospectiva de 193 pacientes con carcinoma epidermoide de vagina tratadas con radiación definitiva. Resultados excelentes con radioterapia de haz externo y braquiterapia, con una supervivencia específica de la enfermedad a los 5 años del 85% (estadio I), 78% (estadio II) y 58% (estadios III-IVA). Baja tasa de complicaciones graves a los 5 años: 4% (estadio I), 9% (estadio II) y 21% (estadios III-IVA).

Experiencia de MDACC con adenocarcinoma vaginal (no asociado con DES) (*Frank et al. Gynecol Oncol* 2007). Revisión retrospectiva de 26 pacientes con adenocarcinoma vaginal no asociado con DES tratadas con haz externo seguido de braquiterapia (77%) o haz externo solo (23%). Supervivencia a los 5 años del 34% para el adenocarcinoma en comparación con el 58% para el CE. El adenocarcinoma se relaciona con menor control pélvico y mayor riesgo de metástasis a distancia.

Orientación adicional: Eifel and Klopp. *Gynecologic Radiation Oncology: A Practical Guide.* Wolters Kluwer; 2016.

CÁNCER DE VULVA

SHANE R. STECKLEIN • ANUJA JHINGRAN

ANTECEDENTES

- **Incidencia/prevalencia:** < 6 000 cánceres de vulva diagnosticados cada año en los Estados Unidos.
- **Resultados:** la supervivencia a los 5 años para todos los estadios se estima en 72% (SEER).
- **Factores de riesgo:** infección previa por virus del papiloma humano de alto riesgo (VPH; detectado en el 50% de los cánceres de vulva), inmunosupresión, hábito tabáquico, edad avanzada, inflamación crónica (p. ej., liquen escleroso).

BIOLOGÍA Y CARACTERÍSTICAS TUMORALES

- **Patología:** el 90% de todos los cánceres de vulva son epidermoides. El adenocarcinoma representa la mayoría de las neoplasias epiteliales restantes. Otros subtipos no frecuentes incluyen los cánceres neuroendocrinos y el melanoma.

ANATOMÍA

- Los cánceres de vulva pueden surgir del prepucio, el clítoris, los labios mayores, los labios menores, la abertura uretral, las glándulas de Bartolino y Skene (es más probable que sea un adenocarcinoma) o el perineo.
- Drenaje a los nódulos linfáticos:
  - Inguinales → ilíacos externos → ilíacos comunes → paraaórticos.
  - Los tumores localmente avanzados que afectan el ano, el recto o el tabique rectovaginal también pueden diseminarse a través de los nódulos linfáticos ilíacos internos, presacros y perirrectales.

PROCESO DIAGNÓSTICO

- **Anamnesis y exploración física:** la presentación incluye hemorragia vulvar, prurito, secreción, disuria, masa vulvar o dolor.
- **Laboratorios:** BH, QS. Considerar la posibilidad de una prueba de embarazo.
- **Procedimientos/biopsia:** biopsia de la lesión o resección local radical.
- **Estudios de imagen:** TC de abdomen y pelvis y PET/TC (más sensible) para evaluar la presencia de linfadenopatías inguinales, pélvicas y paraaórticas. La vulva se visualiza mal en la TC; la RM pélvica es la modalidad de elección para obtener imágenes del tumor primario.

ESTADIFICACIÓN DEL CÁNCER DE VULVA (FIGO 2012)

Nota: la estadificación del cáncer de vulva de la FIGO es un híbrido de un abordaje de estadificación clínica y quirúrgica, que incluye exploración física, estudios de imagen y evaluación de la patología quirúrgica.

Estadio clínico	
IA	El tumor mide ≤ 2.0 cm, está confinado a la vulva o el perineo y con invasión del estroma ≤ 1.0 mm
IB	El tumor mide > 2.0 cm o con invasión del estroma > 1 mm, pero permanece confinado a la vulva o el perineo
II	Tumor de cualquier tamaño con extensión a las estructuras perineales adyacentes (1/3 inferior de la uretra, 1/3 inferior de la vagina o el ano)
IIIA	(i) Una metástasis en los nódulos linfáticos ≥ 5 mm o (ii) 1-2 metástasis en los nódulos linfáticos < 5 mm
IIIB	(i) Dos o más metástasis en los nódulos linfáticos ≥ 5 mm o (ii) tres o más metástasis en los nódulos linfáticos < 5 mm
IIIC	Nódulos positivos con diseminación extracapsular
IVA	(i) El tumor invade la mucosa vaginal o uretral superior, la mucosa de la vejiga, la mucosa rectal o el tumor se fija a un hueso pélvico o (ii) los nódulos linfáticos inguinofemorales están fijos o ulcerados
IVB	Cualquier metástasis a distancia, incluyendo los nódulos linfáticos pélvicos

ALGORITMO DE TRATAMIENTO

Cirugía	• Resección quirúrgica con márgenes de 1-2 cm • Se prefiere la rerresección para obtener márgenes positivos • Evaluación de los nódulos linfáticos inguinales (unilaterales o bilaterales, según la lateralización del primario) si hay invasión > 1.0 mm en la biopsia • Los nódulos linfáticos centinela positivos se pueden tratar con radioterapia adyuvante ± quimioterapia o disección de nódulos linfáticos inguinofemorales • La disección de los nódulos linfáticos inguinofemorales es el estándar de atención para las pacientes con nódulos inguinales clínicamente positivos
Radioterapia	• La radioterapia adyuvante a los nódulos linfáticos está indicada si se cumple uno de los siguientes (criterios de Homesley): > 1 nódulo linfático positivo o ≥ 1 nódulo con extensión extracapsular (EEC) • La radioterapia adyuvante al lecho de resección y la vulva está indicada si hay márgenes positivos en los que no es factible una cirugía adicional. Considerar seriamente los factores de riesgo adicionales, incluyendo IELV, márgenes negativos pero cercanos (< 8 mm fijados o < 1 cm en fresco), tamaño del tumor > 4 cm y > 5 mm de profundidad de invasión • La radioterapia definitiva se puede emplear en las pacientes con enfermedad nodular o primaria irresecable

TÉCNICA DE RADIOTERAPIA

• **SIM:** en decúbito supino, posición en ancas de rana, Vac-Lok® inferior (agregar Vac-Lok® superior si se tratan los campos extendidos), brazos sobre el pecho (por encima de la cabeza si se tratan los campos extendidos). Escanear desde la columna lumbar media hasta la parte media del fémur (extender la exploración hacia arriba hasta T10 si se tratan los campos extendidos). Colocar el isocentro en la línea media, en el plano medio, ~2 cm por encima de las cabezas femorales.

• **Dosis prescrita al volumen en riesgo:**
Tratamiento adyuvante:

Vulva	Márgenes > 5 mm	45-50 Gy
	Márgenes > 1-2 mm pero ≤ 5 mm	50-54 Gy
	Márgenes < 1-2 mm	54-56 Gy
	Márgenes positivos o enfermedad residual macroscópica	≥ 60 Gy
Nódulos	Enfermedad microscópica, sin EEC	45-50 Gy
	Nódulos con aumento de volumen, pero sin EEC	50-56 Gy
	EEC	60-66 Gy
	Enfermedad residual macroscópica	60-70 Gy

Tratamiento definitivo:

Vulva	Lesión primaria irresecable	60-66 Gy
Nódulos	Nódulos sospechosos < 1 cm	56-60 Gy
	Nódulos sospechosos 1-2 cm	60-66 Gy
	Nódulos sospechosos > 2 cm	64-70 Gy
	Nódulos voluminosos o fijos	66-70 Gy

- Tratamiento inicial con haz externo: 45 Gy en 25 fracciones a 1.8 Gy/fx (considerar la sobreimpresión integrada simultánea a 50-52.5 Gy de la enfermedad grave o en los volúmenes clínicos objetivo de alto riesgo).
- Sobreimpresiones: reforzar secuencialmente en la enf. grave o los volúmenes clínicos objetivo de alto riesgo a las dosis esperadas usando el tratamiento de haz externo a 1.8-2.0 Gy/fx.
- **Objetivos:**
  - Tratamiento adyuvante:
    - Para márgenes cercanos/positivos: vulva y lecho tumoral con al menos 2 cm de vagina proximal al lecho operatorio.
    - Para nódulos positivos: nódulos inguinofemorales y pélvicos* ± nódulos linfáticos paraaórticos.
  - Tratamiento definitivo:
    - Nódulos vulvares, inguinofemorales y pélvicos* (*véase después*) ± nódulos linfáticos paraaórticos.

*Para los nódulos linfáticos inguinales negativos, el objetivo nodular debe extenderse hasta la parte inferior de la articulación sacroilíaca (SI) o la bifurcación de la ilíaca común; para los nódulos linfáticos inguinales positivos pero los nódulos pélvicos negativos, el objetivo nodular debe extenderse a la articulación SI media; para los nódulos linfáticos pélvicos positivos, el borde del campo superior es la bifurcación aórtica. Para las pacientes con nódulos ilíacos comunes, se pueden tratar los nódulos paraaórticos inferiores. Si se considera la radioterapia definitiva para las pacientes con nódulos paraaórticos positivos, debe tratarse todo el VCO nodular paraaórtico.

- **Técnica:** IMRT/VMAT para reducir la dosis en la pelvis central y el monte del pubis. DTL en la primera fracción para asegurar la dosis adecuada (fig. 56-1).
- **IGRT:** imágenes kV diarias.
- **Restricciones de dosis (haz externo)**
  Vejiga: V45 Gy < 50%.
  Recto: V45 Gy < 80%.
  Cabezas femorales: V40 < 15%.
  Riñón (cada uno): V20 < 33%, V15 < 50%.
  Intestino delgado: V40 < 30%.
  Duodeno: V55 < 15 cc, V60 < 2 cc.
  Médula espinal: < 45 Gy máx.

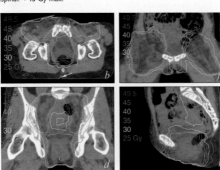

Figura 56-1 Plan de tratamiento representativo que ilustra la cobertura de los volúmenes clásicos del VCO (sombreado de *color rojo*) y VPO (sombreado de *color púrpura*) para una paciente con cáncer de vulva sometida a IMRT. *Véase la sección a color* (adaptado de Eifel and Klopp, *Gynecologic Radiation Oncology: A Practical Guide*).

QUIMIOTERAPIA

- **Concurrente:** cisplatino (40 mg/m² una vez a la semana) durante 5-6 ciclos, extrapolado de los datos para cáncer de cuello uterino.

TRATAMIENTO DE EFECTOS ADVERSOS

Véase el capítulo **Cáncer de vagina**.

SEGUIMIENTO

- Dilatadores o coito vaginales 2-3 veces a la semana después de que la vulva haya sanado para mitigar la estenosis vaginal.
- Espaciar la anamnesis y la exploración física cada 3-6 meses durante 2 años, luego cada 6-12 meses durante el tercer al quinto año, después anualmente. Citología cervical/vaginal según lo recomendado para la detección de neoplasias de las vías genitourinarias inferiores.
- Obtener imágenes con base en los síntomas o los hallazgos de la exploración que sugieran recurrencia.

ENSAYOS CLÍNICOS RELEVANTES

Radioterapia adyuvante para los nódulos linfáticos inguinales positivos: GOG-37 (*Homesley Obstet Gynecol* 1986). Ensayo aleatorizado de 114 pacientes con nódulos inguinales positivos después de la vulvectomía radical y la linfadenectomía inguinofemoral bilateral asignadas al azar a resección de nódulos pélvicos o radioterapia inguinal adyuvante a 45-50 Gy en 5-6.5 semanas. La supervivencia general a los 2 años fue del 68% para el grupo de radioterapia vs. 54% para el grupo de resección de nódulos pélvicos (p =0.03).

Disección de la ingle vs. radioterapia para pacientes N0-N1: GOG-88 (*Stehman et al. IJROBP* 1992). Ensayo aleatorizado (terminado prematuramente) de 58 pacientes con carcinoma epidermoide vulvar clínicamente N0-N1 aleatorizadas a disección inguinal o radioterapia inguinal a 50 Gy en 25 fracciones prescritas a 3 cm por debajo de la piel. Se observó recaída inguinal en el 18.5% de las pacientes con radioterapia vs. 0% en las pacientes con disección (p = 0.03). Numerosas críticas a este ensayo, incluyendo la terminación prematura del ensayo y la profundidad inadecuada de la dosis prescrita.

Tamaño de las metástasis en el nódulo linfático centinela (NLC) y riesgo de metástasis nodulares adicionales: GROINSS-V (*Oonk et al. Lancet Oncol* 2010). 403 pacientes con CE vulvar T1-T4 (< 4 cm) se sometieron a BNC seguida de linfadenectomía inguinofemoral si el NLC era positivo. Enfermedad identificada en 135 (33%) de las pacientes, de las cuales 115 (85%) fueron sometidas a linfadenectomía. El riesgo de metástasis distinta al NLC se incrementó con el aumento del tamaño de la metástasis en el NLC. Todas las pacientes con metástasis en el NLC deben recibir un tratamiento adicional en la ingle. Pronóstico significativamente peor en las pacientes con metástasis del NLC > 2 mm (69.5% vs. 94.4%, p = 0.001).

Atlas de contornos: RTOG (*Gaffney et al. IJROBP* 2016). Consensus guidelines for contouring and treatment of vulvar cancer.

Orientación adicional: Eifel and Klopp, *Gynecologic Radiation Oncology: A Practical Guide.* Wolters Kluwer; 2016.

CÁNCER DE OVARIO

SHANE R. STECKLEIN • LILIE L. LIN

ANTECEDENTES

- **Incidencia/prevalencia:** es el segundo cáncer ginecológico más frecuente y la quinta causa más frecuente de muerte relacionada con el cáncer en mujeres en los Estados Unidos (22 440 diagnósticos, 14 080 muertes estimadas en 2017 [ACS]).
- **Resultados:** la supervivencia a los 5 años para todos los estadios se estima en el 47% (SEER).
- **Demografía:** riesgo de por vida de 1 de cada 77 (1.3%).
- **Factores de riesgo:** edad; antecedentes familiares de cánceres de mama, ovario o colorrectal, síndromes de cáncer familiar (síndrome de cáncer de mama y ovario hereditario, síndrome de hamartoma *PTEN*, cáncer colorrectal hereditario no polipósico, síndrome de Peutz-Jeghers), obesidad, nuliparidad o primer embarazo después de los 35 años de edad.

BIOLOGÍA Y CARACTERÍSTICAS TUMORALES

- **Patología:** los cánceres epiteliales de ovario (CEO) constituyen el 85-90% de todos los cánceres de ovario e incluyen las neoplasias malignas primarias de las tubas uterinas y el cáncer peritoneal primario. Los cánceres de ovario de tipo I incluyen los subtipos serosos, endometrioides y mucinosos de grado bajo y, a menudo, presentan mutaciones en *KRAS*, *BRAF* o *PTEN* (*Singer et al. JNCI* 2015). Los cánceres de ovario de tipo II son predominantemente carcinoma seroso de alto grado (70% de todos los cánceres de ovario), que están asociados con la mutación *TP53* (*Ahmed et al. J Pathol* 2010), pero también incluyen carcinomas indiferenciados y carcinosarcomas. Entre el 10 y 15% de los tumores de ovario son tumores limítrofes o tumores de células germinales.

- **Genética:** las mutaciones deletéreas heredadas en *BRCA1* y *BRCA2* conducen al ~40% y 15% de riesgo de por vida de cáncer de ovario, respectivamente. En general, entre el 18 y 24% de las pacientes con cáncer de ovario portan mutaciones hereditarias en *BRCA1*, *BRCA2*, *BARD1*, *BRIP1*, *CHEK2*, *MRE11A*, *MSH2*, *MSH6*, *NBN*, *PALB2*, *PMS2*, *RAD50*, *RAD51C*, *RAD51D* o *TP53* (*Walsh et al. PNAS 2011; Norquist et al. JAMA Oncol 2016*). Los tumores con mutaciones en *BRCA* u otros genes de la vía de recombinación homóloga son hipersensibles a la QT con base en platino y a los inhibidores de la poli(ADP)ribosa-polimerasa (PARP).

ANATOMÍA

- Los ovarios se encuentran cerca de los cuernos uterinos en la abertura de las tubas uterinas y están conectados a la superficie lateral del útero a través del ligamento uteroovárico.
- El drenaje linfático de los ovarios y las tubas uterinas sigue principalmente a los vasos gonadales; el primer escalón del drenaje son los nódulos paraaórticos y aortocavos. Con poca frecuencia, los cánceres de ovario pueden drenar a lo largo del ligamento redondo hasta los nódulos linfáticos inguinales.
- La diseminación intraperitoneal es el mecanismo principal de diseminación de este cáncer.

PROCESO DIAGNÓSTICO

- **Anamnesis y exploración física:** la presentación incluye distensión abdominal, dolor pélvico o abdominal, saciedad temprana y polaquiuria. Evaluación del riesgo genético para todas las pacientes.
- **Laboratorios:** BH, QS, enzimas hepáticas, CA-125. Considerar la posibilidad de una prueba de embarazo.
- **Procedimientos/biopsia:** biopsia o citología peritoneal según la necesidad.
- **Estudios de imagen:** ecografía, TC o RM de abdomen/pelvis o PET. Radiografía de tórax o TC de tórax para evaluar los pulmones.

ESTADIFICACIÓN DEL CÁNCER DE OVARIO (FIGO 2014)

Estadio FIGO	
IA	Tumor limitado a un ovario, con cápsula intacta, sin tumor en la superficie, lavados negativos
IB	El tumor afecta a ambos ovarios; por lo demás, como en el estadio IA
IC1	Tumor limitado a uno o ambos ovarios con derrame quirúrgico
IC2	Tumor limitado a uno o ambos ovarios con rotura de la cápsula antes de la cirugía o tumor en la superficie del ovario
IC3	Tumor limitado a uno o ambos ovarios con células malignas en ascitis o lavados peritoneales
IIA	Extensión o implante en el útero o las tubas uterinas
IIB	Extensión a otros tejidos pélvicos intraperitoneales
IIIA1	Nódulos linfáticos retroperitoneales positivos (IIIA1 [i] ≤ 10 mm, IIIA1 [ii] > 10 mm)
IIIA2	Afectación peritoneal microscópica extrapélvica (por encima del borde) con o sin nódulos linfáticos retroperitoneales positivos
IIIB	Afectación peritoneal extrapélvica macroscópica ≤ 2 cm con o sin nódulos linfáticos retroperitoneales positivos; incluye extensión a la cápsula del hígado o el bazo
IIIC	Como IIIB, pero la afectación peritoneal extrapélvica es > 2 cm
IVA	Derrame pleural con citología positiva
IVB	Metástasis parenquimatosa hepática o esplénica o metástasis a órganos o nódulos linfáticos extraabdominales (incluyendo los nódulos linfáticos inguinales)

ALGORITMO DE TRATAMIENTO

Estadio IA o IB, fertilidad deseada	Salpingooforectomía unilateral (IA) o bilateral (IB) con estadificación quirúrgica completa
IA-IV, resecable quirúrgicamente, fertilidad no deseada	Histerectomía abdominal total, salpingooforectomía bilateral y estadificación quirúrgica completa y citorreducción según la necesidad
Volumen en estadios III-IV o mala candidata quirúrgica	Considerar la quimioterapia neoadyuvante con o sin citorreducción de intervalo e histerectomía abdominal total y salpingooforectomía bilateral

QUIMIOTERAPIA

- La quimioterapia adyuvante con platino/taxano se emplea para todos los cánceres de ovario de grado alto. Las pacientes con enfermedad en estadio I reciben 3-6 ciclos, mientras que se recomiendan 6 ciclos para aquellas en estadio II-IV.
- La quimioterapia neoadyuvante se puede utilizar en las pacientes con enfermedad voluminosa o irresecable.
- A menudo, la quimioterapia intraperitoneal se recomienda para las pacientes con enfermedad en estadio II-IV que se han sometido a una cirugía citorreductora óptima.
- En la recaída, el principal determinante de la respuesta a la terapia adicional y el resultado es el intervalo entre la última quimioterapia con platino y la recurrencia de la enfermedad.
  - \> 6 meses = sensible al platino, considerar la quimioterapia adicional a base de platino.
  - ≤ 6 meses = resistente al platino, pasar a quimioterapia de segunda línea (docetaxel, etopósido, gemcitabina, doxorrubicina liposómica, topotecán ± bevacizumab).

TÉCNICA DE RADIOTERAPIA

- La radioterapia se utiliza con poca frecuencia como primera línea en el tratamiento del cáncer de ovario.
- Los ensayos previos de radioterapia de abdomen completo (RTAC) mostraron cierta eficacia en el tratamiento curativo del cáncer de ovario. Debido a la toxicidad, los desafíos técnicos y las mejorías en la quimioterapia, la RTAC no ha sido ampliamente adoptada.
- El uso principal de la radioterapia para el cáncer de ovario es la paliación de la enfermedad recurrente o metastásica.
- La radioterapia definitiva está justificada en algunas pacientes seleccionadas con recurrencias locales o nodulares confinadas posquimioterapia. La radioterapia puede ser particularmente eficaz en las pacientes con histologías de células claras (*Hoskins et al. JCO* 2012), mucinosa o endometrioide. Es menos eficaz y se utiliza poco para los tumores serosos limítrofes o de bajo grado.
  - El VTM debe tratarse con 60-66 Gy (DEQ$_2$).
  - El VCO, que incluye regiones de posible infiltración de tejidos blandos adyacentes y nódulos linfáticos regionales adyacentes, debe tratarse con 45-50 Gy (DEQ$_2$).
  - Se puede utilizar RTC3D o IMRT según la ubicación, la anatomía y la proximidad de las estructuras críticas.

ENSAYOS CLÍNICOS RELEVANTES

RTAC frente a radioterapia y quimioterapia pélvica: Princess Margaret (*Dembo et al. Cancer Treat Rep* 1979). Ensayo prospectivo que aleatorizó a 231 pacientes con cáncer de ovario en estadio IB-III tratadas postoperatoriamente con RTAC frente a radioterapia pélvica y quimioterapia con clorambucilo. La supervivencia libre de recurrencia fue del 64% en el grupo RTAC vs. 40% en el grupo de radioterapia pélvica y clorambucilo.

Beneficio de la radioterapia en el cáncer de ovario de células claras: British Columbia Cancer Agency (*Hoskins et al. JCO* 2012). Revisión retrospectiva de 241 pacientes con cáncer de ovario de células claras en estadio I o II que recibieron quimioterapia o quimiorradioterapia adyuvante (RTAC). En el análisis de subgrupos, la radiación postoperatoria mejoró la SLE a los 5 años en las pacientes con estadio IC (excluyendo rotura sola) y enfermedad en estadio II en un 20%.

Radioterapia para el cáncer de ovario locorregionalmente recurrente: MD Anderson (*Brown et al. Gynecol Oncol* 2013). Revisión retrospectiva de 102 pacientes con recurrencias nodulares y extranodulares localizadas tratadas con radioterapia definitiva del campo afectado (RTCA) hasta ≥ 45 Gy. El control de la enfermedad en el campo durante 5 años fue del 71%. La radioterapia se asocia con un excelente control local, intervalos prolongados sin enfermedad y cura en pacientes adecuadamente seleccionadas.

SARCOMA DE TEJIDOS BLANDOS

KAITLIN CHRISTOPHERSON • B. ASHLEIGH GUADAGNOLO

ANTECEDENTES

- **Incidencia/prevalencia:** grupo heterogéneo de tumores sólidos de origen celular mesenquimatoso. Infrecuentes: 12000 casos diagnosticados cada año en los Estados Unidos. Representa el 1% de los cánceres en los adultos. Tasas de fallas a distancia relativamente altas.
- **Resultados:** supervivencia específica de la enfermedad a los 10 años de ~60%. Factores pronósticos de supervivencia: **grado**, tamaño, localización, afectación de nódulos linfáticos, edad (si es mayor tiene peor pronóstico). Factores pronósticos de recurrencia local: **margen positivo**, enfermedad localmente recurrente, localización en cabeza y cuello, localización retroperitoneal, edad avanzada.
- **Demografía:** la mediana de edad en el momento del diagnóstico es de 45-55 años.
- **Factores de riesgo:** puede asociarse con síndromes genéticos como Li-Fraumeni, esclerosis tuberosa, PAF y NF1. Exposición previa a radiaciones ionizantes. La mayoría de los casos no tienen una exposición predisponente clara. Las lesiones traumáticas no se han asociado con un mayor riesgo de desarrollar sarcomas.

BIOLOGÍA Y CARACTERÍSTICAS DEL TUMOR

- **Subtipo histológico:** más de 20 categorías principales de STB con > 60 subtipos histológicos. Las histologías más frecuentes incluyen sarcoma pleomorfo indiferenciado (SPI), liposarcoma, sarcoma sinovial y leiomiosarcoma.
- **Patología:** la biopsia con aguja gruesa es ideal. Debe evitarse la biopsia por resección. Es importante la revisión por un patólogo experto en sarcomas debido a la rareza y la diversidad de los tumores. El grado es pronóstico para las MD y la SG. Buscar translocaciones distintivas (sarcoma sinovial t[X; 18] SS18-SSX1/SSX2 o liposarcoma mixoide t[12; 16]). La amplificación de *MDM2* en el liposarcoma bien diferenciado y el liposarcoma desdiferenciado se usa para distinguir de los tumores adiposos benignos y los sarcomas poco diferenciados (que son negativos para la amplificación).
- **Estudios de imagen:** aspectos mixtos. Por lo general, en la RM en tumor en T1 es isointenso y en T2 es hiperintenso.

ANATOMÍA

- Puede ocurrir en cualquier lugar, pero la ubicación más frecuente es en los miembros inferiores ≫ miembros superiores = tronco superficial = retroperitoneal > cabeza y cuello.
- Afectación de los nódulos linfáticos en < 5% de todos los casos. Más frecuente (15%) en los tumores «CARE», sarcoma de células claras, angiosarcoma (cutáneo), rabdomiosarcoma y sarcoma epitelioide.

PROCESO DIAGNÓSTICO

- **Anamnesis y exploración física:** centrarse en los antecedentes personales/familiares de cáncer; consultar al servicio de genética cuando sea apropiado.
- **Procedimientos/biopsia:** biopsia con aguja gruesa o incisional.
- **Estudios de imagen:** RM con gadolinio para las lesiones primarias de extremidades y tronco superficial. TC con contraste para primarios en cabeza y cuello y retroperitoneales. TC de tórax para estadificación. Para **sitios retroperitoneales**, obtener una gammagrafía de perfusión renal a fin de evaluar la función renal diferencial antes de la radioterapia o la cirugía.

ESTADIFICACIÓN DEL SARCOMA DE TEJIDOS BLANDOS

(AJCC 8TH EDITION)

Estadio T		Estadio N	
T1	Tumor ≤ 5 cm en su mayor dimensión	N0	Sin nódulos regionales
T2	Tumor > 5 cm, pero ≤ 10 cm en su mayor dimensión	N1	Metástasis en los nódulos linfáticos regionales
T3	Tumor > 10 cm pero ≤ 15 cm en su mayor dimensión		
		Estadio M	
T4	Tumor > 15 cm en su mayor dimensión	M0	Sin metástasis a distancia
		M1	Metástasis distante

Estadio general					
	G1	**G2**	**G3**	**N1 o M1**	El **grado** se determina mediante una puntuación de diferenciación total, necrosis y recuento mitótico y se incorpora a la estadificación como se indica a la izquierda.
T1	IA	II			
T2		IIIA		IV	
T3	IB		IIIB		
T4					

ALGORITMO DE TRATAMIENTO

Estadio I	Cirugía sola, RLA (preservación de la extremidad). Si R0, se puede vigilar. Considerar la posibilidad de obtener márgenes negativos y lo que implicaría la cirugía de rescate
Estadio II-III	Favorecer la radioterapia preoperatoria seguida de cirugía Si se realiza una cirugía inicial, recomendar la radioterapia postoperatoria Considerar la quimioterapia neoadyuvante si es de alto grado y estadio T2-T4
Estadio IV	Quimioterapia y cuidados de soporte

TÉCNICA DE RADIOTERAPIA

- **SIM:** depende de la ubicación anatómica. Se prefiere la posición supina, puede ser necesaria la posición prona. Para los casos postoperatorios, colocar una guía metálica en la cicatriz o en todo el campo para ayudar con la delineación del objetivo. No apuntar específicamente a los sitios de drenaje.

  Miembro inferior: vac-Lok® para la extremidad afectada. TC realizada con los pies por delante. Se puede elevar la pierna no afectada para aislarla si es necesario.

  Miembro superior: vac-Lok® superior. La posición del brazo depende de la ubicación del tumor primario. Puede necesitar un bolo.

  Extremidades distales: puede considerarse una almohadilla personalizada ± mascarilla Aquaplast® para ayudar con la inmovilización.

  Cabeza y cuello: antes de la SIM, considerar la evaluación dental o la necesidad de una endoprótesis. Mascarilla Aquaplast®.

- **Dosis: preoperatoria:** 50 Gy a 2 Gy/fx.

  Postoperatoria: 60 Gy a 2 Gy/fx para resección R0, con reducción del tamaño del campo después de 50 Gy. Sobreimpresión a 64-68 Gy para un margen positivo.

  (A pesar de la dosis de sobreimpresión más alta, la recurrencia local es más alta para la resección R1/2; en otras palabras, una dosis de radiación más alta no compensa la falta de resección R0).

  Consideraciones: si la IMRT es preferible para los casos postoperatorios, también se puede considerar una técnica de sobreimpresión integrada simultánea en la que el VTM (lecho postoperatorio) se trata a 59.92 Gy en 28 fracciones (2.14 Gy/fx) y el VCO a 50.4 cGy en 28 fracciones (1.8 Gy/fx). *Véase la figura 58-1.*

- **Objetivo: preoperatorio:** VTM + 4 cm longitudinalmente sup./inf. a lo largo de los planos fasciales y 1.5 cm radialmente para obtener el VCO *(Haas et al. IJROBP 2012).*

  Postoperatorio: VTM virtual = lecho postoperatorio.

  VCO50 como arriba (4 cm sup./inf., 1.5 cm radialmente fuera del VTM virtual).

  Cono inferior hasta VCO60-68 (VTM virtual + 2 cm sup./inf., 1.5 cm radialmente).

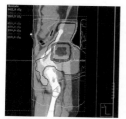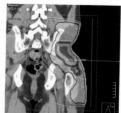

Figura 58-1 Imágenes sagitales y coronales (I → D) representativas de un plan de tratamiento de IMRT para un hombre de 40 años de edad en tratamiento con radioterapia adyuvante después de la resección R0 de un TNEP de grado III del miembro inferior izquierdo. El uso de IMRT permitió reducir la dosis a la cabeza femoral izquierda/fémur proximal. La línea *roja* de isodosis representa 59.92 Gy (que cubre el VTM) y la *azul*, 50.40 Gy (que cubre el VCO). **Véase la sección a color.**

Consideraciones: las expansiones del VCO se pueden incrementar en áreas de difícil acceso quirúrgico o para las histologías de diseminación superficial. Los VCO pueden recortarse para excluir al hueso si no está afectado. No cubrir los nódulos electivos para ninguna histología que no sea rabdomiosarcoma alveolar en casos específicos. Las expansiones del VPO son típicamente de 0.5-1 cm según las técnicas de imagen diarias.
- **Técnica: RTC3D:** preferimos la planificación 3D en las extremidades. Considerar campos opuestos paralelos (con borde profundo no divergente para excluir al hueso/articulación). También se pueden utilizar otras configuraciones de los haces (par de cuñas, oblicuas, etc.). Se puede utilizar la ponderación asimétrica del haz si el tumor no está ubicado en el centro.

  IMRT: considerar las técnicas de radiación más conformacionales para los miembros inferiores proximales, el tórax, la pelvis, el retroperitoneo, la cabeza y el cuello (v. fig. 58-1).

Sarcoma de Ewing extraóseo en adultos: una entidad clínica diferente
Tumor de células pequeñas, redondas y azules. Muy poco frecuente. Más frecuente en niños
Translocación t(11; 22) o t(21; 22) en el 95% de los casos
Quimioterapia intensiva inicial para todos
El tumor local se puede tratar con cirugía o radioterapia definitiva según la ubicación. También se puede utilizar la modalidad combinada
Dosis de radioterapia • Definitiva: 60 Gy • Preoperatoria: 50 Gy • Postoperatoria: 60 Gy

Rabdomiosarcoma en adultos: una entidad clínica diferente
Los adultos con rabdomiosarcoma evolucionan peor que los pacientes pediátricos
Subtipos alveolar, embrionario y pleomorfo
No está claro si las dosis de radioterapia pediátrica son suficientes. A menudo, aumentar la dosis a > 50 Gy, hasta 60 Gy, respetando la tolerabilidad del tejido normal adyacente. Dosis similar a otros STB en adultos

- **IGRT:** relacionada con la modalidad utilizada y el sitio del cuerpo.
  Típicamente se utiliza kV diario (para la planificación 3D: considerar la posibilidad de rotar el colimador en paralelo con el hueso largo para la configuración y la alineación del kV).
- **Directriz de planificación (para fraccionamiento convencional):**
  Excluir una «cinta» de 1 cm en la circunferencia de la extremidad/piel.
  Evitar tratar toda la circunferencia de la extremidad a > 45 Gy.
  Evitar tratar toda la circunferencia del fémur a ≥ 50 Gy.
  Evitar ½ sección transversal en los huesos que soportan peso; V40 < 64%.
  Bloquear parte de la cavidad articular; V45 < 50%.
  Evitar > 45 Gy al 50% de los tendones principales (rotuliano/aquíleo).

CIRUGÍA

- Es el pilar del tratamiento de los sarcomas de tejidos blandos.
- Realizar resección local amplia con el objetivo de un margen ampliamente negativo (objetivo = tejido normal de 2 cm alrededor del tumor, a menos que el tumor colinde con una barrera natural para diseminarse a los huesos o nervios).
- En pacientes no irradiados con resección R1 o R2, considerar cirugía adicional o rerresección antes de radioterapia o radioterapia preoperatoria a 50 Gy seguida de rerresección.

QUIMIOTERAPIA

- Controvertida, ya que los estudios no han demostrado el beneficio sobre la SG.
- Los autores consideran la quimioterapia neoadyuvante para pacientes con tumores grandes de alto grado (> 5 cm). Se prefiere la quimioterapia neoadyuvante sobre la adyuvante debido a una tasa de respuesta del 20-30% a la quimioterapia, ya que la enfermedad medible intacta es importante. Por lo general, evaluar la respuesta después de 2-4 ciclos.
- El esquema de quimioterapia inicial estándar incluye adriamicina/ifosfamida para la mayoría de los STB. Otros fármacos utilizados con frecuencia incluyen doxorrubicina, gemcitabina y docetaxel. Se puede considerar la terapia dirigida con pazopanib (TKI) y trabectedina (se dirige a la transcripción FUS-CHOP), ya que ambos están aprobados por la FDA para casos de STB avanzados. También se puede considerar inscribir a los pacientes en ensayos con otros fármacos dirigidos (inhibidores de MDM2, inmunoterapia).

TRATAMIENTO DE EFECTOS ADVERSOS

- Protección de la piel: emolientes de primera línea. Pueden agregarse baños con acetato de aluminio. Si se presenta mayor toxicidad cutánea de grado 2 (+), considerar vendaje absorbente de espuma. Para la dermatitis de grado 3, considerar la crema con sulfadiazina de plata (los fines de semana o después de que la radioterapia se haya completado totalmente). Tener un umbral bajo para considerar infecciones/antibióticos en el contexto de tumores fungantes.

RECURRENCIAS LOCALES

- En un paciente sin radiación previa con recurrencia local de STB, tratar con radiación preoperatoria (50 Gy) seguida de cirugía si es posible.
- En general, evitar la reirradiación, ya que se han informado complicaciones después de la reirradiación de hasta el 80% y no se ha demostrado que la reirradiación mejore el control local de los tumores que han sido previamente irradiados.

ENSAYOS CLÍNICOS RELEVANTES

Cirugía preservadora de extremidad (CPE) + RT producen SG y SLE similares

- *Rosenberg et al. Ann Surg 1982.* ECA prospectivo, (2:1) CPE + radioterapia postoperatoria frente a amputación. Todos los pacientes recibieron quimioterapia postoperatoria con adriamicina y ciclofosfamida seguida de metotrexato en dosis altas. Dosis de radioterapia de 45-50 Gy entre articulaciones, reduciendo la sobreimpresión del campo a 60-70 Gy. Falla local del 15% (CPE + radioterapia) vs. 0% (amputación) ($p = 0.06$). SG y SLE para CPE + RT 83%/71% vs. amputación 88%/78% (p = no significativa). Conclusión: la CPE + la radioterapia son eficaces para la mayoría de los objetivos finales. La resección R1 aumenta el riesgo de recurrencia local.

La RT preoperatoria produce menos fibrosis a largo plazo que la RT postoperatoria

- *O'Sullivan et al. Lancet 2002.* ECA prospectivo de 2 grupos: 190 pacientes asignados al azar a radioterapia preoperatoria de 50 Gy en fracciones de 2 Gy (más sobreimpresión postoperatoria de 16-20 Gy si margen quirúrgico [+]) vs. radioterapia postoperatoria de 50 Gy, con un cono inferior de 66-70 Gy. Las complicaciones fueron el criterio de valoración principal ($\leq$ 120 días después de la operación). Las complicaciones fueron más frecuentes en la RT preoperatoria (35% vs. 17%, $p = 0.01$). No hubo diferencia en el control local, la SLP y las MD. El margen quirúrgico (+) predice la falla local. El tamaño y el grado son pronósticos de la SLR y la SG.
- *Davis et al. Radiother Oncol 2005.* Se analizaron 129 pacientes del ensayo O'Sullivan (antes). Análisis de la función 2 años después del tratamiento. La fibrosis de grado 2 (+) fue menor en el grupo preoperatorio; 31% vs. 48% en el grupo postoperatorio ($p = 0.07$). El edema y la rigidez articular también fueron menores en el brazo preoperatorio, 18% vs 23% (no significativo). En el análisis multivariado, el tamaño del campo fue un factor pronóstico significativo de fibrosis y rigidez. No hay diferencias significativas en la función informada por los centros o los médicos. Conclusión: la radioterapia postoperatoria tiende a producir más fibrosis.

Documentos de consenso

- Radioterapia para STB de una extremidad (*Haas et al. Int J Radiat Oncol Biol Phys 2012*). Revisión de datos con respecto a la radioterapia para el STB de extremidades y las implicaciones para el control local, la supervivencia y las complicaciones. La radioterapia preoperatoria y postoperatoria se comenta junto con recomendaciones de consenso para los volúmenes objetivo.
- Guías de tratamiento para la radioterapia preoperatoria para el sarcoma retroperitoneal (*Baldini et al. Int J Radiat Oncol Biol Phys 2015*). Panel de expertos de 15 radiooncólogos académicos y revisión sistemática de los datos publicados sobre la radioterapia preoperatoria para el sarcoma retroperitoneal. No se ha establecido la función de la radioterapia para el SRP. En espera del ensayo EORTC STRASS. Describe la selección de pacientes y los volúmenes recomendados a partir de los datos disponibles.

MELANOMA

KAITLIN CHRISTOPHERSON • B. ASHLEIGH GUADAGNOLO

ANTECEDENTES

- **Incidencia/prevalencia:** cáncer de piel agresivo. Representa el 1% de todos los cánceres de piel en los Estados Unidos. La incidencia es de ~87 000 casos nuevos al año, con 10 000 muertes al año. La incidencia está en aumento en las últimas tres décadas.
- **Resultados:** la supervivencia a los 5 años para los melanomas localizados varía en función de la profundidad/grosor, pero puede ser mayor al 90% para las lesiones con < 1 mm de profundidad. Con presencia de adenopatía regional, la supervivencia a los 5 años es del 60%. Con la presencia de MD, la supervivencia a los 5 años es de ~10-20%.

- **Demografía:** la mediana de edad al diagnóstico es de 60 años. Caucásicos ≫ hispanos > afroamericanos. En pacientes < 50 años de edad, es más frecuente en mujeres. En pacientes > 50 años de edad, es más frecuente en hombres.
- **Factores de riesgo:** exposición a los rayos ultravioleta (UV), antecedentes familiares, antecedentes de múltiples lunares atípicos o nevos displásicos. Mayor riesgo entre pacientes inmunodeprimidos. Antecedentes de xeroderma pigmentoso.

BIOLOGÍA Y CARACTERÍSTICAS DEL TUMOR

- **Subtipo histológico:** diseminación superficial (70% de los casos, surge de un nevo displásico pigmentado), lentigo maligno, nodular, lentiginoso acral y desmoplásico (es más probable que sea neurotrópico, pero puede ser amelánico).
- **Patología:** la célula de origen es el melanocito. El informe de patología debe incluir lo siguiente: grosor de Breslow, ulceración, tasa mitótica del tumor primario, márgenes de resección, microsatelitosis, nivel de Clark y presencia de desmoplasia. Se deben considerar las pruebas genéticas moleculares para evaluar el estado mutacional de *BRAF* si se considera la afectación nodular o metastásica en el momento de la presentación o si se considera un ensayo clínico.
- **Estudios de imagen:** no se recomiendan las imágenes de rutina en los estadios 0-II, a menos que haya síntomas focalizados. Estadio III (BNC[+]), considerar TC de tórax/abdomen/pelvis basal. Estadio III (cN[+], metástasis en tránsito o microsatelitosis), por lo menos TC del compartimento corporal primario. Considerar la RM encefálica y la PET/TC para el estadio IIIC-IV.

ANATOMÍA

- Puede ocurrir en cualquier parte de la piel, predominantemente en áreas expuestas al sol. Las ubicaciones más frecuentes en los hombres son la espalda, seguida de la cabeza/cuello. Las localizaciones más frecuentes en las mujeres son las extremidades y el tronco.

Niveles de Clark (ahora reemplazados por la profundidad de la invasión)	
Nivel 1	Confinado a la epidermis
Nivel 2	Invasión de la dermis papilar
Nivel 3	Invasión de la unión de la dermis papilar y la reticular
Nivel 4	Invasión de la dermis reticular
Nivel 5	Invasión de la grasa subcutánea

PROCESO DIAGNÓSTICO

- **Anamnesis y exploración física:** exploración cutánea completa y enfocada en la piel y los nódulos linfáticos regionales con evaluación de los factores de riesgo de melanoma.
- **Procedimientos/biopsia:** de manera óptima, se prefiere una biopsia por resección para cualquier lesión pigmentada sospechosa con márgenes negativos de 1-3 mm. Considerar la posibilidad de realizar una biopsia en sacabocados de espesor completo si se trata de un área difícil (dedo distal, cara, palmas de las manos) vs. una biopsia por resección. Evitar las biopsias por rasurado, ya que no brindan información sobre la profundidad.
- **Imágenes/laboratorios:** no recomendados para estadios 0, IA, IB y II. Se puede considerar la ecografía del área linfoportadora antes de la BNC en los pacientes con enfermedad en estadio I/II con una exploración física con nódulos linfáticos dudosos. Para la enfermedad en estadios III-IV o recurrente, obtener imágenes de TC tórax/abdomen/pelvis con contraste o PET/TC con FDG de cuerpo entero. Obtener una RM encefálica con contraste si está clínicamente indicado.

ESTADIFICACIÓN DEL MELANOMA (AJCC 8TH EDITION)

Estadio T		Estadio N		
Tis	Carcinoma in situ	Nx		Nódulos linfáticos regionales no evaluados
		N1		Un nódulo afectado por el tumor o metástasis en tránsito, satélite o microsatélite (t/s/m) sin nódulos afectados por el tumor
T1a	Melanoma ≤ 0.8 mm de espesor sin ulceración	N1 a/b/c		A: un nódulo afectado por tumor clínicamente oculto detectado por BNC sin t/s/m
T1b	Melanoma ≤ 0.8 mm con ulceración o cualquier melanoma 0.8-1.0 mm			B: un nódulo afectado por el tumor detectado clínicamente sin t/s/m C: presencia de metástasis t/s/m sin enfermedad de los nódulos linfáticos regionales

Estadio T		Estadio N	
T2 (a/b[a])	Melanoma 1.01-2.0 mm	N2	Metástasis en 2-3 nódulos linfáticos regionales o metástasis t/s/m con un nódulo afectado por el tumor
T3 (a/b[a])	Melanoma 2.01-4.0 mm	N2 a/b/c	A: nódulos clínicamente ocultos sin t/s/m B: nódulos clínicamente detectados (al menos uno) sin t/s/m C: metástasis t/s/m con un nódulo afectado por el tumor
		N3	Metástasis en 4 nódulos linfáticos regionales o metástasis t/s/m con ≥ 2 nódulos afectados por el tumor, o cualquier número de nódulos adheridos con o sin t/s/m
T4 (a/b[a])	Melanomas > 4.0 mm	N3 a/b/c	A: nódulos clínicamente ocultos sin t/s/m B: nódulos clínicamente detectados (al menos uno) sin t/s/m C: metástasis t/s/m con ≥ 2 nódulos afectados por el tumor, o cualquier número de nódulos fijos con o sin metástasis t/s/m

Estadio M	
M1a	Metástasis distante a piel, tejido subcutáneo o nódulo(s) linfático(s)
M1b	Metástasis al pulmón
M1c	Metástasis a todos los demás sitios distantes fuera del SNC
M1d	Metástasis al SNC

Estadio sumativo (clínico)

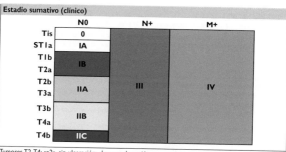

[a]Tumores T2-T4: «a2», sin ulceración; «b», con ulceración.

ALGORITMO DE TRATAMIENTO

Tratamiento del sitio principal	Resección quirúrgica, resección local amplia ± RT adyuvante al sitio primario (consultar los factores para la radioterapia adyuvante al sitio primario a continuación)
Tratamiento de nódulos cN0	Estadio T0 IB (T1b): comentar y considerar BNC. No se requiere BNC Estadio IB (T2a) o II: comentar y ofrecer BNC
Clínicamente oculto, pN (+), tratamiento nodular	Clínicamente oculto/detectado por BNC: se puede ofrecer disección completa o vigilancia nodular regional. Se puede considerar un fármaco sistémico adyuvante
Detectado clínicamente, cN (+), tratamiento nodular	Disección terapéutica completa de los nódulos linfáticos. Considerar la radioterapia adyuvante en la cuenca nodular para los pacientes con alto riesgo de recaída regional. Se puede considerar un fármaco sistémico adyuvante (véanse los factores para la radioterapia adyuvante en el sitio nodular a continuación)

TÉCNICA DE RADIOTERAPIA

- **SIM: primario:** guía metálica radiopaca para delinear la cicatriz o todo el sitio primario. Si se utilizan electrones, es importante colocar al paciente de forma tal que permita la disposición del haz de frente. Considerar la penumbra lateral cuando se dé forma al campo alrededor del VCO.
- **Dosis:** 30 Gy en 6 Gy/fx, administrados dos veces a la semana durante 2.5 semanas. Esquema alternativo de TROG: 48 Gy en 2.4 Gy/fx para 20 fracciones.
- **Objetivo: primario:** sitio primario/cicatriz + margen de 1.5 cm = VCO.

Factores de la radioterapia adyuvante al sitio primario: habitualmente, buscar 2 o más[a]
Histología desmoplásica ([a]no es necesario un segundo factor para esta indicación)
Espesor de Breslow $\geq$ 4 mm
Ubicación en la cabeza o el cuello
Ulceración
Satelitosis
Enfermedad aislada localmente recurrente

[a]Sigue siendo tema de debate si la invasión perineural de los nervios de tamaño pequeño y mediano es un factor de riesgo de recurrencia local. La invasión de los nervios de gran calibre o con nombre debe considerarse un factor de alto riesgo de recidiva local, por lo que está indicada la radioterapia adyuvante.

Factores de la radioterapia adyuvante al sitio nodular: para pacientes con nódulos clínicamente (+)	Riesgo de linfedema
Ubicación cervical (cualquier indicación): EEC, $\geq$ 2 cm, $\geq$ 2 nódulos linfáticos positivos	10%
Ubicación axilar (una indicación cualquiera): EEC, $\geq$ 3 cm, $\geq$ 4 nódulos linfáticos positivos	15%
Ubicación en la ingle	30%
IMC < 25 kg/m^2 (2 indicaciones cualquiera): EEC, $\geq$ 3 cm, $\geq$ 4 nódulos linfáticos positivos	
IMC $\geq$ 25 kg/m^2: comentar las opciones de terapia sistémica; las complicaciones de la radioterapia pueden superar los beneficios del control regional en esta ubicación anatómica	
Para cualquier sitio, considerar la RT si la enf. recurre en una región nodular disecada previamente	

- **Nodular:** región nodular afectada si presenta características de alto riesgo. No tratar de forma electiva los nódulos linfáticos.
  - **Cabeza y cuello:** niveles I-V del cuello ipsilateral, incluyendo la fosa supraclavicular (primario facial alto/piel cabelluda: incluir la parótida [superficial] pre/postauricular).
  - **Axila:** niveles ipsilaterales I-III. Salvo que exista enfermedad voluminosa o alta, no se suele incluir el campo supraclavicular.
  - **Ingle:** se necesitan 2 o más factores de alto riesgo y un IMC < 25 kg/m^2 para considerar el tratamiento a la ingle. No cubrir de forma electiva los nódulos pélvicos.
- **Técnica:** RTC3D cuando sea posible.
  - **Primario:** considerar los electrones para lograr la dosis adecuada en la superficie. Con frecuencia, se necesita un bolo para el tumor primario. Electrones dosificados a D_{max}. Puede normalizarse al 100-105% para prevenir puntos calientes > 30 Gy. Considerar la colimación cutánea cuando sea apropiado.
  - **Nodular:** electrones o fotones 3D, según el sitio.
  - Para primarios de cabeza y cuello con necesidad de colimación cutánea y electrones: dibujar/marcar con guía metálica el campo y cortar el campo en la máscara. Si está cerca de áreas de espacio de aire (oreja), considerar el bolo TX-151.
  - **Nodular:**
    1. Cabeza y cuello: la técnica de cuello abierto (para permitir la aposición de electrones) puede usar un bolo equivalente de tejido para emitir la dosis más superficial y fuera de las estructuras críticas, como la laringe y el lóbulo temporal.
    2. Axilar: apartar la cabeza y manos en las caderas o, si el paciente puede, flexionar el codo y extender el brazo hacia arriba para abrir la axila. Evitar los pliegues de la piel en la axila y la parte baja del cuello si es posible. Con frecuencia, haces de fotones AP/PA.
    3. Ingle: posición leve en ancas de rana/reducir el pliegue cutáneo. En pacientes delgados, se pueden considerar electrones aposicionales.
- **IGRT:** kV diario para esquema hipofraccionado. El médico verifica el kV antes de la primera fracción. Si se trata con electrones, consultar la configuración en la mesa antes de la primera fracción para verificar la configuración.
- **Directriz de planificación:** para 30 Gy en 5 fracciones: evaluar la línea de 24 Gy en todos los cortes axiales. La línea de 24 Gy debe estar fuera de cualquier estructura crítica (encéfalo, ojo, plexo braquial, médula espinal, intestino). Evaluar la línea de isodosis de 27 Gy para la cobertura objetivo, a diferencia de la línea de 30 Gy (fig. 59-1). Para 48 Gy en un esquema de 20 fracciones: dosis máxima para el cerebro y la médula espinal < 40 Gy.

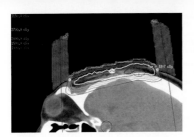

Figura 59-1 Plan de tratamiento de muestra de radioterapia para un paciente con un melanoma en la piel cabelluda. Este paciente fue tratado de manera postoperatoria con electrones al lecho tumoral a una dosis total de 30 Gy en 5 fracciones. Nótese la línea de isodosis de 27 Gy en *amarillo*, que se utiliza para evaluar la cobertura objetivo. Los puntos calientes de 30 Gy se ven en *rojo*. **Véase la sección a color.**

Cirugía

- Primario: escisión local amplia con objetivo de márgenes negativos. El margen adecuado está determinado por la profundidad del primario.

Profundidad del tumor primario	Margen recomendado
In situ	> 0.5-1 cm
< 1.0 mm	1 cm
< 1.01-2.0 mm	1-2 cm
< 2.0 mm	2 cm

- cN0 (±): biopsia de nódulo linfático centinela. La BNC debe realizarse antes de la RLA a fin de no alterar el drenaje de la región centinela. Si la BNC es (+), considerar completar la disección del nódulo linfático.
- cN (+): disección completa de la cuenca nodular afectada/regional. Para ciertos primarios de cabeza y cuello, esto implica una parotidectomía superficial.

Quimioterapia

- El IFN-α se ha usado históricamente y todavía se considera apropiado. Los pacientes pueden tener fatiga, recuentos hemáticos bajos y síndrome catarral como efectos secundarios.
- Dabrafenib/trametinib para pacientes con tumores que albergan mutaciones activadoras de BRAF V600. Se puede utilizar en pacientes específicos como terapia adyuvante o para el tratamiento de las metástasis (*Long et al. Lancet* 2015).
- La inmunoterapia (combinación de nivolumab e ipilimumab) se utiliza como primera línea si no hay una mutación *BRAF*. Los efectos secundarios incluyen exantema, dermatitis y un mayor riesgo de desarrollar enfermedades autoinmunitarias.

Tratamiento de efectos adversos

- Los efectos adversos pueden no estar presentes durante la RT si se utilizan 30 Gy en 5 fracciones en un esquema hipofraccionado. Informar a los pacientes que pueden presentarse efectos adversos agudos entre 1 y 2 semanas después de finalizar la RT.
- Protección de la piel: emolientes como primera línea. Se pueden agregar baños de acetato de aluminio. Si se presenta mayor toxicidad cutánea de grado 2 (+), considerar apósito absorbente de espuma. Para la dermatitis de grado 3, considerar la crema con sulfadiazina de plata (los fines de semana o después de que la radioterapia se haya completado).

Seguimiento

- En función de la etapa inicial, realizar exploración completa de la piel y de los nódulos regionales cada 3-6 meses durante 2 años (seguimiento más frecuente para pacientes en estadio mayor). Se puede espaciar cada 3-12 meses después.
- Para los pacientes con melanoma en estadio inicial IIB-III, considerar la posibilidad de realizar análisis de laboratorio y TC de tórax/abdomen/pélvis o PET/TC para detectar la recurrencia asintomática durante los primeros 3 años.

Ensayos clínicos relevantes

Radiación adyuvante en el sitio primario

- Revisión sobre radioterapia para melanoma maligno (*Ballo and Ang Surg Clin North Am* 2003). La radioterapia adyuvante mejora la tasa de control local y regional en ciertos pacientes con melanoma primario en ubicaciones quirúrgicas difíciles o con características patológicas de alto riesgo. Los efectos de la radioterapia sobre la SG/MD aún no se ha determinado.

- *Guadagnolo et al. Cancer* 2014. Revisión retrospectiva de 130 pacientes con melanoma desmo-plásico tratados con cirugía sola (45%) o con radioterapia postoperatoria adyuvante (55%). Mediana de seguimiento de 6.6 años. En los pacientes con cirugía sola, el 24% desarrollaron recurrencia local vs. 7% de los pacientes tratados con RTPO (en el análisis multivariado, el uso de RTPO se asoció significativamente con un mejor control local, $p < 0.05$).

La radioterapia nodular adyuvante disminuye la recaída de los nódulos linfáticos en los pacientes de alto riesgo

- **TROG 02.01** (*Burmeister et al. Lancet Oncol* 2012; *Henderson et al. Lancet Oncol* 2015). ECA en 250 pacientes, cN (+) tras DNL con uno de los siguientes criterios de inclusión: ≥ 1 nódulo parotídeo, ≥ 2 nódulos cervicales/axilares, ≥ 3 nódulos inguinales, EEC, ≥ 3 cm nódulos cervicales o ≥ 4 cm nódulos inguinales o axilares. Se aleatorizaron a 48 Gy en 20 fracciones adyuvantes o a observación del campo y la cicatriz de los nódulos linfáticos disecados. La radioterapia adyuvante disminuyó las recaídas en el campo de los nódulos linfáticos en ~50%, sin efectos sobre la SLR o la SG. Las toxicidades de grado 3-4 después de la radiote-rapia adyuvante en cabeza y cuello, axila e ingle fueron del 8%, 21% y 29%, respectivamente. La tasa de toxicidades de grado 2-4 fue numérica pero no estadísticamente más alta en el grado de radioterapia: 68% vs. 58% (no significativa). Se midió la relación de volumen de la extremidad en ambos brazos durante 5 años. Para los miembros inferiores, el aumento de la razón de volumen medio fue mayor en los pacientes que recibieron radioterapia 15% vs. 7% en el grupo de observación ($p = 0.014$).

Completar la disección inmediata de los nódulos linfáticos disminuye las fallas regionales, pero no aumenta la supervivencia específica del melanoma

- **MSLT-II** (*Faries et al. NEJM* 2017). ECA de 1934 pacientes con biopsia de nódulo linfático centinela positivo asignados al azar a disección completa vs. «observación de nódulos» con ecografía. El criterio de valoración principal fue la supervivencia específica del melanoma. Completar la disección inmediata de los nódulos linfáticos aumentó la tasa de control regional de la enfermedad (3 años: 92 vs. 77%, $p < 0.001$), pero no aumentó la supervivencia específica del melanoma (3 años: 86% vs. 86%, $p = 0.42$). El linfedema fue mayor en el grupo de disección de nódulos linfáticos (24% vs. 6%, $p < 0.001$).

Radioterapia adyuvante para metástasis nodulares de alto riesgo

- *Guadagnolo et al. Lancet Oncol* 2009. Artículo de revisión. Las tasas de recurrencia regional mejoraron con la irradiación nodular. El riesgo de complicaciones difiere según la ubicación anatómica de la región nodular afectada. Detalles adicionales sobre campos y planificación.

Extensión del campo de radioterapia para metástasis axilares

- *Beadle et al. IJROBP* 2009. Revisión retrospectiva de 200 pacientes tratados con RTPO. El 48% recibieron tratamiento solo en la axila y el 52% recibieron tratamiento de campo extendido, incluyendo la fosa supraclavicular. Mediana de seguimiento de 59 meses. La tasas de control axilar fueron del 89% para la axila sola y 86% para el campo extendido (no significativa). El tratamiento con campo extendido condujo a más complicaciones relacionadas con el tratamiento en el análisis multivariado.

CÁNCER DE PIEL NO MELANOMA

ANNA LIKHACHEVA

ANTECEDENTES

- **Incidencia/prevalencia:** los cánceres de piel no melanoma (CPNM) incluyen el carcinoma de células basales y el carcinoma epidermoide, que juntos constituyen la neoplasia maligna más frecuente en todo el mundo. La mayor incidencia mundial se encuentra en Australia. Cada año se diagnostican aproximadamente 3.5 millones de casos nuevos en los Estados Unidos. La incidencia está aumentando. El riesgo de por vida es de 1 en 5.
- **Factores de riesgo:** exposición acumulativa a la luz ultravioleta, aumento de la edad, tipos de piel de Fitzpatrick 1-4, inmunosupresión (VIH y trasplante de órganos), virus del papiloma humano (VPH) y ciertos síndromes o trastornos genéticos (síndrome del nevo de células basales [síndrome de Gorlin], xeroderma pigmentoso, epidermólisis ampollosa o albinismo oculocutáneo).

BIOLOGÍA TUMORAL Y CONSIDERACIONES ESPECIALES

- **Prevención:** disminución de la exposición al sol y la nicotinamida oral (vitamina B_3)(*Chen N Engl J Med* 2015).
- **Patología:** el CCB (~80%) y el CE (~20%) constituyen la mayoría de los CPNM. La menor parte son los tumores neuroendocrinos, de glándulas sudoríparas, mesenquimatosos y linfomas.
- Los **factores de riesgo patológico** se incluyen en la tabla 60-1 y los estadios en la tabla 60-2.

ANATOMÍA

- Ocurre predominantemente en áreas expuestas al sol. Las capas de la piel son epidermis → dermis papilar → dermis reticular → tejidos subcutáneos.

PROCESO DIAGNÓSTICO

- **Anamnesis y exploración física:** la exploración de la piel es dirigida y completa, pues muchos pueden tener cánceres adicionales y tienen un mayor riesgo de desarrollar melanoma.
- **Procedimientos/biopsia:** se pueden usar biopsias por rasurado/sacabocado/resección para el diagnóstico. La biopsia de piel debe incluir la dermis reticular profunda si existe una alta sospecha de invasión.
- **Estudios de imagen:** la mayoría de los CPNM se pueden tratar con éxito sin imágenes formales. Considerar la TC si hay invasión ósea y la RM si hay afectación orbitaria o diseminación perineural, según los síntomas de presentación y la exploración. Si existe preocupación por la diseminación a los nódulos linfáticos, es razonable solicitar una PET/TC.

Tabla 60-1 Factores de riesgo de recurrencia del carcinoma de células basales (CCB) y recurrencia/metástasis de los carcinomas epidermoides (CE)

	Riesgo bajo	Alto riesgo
Ubicación/tamaño[a]	L < 20 mm M < 10 mm	L > 20 mm M ≥ 10 mm A
Bordes	Bien definidos	Poco definidos
Primario vs. recurrente	Primario	Recurrente
Inmunosupresión	(−)	(+)
Sitio de radioterapia anterior	(−)	(+)
IPN[b] o IELV	(−)	(+)
Patología	G1 (CE) Nodular superficial (CCB)	G2-3 (CE) Patrón de crecimiento agresivo (CCB)
Profundidad, grosor o nivel de Clark	< 2 mm o I, II, III (CE)	≥ 2 mm o IV,V (CE)

[a]A (área de la máscara), M (mejilla, frente, piel cabelluda, cuello, pretibial), L (tronco y extremidades).
[b]La IPN se define como la afectación de nervios de gran calibre con un diámetro > 0.1 mm.

Tabla 60-2 Estadificación del cáncer de piel (AJCC 8th edition)

Estadio T		Estadio N (igual que la categoría clínica N para cáncer de bucofaringe negativo para p16)	
Tis	Carcinoma in situ	N1	Nódulo linfático ipsilateral único, ≤ 3 cm y extensión extranodular (−)
T1	Tumor < 2 cm en su mayor dimensión	N2a	Nódulo linfático ipsilateral único, > 3 cm pero no > 6 cm y extensión extranodular (−)
T2	Tumor ≥ 2 cm y < 4 cm en su mayor dimensión	N2b	Nódulo linfático ipsilateral múltiple, ninguno > 6 cm y extensión extranodular (−)
T3	Tumor ≥ 4 cm en su mayor dimensión y/o invasión perineal y/o invasión profunda y/o erosión ósea menor	N2c	Nódulos linfáticos bilaterales o contralaterales, ninguno > 6 cm y extensión extranodular (−)
		N3a	Metástasis en un nódulo linfático > 6 cm en su mayor dimensión y extensión extranodular (−)
T4a	Tumor con invasión macroscópica de hueso cortical/médula ósea	N3b	Cualquier extensión extranodular clínicamente evidente (+)
		Estadio M	
T4b	Tumor con invasión de la base del cráneo y/o afectación del foramen de la base del cráneo	M0	Sin metástasis a órganos a distancia
		M1	Metástasis a ≥ 1 órgano a distancia

Estadio sumativo

	N0	N1	N2-3	M1
T1	I	III	IV	IV
T2	II			
T3	III			
T4	IV			

ALGORITMO DE TRATAMIENTO

La radioterapia definitiva se recomienda para quienes no son candidatos quirúrgicos y en los casos clínicos donde el cáncer de piel se localiza en áreas estéticamente sensibles o donde la cirugía puede producir un déficit funcional.

T1/T2 operable	Resección quirúrgica (RLA, Mohs o electrocauterización para bajo riesgo)
T1/T2 inoperable	Radioterapia definitiva
cN0 pero riesgo > 15% (p. ej., G3, IPN)	Disección electiva Radioterapia electiva
cN (+) o pN (+)	Disección terapéutica Radioterapia radical
Postoperatoria	Radioterapia para márgenes positivos o de alto riesgo. Puede complementarse con quimioterapia en pacientes específicos
M1	QT, ensayo clínico o los mejores cuidados de soporte

TÉCNICA DE RADIOTERAPIA

- **SIM:** se recomienda la planificación del tratamiento con base en simulación de TC para IMRT, antecedentes de radioterapia adyacente o en previsión de un retratamiento futuro. La configuración clínica es razonable para el ortovoltaje, la braquiterapia electrónica de geometría fija y la paliación. Guía metálica en el VCO. Colimación de la piel para un tamaño de campo < 4 cm o para la protección de estructuras sensibles adyacentes no afectadas. Bolo para llevar la dosis a la superficie.
- **Dosis:**
  Radioterapia definitiva:
  - Para la mayoría de las lesiones y una estética óptima: 66 Gy/33 fx (2 Gy/fx) o 55 Gy/20 fx (2.5 Gy/fx) administrados diariamente; 44 Gy/10 fx (4.4 Gy/fx) administrados 4 veces a la semana.
  - Para lesiones < 2 cm o paliación de lesiones grandes: 50 Gy/15 fx (3.3 Gy/fx); 40 Gy/10 fx (4 Gy/fx), 35 Gy/5 fx (7 Gy/fx) administrados diariamente.
  - Braquiterapia de la superficie de la piel: 40 Gy/8 fx (5 Gy/fx); 44 Gy/10 fx (4.4 Gy/fx) administrados 2 o 3 veces a la semana, con al menos 48 h de diferencia.

  Radioterapia adyuvante al sitio primario:
  - 60 Gy/30 fx (2 Gy/fx) o 50 Gy/20 fx (2.5 Gy/fx) administrados diariamente.
  - Considerar 66 Gy/33 fx si los márgenes son positivos.

  Radioterapia adyuvante a los nódulos regionales:
  - 66 Gy (2 Gy/fx) para EEC o adenopatía residual macroscópica.
  - 60 Gy (2 Gy/fx) sin EEC/sin adenopatía residual en el cuello afectado.
  - 50 Gy (2 Gy/fx) hasta el cuello no disecado.
- **Objetivo:**
  Radioterapia definitiva:
  - VCO = tumor primario con margen de 0.5-2 cm. El margen del VCO varía según la histología del tumor, los factores de riesgo, la ubicación y el modo de tratamiento.

  Radioterapia adyuvante al sitio primario:
  - VCO = lecho tumoral primario con margen de 1-2 cm ± nódulos parotídeos y cervicales ipsilaterales, ± vías del nervio trigémino o facial.
  - Sobreimpresión del VCO = lecho tumoral primario con un margen de 0.5-1 cm.
- **Técnica:** terapia de haz de electrones, ortovoltaje, braquiterapia e IMRT en circunstancias especiales, como la piel cabelluda completa y la diseminación neurotrópica a lo largo de un nervio craneal.
- **Directriz de planificación (para fraccionamiento convencional):** las dosis del haz de electrones se prescriben al 90% de la D_{max}. Las dosis de rayos X de ortovoltaje se especifican en la D_{max} (superficie de la piel). Para conocer la tolerabilidad normal de los tejidos, *véase* la sección sobre cabeza y cuello para planificar las tolerabilidades de la directriz.

CIRUGÍA

- **Resección local amplia (RLA):** requiere la eliminación de la piel sana; conduce a una herida más grande.
- **Cirugía micrográfica de Mohs:** técnica especializada para la extirpación de cáncer de piel. Permite un control microscópico preciso de los márgenes utilizando histología de cortes congelados seccionados tangencialmente.
- **Curetaje y electrocauterización (CyE):** procedimiento que se realiza habitualmente para eliminar el CCB y el CE de bajo riesgo raspando la lesión con una cureta seguido de cauterización. No está recomendado para los CPNM de alto riesgo.

TERAPIA SISTÉMICA

- El vismodegib y el sonidegib son inhibidores de la vía de *Sonic Hedgehog* y están aprobados por la FDA para los pacientes adultos con CCB avanzado. Los efectos adversos habituales son malestar gastrointestinal, espasmos musculares, fatiga, alopecia y disgeusia.
- El 5FU tópico está aprobado para tratar la queratosis actínica (QA) y el CCB superficial.
- Concurrente: se puede considerar la quimiorradiación con agentes platinados para los pacientes con características de alto riesgo.

TRATAMIENTO DE EFECTOS ADVERSOS

- Dermatitis por radiación: aplicación suave de emolientes y apósitos estériles no adherentes para mantener el sitio limpio y húmedo.

SEGUIMIENTO

- **CCB:** anamnesis y exploración completa de la piel cada 6-12 meses de por vida.
- **CE localizado:** anamnesis y exploración cada 3-12 meses durante 2 años, luego cada 6-12 meses durante 3 años y luego cada año de por vida.
- **CE regional:** anamnesis y exploración cada 1-3 meses para el año 1, luego cada 2-4 meses para el año 2, luego cada 4-6 meses para los años 3-5, y luego cada 6-12 meses de por vida.

ENSAYOS CLÍNICOS RELEVANTES

Radioterapia adyuvante en CE de cabeza y cuello con nódulos (+)

- *Veness et al. Laryngoscope 2005.* 167 pacientes fueron tratados con intención curativa en el Westmead Hospital en Sydney. Los pacientes fueron sometidos a cirugía (21/167; 13%) o cirugía y radioterapia adyuvante (146/167; 87%). La mayoría (98/167; 59%) de los nódulos metastásicos se localizaron en los nódulos parotídeos o cervicales. Los 69 restantes (41%) tenían nódulos cervicales metastásicos (niveles I-V). Los pacientes sometidos a un tratamiento combinado tuvieron una tasa de recurrencia locorregional más baja (20% vs. 43%) y una tasa de supervivencia libre de enfermedad a los 5 años significativamente mayor (73% vs. 54%; *p* = 0.004), en comparación con la cirugía sola.

Tratamiento electivo del cuello para el CE metastásico a las parótidas

- *Herman et al. Eur Arch Otorhinolaryngol 2015.* Revisión retrospectiva de 107 pacientes con CE metastásico a los NL parotídeos con administración de radioterapia postoperatoria. Todos los pacientes contaban con nódulos cervicales cN0; 42 pacientes recibieron disección electiva de cuello + radioterapia y 65 pacientes solo radioterapia. Excelente control regional, sin diferencia entre cirugía + radioterapia vs. radioterapia sola. La conclusión fue que 50-60 Gy para el cuello cN0 es una alternativa adecuada vs. la disección del cuello.

Recomendaciones para los márgenes del VCO en la planificación de la radioterapia para el CPNM

- *Khan et al. Radiother Oncol 2012.* Estudio prospectivo que midió la distancia de la extensión microscópica del tumor desde la lesión macroscópica después de la resección. La extensión microscópica del tumor se correlacionó con el tamaño de la lesión macroscópica y la histología. Las recomendaciones del VCO están hechas para proporcionar al menos un 95% de posibilidades de cubrir la enfermedad microscópica: 10 mm para CCB < 2 cm, 13 mm para CCB > 2 cm, 11 mm para CE < 2 cm y 14 mm para CE > 2 cm.

Eficacia del hipofraccionamiento con electrones para cánceres epiteliales de piel

- *van Hezewijk et al. Radiother Oncol 2010.* Revisión retrospectiva de 434 pacientes con CPNM (332 CCB, 102 CE) evaluados después del uso de 54 Gy en 18 fracciones o 44 Gy en 10 fracciones. No hay diferencias significativas entre los programas de fracciones para el CLR. El control local a los 3 años para el CCB fue ~97% y para el CE del 93-97%. El hipofraccionamiento por haz de electrones es seguro y eficaz para el CPNM.

CARCINOMA DE CÉLULAS DE MERKEL

KAITLIN CHRISTOPHERSON • B. ASHLEIGH GUADAGNOLO • ANDREW J. BISHOP

ANTECEDENTES

- **Incidencia/prevalencia:** cáncer de piel poco frecuente y agresivo con diferenciación neuroendocrina. La célula de origen es la célula mecanorreceptora de Merkel unida a las terminaciones de las fibras nerviosas sensitivas de la piel. Se diagnostican 1500 casos anualmente en los Estados Unidos. La incidencia ha ido en aumento durante las últimas tres décadas. Se informan tasas de incidencia más altas en Australia y Nueva Zelanda.

- **Resultados:** la supervivencia a 5 años en todas las etapas es variable. Los pacientes en estadio I tienen una SG estimada a los 5 años del 60-80%, estadio II del 50-60% y estadio III del 25-45%. Alta tasa de recurrencia (recurrencia local, 25-30%; recurrencia regional, 50-60%; recurrencia a distancia, 30-36%). El peor pronóstico de todos los cánceres de piel.
- **Demografía:** la mediana de edad al momento del diagnóstico es de 75 años; la mayoría de los pacientes tienen más de 50 años de edad. Es más frecuente en hombres (incidencia de 2:1 de hombre a mujer). El 90% de los casos ocurren en caucásicos.
- **Factores de riesgo:** inmunosupresión (aumenta el riesgo 10 veces en comparación con la población general). Exposición a los rayos UV. El poliomavirus de células de Merkel (PIVCM) se detecta en más del 75% de los casos.

BIOLOGÍA Y CARACTERÍSTICAS TUMORALES

- **Subtipo histológico:** célula pequeña, célula intermedia y trabecular (mejor pronóstico).
- **Patología:** el carcinoma de células de Merkel se presenta típicamente como una masa dérmica y que afecta de manera infrecuente la epidermis. Tumor de células pequeñas, redondas y azules. La tinción con pruebas de inmunohistoquímica que incluyen CK20 (típicamente positivo en un patrón paranuclear «en puntillo»), CK7 y TTF-1 (ambos típicamente negativos) es importante para descartar el CPCP metastásico. Se puede realizar tinción IHQ adicional para marcadores neuroendocrinos para lesiones equívocas (cromogranina, sinaptofisina, CD56). El PIVCM se puede detectar mediante IHQ.
- **Genética:** se asocia con mutaciones en *RB1* y *TP53*, especialmente en tumores negativos para PIVCM.

ANATOMÍA

- Puede ocurrir en cualquier parte de la piel, predominantemente en áreas expuestas al sol. La ubicación más frecuente es la piel de la cabeza y el cuello > miembros superiores > miembros inferiores > tronco.

PROCESO DIAGNÓSTICO

- **Anamnesis y exploración física:** exploración completa y dirigida de la piel y los nódulos linfáticos regionales.
- **Procedimientos/biopsia:** se prefiere la biopsia con aguja gruesa.
- **Estudios de imagen:** la PET/TC se ha convertido en un estudio importante para la estadificación. Considerar TC de tórax/abdomen/pelvis con RM encefálica, particularmente si no se dispone de PET/TC.

TNM DEL CÁNCER DE CÉLULAS DE MERKEL (AJCC 8TH EDITION)

Estadio T		Estadio N	
Tis	Carcinoma *in situ*	N1	Metástasis en los nódulos linfáticos regionales
T1	Diámetro clínico máximo del tumor ≤ 2 cm	N1a(NC)	Metástasis en nódulos linfáticos regionales clínicamente oculta identificada solo por biopsia de nódulo centinela
T2	Diámetro clínico máximo del tumor > 2 pero ≤ 5 cm	N1a	Metástasis en nódulos linfáticos regionales clínicamente oculta después de la disección de nódulos linfáticos
T3	Diámetro clínico máximo del tumor > 5 cm	N1b	Metástasis en nódulos linfáticos regionales detectada clínica o radiológicamente
		N2	Metástasis en tránsito sin metástasis en los nódulos linfáticos
		N3	Metástasis en tránsito con metástasis en nódulos linfáticos
		Estadio M	
T4a	El tumor primario invade hueso, músculo, fascia o cartílago	M1a	Metástasis distantes a piel, tejido subcutáneo o nódulos linfáticos
		M1b	Metástasis al pulmón
		M1c	Metástasis a todos los demás sitios distantes

Estadio patológico sumativo							
	N0	**N1a(sn) or N1**	**N1b**	**N2**	**N3**	**M1**
T0	0		IIIA			IV
Tis						
T1	I	IIIA		IIIB		
T2	IIA					
T3						
T4	IIB					

ALGORITMO DE TRATAMIENTO

Sitio primario	Resección quirúrgica, la escisión local amplia o Mohs ± radioterapia adyuvante a sitio primario[a]
Tratamiento de nódulos cN0	BNC para estadificación. Si el NC es positivo → ensayo clínico, comentar el caso con un equipo multidisciplinario. Considerar la disección nodular o la radioterapia a la cuenca nodular
cN (+) o pN (+)	Resección quirúrgica con RLA y disección nodular ± radioterapia adyuvante al sitio primario/región nodular

[a]Considerar la observación después de la RLA si hay un tumor pequeño (< 1 cm), sin IELV y sin antecedentes de inmunosupresión.

TÉCNICA DE RADIOTERAPIA

- **SIM:** depende de la ubicación anatómica. El bolo es necesario para asegurar que la dosis superficial sea adecuada para el tumor primario de piel.

  Para la ubicación de la cabeza y el cuello: máscara Aquaplast®, guía metálica en la cicatriz o el sitio primario, contornear el campo y cortarlo en la máscara si se usan electrones.

  Considerar colimación cutánea. Si está cerca del oído, considerar el uso de bolo con TX-151.

- **Dosis: primario:**

  Tumor > 2 cm, resección R0 → 50-56 Gy a 2 Gy/fx

  Resección R1 → 56-60 Gy a 2 Gy/fx

  Resección R2 o enfermedad no resecada → 60-66 Gy a 2 Gy/fx

  Región nodular

  cN0, sin evaluación nodular → 46-50 Gy

  cN0, BNC negativa → sin radioterapia (a menos que exista la posibilidad de una BNC con falso negativo debido a una falla anatómica, del operador o histológica)

  cN0, BNC positiva, sin disección formal → 50 Gy

  cN (+), sin disección → quimioterapia, luego considerar 50-60 Gy

  cN (+), disección formal con múltiples nódulos linfáticos o EEC → 50-56 Gy

- **Objetivo primario:** sitio primario/cicatriz + margen de 4 cm para VCO; al planificar los electrones, considerar la penumbra y la necesidad de expandir los bordes del campo otros 7-10 mm para cubrir el objetivo.

  Nódulos linfáticos: regiones nodulares afectadas/centinela.

- **Técnica:** considerar los electrones para obtener la dosis adecuada en la superficie de radioterapia en el primario.

  Considerar la colimación cutánea y el bolo. Es posible que se necesiten fotones para tumores primarios profundos y para la radioterapia regional.

Factores de la radioterapia adyuvante al sitio primario
Margen positivo o cercano
IELV
Nódulo linfático (+) O sin evaluación de nódulos linfáticos
Considerar para tumores > 1 cm
Paciente inmunodeprimido

- **IGRT:** relacionado con la modalidad utilizada y el sitio del cuerpo. Por lo general, kV semanal para planes 3D.
- **Directriz de planificación:** restricciones de dosis estándar para 2 Gy/fx para las regiones de interés en el campo de tratamiento cercano (*véase* el Apéndice).

CIRUGÍA

- Primario: resección local amplia con objetivo de margen negativo cuando sea posible (márgenes de 1-2 cm). La cirugía de Mohs es una alternativa aceptable para las lesiones más pequeñas. Equilibrar con la morbilidad de la cirugía. Evitar los procedimientos complejos que llevarían a un retraso en la radioterapia.
- cN0 → BNC. La BNC debe realizarse antes de la RLA para no alterar el drenaje de la región centinela. Si la BNC es (+), considerar la disección completa o la radioterapia para cN0.
- cN (+) → Disección de la región nodular.

QUIMIOTERAPIA

- Las series retrospectivas no muestran beneficios para la supervivencia. Si se usa, típicamente se administra como adyuvante según el caso; el esquema es típicamente platino ± etopósido.
- Enfermedad metastásica: la primera línea es el inhibidor de puntos de control inmunológico.

TRATAMIENTO DE EFECTOS ADVERSOS

- Protección de la piel: emolientes como primera línea. Puede agregar baños con acetato de aluminio a partir de entonces. Si se presenta mayor toxicidad cutánea de grado 2 (+), considerar apósito absorbente de espuma. Para la dermatitis de grado 3, considerar la crema con sulfadiazina de plata (los fines de semana o después de que la radioterapia se haya completado por completo).

SEGUIMIENTO

- Exploración de la piel y los nódulos regionales completa cada 3-6 meses durante 2 años (la mayoría de las recurrencias ocurren dentro de los 2 años). Se puede espaciar cada 6-12 meses a partir de entonces.
- Se puede considerar la obtención de imágenes en pacientes de alto riesgo (PET/TC).

ENSAYOS CLÍNICOS RELEVANTES

Radioterapia postoperatoria después de resección local extensa

- *Strom et al. Ann Surg Oncol 2016.* Revisión retrospectiva de 171 pacientes tratados entre 1994 y 2012 en Moffitt Cancer Center. En el análisis multivariado, los pacientes que recibieron radioterapia habían mejorado el control local a los 3 años (91.2% vs. 76.9%, respectivamente, $p = 0.01$), CLR (79.5% vs. 59.1%, $p = 0.004$), SLE (57.0% vs. 30.2%, $p < 0.001$) y SG (73% vs. 66%, $p = 0.02$) a los 3 años. La radioterapia se asoció con una mejor SEE a los 3 años entre los pacientes con nódulos positivos (76.2% vs. 48.1%, $p = 0.035$), pero no entre los pacientes con nódulos negativos (90.1% vs. 80.8%, $p = 0.79$).

Radiación para la enfermedad en estadios I-III

- *Bishop et al. Head Neck 2015.* Se analizaron retrospectivamente 106 pacientes tratados en MDACC. La mayoría fueron postoperatorios. El 92% de los pacientes con enfermedad cN0 fueron tratados con radioterapia de los nódulos linfáticos regionales hasta una dosis mediana de 46 Gy. El CLR, la SCE y la SG a los 5 años fueron del 96%, 76% y 58%, respectivamente. Toxicidad aceptable de grado 3 a largo plazo observada del 5% en esta serie.

LINFOMA DE HODGKIN

TOMMY SHEU • JILLIAN GUNTHER • BOUTHAINA DABAJA

ANTECEDENTES

- **Incidencia/prevalencia:** 10% de todos los linfomas en los Estados Unidos, 8 500 casos nuevos por año.
- **Demografía:** predominantemente en adultos jóvenes con leve predominio masculino, distribución bimodal por edades (20 y 65 años).
- **Factores de riesgo:** exposición retardada/reducida a antígenos (vivienda unifamiliar, tamaño de familia pequeño), inmunosupresión, exposición al VEB, enfermedad autoinmunitaria, exposición a la radiación, especialmente a una edad temprana.
- **Resultados:** estadio I/II: 90-95% de SG a los 8 años.
  Estadio III/IV (con base en IPI): 0-1, 90%; 2-3, 80%; 4-5, 60% de SG a los 5 años.
- **IPI, 1 punto cada uno:** edad ≥ 45, albúmina < 4, estadio IV, Hgb < 10.5, recuento absoluto de linfocitos < 8%, leucocitos > 15 000, hombres.

BIOLOGÍA Y CARACTERÍSTICAS TUMORALES

- **Genética:** asociación con translocaciones de BCL.
- **Patología:** *clásico* (CD15 [+])/CD30 [+])/CD20 [−], 95% de los casos): nodular esclerosante, celularidad mixta, rico en linfocitos, depleción de linfocitos; *LHPNL* (CD15 [−]/CD30 [−]/CD20 [+]/CD45 [+], 5% de los casos).
- **Estudios de imagen:** masa con realce heterogéneo en la TC. Enfermedad ávida por PET clasificada según los criterios de Deauville.

ESCALA DE DEAUVILLE SOBRE LA RESPUESTA AL TRATAMIENTO

(CHESON ET AL AND BARRINGTON ET AL. JCO 2014)

Puntuación	Descripción	Interpretación
1	Sin captación residual	Negativo
2	Captación < mediastino	Negativo
3	Captación > mediastino, pero ≤ hígado	Negativo
4	Captación > hígado	Positivo
5	Captación evidentemente aumentada y/o cualquier lesión nueva	Positivo
X	Es poco probable que haya una nueva área de captación relacionada con el linfoma	Negativo

PROCESO DIAGNÓSTICO

- **Estudios de laboratorio:** biopsia con aguja gruesa o biopsia por resección (BAAF no es aceptable), BH con diferencial, enzimas hepáticas, LDH, VSE, albúmina, BMO (si hay síntomas B, estadio III/IV o médula ósea negativa en la PET) y prueba de embarazo.
- **Estudios de imagen:** PET/TC, TC con contraste de cuello, tórax, abdomen y pelvis.
- **Otros estudios:** PFP (para bleomicina) y ecocardiograma (para doxorrubicina).
- **Derivaciones:** oncofertilidad, cardiología y endocrinología.

ESTADIFICACIÓN Y ESTRATIFICACIÓN DEL RIESGO

Estadificación de Ann Arbor (modificación de Lugano)			
I	Región de un nódulo linfático solo o un grupo de nódulos adyacentes	IE	Un sitio extranodular
II	≥ 2 regiones de nódulos en el mismo lado del diafragma	IIE	≥ 2 sitios extranodulares en el mismo lado del diafragma
III	Nódulos a ambos lados del diafragma o nódulos por encima del diafragma con afectación esplénica	IIISE(1)	Estadio III con afectación esplénica
		IIISE(2)	Estadio III con afectación extranodular localizada
		IIISE	Tanto IIISE(1) como IIISE(2)
IV	Afectación extranodular no contigua		

Modificadores				
Voluminoso (X)	Volumen ≥ 10 cm[a] (se eliminó a partir de la 8.ª edición del AJCC, incluido aquí como referencia)	**B**		**Síntomas B:** pérdida de peso inexplicable > 10% durante 6 meses, sudoración nocturna intensa o fiebre (> 38 °C)
A	Sin síntomas B			

[a]Los umbrales aceptables para los tumores voluminosos incluyen ≥ 10 cm en las radiografías, 7.5 cm en las imágenes de TC y > 1/2 diámetro del diafragma en las radiografías.

Regiones nodulares («I/D» se consideran separadas)

Regiones supradiafragmáticas: anillo de Waldeyer, nódulos cervicales/supraclaviculares/ occipitales/preauriculares e infraclaviculares I/D, axilares/pectorales, mediastínicos I/D, hiliares I/D y epitrocleares/braquiales I/D.

Regiones infradiafragmáticas: esplénicos, mesentéricos, paraaórticos, ilíacos I/D, inguinales/femorales I/D y poplíteos I/D.

Factores de riesgo desfavorables			
Factores de riesgo	**GHSG**[a]	**EORTC**	**NCCN**
Edad		> 50	
VSE	> 50 si no hay síntomas B > 30 si hay síntomas B	> 50 si A > 30 si B	> 50 o cualquier síntoma B
Masa mediastínica	RMM > 0.33	RMM > 0.35	RMM > 0.33
Áreas de los nódulos linfáticos	3 o más	4 o más	4 o más
Lesiones extranodulares	Cualquiera		
Voluminoso			> 10 cm

[a]MDACC utiliza los criterios GHSG para la estratificación del riesgo, ≥ 1 factor de riesgo = riesgo desfavorable.

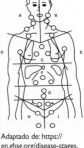

Adaptado de: https://en.ghsg.org/disease-stages. Reimpreso con autorización de: Dr. Andreas Engert.

Áreas de los nódulos linfáticos (GHSG) para la estratificación del riesgo[a]		
Derecha	**Línea media**	**Izquierda**
A. Cervical/ supraclavicular/ infraclavicular/nucal	**C.** Hiliar/mediastínico	**B.** Cervical/supraclavicular/ infraclavicular/nucal
D. Axila	**F.** Abdomen superior (bazo, hígado, celíaca)	**E.** Axila
H. Ilíaca	**G.** Abdomen bajo (bazo, hígado, celíaca)	**I.** Ilíaca
K. Inguinal		**L.** Inguinal

[a]Se consideran regiones de nódulos linfáticos independientes para los efectos de la estadificación de Ann Arbor y la estratificación del riesgo.

ALGORITMO DE TRATAMIENTO

Existen esquemas de tratamiento de la atención estándar que implican la omisión de la radioterapia.

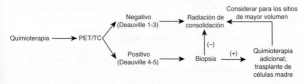

	Estadio/riesgo	Quimioterapia	Radioterapia de consolidación
Hodgkin clásico	Inicial favorable: estadio I, II; no voluminoso y sin factores de riesgo	2 ciclos de ABVD*	20 Gy/10 fx, RTSA
	Inicial desfavorable: Estadio I, IIA y ≥ 1 factores de riesgo o voluminoso Estadio IIB y ≥ 1 factores de riesgo (no: RMM, extensión extranodular o voluminoso)	4 ciclos de ABVD*	30.6 Gy/17 fx, RTSA
	Estadio IIB voluminoso	4-6 ciclos de ABVD*	30.6 Gy/17 fx, RTSA
	Avanzado: estadios III-V	6 ciclos de ABVD*	± 30.6-36 Gy/17-20 fx para lesiones supradiafragmáticas voluminosas prequimioterapia§ o enfermedad residual después de la quimioterapia
LHPNL	Estadio IA, IIA contiguo	Ninguna	RTSA* 30.6 Gy/17 fx, 36 Gy/20 fx si es voluminoso
	Estadio III, IV o síntomas B	3-6 ciclos de R-CHOP	RTSA 24-30.6 Gy/12-17 fx, 36 Gy/20 fx si es voluminoso

RTSA, radioterapia del sitio afectado. Se permite un sitio afectado más generoso.
En el ABVD existe la posibilidad de suspender los dos últimos ciclos de bleomicina.

Las imágenes **provisionales de PET/TC** deben obtenerse al final de los ciclos de quimioterapia planificados para los casos iniciales desfavorables y en estadio avanzado. En el caso de que sea positivo (Deauville 4-5), considerar ciclos adicionales de ABVD o R-CHOP hasta un máximo de 6 ciclos; si a los 6 ciclos la PET/CT es positiva, considerar las opciones de tratamiento de rescate que incluyen quimioterapia de dosis alta y trasplante de células madre.

TÉCNICA DE RADIOTERAPIA

Ubicación del objetivo	Técnica	Simulación
Cuello	IMRT	Mascarilla termoplástica en posición supina
Mediastino	Contención de la respiración inspiratoria profunda, IMRT con configuración de haz de mariposa	Supino, Vac-Lok® indexado con mesa de Dabaja (10-15°), máscara termoplástica, bloque de cadera
Axila	IMRT o RTC3D	En decúbito supino, mano ligeramente sobre la cadera o por encima de la cabeza, Vac-Lok®
Abdomen	Contención de la respiración inspiratoria profunda, IMRT	Supino, brazos por encima de la cabeza, Vac-Lok®, soporte rígido con barra en «T»

El objetivo es reducir la exposición a dosis bajas a los órganos en riesgo adyacentes. Según la anatomía específica del paciente y la ubicación del tumor, otras técnicas y configuraciones pueden ser más óptimas.

· **Directriz de planificación:**

OER	Restricción de dosis
Corazón*	Media < 5 Gy, no más de 15 Gy
Coronarias y ventrículo izquierdo	Máx. 5 Gy
Pulmones totales	Media < 13.5 Gy, V20 < 30%, V5 < 55%
Mamas	Media < 4 Gy o tan baja como sea razonablemente posible
Glándula tiroides	V5 < 30%, V20 < 33%
Riñones	V5 < 30%, V20 < 33%
Glándulas parótidas	Media < 5 Gy o tan baja como sea razonablemente posible
Glándula submandibular	Media < 11 Gy
Bazo	Media < 9 Gy
Hígado	Máx. 10 Gy

*El objetivo es mantener la línea de isodosis de 5 Gy fuera de tantas estructuras críticas como sea posible.

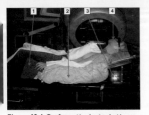

Figura 62-1 Configuración de simulación para LH mediastínico. (1) Soporte de cadera, (2) Vac-Lok®, (3) mesa de Dabaja o tabla inclinada a 10-15° y (4) máscara termoplástica. El paciente lleva gafas que proporcionan información visual en tiempo real sobre el ciclo respiratorio.

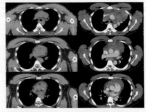

Figura 62-2 Vista axial de retención de la respiración en inspiración profunda (tres imágenes de la *izquierda*) y respiración normal (tres imágenes de la *derecha*). La retención de la respiración en inspiración profunda puede reducir significativamente la radiación a las arterias coronarias, el corazón y los pulmones. Confirmar el posicionamiento con TC sobre rieles diaria o TCHC.

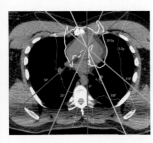

Figura 62-3 Contención de la respiración inspiratoria profunda con una disposición de haz para la técnica de mariposa en el LH mediastínico anterior. Los ángulos del haz anterior se restringieron entre 310 y 50°. La línea de isodosis de 30 Gy es *blanca* y *gruesa*; la línea de isodosis de 5 Gy es *blanca* y *delgada*.

QUIMIOTERAPIA

- **ABVD:** doxorrubicina, bleomicina, vinblastina, dacarbazina.
  La bleomicina se suspende en los siguientes escenarios: último ciclo en estadio inicial desfavorable, últimos dos ciclos en estadio IIB voluminoso si ya se han llevado seis ciclos y últimos dos ciclos de enfermedad avanzada.
- **BEACOPP:** bleomicina, etopósido, doxorrubicina, ciclofosfamida, vincristina, procarbazina, prednisona.
  No se usa con frecuencia en los Estados Unidos debido a sus toxicidades.

TRATAMIENTO DE EFECTOS ADVERSOS

- **Esofagitis:** lidocaína viscosa (proporción de 1:1:1 de difenhidramina, hidróxido de aluminio, lidocaína viscosa), 10-15 mL, enjuagar/tragar hasta 4 veces al día.
- **Neumonitis (disnea o tos):** prednisona 60 mg/día durante 4 semanas, disminuyendo lentamente durante 2-3 meses.

SEGUIMIENTO

- TC de cuerpo completo con contraste a los 6, 12 y 24 meses después de la terapia; PET/TC si antes Deauville 4-5.
- Anamnesis y exploración física 3 meses después de completar la terapia, posteriormente cada 6 meses durante los primeros 3 años, luego cada año.
- Toxicidades cardiovasculares tardías: ecocardiografía/prueba de esfuerzo y ecografía carotídea si se administra radioterapia al cuello, cada 10 años.
- TSH por lo menos una vez al año si se administra radioterapia al cuello para evaluar el posible hipotiroidismo, suplementar con levotiroxina si se detecta.
- Neoplasias secundarias: comenzar la exploración mamaria anual lo antes posible entre 8 y 10 años después de la terapia o cuando se cumplan 40 años de edad si se administra RT a tórax.

ENSAYOS CLÍNICOS RELEVANTES

Ensayo	Diseño	SLR/SLP/SLE	SG	Conclusión
HD10 *Engert NEJM* 2010	Estadio I o II sin factores de riesgo 2 × 2 aleatorizados: 1. ABVD × 2 vs. ABVD × 4 2. RTCA 30 vs. 20 Gy	**SLP a 8 años** ABVD × 2 + 20: 87% ABVD × 2 + 30: 85% ABVD × 4 + 20: 90% ABVD × 4 + 30: 88%	**8 años** ABVD × 2 + 20: 95% ABVD × 2 + 30: 94% ABVD × 4 + 20: 95% ABVD × 4 + 30: 94%	El linfoma de Hodgkin inicial favorable se puede tratar con ABVD × 2 y 20 Gy
HD11 *Eich JCO 2010*	Estadios IA-IIA y ≥ 1 factor de riesgo o Estadio IIB + VSE ≥ 30 (sin gran volumen o extensión extranodular) 2 × 2 aleatorizados: 1. BEACOPP × 4 vs. ABVD × 4 2. RTCA 20 vs. 30 Gy	**SLP a 5 años** ABVD + 30: 87% ABVD + 20: 82% BEACOPP + 30: 88% BEACOPP + 20: 87%	**5 años** ABVD + 30: 94% ABVD + 20: 94% BEACOPP + 30: 95% BEACOPP + 20: 95%	El linfoma de Hodgkin en estadio inicial desfavorable se puede tratar con AVBD × 4 y 30 Gy
H10 *Andre JCO 2010*	Favorable o desfavorable, estadio I o II con **ABVD inicial × 2 → PET** Pacientes favorables asignados al azar de tres formas: 1. ABVD × 1 + 30-36 Gy 2a. PET (−):ABVD × 2 2b. PET (+): BEACOPP + 30-36 Gy Aleatorización de pacientes desfavorables de tres formas: 1. ABVD × 2 + 30-36 Gy 2a. PET(−):ABVD × 4 2b. PET(+): BEACOPP × 2 + INRT	**SLP a 5 años** **PET (+)** ABVD + radioterapia: 77% BEACOPP + radioterapia: 91% **Favorable, PET (−)** ABVD × 3 + radioterapia: 99% ABVD × 4: 87% **Desfavorable, PET (−)** ABVD × 4 + radioterapia: 92% ABVD × 6: 90%	**5 años** **PET (+)** ABVD + radioterapia: 89% BEACOPP + radioterapia: 96% **Favorable, PET (−)** ABVD × 3 + radioterapia: 100% ABVD × 4: 100% **Desfavorable, PET (−)** ABVD × 4 + radioterapia: 98% ABVD × 6: 98%	Para los pacientes con PET intermedia (+), la radioterapia mejora la SLP Para los pacientes con PET intermedia (+), la transición a BEAOPP + radioterapia mejora la SLP
IIB voluminoso *Reddy Clin Lymphoma Myeloma Leuk 2015*	Retrospectivo, estadio IIB voluminoso tratado con quimioterapia y/o radiación	**8 años** Todas: 77%	**8 años** ABVD: 89% MOPP: 66% > 30.1 Gy 78% < 30.1 Gy 46%	Excelentes resultados en el tratamiento de pacientes con IIB voluminosos con quimioterapia y radioterapia
Estadio III *Phan AJCO 2011*	Retrospectivo, estadio III tratado con quimioterapia y/o radiación	**SLE a 15 años** Radioterapia: 65% Sin radioterapia: 15% Radioterapia mediastínica asociada con mayor SLE y SG	**15 años** Radioterapia: 80% Sin radioterapia: 29%	La radiación es particularmente importante para las enfermedades por encima del diafragma. Es menos eficaz en el abdomen después de 6 ciclos de ABVD

Ensayo	Diseño	SLR/SLP/SLE	SG	Conclusión
RATHL *Johnson NEJM* 2016 *Trotman* *(Resumen)* 2017	Estadio IIB-IV o estadio IIA (voluminosos o ≥ 3 sitios) **ABVD inicial × 2 → PET1** Aleatorización con PET1 (−): 1a. ABVD × 4 1b. ABVD × 2 → AVD × 2 Terapia adicional con PET1 (+): **Terapia con BEACOPP → PET2** PET2 (+) → radiación PET2 (−) → terapia con BEACOPP	**SLP a 5 años** ABVD × 6: 83% ABVD × 4 → AVD × 2: 81% PET1(+): 66% 11 de 39 pacientes con estadio II voluminoso con PET1 (+) recibieron radioterapia, una progresión con una mediana de seguimiento de 52 meses	**5 años** ABVD × 6: 95.3% ABVD × 6: 95.0% PET1 (+): 85.1%	Suspender los dos últimos ciclos de bleomicina para quienes responden adecuadamente en la PET no disminuye la eficacia La radioterapia es eficaz para la enfermedad residual voluminosa
RAPID *Radford NEJM* 2015	Estadio IA o IIA con PET(−) después de ABVD × 3 Aleatorización: 1. RTCA 2. Observación	**3 años** RTCA: 95% Observación: 91% No se alcanzó el margen de no inferioridad del 7% para la SLP	**3 años** RTCA: 97% Observación: 99%	Para el linfoma de Hodgkin en estadio temprano, no se demostró la no inferioridad al omitir la radiación para aquellos con buena respuesta en la PET

LINFOMA DIFUSO DE CÉLULAS GRANDES TIPO B

SHANE R. STECKLEIN • CHELSEA C. PINNIX

ANTECEDENTES

- **Incidencia/prevalencia:** forma más frecuente de linfoma no hodgkiniano (LNH) de alto grado; representa el 30-40% de todos los LNH. Aproximadamente 22 000 casos diagnosticados en los Estados Unidos cada año.
- **Resultados:** la supervivencia a los 5 años en todos los estadios se estima en 60% (SEER).
- **Demografía:** por lo general, en adultos de mediana edad y adultos mayores; la mediana de edad al momento del diagnóstico es de 64 años.
- **Factores de riesgo:** edad, infección por VIH, inmunosupresión, trastorno linfoproliferativo de linfocitos B preexistente (p. ej., linfoma folicular, leucemia linfocítica crónica/linfoma linfocítico de células pequeñas [LLC/LLP]).

BIOLOGÍA Y CARACTERÍSTICAS TUMORALES

- **Patología:** inmunofenotipo, CD20 (+), CD45 (+) y CD3 (−). Designado como linfocítico B del centro germinal (BCG) o linfocítico B no germinal/linfocito B activado (no BCG/LBA) según los estudios de perfiles de expresión génica (PEG) (*Alizadeh et al. Nature* 2000).
  - **LDCGB BCG:** surge de centroblastos en la zona clara del centro germinal del nódulo linfático y puede tener anomalías cromosómicas que afectan a MYC [t(8;14), MYC; IgH/t(2;8), Igκ; MYC/t(8;22), MYC; Igλ (observado en el 10%)] y BCL2 [t(14;18), IgH:BCL2 (observado en el 40%)] detectadas por FISH.
  - **LDCGB no BCG/LBA:** surge de los linfocitos del centro posgerminal que se han comprometido con la diferenciación plasmoblástica y se caracteriza por la activación de NF-κB y el bloqueo de la diferenciación terminal en células plasmáticas. En general, el LDCGB BCG tiene un mejor pronóstico que el LDCGB no BCG/LBA.

- El algoritmo de Hans (*Hans et al. Blood* 2004) es un sustituto inmunohistoquímico ampliamente utilizado para el perfil de expresión génica a fin de discriminar entre el LDCGB BCG y no BCG/LBA.

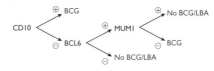

- **Linfoma de mutación doble (LMD) y linfoma de expresión de proteína doble:** subconjuntos de alta malignidad del LDCGB que surgen de un reordenamiento genómico coexistente de *MYC* y *BCL2* o *BCL6* o sobreexpresión de *MYC* y *BCL2* en ausencia de reordenamientos genéticos simultáneos (expresión de proteína doble) (*Johnson JCO* 2012). Los LMD son típicamente LDCGB BCG y tienen el peor pronóstico de todos los subtipos, mientras que los linfomas de expresión de proteína doble son típicamente LDCGB no BCG/LBA.
- **Estudios de imagen:** la PET/TC con ¹⁸FDG es la modalidad de imagen más sensible. La TC se puede utilizar para el seguimiento. La resonancia magnética puede ser útil para obtener imágenes del sistema nervioso central (SNC), sitios de enfermedad voluminosos o extranodulares.

ESCALA DE DEAUVILLE SOBRE LA RESPUESTA AL TRATAMIENTO

(CHESON ET AL. AND BARRINGTON ET AL. JCO 2014)

Puntuación	Descripción	Interpretación
1	Sin captación residual	Negativo
2	Captación < mediastino	Negativo
3	Captación > mediastino, pero ≤ hígado	Negativo
4	Captación > hígado	Positivo
5	Captación evidentemente aumentada y/o cualquier lesión nueva	Positivo
X	Es poco probable que haya una nueva área de captación relacionada con el linfoma	Negativo

PROCESO DIAGNÓSTICO

- **Estudios de laboratorio:** biopsia con aguja gruesa o biopsia por escisión (BAAF no es aceptable), BH con diferencial, VSE, QS, ácido úrico, LDH, albúmina, biopsia de médula ósea (si hay citopenia y la PET es negativa).
- **Estudios de imagen:** PET/TC, TC con contraste de cuello, tórax, abdomen, pelvis.
- **Otros estudios:** pruebas de hepatitis B y VIH (para rituximab), ecocardiografía o MUGA (para doxorrubicina). La punción lumbar se considera para el linfoma asociado con el VIH, el linfoma testicular o el linfoma de expresión/mutación.
- **Derivaciones:** considerar referir a cardiología e infectología.

SISTEMA DE ESTADIFICACIÓN ANN ARBOR

(MODIFICACIONES DE LUGANO, CHESON ET AL. JCO 2014)

Véase el capítulo **Linfoma de Hodgkin**.

ÍNDICE PRONÓSTICO INTERNACIONAL *(ZIEPERT ET AL. JCO 2009)*

Un punto por criterio		Supervivencia general a los 3 años	
Edad	> 60	IPI 0-1	91.4%
Estado funcional del ECOG	2, 3 o 4	IPI 2	80.9%
LDH	> límite superior de lo normal	IPI 3	65.1%
Afectación extranodular	> 1 sitio	IPI 4-5	59.0%
Estadio de Ann Arbor	III o IV		

ALGORITMO DE TRATAMIENTO PARA LA RESPUESTA COMPLETA A LA QUIMIOTERAPIA

Existen esquemas del estándar de atención que implican la omisión de la radioterapia.

Estadio I/II[a]	No voluminoso e IPI 0-1	R-CHOP[a] × 3-4 → RTSA 30.6 Gy/17 fx
	Voluminosos (≥ 7.5 cm) o IIP > 1	R-CHOP[a] × 6 → RTSA 30.6 Gy/17 fx
Estadio III/IV[a]	Sitios de enfermedad voluminosos o extranodulares (especialmente óseos)	R-CHOP[a] × 6 → RTSA 30.6-36 Gy/17-20 fx

[a]Para pacientes con LMD, expresión de proteína doble u otras características patológicas preocupantes, se puede considerar una quimioterapia más intensiva con DA-R-EPOCH (*Landsburg et al. JCO* 2017).

ALGORITMO DE TRATAMIENTO PARA PACIENTES CON RECURRENCIA O REFRACTARIOS

- El papel de la radioterapia para los pacientes con LDCGB en recaída o refractario es individualizado y depende de factores relacionados con el paciente y el tratamiento, incluyendo la terapia sistémica previa, la extensión de la enfermedad en el momento del diagnóstico y la recaída, el estado funcional del paciente y posibles terapias futuras. *Véanse* las pautas del International Lymphoma Radiation Oncology Group (ILROG) para obtener más detalles y orientación (*Ng et al. IJROBP* 2018).

TÉCNICA DE RADIOTERAPIA (SIN INCLUIR PRIMARIO DEL SNC O TESTICULAR)

- **SIM:** altamente variable; depende del área a tratar.
  - Cabeza y cuello: máscara termoplástica en decúbito supino ± bloque de mordida, endoprótesis según corresponda.
  - Axila: supino, Vac-Lok® superior, manos sobre la cadera.
  - Mediastino: supino, mesa inclinada, Vac-Lok® superior, retención de la respiración en inspiración profunda.
  - Abdomen: supino, Vac-Lok® superior y/o inferior; considerar ayuno durante 3 h antes de la simulación/tratamiento, puede requerir control del movimiento respiratorio.
  - Pelvis: supino, Vac-Lok® inferior.
- **Dosis:**

	Respuesta	Dosis
Consolidación después de la quimioterapia	Deauville 1-3	30.6 Gy
	Cualquier enfermedad residual de Deauville 4-5 después de la quimioterapia de primera línea	Quimioterapia de rescate y trasplante -o- [a]30.6-36 Gy en los sitios originales de la enfermedad, integrar una sobreimpresión a 45-50 Gy en las áreas Deauville 4-5
Recaída o refractario	Deauville 1-3 después de múltiples esquemas de quimioterapia o peritrasplante	30.6-36 Gy a los sitios originales de la enfermedad con consideración de una sobreimpresión integrada a 40 Gy en los sitios de la enfermedad persistente previos
	Deauville 4-5 después de múltiples esquemas de quimioterapia, incluido el TCM	45-50 Gy a los sitios de enfermedad grave para el rescate (intención curativa); considerar un curso hipofraccionado (p. ej., 20 Gy en 5 fracciones, 30 Gy en 10 fracciones o 37.5 Gy en 15 fracciones) como paliativo

[a]Para pacientes con enfermedad de Deauville 4-5 residual de bajo volumen, se puede intentar la radioterapia sola (en lugar de la quimioterapia de rescate y el rescate de células madre autólogas).

- **Objetivos:**
  - Radioterapia del sitio afectado (RTSA):
    - Sitios con enfermedad antes de la quimioterapia.
    - El VCO tiene en cuenta los cambios en el tamaño/extensión del tumor, la posición de los tejidos y órganos normales cercanos, así como el patrón de la enfermedad y las áreas de posible afectación subclínica.
- **Técnica:** por lo general, IMRT/VMAT, aunque la RTC3D puede ser apropiada para ciertas geometrías. Técnica en «mariposa»; utilizada con frecuencia para el linfoma mediastínico a fin de evitar las dosis a corazón, pulmones, mamas y médula espinal (*Voong et al. Radiat Oncol* 2014).

- **IGRT:** depende de la técnica y los objetivos; kV, TCHC o TC sobre rieles diarios.
- **Restricciones de dosis:**

Órgano/estructura	Restricción de dosis
Corazón[a]	Media < 5 Gy, no más de 15 Gy
Coronarias y ventrículo izquierdo[a]	Máx. 5 Gy
Pulmones totales	Media < 13.5 Gy, V20 < 30%, V5 < 55%
Mamas	Media < 4Gy
Glándula tiroides	V25 < 63.5%
Riñones	V5 < 30%, V20 < 33%
Glándulas parótidas	Media < 5 Gy o tan baja como sea razonablemente posible
Glándula submandibular	Media < 11 Gy
Bazo	Media < 9 Gy
Hígado	Máx. 10 Gy

[a]El objetivo es mantener la línea de isodosis de 5 Gy fuera de tantas estructuras críticas como sea posible.

QUIMIOTERAPIA

- **R-CHOP-21: r**ituximab (375 mg/m² i.v. el día 1), **c**iclofosfamida (750 mg/m² i.v. el día 1), **h**idroxidaunorrubicina (doxorrubicina; 50 mg/m² i.v. el día 1), **v**incristina (1.4 mg/m² [dosis$_{máx}$ 2 mg] el día 1) y **p**rednisona (40 mg/m² v.o. los días 1-5) cada 21 días.
- **DA-R-EPOCH: r**ituximab (375 mg/m² i.v. el día 1), **e**topósido (50 mg/m²/día i.v. los días 1-4), **p**rednisona (60 mg/m² v.o. dos veces al día los días 1-5), **v**incristina (0.4 mg/m²/d i.v. los días 1-4), **c**iclofosfamida (750 mg/m² i.v. el día 5) e **h**idroxidaunorrubicina (doxorrubicina; 10 mg/m²/d los días 1-4) cada 21 días. El factor estimulante de colonias de granulocitos subcutáneo se administra una vez al día a partir del día 6 y se continúa hasta que se normalice el recuento de leucocitos (se puede sustituir por pegfilgrastim). El protocolo de dosis ajustada (DA) aumenta (etopósido, doxorrubicina, ciclofosfamida) o disminuye (ciclofosfamida) las dosis para los ciclos posteriores con base en los nadires de neutrófilos y/o plaquetas.

SUBTIPOS ESPECIALES DE LDCGB

- **Linfoma primario del sistema nervioso central**
  - Se observa clásicamente en personas con inmunodeficiencia primaria o adquirida.
  - Proceso diagnóstico: exploración con lámpara de hendidura, punción lumbar, RM de la columna (si sintomático o LCR positivo), prueba del VIH, exploración testicular y ecografía testicular (especialmente para hombres > 60 años de edad).
  - Si es posible, posponer el inicio de los esteroides hasta que se realice la biopsia.
  - Tratamiento
    ○ R-MPV (rituximab, metotrexato en dosis altas, procarbazina, vincristina, ± quimioterapia intratecal).
    ○ Respuesta completa: quimioterapia de dosis alta con autotrasplante de células madre o radioterapia de dosis baja de encéfalo completo (23.4 Gy en 13 fracciones a 1.8 Gy/fx; *Morris et al. JCO 2013*).
    ○ Enfermedad residual: radioterapia de encéfalo completo (30.6-36 Gy, sobreimpresión en la enfermedad grave a 45 Gy) o quimioterapia de dosis alta con autotrasplante de células madre.
    ○ Considerar la omisión de la radiación en pacientes con mal estado funcional o edad > 60.
- **Linfoma testicular primario**
  - Generalmente se observa en hombres > 60 años de edad.
  - Proceso diagnóstico: punción lumbar y ecografía testicular bilateral.
  - R-CHOP o DA-R-EPOCH según el protocolo LDCGB estándar; metotrexato intratecal o en dosis altas para la profilaxis del SNC.
  - Alto riesgo de insuficiencia testicular contralateral después de la quimioterapia (*Ho et al. Leuk and Lymphoma 2017*). Todos los pacientes deben recibir irradiación de testículo/ escroto/cordón espermático a 30.6 Gy en 17 fracciones (1.8 Gy/fx) después de completar la quimioterapia (*Vitolo et al. JCO 2011*).
- **Linfoma primario de linfocitos B mediastínico (LLBPM)**
  - A menudo, se presenta en adolescentes y adultos jóvenes (especialmente mujeres).
  - Se postula que surge de los linfocitos B tímicos y tiene una superposición molecular significativa con el linfoma de Hodgkin nodular esclerosante (LHNE). Las células del LLBPM suelen ser débilmente positivas para CD30 y negativas para CD15, lo que ayuda a discriminar el LLBPM del LHNE.

- DA-R-EPOCH x 6 sin radioterapia de consolidación para pacientes con respuesta metabólica de Deauville $\leq$ 3 en la PET/TC con FDG ofrece excelentes tasas de curación (*Dunleavy et al. NEJM* 2013).
  - La avidez por FDG residual después de DA-R-EPOCH debe interpretarse con cautela, ya que no toda la actividad metabólica después de la quimioterapia denota linfoma activo o residual que requiera radioterapia.
- Para los pacientes con linfoma ávido de FDG de baja carga residual después de DA-R-EPOCH, se puede considerar la radioterapia de rescate a una dosis de 45-50 Gy. Los abordajes alternativos incluyen la quimioterapia de rescate seguida de un autotrasplante de células madre con radioterapia de consolidación postrasplante.
- Para los pacientes con progresión significativa de la enfermedad después de DA-R-EPOCH, no es deseable la radioterapia sola (*Filippi et al. Red J* 2016).
- La radioterapia de consolidación a 30.0-36.0 Gy está indicada para los pacientes que reciben quimioterapia R-CHOP en lugar de DA-R-EPOCH.

SEGUIMIENTO

- Sin PET/TC durante un mínimo de 8 semanas después de la radioterapia debido a la posibilidad de falsos positivos.
- Anamnesis y exploración física y estudios de laboratorio cada 3-6 meses durante 5 años. Para los estadios I y II, repetir la obtención de imágenes solo según lo indicado clínicamente; para los estadios III y IV, TC con una frecuencia no mayor a cada 6 meses durante 2 años y luego una vez al año. TSH por lo menos una vez al año si se administró radioterapia en el cuello.
- Neoplasias secundarias: comenzar la exploración mamaria anual lo antes posible entre 8 y 10 años después del tratamiento o los 40 años de edad si recibe radiación en el tórax.

ENSAYOS CLÍNICOS RELEVANTES

Papel de la radioterapia de consolidación para estadios tempranos y avanzados

- **DSHLNH-2004-3/UNFOLDER 21/14** (en curso; resultados preliminares Held *ICML RT Workshop* 2013). Ensayo de fase III con aleatorización 2 × 2 de pacientes con LDCGB en estadio temprano IPI = 0-1 con enfermedad de gran volumen ($\geq$ 7.5 cm) a R-CHOP-21 × 6 vs. R-CHOP-21 × 6 → radioterapia del campo afectado (RTCA) vs. R-CHOP-14 × 6 vs. R-CHOP-14 × 6 → RTCA. El análisis preliminar condujo a la suspensión de los grupos sin radioterapia debido a una SLS menor a los 3 años (81% vs. 65%, $p = 0.004$).
- **SWOG 8736** (*Miller et al. NEJM* 1998; *Stephens et al. JCO* 2016). Ensayo aleatorizado de pacientes en estadio I-IE y LDCGB no voluminoso II-IIE a CHOP × 8 vs. CHOP × 3 + RTCA a 40 Gy (con sobreimpresión a 50 Gy para enfermedad residual). CHOP × 3 + RTCA aumentó la SLP (5 años: 77% vs. 64%, $p = 0.03$) y SG (5 años: 82% vs. 72%, $p = 0.02$) en comparación con CHOP × 8 en el análisis inicial, pero en el análisis a largo plazo (mediana de seguimiento de 17.7 años) las curvas se superpusieron sin diferencias significativas en la SLP (mediana: 12 vs. 11.1 años, $p = 0.73$) o SG (13 vs. 13.7 años, $p = 0.38$) entre los grupos. No hubo diferencias significativas en la incidencia acumulada de malignidad secundaria entre los grupos. Siete pacientes murieron por insuficiencia cardíaca en el grupo con CHOP × 8, en comparación con un paciente en el grupo con CHOP × 3 + RTCA.
- *Phan et al. JCO* 2010. Análisis retrospectivo de pacientes en MDACC con LDCGB en estadios I-IV que recibieron R-CHOP. Aproximadamente el 30% recibieron RTCA de consolidación a 30-39.6 Gy. La radioterapia mejoró la SLP y la SG de todos los pacientes.

Radioterapia de consolidación para enfermedades voluminosas y extralinfáticas

- **RICOVER-noRTh** (*Held et al. JCO* 2014). Pacientes > 60 años de edad con linfoma de linfocitos B de alta malignidad que recibieron R-CHOP-14 + 2R + RTCA a 36 Gy en sitios de enfermedad voluminosos ($\geq$ 7.5 cm) y/o extralinfáticos (RICOVER-60) vs. pacientes tratados con la misma quimioterapia pero sin radioterapia en la revisión de RICOVER-60 (RICOVER-noRTh). La ausencia de radioterapia en los pacientes con linfoma voluminoso o extralinfático se asoció con una SLS menor (HR = 2.1, $p = 0.005$), con tendencia hacia una SLP (HR = 1.8, $p = 0.058$) y una SG (HR = 1.6, $p = 0.13$) menores.
- Análisis retrospectivo del German High-Grade LNH Study Group de pacientes con afectación esquelética de nueve estudios consecutivos (*Held et al. JCO* 2013). El rituximab no logró mejorar la SLS ni la SG en los pacientes con afectación ósea, pero la radioterapia de consolidación mejoró significativamente la SLS.

Radioterapia de consolidación para LDCGB óseo primario

- Experiencia MDACC con LDCGB óseo primario (*Tao et al. IJROBP* 2015). El 72% de los pacientes recibieron rituximab. La recepción de radioterapia de consolidación se asoció con una SLP (5 años: 88% vs. 63%, $p = 0.007$) y SG (5 años: 91% vs. 68%, $p = 0.006$) mayores.

NEOPLASIAS HEMÁTICAS DIVERSAS

ZEINA AYOUB • SARAH MILGROM

LINFOMA FOLICULAR

Antecedentes y presentación

- **Incidencia/prevalencia:** es el subtipo de linfoma no hodgkiniano indolente más frecuente (70% de los linfomas indolentes). Es habitual la linfadenopatía asintomática, creciente y menguante durante años; rara vez con síntomas B. Afectación de la médula ósea en > 70% de los pacientes.
- **Resultados:** curso clínico lento con posibilidad de recaída tardía; mediana de SG > 10 años.
- **Demografía:** la mediana de edad en el momento del diagnóstico es de 60 años.
- **Factores de riesgo:** edad; asociación frecuente con antecedentes de enfermedad autoinmunitaria, hepatitis o inmunosupresión crónica, exposición a pesticidas o plantas químicas. El potencial de transformación a un linfoma de mayor malignidad puede ser alto (hasta un 70% en los supervivientes a largo plazo).

Biología y características del tumor

- Surge de los linfocitos B del centro germinal.
  - El 85% tiene t(14;18), lo que conduce a la sobreexpresión de Bcl2.
  - La morfología muestra nódulos foliculares muy compactos.
  - Inmunofenotipo: CD10 (+), Bcl2, Bcl6.
  - Ki-67 significativamente menor que en el LDCGB.
- El grado se define por el número de centroblastos (células grandes) por CAP.
  - Grado 1: 0-5 centroblastos/CAP.
  - Grado 2: 6-15 centroblastos/CAP.
  - Grado 3: > 15 centroblastos/CAP.
    - 3A: > 15 centroblastos, pero todavía hay centrocitos.
    - 3B: los centroblastos forman láminas sólidas sin centrocitos residuales.

Proceso diagnóstico

- **Anamnesis y exploración física:** exploración física de todas las áreas portadoras de nódulos, incluyendo el anillo de Waldeyer, y del tamaño del bazo y el hígado. Evaluación del estado funcional y los síntomas B (sudores nocturnos, pérdida de peso y fiebre).
- **Laboratorios:** BH, QS, LDH, VSE, ácido úrico, β2-microglobulina, hepatitis B/C, VIH y prueba de embarazo.
- **Procedimientos/biopsia:** se prefiere la biopsia por resección. Biopsia de médula ósea (se recomienda bilateral, pero no es obligatoria). Cuando se planifica la quimioterapia, considerar MUGA/eco y fertilidad/banco de semen.
- **Estudios de imagen:** TC de cráneo/abdomen/pelvis/cuello con contraste y/o PET/TC.

Estadificación (modificación de Lugano del sistema de estadificación Ann Arbor)

Véase el capítulo **Linfoma de Hodgkin.**

Pronóstico

- **Puntuación FLIIP** (Solal-Celigny et al. Blood 2004)
  - Edad > 60
  - Estadio III-IV
  - Hemoglobina < 12 g/dL
  - Número de áreas nodulares > 4
  - LDH > del límite superior normal
- **Puntuación FLIIP 2** (Federeico et al. JCO 2009)
  - Edad > 60 años
  - Hemoglobina < 12 g/dL
  - Afectación de la médula ósea
  - β2-microglobulina > límite superior normal
  - Diámetro mayor del nódulo linfático afectado más grande > 6 cm

Grupo de riesgo (puntuación)	SG a los 5 años (%)	SG a los 10 años (%)
Bajo (0-1)	90.6	70.7
Intermedio (2)	77.6	50.9
Alto (≥ 3)	52.5	35.5

Grupo de riesgo (puntuación)	SG a los 5 años (%)
Bajo (0-1)	90.6
Intermedio (2)	77.6
Alto (≥ 3)	52.5

Algoritmo de tratamiento

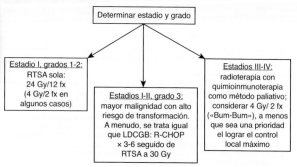

```
                    ┌─────────────────────────┐
                    │ Determinar estadio y grado │
                    └─────────────────────────┘
```

Estadio I, grados 1-2:
RTSA sola:
24 Gy/12 fx
(4 Gy/2 fx en
algunos casos)

Estadios I-II, grado 3:
mayor malignidad con alto
riesgo de transformación.
A menudo, se trata igual
que LDCGB: R-CHOP
× 3-6 seguido de
RTSA a 30 Gy

Estadios III-IV:
radioterapia con
quimioinmunoterapia
como método paliativo;
considerar 4 Gy/ 2 fx
(«Bum-Bum»), a menos
que sea una prioridad
el lograr el control
local máximo

Ensayos clínicos relevantes

Ensayo	Diseño	Resultado	Comentario
Lowry et al. 2011	No inferioridad, ECA fase III Inclusión: cualquier subtipo histológico de linfoma no hodgkiniano asignado al azar a: 1. Linfomas indolentes: 40-45 Gy/20-23 fx vs. 24 Gy/12 fx 2. Linfomas agresivos: 40-45 Gy/20-23 fx vs. 30 Gy/15 fx	**Respuesta general a un mes** Indolente/40-45 Gy: 93% Indolente/24 Gy: 92% Agresivo/40-45 Gy: 91% Agresivo/30 Gy: 91% Sin diferencia en la SG o la SLP, tendencia a una toxicidad menor con dosis más bajas	Se estableció 24 Gy para linfomas indolentes
FORT (Hoskin et al. 2014)	No inferioridad, ECA fase III Inclusión: linfoma folicular o de la zona marginal asignado de manera aleatoria a: 1. 24 Gy/12 fx 2. 4 Gy/2 fx	**Respuesta general a las 12 semanas** 24 Gy/12 fx 91% 4 Gy/2 fx 81% **Respuesta completa a las 12 semanas** 24 Gy/12 fx 68% 4Gy/2 fx: 49% El tiempo de progresión **no es inferior** para 4 Gy. Mayor toxicidad (3% vs. 1%) con 24 Gy	La dosis de 4 Gy no es mejor para la progresión local y el tiempo de progresión. Sin embargo, este esquema es pragmático y bien tolerado, por lo que es una buena opción cuando el control local duradero no es crítico

LINFOMA DE ZONA MARGINAL

Antecedentes

- **Incidencia/prevalencia:** 5-10% de los linfomas no hodgkinianos.
- **Resultados:** enfermedad indolente. La muerte por esta enfermedad es muy infrecuente. El sitio gástrico tiene un tiempo hasta la progresión mayor que el del MALT no gástrico (8.9 vs. 4.9 años); 50% gástrico, otros sitios incluyen órbita, pulmón, piel, tiroides, glándula salival, entre otros.
- **Demografía:** grupos de edad variables según el subtipo.
- **Factores de riesgo:** se asocia con inflamación crónica: enfermedad autoinmunitaria (enfermedad de Sjögren), infecciones (H. pylori, C. psittaci, B. burgdorferi, C. jejuni).

Biología y características del tumor

- Neoplasia de linfocito B maduros.
- Surgen de los linfocitos B de la zona marginal del centro posgerminal.
- Marcadores de linfocitos B: CD19, CD20, CD22 (+) (CD5/10/23 [−]).
- Caracterizado por la proliferación de células dentro de un área linfoide donde ocurre la expansión clonal de linfocitos B. Los subtipos incluyen:
  - Linfocitos B de la zona marginal esplénica.

- Linfocitos B de la zona marginal nodular.
- Linfocitos B de la zona marginal de las placas de Peyer/extranodulares.
  - Cutáneo primario.
  - Linfoma de tejido linfoide asociado con las mucosas (MALT).

MALT GÁSTRICO

Presentación

- La mayoría se presentan con enfermedad extranodular localizada en estadio I/II.
- Con mayor frecuencia se presenta con dolor abdominal y úlcera péptica.
- Los síntomas B son poco frecuentes.
- Resultados: la SG a los 5 años es del 90-95% y la SLE es del 75-80%.

Proceso diagnóstico

- **Anamnesis y exploración física:** exploración física de todas las áreas portadoras de nódulos, incluido el anillo de Waldeyer, y del tamaño del bazo y el hígado. Evaluación del estado funcional y los síntomas B (poco frecuente para el MALT gástrico).
- **Laboratorios:** BH, QS, LDH, VSE, ácido úrico, β2-microglobulina, hepatitis B/C, VIH y prueba de embarazo. La biopsia de médula ósea no se realiza de forma rutinaria.
- **Procedimientos/biopsia:** biopsia endoscópica con prueba de *H. pylori* por histopatología:
  - Si es negativa → prueba no invasiva: prueba de antígeno fecal, prueba de urea en el aliento y prueba de anticuerpos en sangre.
  - PCR o FISH para t(11; 18): translocación asociada con la falta de respuesta a la terapia de combinación de antibióticos.
- **Estudios de imagen:** TC de tórax/abdomen/pelvis con contraste y/o PET/TC.

Estadificación (*Estadificación de Lugano para los linfomas gastrointestinal; Rohatiner et al. Ann Oncol 1994*)

Estadio	Afectación	
Estadio I	Tumor limitado al tubo digestivo. Lesiones primarias únicas o múltiples no contiguas	
Estadio II	El tumor se extiende dentro del abdomen	
	Estadio III	Afectación del nódulo local
	Estadio III	Afectación de nódulos distantes
	Estadio III	El tumor penetra en la serosa para invadir órganos o tejidos adyacentes
Estadio III	Sin estadio III en el sistema actual	
Estadio IV	Compromiso extranodular diseminado o compromiso nodular supradiafragmático concomitante	

Algoritmo de tratamiento

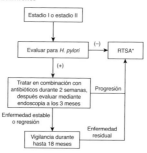

*Puede considerarse RTSA antes para la progresión, los síntomas o la presencia de t(11;18).

Técnica de tratamiento por radiación

Simulación	En decúbito supino, Vac-Lok® superior, cuña de rodilla, ayuno × 4 h, apnea inspiratoria profunda
Objetivo	Todo el estómago con un margen isométrico de 0.7-1.5 cm. Cubrir los nódulos perigástricos sospechosos
Dosis	24 Gy en 12 fracciones o 30 Gy en 15 fracciones
Técnica	IMRT con imágenes volumétricas diarias. Evitar las vigas laterales

- La terapia con antibióticos combinados incluye medicamentos antiácidos y antibióticos (p. ej., claritromicina, amoxicilina y omeprazol).
- Considerar la quimioinmunoterapia para la enfermedad avanzada o en recaída.

MALT ORBITARIO

Presentación
- Es el MALT no gástrico más frecuente.
- Puede afectar la conjuntiva, el párpado, la glándula lagrimal y el área retrobulbar.
- Asociado con *Chlamydia psittaci*.

Abordaje de tratamiento
- Doxiciclina (respuesta completa del 65%).
- Considerar RTSA si falla la terapia con antibióticos.

Técnica de tratamiento por radiación
- 4 Gy en 2 fracciones pueden alcanzar la respuesta completa en el 90%; para aquellos que no logran respuesta completa, completar la dosis con 20 Gy adicionales en 10 fracciones.

Simulación	Supino. Máscara termoplástica. Colimación cutánea si está indicada
Objetivo	Órbita completa u órbita parcial, intentar evitar la glándula lagrimal
Dosis	La práctica en MDA es de 4 Gy/2 fx, si no hay respuesta completa → 20 Gy/10 fx adicionales
Técnica	Par de cuñas con fotones para toda la órbita o electrones solo para la conjuntiva. Considerar IMRT si se utilizan 20-24 Gy

LINFOMAS CUTÁNEOS PRIMARIOS DE LINFOCITOS B

Antecedentes
- Asociado con infección por *B. burgdorferi*, acrodermatitis crónica atrófica preexistente y sitios de vacunación.
- El 20% de todos los linfomas cutáneos primarios y se divide en cinco subtipos:
  - Linfoma cutáneo primario de linfocitos B de la zona marginal (LCPZM)
  - Linfoma cutáneo primario del centro folicular (LCPCF)
  - Linfoma cutáneo primario difuso de linfocitos B grandes, del tipo en piernas (LCPLBG, TP)
  - Linfoma cutáneo primario difuso de linfocitos B grandes, otro (LCPLBG, O)
  - Linfoma intravascular de linfocitos B grandes (LILBG)

LINFOMA CUTÁNEO PRIMARIO DE LINFOCITOS B DE LA ZONA MARGINAL (LCPZM)

Biología y características del tumor
- La patología muestra infiltrados nodulares a difusos de linfocitos pequeños a medianos, con preservación de la epidermis. A menudo, se observa un centro germinal reactivo.
- Las linfocitos B de la zona marginal expresan CD20, CD79 y Bcl2 y son típicamente negativos para CD5, CD10 y Bcl6; la translocación t(18; 21) es poco frecuente.

Presentación
- Múltiples pápulas, placas o nódulos indoloros, no ulcerados, rojos a violáceos que se presentan principalmente en el tronco o las extremidades.
- Se ha informado una presentación clínica lenta y resolución espontánea.

Abordaje de tratamiento
- Las lesiones responden a diferentes tratamientos (resección, tratamiento sistémico y radiación). El abordaje general es tratar con la opción menos tóxica: RTSA a 4 Gy en 2 fracciones.
- Es posible que no se observe una respuesta clínica notable antes de las 4-8 semanas, ya que el efecto de la radiación puede ser principalmente en el microambiente, más que en las células malignas reales.

Resultados

- La supervivencia específica del linfoma es cercana al 100%, mientras que la supervivencia sin recaída para las lesiones solitarias es del 77% vs. 39% para las lesiones multifocales.

LINFOMA CUTÁNEO PRIMARIO DEL CENTRO FOLICULAR (LCPCF)

Biología y características del tumor

- La patología demuestra una población monótona de células grandes del centro del folículo, con infiltrados nodulares o difusos que respetan la epidermis.
- Células que son CD20 (+), CD79a (+) y Bcl6 (+), en una red de células dendríticas foliculares CD21 (+) o CD35 (+).
- Rara vez expresan t(14;18) o Bcl2.

Presentación

- Difícil de diferenciar del LCPZM, ya que las lesiones se presentan como placas o nódulos no ulcerados, con frecuencia en la piel cabelluda, la frente o el tronco.

Abordaje de tratamiento

- RTSA a 4 Gy en 2 fracciones.

Resultados

- Tasas de remisión completa hasta en un 100% y una supervivencia sin recaídas del 73% al 89%; la mayoría de los pacientes se pueden salvar con radiación local.

LINFOMAS CUTÁNEOS PRIMARIOS DE LINFOCITOS T

Micosis fungoide (MF)

Antecedentes

- Representa 2/3 de los casos de linfoma cutáneo de linfocitos T.
- Enfermedad indolente, puede tardar varios años en evolucionar; repetir biopsias.
- Enfermedad incurable, a menos que se considere el trasplante autólogo o alogénico.

Biología y características del tumor

- La patología muestra una población de linfocitos T clonales agrupados en la membrana basal de la epidermis.
- Caracterizado por la pérdida de CD7, CD5 y CD2, dim CD3 (+) y CD4 (+) y CD45RO (+) clonales maduros.
- Rara vez expresan t(14;18) o Bcl2.

Presentación

- Se presenta con parches, pero eventualmente se pueden desarrollar placas y tumores con o sin eritrodermia. Son frecuentes las infecciones cutáneas concomitantes.

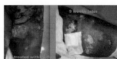

A

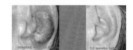

B

Proceso diagnóstico

- Inspección y determinación de la superficie corporal total.
- Citometría de flujo para determinar CD4 (+)/ CD8 (+); si está por encima de 4.5, indica un alto nivel de células de linfoma de linfocitos T circulantes en la sangre.
- Imagen y biopsia de médula ósea en los casos apropiados.
- Cuando se limitan a la piel, T1 y T2 son parches o placas que afectan a más del 10% de la piel; T3 es tumor y T4 es eritrodermia.

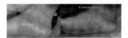

C

Abordaje de tratamiento

- Tratamientos tópicos iniciales: esteroides, quimioterapia, gel de bexaroteno, fototerapia.
- Terapias sistémicas: retinoides, inhibidores de histona-desacetilasa, denileucina diftitox, anticuerpos monoclonales, interferón α, quimioterapia citotóxica.
- Radioterapia cutánea total o local con el objetivo de evitar un exceso de toxicidad cutánea (fig. 64-1).

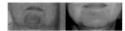

D

Figura 64-1 A-D. Fotografías antes y después de la radiación local como terapia (4-12 Gy) para la micosis fungoide.

- TCTHE reservado para afectación sustancial de la superficie y puede tardar hasta 8-12 semanas para una respuesta máxima.
  - Se administra en fracciones de 2 Gy dos veces a la semana con sobreimpresión/campos suplementarios para axila, hombros, pliegue inframamario, ingle, periné, área perianal, plantas de los pies y pliegues cutáneos.
  - Tasa de respuesta global a 10-12 Gy del 88% con toxicidad leve.
  - 30-36 Gy para una alta carga de la enfermedad o para acondicionamiento previo al trasplante.
- Radiación local
  - De 4-12 Gy a la lesión con un margen de 1-2 cm para reducir al mínimo la radioterapia en áreas no sintomáticas. Puede administrarse nuevamente la radiación si es necesario.
  - Radioterapia de haz de electrones en la mayoría de los casos a partir de 9 MeV para placa, con mayor energía con bolo para los tumores para asegurar una dosis cutánea completa.
  - Utilizar la tomografía computarizada de simulación si está adyacente a tejido normal sensible (considerar también la colimación cutánea) o si se desconoce la profundidad del tumor.

LINFOMA ANAPLÁSICO PRIMARIO DE CÉLULAS GRANDES (LAPCG)

Antecedentes
- Es el segundo tipo más frecuente de linfoma cutáneo de linfocitos T.
- Se puede presentar junto con metástasis.
- Puede tardar semanas/meses en responder a la radiación y en la cicatrización de heridas.

Presentación
- Afectación cutánea más profunda y, a menudo, úlceras.

Abordaje de tratamiento
- Radiación local.
  - Responde a tan solo 6 Gy.

DISCRASIAS DE CÉLULAS PLASMÁTICAS/PLASMOCITOMAS SOLITARIOS

Plasmocitoma solitario

Antecedentes
- **Incidencia/prevalencia:** 10% de las neoplasias de células plasmáticas.
- **Resultados:** enfermedad localizada sin evidencia de lesiones adicionales, afectación de la médula ósea o hallazgos clínicos/de laboratorio compatibles con metástasis (calcio sérico > 12, disfunción renal, Hgb < 10, múltiples lesiones óseas o > 10% de células plasmáticas en la médula ósea). Excelente control locorregional con radiación (hasta 95%).
  - Plasmocitoma óseo solitario (POS) en 80%: 55-80% de progresión a mieloma múltiple.
  - Plasmocitoma extramedular (PES) en 20%: 35-50% de progresión a mieloma múltiple.
- **Demografía:** predominio masculino (2/3 casos); edad mediana más joven (55-65) que el mieloma múltiple.
- **Factores de riesgo:** prevalencia familiar, edad avanzada y sexo masculino.

Abordaje de tratamiento
- Utilizar TC, PET y RM (verificar la señal de la médula) para delinear el objetivo. Expansión de VPO según la ubicación del tumor. No es necesaria la cobertura electiva del cuerpo vertebral (superior/inferior) o la cobertura nodular electiva si se usa PET y RM.
- Por lo general, RTSA a 40-50 Gy.
  - Si < 5 cm, se puede considerar < 45 Gy.
  - Puede ser suficiente una dosis más baja de 30-36 Gy.

LINFOMA DE CÉLULAS DEL MANTO (LCM)

Antecedentes
- Suele presentarse con estadio avanzado, siguiendo un curso maligno.
- Predominio masculino (78%), mediana de edad al diagnóstico de 63 años.
- La mayoría (75%) se presenta en cabeza y cuello.
- Edad (> 60 años), enfermedad voluminosa (> 5 cm) y estadio II → mayor riesgo de fracaso del tratamiento.
- Caracterizado por la sobreexpresión de ciclina D y translocación cromosómica t(11;14).

Pronóstico

Índice pronóstico internacional (IPI) del LCM (*Lim et al. Oncol Lett* 2010)

Puntos	Edad	Estado funcional ECOG	LDH (límite superior normal)	Leucocitos (10⁹/L)
0	< 50	0-1	< 0.67	< 6.7
1	50-59	—	0.67-0.99	6.7-9.99
2	60-69	2-4	1.0-1.49	10.0-14.99
3	≥ 70	—	≥ 1.5	≥ 15.0
Grupo de riesgo			**Mediana de supervivencia**	
Bajo 0-3 puntos (44% de los pacientes)			No alcanzado	
Intermedio 4-5 puntos (35% de los pacientes)			51 meses	
Alto 6-11 puntos (21% de los pacientes)			29 meses	

Pronóstico global
- 5 años libres de progresión 65% y SG 76%
- 10 años libres de progresión 42% y SG 64%

Abordaje de tratamiento

LCM en estadios I-II
- Resultados excelentes y similares para la quimioterapia, la quimiorradiación o la radiación sola.
- Objetivo de reducir la intensidad de la terapia para limitar la toxicidad relacionada con el tratamiento. Considerar 4 Gy en 2 fracciones.

LCM en etapa avanzada
- Radioterapia para paliar masas nodulares o extranodulares voluminosas, a menudo después de un pretratamiento intenso.
- 4 Gy en 2 fracciones se asocian con altas tasas de respuesta, aunque puede tardar hasta 4 semanas en responder.
- Considerar 24-30 Gy adicionales si no hay respuesta después de 4 semanas.

METÁSTASIS ENCEFÁLICAS

BHAVANA S. VANGARA CHAPMAN • JING LI • AMOL JITENDRA GHIA

ANTECEDENTES

- **Incidencia/prevalencia:** el tumor intracraneal más frecuente, del 20-40% de todos los pacientes con cáncer desarrollarán metástasis intracraneales. ~175 000-200 000 diagnosticados anualmente. La incidencia aumenta debido a la adopción generalizada de la RM, con la que ha mejorado la detección de lesiones pequeñas.
- **Metástasis única**, una lesión intracraneal (puede tener otros sitios de enfermedad extracraneal) vs. **metástasis solitaria**, una lesión intracraneal que también es el único sitio de enfermedad metastásica.
- **Resultados:** históricamente, la mediana de supervivencia con observación es de 1 mes; con esteroides, 2 meses; RTCE, 4-6 meses; resección quirúrgica para lesión única, 6 meses; y con RTCE adyuvante, 10 meses. Resultados para RCE + RTCE, 6-10 meses. Los avances en la inmunoterapia y la terapia dirigida han conducido a mejores resultados, pero de uso cuestionable debido a las limitaciones de la barrera hematoencefálica.

BIOLOGÍA Y CARACTERÍSTICAS DEL TUMOR

- **Patología:**
  - Histologías frecuentes: pulmón, mama, melanoma.
  - Histologías menos frecuentes: genitourinario, gastrointestinal, cabeza y cuello, sarcoma, leucemia, linfoma.
  - Metástasis hemorrágicas: melanoma, CNC, coriocarcinoma.
- **Estudios de imagen:** RM del encéfalo ± contraste para visualizar el realce anómalo o las lesiones con realce anular o en anillo en T1 poscontraste y el edema vasógeno en T2 FLAIR; reestadificación de TC de tórax, abdomen y pelvis y PET/TC para evaluar la carga de enfermedad sistémica.

ANATOMÍA

- La mayoría se encuentran en la unión de sustancia gris-blanca (áreas limítrofes).
- 80% hemisferios encefálicos, 15% cerebelo, 5% tronco encefálico.

PROCESO DIAGNÓSTICO

- **Antecedentes y exploración física:** los síntomas de presentación habituales incluyen cefaleas, náuseas, vómitos, convulsiones, déficits neurológicos focales y cambios en la visión. Evaluar el alcance y el control de la enfermedad intracraneal/extracraneal, el estado funcional y el examen neurológico.
- **Laboratorios:** BH, QS (marcadores tumorales para descartar entre primarios del SNC o metástasis encefálicas).
- **Estudios de imagen/procedimientos/biopsia:** resonancia magnética del encéfalo ± contraste, dibujo o resección en caso de una lesión cerebral solitaria o latencia prolongada de la última neoplasia maligna conocida.
- **Tratamiento inicial:** para lesiones sintomáticas, esteroides 4-16 mg/d en dosis divididas dependiendo de la gravedad de los síntomas con IBP para gastroprotección, FAE para crisis convulsivas (no se recomienda profilaxis), radiooncología y consultas de neurocirugía.
- **Factores pronósticos:** edad, estado funcional de Karnofsky, tipo/histología del cáncer, control de la enfermedad primaria, extensión de la enfermedad metastásica, número/tamaño/ubicación de las metástasis encefálicas, gravedad de los síntomas.
  - **Puntajes pronósticos habituales:** valoración pronóstica graduada para el diagnóstico específico (DS-GPA, *Diagnosis-Specific Graded Prognostic Assessment*) (Sperduto et al. *JCO* 2012), análisis de partición recursiva (RPA, *Recursive Partitioning Analysis*) (Gaspar et al. *IJROBP* 1997), puntuación básica de metástasis encefálicas (PB-ME) (Lorenzoni et al. *IJROBP* 2004) y el Índice de puntuación para radiocirugía (SIR, *Score Index for Radiosurgery*) (Weltman et al. *IJROBP* 2000).

Análisis de partición recursiva (APR) del RTOG para metástasis encefálicas		
Clase	Descripción	Supervivencia media
I	Estado funcional de Karnofsky ≥ 70 y edad > 65 y primario controlado sin metástasis extracraneales	7.1 meses
II	Estado funcionalo de Karnofsky ≥ 70 y uno o más ≥ 65 años, primario no controlado, presencia de metástasis extracraneales	4.2 meses
III	Estado funcionalo de Karnofsky < 70	2.3 meses

ALGORITMO DE TRATAMIENTO

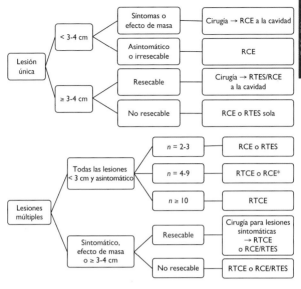

Pronóstico ≥ 3 meses

*Para 4-9 lesiones, el tratamiento estándar sigue siendo RTCE debido a la falta de evidencia de nivel I para respaldar el uso de RCE en esta población de pacientes. Los autores brindan RCE solo en ensayos o debido al rechazo del paciente.

Pronóstico < 3 meses o estado funcional de Karnofsky < 50

Recomendar RTCE o cuidados de soporte.

TÉCNICA DE RADIOTERAPIA

RCE: radiocirugía estereotáctica, fracción única.
RTES: radioterapia estereotáctica, 2-5 fx.
RTCE: radioterapia de todo el encéfalo.

- **SIM**
  - **RTCE, RTES y RCE basada en LINAC:** supino, cabeza en posición neutra, máscara Aquaplast® para radioterapia, bloque de mordida para RCE/RTES.
  - **RCE con bisturí gamma (*gamma knife*):** *véase* el capítulo **RCE.**
- **Dosis**
  - **RTCE**
    - Más frecuente: 30 Gy/10 fx.
    - Para pacientes con mejor pronóstico y para disminuir la toxicidad tardía: 37.5 Gy/15 fx o 35 Gy/14 fx.
  - **RTES**
    - 21-27 Gy/3 fx o 25-30 Gy/5 fx.
  - **RCE** (con base en N107C/CEC•3; *Brown Lancet Oncol* 2017)
    - < 4.2 cc   20-24 Gy
    - < 4.2-7.9 cc   18 Gy
    - ≥ 8.0 cc, hasta 4 cm de diámetro   15 Gy
    - Lesión del tronco encefálico   14-18 Gy
- **Objetivo**
  - **RTCE:** por debajo de la parte inferior de C1 o C2, se pueden utilizar varias técnicas para evitar las lentes ópticas (a menudo, los autores giran el túnel 5° y tratan con la técnica OAD/OAI).

- **RCE con base en LINAC o RTES:** VTM + margen VPO de 2 mm (*margen VPO con base en la incertidumbre de la configuración institucional y la disponibilidad de IGRT).
  - **RCE con bisturí gamma:** *véase* el capítulo sobre RCE.
- **Técnica:**
  - **RTCE:** laterales opuestos o preservación hipocámpica con base en IMRT; hoy en día, en ensayo clínico (*Gondi et al. IJROBP* 2010). Conservación del hipocampo en fase de investigación.
  - **RCE con base en LINAC o RTES:** IMRT o arcos conformacionales dinámicos.
  - **RCE con bisturí gamma:** *véase* el capítulo sobre RCE.
- **IGRT:**
  - **RTCE:** imágenes de mV semanales.
  - **RCE con base en LINAC y RTES:** imágenes kV diarias, TCHC, ExacTrac®.
  - **RCE con bisturí gamma:** *véase* el capítulo sobre RCE.
- **Directriz de planificación:**
  - **RTES**
    - Tronco del encéfalo: *V20 < 1 cc (3 fx), $D_{máx}$ < 21 Gy/3 fx, 25 Gy/5 fx.
    - Nervio óptico: $D_{máx}$ < 18 Gy/3 fx, 25 Gy/5 fx.
  - **RCE**
    - Prescrito para una línea de isodosis de ~80% para RCE con base en LINAC y una línea de isodosis de ~50-80% para RCE con bisturí gamma, según el tamaño de la lesión.
    - Encéfalo: V12 Gy < 5-10 cc; tronco encefálico: ≤ 12 Gy a 1 cc*; quiasma óptico: $D_{máx}$ ≤ 10 Gy.
    - Para obtener información adicional, *véase* el capítulo sobre **RCE**.
    - *Para objetivos en el tronco encefálico, el tronco encefálico normal se define como tronco encefálico (VTM).

TRATAMIENTO DE EFECTOS ADVERSOS

- **RTCE**
  - **Agudos:** fatiga, alopecia y ototoxicidad. Náuseas/vómitos/cefalea/cambios en la visión por aumento de la PIC: dexametasona v.o. + IBP, ondansetrón (4 mg cada 6 h por razón necesaria) o proclorperazina (10 mg cada 6 h por razón necesaria).
  - **A largo plazo:** déficits neurocognitivos, leucoencefalopatía y necrosis por radiación (mayor a > 3 Gy/fx). Se recomienda memantina profiláctica (con base en RTOG 0614) para todos los pacientes con RTCE, a 10 mg diarios durante la semana 1, seguida de 10 mg dos veces al día durante 6 meses; considerar indefinidamente.
- **RTES/RCE**
  - Los efectos adversos son poco frecuentes. En una serie moderna de RCE, las probabilidades de tener episodios adversos sintomáticos a 1 año son del 3% después de RCE sola, 4% para RCE precedido por RTCE y 8% para RCE/RTCE secuencial (*Sneed et al. J Neurosurg* 2015).
  - **Agudos (poco frecuente):** dolor de cabeza, náuseas, vómitos, disfunción vestibular, crisis convulsivas; para RCE con bisturí gamma, dolor en los sitios de los pernos del armazón de la cabeza (medicamentos analgésicos/antiinflamatorios de venta libre; se puede considerar la dexametasona profiláctica, por ejemplo, 8-10 mg × 1 cuando se tratan lesiones grandes con edema significativo observado en una RM reciente).
  - **A largo plazo:** necrosis por radiación (dexametasona oral + IBP, puede requerir cirugía o bevacizumab para casos refractarios).

SEGUIMIENTO

- Anamnesis y RM del encéfalo en 4-6 semanas → cada 3 meses durante 2 años → luego según esté clínicamente indicado.

ENSAYOS CLÍNICOS RELEVANTES

Cirugía

- **Patchell II** (*Patchell et al. JAMA* 1998). ECA prospectivo de dos grupos de pacientes con una solo metástasis encefálica; se permiten otras metástasis a distancia, estado funcional de Karnofsky ≥ 70 con resección completa verificada por RM del encéfalo aleatorizados a RTCE (50.4 Gy/28 fx) vs. observación. La RTCE redujo la recurrencia local (10% vs. 46%, $p < 0.001$), otras recurrencias intracraneales (18% vs. 70%, $p < 0.01$) y muerte neurológica (14% vs. 44%, $p = 0.003$). No hubo diferencia en la SG o en el tiempo que el paciente permaneció funcionalmente independiente.
- **MD Anderson** (*Mahajan et al. Lancet Oncol* 2017). ECA prospectivo de fase III de dos grupos de pacientes con 1-3 metástasis encefálicas completamente resecadas, cavidad ≤ 4 cm y estado funcional de Karnofsky ≥ 70 aleatorizados a RCE (12-16 Gy) vs. observación. El criterio de valoración principal fue el tiempo transcurrido hasta la recidiva local, que se redujo en el grupo de RCE (42% vs. 72%, $p = 0.015$). La SG no fue diferente entre los grupos.
- **N107C/CEC·3** (*Brown et al. Lancet Oncol* 2017). ECA prospectivo de fase III de dos grupos de pacientes con una sola metástasis encefálica resecada con una cavidad ≤ 5 cm, ≤ 3 metástasis intracraneales no resecadas y ECOG 0-2 aleatorizados a RCE postoperatoria (12/20 Gy)

frente a RTCE (30 Gy/10 fx o 37.5 Gy/15 fx). En los análisis por intención de tratamiento, la SG no fue diferente entre los grupos, pero la **supervivencia libre de deterioro cognitivo** mejoró en el grupo de RCE (mediana de 3.7 vs. 3.0 meses, $p < 0.001$).

RTCE vs. RTCE + RCE

- **RTOG 9508** (*Andrews et al. Lancet* 2014). ECA prospectivo de fase III de dos brazos de pacientes con 1-3 metástasis encefálicas, lesión más grande ≤ 4 cm, lesiones adicionales ≤ 3 cm y estado funcional de Karnofsky ≥ 70 aleatorizados a RTCE (30 Gy/10 fx) vs. RTCE + RCE (18-24 Gy). El criterio de valoración principal fue la SG, similar entre los grupos. En pacientes con una sola metástasis en el encéfalo, la SG mejoró con la adición de RCE (6.5 vs. 4.9 meses, $p = 0.04$). El análisis multivariado también mostró que los pacientes con APR 1 o cáncer de pulmón primario habían mejorado la SG con un refuerzo de RCE. El grupo RTCE + RCE había mejorado el control local durante 1 año (82% vs. 71%, $p = 0.013$) y estado de rendimiento de Karnofsky estable o mejorado a los 6 meses (43% vs. 27%, $p = 0.033$).
- **JROSG 99-1** (*Aoyama et al. JAMA* 2006). ECA prospectivo, multicéntrico de dos grupos de pacientes con 1-4 metástasis encefálicas, ≤ 3 cm y estado de rendimiento de Karnofsky ≥ 70 aleatorizados a RCE sola (18-25 Gy) vs. RTCE (30 Gy/10 fx) + RCE (30% de reducción de dosis). El criterio de valoración principal fue la SG, que no fue diferente entre los grupos (RCE sola 8 meses; RTCE + RCE 7.5 meses, $p = 0.42$). La recaída intracraneal al cabo de 1 año y el tratamiento de rescate se produjeron con menor frecuencia en el grupo de RTCE + RCE que en el grupo de RCE sola (47% vs. 76%, $p < 0.001$).

RCE para múltiples metástasis encefálicas (2-10)

- **JLGK0901** (*Yamamoto et al. Lancet Oncol* 2014). Estudio observacional prospectivo de pacientes con 2-4 frente a 5-10 metástasis encefálicas, < 3 cm, estado de rendimiento de Karnofsky ≥ 70 tratados con RCE sola (20-22 Gy). El criterio de valoración principal fue la SG, con un margen de no inferioridad de IC del 95% con un HR de 1.3 en un análisis por intención de tratar. La SG fue similar entre los grupos de metástasis encefálicas 2-4 frente a 5-10 (mediana de 10.8 meses para ambos). La tasa de efectos adversos también fue similar entre los grupos.

Cirugía o RCE → RTCE vs. observación

- **EORTC 22952-26001** (*Kocher et al. JCO* 2011). ECA prospectivo de fase III de dos grupos de pacientes con 1-3 metástasis encefálicas y estado de rendimiento 0-2 de la OMS tratados con resección quirúrgica completa o RCE (mínimo 25 Gy al centro y 20 Gy a la superficie) aleatorizados a RTCE (30 Gy/10 fx) u observación. El criterio de valoración principal fue el tiempo hasta el estado de rendimiento de la OMS > 2, que fue de 10 meses en el grupo de observación y 9.5 meses en el grupo de RTCE (no significativo). La SG fue similar entre los grupos. La RTCE disminuyó la tasa de recaída local a 2 años (cirugía, 59-27%, $p < 0.001$; RCE, 31-19%, $p = 0.04$) y la recaída a 2 años en otros sitios intracraneales (cirugía, 42-23%, $p = 0.008$; RCE, 48-33%, $p = 0.023$). Las terapias de rescate y la muerte relacionada con la progresión intracraneal ocurrieron con mayor frecuencia en el grupo de observación.

Función neurocognitiva

- **MD Anderson** (*Chang et al. Lancet Oncol* 2009). ECA prospectivo de fase III de dos grupos de pacientes con 1-3 metástasis encefálicas, elegibilidad de tamaño para RCE, estado de rendimiento de Karnofsky ≥ 70, análisis de particionamiento recursivo de clase 1 o 2 aleatorizados a RCE sola (15-24 Gy) o RCE + RTCE (30 Gy/12 fx) en 3 semanas. El criterio de valoración principal de la función neurocognitiva con base en la prueba de aprendizaje verbal revisada de Hopkins (HVLT-R) a los 4 meses. La RCE + RTCE condujo a una disminución en la función del aprendizaje y la memoria (52% vs. 24%; probabilidad bayesiana $p = 96\%$ de que la proporción de pacientes con RCE + RTCE tenga una función neurocognitiva significativamente menor). La RCE + RTCE aumentó el control local (100% vs. 67%, $p = 0.012$) y a distancia (73% vs. 27%, $p = 0.003$). La SG fue mejor con la RCE (15.2 vs. 5.7 meses, $p = 0.003$).
- **RTOG 0614** (*Brown et al. Neuro-Onc* 2013). Ensayo prospectivo, aleatorizado, doble ciego y controlado con placebo de dos grupos de pacientes con metástasis encefálicas sometidos a RTCE (37.5 Gy/15 fx) asignados al azar a memantina durante y después de la RTCE o the placebo. El criterio de valoración principal fue el recuerdo diferido conservado según la HVLT-R DR a las 24 semanas desde el inicio del tratamiento farmacológico; este tendió a mejorar en el grupo de memantina, pero no fue estadísticamente significativo ($p = 0.059$); se propone que la falta de significancia se debe al poder estadístico limitado. Sin embargo, el tiempo transcurrido hasta la insuficiencia cognitiva mejoró con la memantina (54% vs. 65%, $p = 0.01$).
- **Alliance N0574** (*Brown et al. JAMA* 2016). ECA prospectivo de fase III de dos grupos de pacientes con 1-3 metástasis encefálicas < 3 cm y estado funcional ECOG aleatorizados a RCE sola (20-24 Gy) vs. RCE (18-22 Gy) + RTCE (30 Gy/12 fx) dentro de 2 semanas. El criterio de valoración principal fue el deterioro cognitivo > 1 DE desde el inicio en al menos 1/7 pruebas cognitivas a los 3 meses. El deterioro cognitivo fue más frecuente en el grupo de RTCE (92% vs. 64%, $p < 0.001$). Aunque la RTCE mejoró el control local y a distancia a los 6 y 12 meses y disminuyó las tasas de rescate, no hubo diferencia en la SG con la adición de RTCE.

METÁSTASIS DE LA COLUMNA VERTEBRAL

VINCENT BERNARD • ADNAN ELHAMMALI • AMOL JITENDRA GHIA

ANTECEDENTES

- **Incidencia/prevalencia:** la enfermedad ósea es el tercer sitio más frecuente de metástasis. La columna vertebral es el sitio más habitual de metástasis óseas. El 70% afecta la columna torácica, el 20% la lumbar y el 10% la cervical. La mama, el pulmón y la próstata representan el 50-60% de los casos.
- **Histologías radiosensibles:** carcinoma de mama, próstata, ovario y neuroendocrino. Los pacientes logran un alivio sintomático y tasas de control local eficaces con la radioterapia externa convencional (RTEC).
- **Histologías radiorresistentes:** sarcoma, melanoma, cordoma, hepatobiliar y carcinoma de células renales. No tiene buenas tasas de control local con la radiación convencional. Se debe considerar la radiocirugía.
- **Histologías de resistencia intermedia:** pulmón, colon y tiroides. Por lo general, el tratamiento depende de la clasificación del centro y la experiencia.

PROCESO DIAGNÓSTICO

- **Antecedentes y exploración física:** caracterizar el dolor: el dolor mecánico empeora con el movimiento y el dolor neurológico se agrava en decúbito supino. El dolor es el síntoma de presentación inicial más frecuente y suele preceder a los déficits neurológicos. El dolor mecánico indica una posible necesidad de estabilización. Interrogar acerca de los déficits neurológicos que indican una posible compresión aguda de la médula. ¿Tiene el paciente un diagnóstico de cáncer conocido? Preguntar sobre las cirugías previas, la RT previa y la QT concurrente. Evaluar la SLP y la capacidad para tolerar la simulación/tratamiento. Realizar una exploración neurológica completa.
- **Estudios de imagen:** RM en T1 con/sin contraste de toda la columna para delimitar la enfermedad e identificar otros sitios afectados. T2 axial para localizar la médula espinal. El mielograma por TC es útil en la RCE postoperatoria por arriba del cono medular, donde la instrumentación provoca un aumento de artefactos en la señal T2 que dificultan la visualización de la médula.
- **Consulta de cirugía:** el paciente debe ser evaluado mediante neurocirugía o cirugía de columna para determinar la necesidad de descompresión de urgencia o estabilización de la columna antes de la radioterapia.

DESCRIPCIÓN GENERAL DEL TRATAMIENTO

- **¿Enfermedad que toca la médula (grado IC de CEMME o mayor)?** Si el paciente es candidato a cirugía, se prefiere la cirugía seguida de radioterapia. Si no es un candidato quirúrgico pero cumple con las indicaciones clínicas para RCEC, como se describe a continuación, proceder con RCEC respetando la tolerancia a la dosis de la médula espinal. De lo contrario, RTEC (*véase* el capítulo **Urgencias por radioterapia**).
- **Evaluar la necesidad de estabilización quirúrgica:** derivar al paciente a neurocirugía o cirugía de la columna para evaluar la estabilidad de la columna y la necesidad de estabilización antes de la radioterapia según la puntuación SINS (*spine instability neoplastic score* o puntuación de inestabilidad de la columna por neoplasias; *Fisher Radiat Oncol* 2014). **Puntuación 0-6, estable; 7-12, indeterminado; y 13-18, inestable.**
- **Radiocirugía de columna:**
  Indicaciones: reirradiación, histología resistente a la radiación, oligometastásico, oligoprogresivo.
  Contraindicaciones: afectación a > 3 niveles de la columna vertebral, SLP deficiente, incapacidad para tolerar la simulación o el tratamiento de RCE (p. ej., permanece acostado durante un período prolongado).

Componente	Puntuación
Ubicación	
Unión (O-C2; C7-T2; T11-L1; L5-S1)	3
Columna vertebral móvil (C3-6; L2-4)	2
Semirrígida (T3-10)	1
Rígida (S2-5)	0
Dolor mecánico	
Sí	3
No	2
Lesión sin dolor	1

Componente	Puntuación
Lesión ósea	
Lítica	2
Mixta (lítica/blástica)	1
Blástica	0
Alineación radiográfica medular	
Presencia de subluxación/traslación	4
Deformidad (cifosis/escoliosis)	2
Normal	0
Colapso del cuerpo vertebral	
Colapso > 50%	3
Colapso < 50%	2
Sin colapso con > 50% del cuerpo afectado	1
Ninguna de las anteriores	0
Afectación posterolateral	
Bilateral	3
Unilateral	1
Ninguna de las anteriores	0

TÉCNICA DE RADIOTERAPIA

Radioterapia externa convencional (RTEC)

- **SIM:** varía según el sitio y la técnica. Considerar la tolerancia al dolor del paciente.
- **Dosis:** a menudo, 30 Gy en 10 fracciones o 20 Gy en 5 fracciones; 20 Gy en 8 fracciones para linfoma/mieloma múltiple.
- **Objetivo:** un cuerpo vertebral por encima y por debajo del sitio de la enfermedad + extensión a tejidos blandos + 1-2 cm lateralmente desde el cuerpo vertebral.
- **Técnica:** depende del nivel. En general:
  - Cervical (C1-C7): lateral opuesto.
  - Torácico (T1-T12): AP/PA o PA.
  - Lumbar (L1-L5): AP/PA o PA.
  - Sacro: laterales, AP/PA o campo 3 (PA: laterales).

Radiocirugía estereotáctica de columna

- **SIM:** soporte estereotáctico de cuerpo completo en decúbito supino, cabeza/cuello/hombro, máscara Aquaplast® para columna cervical, dispositivo de fijación corporal para columna torácica/lumbar/sacra (fig. 66-1).

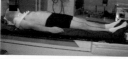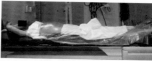

Figura 66-1 Configuración típica para RTEC (*imagen izquierda*) y RCEC (*imagen derecha*). Tener en cuenta el uso de un dispositivo de fijación de cuerpo completo que cubra toda la longitud de la columna para los tratamientos con RCEC a fin de garantizar un movimiento mínimo del paciente y reducir el error de posición.

- **Dosis:** *la dosificación y el objetivo dependen de la disponibilidad de IGRT y del apoyo de los físicos.
  Técnica de RCEC con sobreimpresión integrada simultánea (SIS) de MDACC:

	Radiorresistente (VTM/VCO/fx)	Radiosensible (VTM/VCO/fx)
Sin radioterapia previa	24 Gy/16 Gy/1 fx	18 Gy/16 Gy/1 fx
RTEC anterior	27 Gy/24 Gy/3 fx	27 Gy/21 Gy/3 fx

- **Fusión de imágenes:** axial T1 o T1 + C para VTM. Identificar la médula verdadera en la RM T2 axial para ver si está intacta. Se prefiere el mielograma por TC para los casos postoperatorios, ya que el material de instrumentación provoca un artefacto en T2.
- **Objetivo** (según las pautas de consenso de RCEC; *Cox et al. IJROBP* 2012) (fig. 66-2): **Tumor intacto**
  VTM: tumor visible en TC o RM.

VCO: hueso contiguo en riesgo según las pautas (1 nivel más; *véase* después) + expansión de 5 mm alrededor de la extensión de la enfermedad paraespinal/tejido blando.

VPO: según la incertidumbre de la configuración en el centro. Sin expansión en MDACC.

Postoperatorio:

VTM: enfermedad preoperatoria + enfermedad residual en imágenes postoperatorias.

VCO: igual que cuando estaba intacta. Si se reseca el hueso, contorno virtual del VCO refiriéndose a las pautas de consenso postoperatorias (*Redmond et al. IJROBP* 2017).

VPO: igual que cuando estaba intacta.

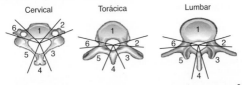

Figura 66-2 Sistema de clasificación anatómica para volúmenes objetivo de consenso para RCE de columna adaptado de las pautas de consenso del consorcio internacional RCE. 1, cuerpo vertebral; 2, pedículo izquierdo; 3, proceso transversal izquierdo y lámina; 4, proceso espinoso; 5, proceso transversal derecho y lámina; y 6, pedículo derecho (adaptado de Cox BW, Spratt DE, Lovelock M, et al. International Spine Radiosurgery Consortium consensus guidelines for target volume definition in spinal stereotactic radiosurgery. *Int J Radiat Oncol Biol Phys.* 2012;83(5):e597-605. Copyright © 2012 Elsevier. Con autorización).

- **Restricciones de la directriz de planificación:** *expansión del VPR con base en la incertidumbre de la configuración del centro. No se usa expansión de VPR en MDACC.

  Médula espinal
  Fracción única: V8-10 Gy ≤ 1 cc, $D_{máx}$ < 10-12 Gy.
  Tres fracciones (RTEC previa): V50 ≤ 9 cc, $D_{máx}$ ≤ 1 Gy.

  Cola de caballo
  Fracción única: V12-14 Gy ≤ 1 cc, $D_{máx}$ < 16 Gy.
  Tres fracciones (RTEC previa): V50 ≤ 12 cc, $D_{máx}$ ≤ 1 Gy.

  Esófago
  Fracción simple: V12 Gy ≤ 1 cc, $D_{máx}$ < 17 Gy.
  Tres fracciones (RTEC previa): V50 ≤ 12 cc, $D_{máx}$ ≤ 1 Gy.

- **Planificación del tratamiento:** IMRT (*step-and-shoot*) con nueve haces coplanares posterior/posterolaterales. Objetivo VTM D_{min} > 14 Gy/1 fx o > 21 Gy/3 fx (*Bishop IJROBP* 2015). Cobertura VTM típicamente del 80-90% (fig. 66-3).

- **IGRT:** ExacTrac® diario, TCHC y puertos ortogonales antes del tratamiento e «instantánea» ExacTrac® en cada haz. Repetir la TCHC si el paciente se mueve entre cada haz.

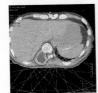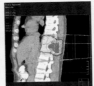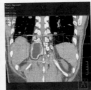

Figura 66-3 Plan de tratamiento representativo de un paciente sometido a RCEC en vistas en corte transversal axial, sagital y coronal (I → D). El VCO está resaltado en color *amarillo* y el VTM en *rojo*. La línea de isodosis *azul* representa 16 Gy y la línea de isodosis *blanca*, 24 Gy. Este paciente fue tratado con una única fracción. *Véase la sección a color.*

TRATAMIENTO DE EFECTOS ADVERSOS

Agudos

- **Brote de dolor:** incidencia: por lo general, autolimitante y recuperable mediante el tratamiento con dexametasona 4 mg dos veces al día durante 5-7 días.

- **Esofagitis:** modificaciones dietéticas (puré/comida blanda/suave, comidas pequeñas frecuentes), anestésicos tópicos (enjuague bucal anestésico, etc.), analgésicos (paracetamol, opiáceos).

Tardíos

- **Fractura del cuerpo vertebral:** las tasas oscilan entre el 10 y 40%, aunque una parte significativa es asintomática. Riesgo relacionado con dosis/fracción, SINS y fractura preexistente.

- **Mielopatía:** < 1%.

- **Radiculopatía:** ~10%, el riesgo es mayor si la enfermedad afecta al foramen.
- **Estenosis o perforación esofágica:** < 1%.

SEGUIMIENTO

- Cada 3 meses con RM de toda la columna con contraste durante 1-2 años; luego cada 6 meses.
- Se espera que el control local sea > 90% al cabo de 1 año en pacientes sin radiación previa, independientemente de la histología y > 75% en aquellos que reciben reirradiación.

ENSAYOS CLÍNICOS RELEVANTES

- **Ensayo prospectivo de fase I/II en MDACC** (*Garg Cancer* 2012). Seguridad y eficacia con RCEC en 61 pacientes (63 tumores) que recibieron 18-24 Gy en una única fracción. Las tasas de control local a 1 y 2 años fueron del 91% y 88%, respectivamente, sin diferencias significativas en los resultados con respecto a la histología del tumor. El 87% de los pacientes informaron un alivio total o parcial del dolor. Dos pacientes experimentaron toxicidades neurológicas de grados 3 y 4.
- **Ensayo prospectivo de fase I/II en MDACC** (*Wang Lancet Oncol* 2012). Seguridad y eficacia de RCEC en tumores metastásicos de columna entre 149 pacientes. Los pacientes que habían recibido radioterapia previa, tratados con 27-30 Gy en 3 fracciones, experimentaron tasas de control local a 1 y 2 años del 80.5% y 72.4%, respectivamente, y el 92.9% de los pacientes informaron algún grado de alivio del dolor con una reducción significativa en el uso de opiáceos desde el inicio hasta los 3 ($p = 0.021$) y 6 meses ($p = 0.011$) después de la RCEC. Se informaron casos poco frecuentes de toxicidades no neurológicas de grado 3 sin que se observaran toxicidades de grado 4.
- **Ensayo de fase II RTOG 0631** (*Ryu PRO* 2014). Evaluación de la viabilidad y seguridad de la administración de una dosis única de RCEC de 16 Gy guiada por imágenes para metástasis localizadas en la columna en 65 instituciones. Se ha informado que las restricciones de la médula espinal adoptadas en el estudio son seguras con una $D_{máx}$ de 10 Gy, ≤ 0.35 cc o ≤ 10% de médula espinal parcial. Hay un ensayo de fase III en curso que compara la RCEC de 16 Gy de dosis única con la RTEC de 8 Gy de dosis única para el control del dolor.

METÁSTASIS ÓSEAS FUERA DE LA COLUMNA

ADNAN ELHAMMALI • QUYNH-NHU NGUYEN

ANTECEDENTES

- **Incidencia/prevalencia:** aproximadamente 350 000 pacientes mueren cada año con metástasis óseas. El dolor es el síntoma de presentación más frecuente.
- **Demografía:** es el tercer sitio más frecuente de enfermedad metastásica (el primero es el pulmón, el segundo es el hígado). El esqueleto axial es el afectado con mayor frecuencia (columna > pelvis > costillas > fémur > cráneo).
- **Resultados:** muy variable, depende de la histología y la extensión de la enfermedad.

BIOLOGÍA Y PATOLOGÍA

- **Patología:** de más a menos frecuente: próstata > mama > riñón > tiroides > pulmón. Las metástasis óseas pueden ocurrir por extensión directa o por diseminación hematógena. Altera el proceso normal de remodelado óseo mediado por osteoblastos y osteoclastos y puede presentarse como lesiones líticas (clásicamente CCR, mieloma, melanoma) o blásticas (clásicamente próstata y CPCP).

DIAGNÓSTICO Y EVALUACIÓN

- **Antecedentes y exploración física:** identificar la fuente del dolor, la gravedad, la capacidad para soportar peso, los déficits neurológicos, el uso de analgésicos, el estado funcional y la carga de enfermedad sistémica.
- **Estudios de imagen:** gammagrafía ósea (tecnecio-99) para metástasis óseas blásticas asintomáticas. La captación en la gammagrafía ósea es más indicativa de actividad osteoblástica y puede no ser tan confiable para las lesiones líticas. Para la evaluación focal de lesiones sintomáticas, realizar Rx simples para evaluar el riesgo de fractura, TC, RM o PET/TC. Para el mieloma, obtener una serie ósea metastásica.
- **Biopsia:** considerarla si no hay antecedentes de cáncer o si es el sitio de la primera recaída.
- **Riesgo de fractura:** determinar si se necesita estabilización quirúrgica antes de la radioterapia. Usar los criterios de Mirels, el sistema de puntuación con base en el peso para evaluar el riesgo de fractura (*Mirels et al. Clin Orthop Res* 1989); la tabla de puntuación se muestra a continuación.

Factores pronóstico de fractura patológica del fémur: afectación cortical axial > 30 mm o afectación cortical circunferencial > 50%, según el análisis del estudio holandés de metástasis óseas (Van der Linden et al. *J Bone Joint Surg Br* 2004).

Puntuación de Mirels			
Puntuación	1	2	3
Sitio	Extremidad superior	Extremidad inferior	Peritrocantérico
Dolor	Leve	Moderado	Grave
Radiografía	Blástica	Mixta	Lítica
% del eje	0-33%	33-66%	67-100%

Puntuación	Riesgo de fractura
0-6	0%
7	5%
8	33%
9	57%
10-12	100%

PRINCIPIOS DE TRATAMIENTO

- Si hay riesgo de fractura significativo (puntuación de Mirels $\geq$ 8, afectación de la cortical femoral > 30 mm, afectación circunferencial de la cortical femoral > 50%) → fijación quirúrgica seguida de radioterapia.
- Fracción única (FU, 8 Gy) o multifracción (MF, 30 Gy en 10 fracciones, 20 Gy en 5 fracciones).
  - Eficacia de alivio del dolor idéntica, pero tasas más altas de retratamiento en una única fracción de 8 Gy.
  - FU más conveniente y eficaz en relación con el costo.
  - Los Estados Unidos están rezagados en la utilización de la FU en comparación con otros países.
  - Considerar la SLP, el pronóstico, el riesgo de compresión medular y la tolerancia al retratamiento.
- Considerar la radiocirugía para la enfermedad oligometastásica (< 3 sitios óseos) o la reirradiación. En MDACC, solo se realiza como parte de un protocolo para metástasis óseas fuera de la columna vertebral.
- Considerar el radio-223 para la enfermedad metastásica osteoblástica difusa sin afectación visceral.
- La reirradiación es segura y posible. Por lo general, 8 Gy en 1 fx o 20 Gy en 5 fx. Alcanza una tasa de respuesta general de ~50% (Chow et al. *Lancet Oncol* 2013).

TÉCNICA DE RADIOTERAPIA

- **SIM:** varía según el sitio y la técnica. Considerar la tolerancia al dolor del paciente.
- **Dosis:** fracción simple de 8 Gy, 20 Gy en 5 fracciones o 30 Gy en 10 fracciones. Postoperatorio: 30 Gy en 10 fracciones (fig. 67-1).
- **Objetivo (intacto):** delinear el VTM. VPO = VTM + 1-2 cm (según la fiabilidad de la configuración y la capacidad del paciente para permanecer quieto). Añadir 1.5-2 cm al borde del bloque para aumentar la dosis. Postoperatorio: cubrir todo el eje (a menos que se trate de mieloma múltiple); dividir el espacio articular. Dejar una franja de piel sin tratar.
- **Objetivo (postoperatorio):** la TC se realiza en el área completa de la prótesis y la resección (puede requerir una técnica de DSF extendida o es posible que no pueda cubrir toda la prótesis). VPO = VTM + 1-2 cm (según la fiabilidad de la configuración y la capacidad del paciente para permanecer quieto). Añadir 1.5-2 cm al borde del bloque para aumentar la dosis.
- **Técnica:** depende de la ubicación. Por lo general, 2D o RTC3D. La disposición del haz varía según el sitio. Considerar la IMRT o la radiocirugía si es un retratamiento.

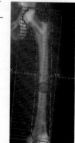

Figura 67-1 Campo postoperatorio representativo con tratamiento de 20 Gy en 5 fracciones.

CIRUGÍA

- Se realiza para evitar o tratar fracturas anómalas. Para las lesiones pélvicas, los cirujanos ortopédicos suelen optar por la artroplastia total de cadera si la lesión afecta al cuello y si el paciente es capaz de tolerarlo. Otras opciones incluyen la endoprótesis proximal de cadera o la estabilización con clavo intramedular (si hay una lesión a la mitad del hueso).

QUIMIOTERAPIA

- Inhibidores de RANK-L (denosumab): anticuerpo monoclonal que inhibe la vía RANK/RANK-L (implicado en la maduración y la actividad de los osteoclastos). Se ha demostrado que disminuye los episodios que afectan el esqueleto en pacientes con metástasis óseas de cánceres avanzados, en comparación con el ácido zoledrónico (*Lipon Eur J Cancer* 2012). Aprobado para su uso en tumores sólidos metastásicos. Por lo general, se administra por vía subcutánea 120 mg cada 4 semanas y se continúa de forma indefinida.

- **Bisfosfonatos** (ácido zoledrónico, pamidronato): inhiben la actividad de los osteoclastos, evitando la reabsorción ósea. Se utiliza en el cáncer de mama y de próstata resistente a la castración. A menudo, se administra por vía intravenosa cada 3 o 4 semanas (dosis ajustada para la depuración de creatinina). También se puede administrar cada 3 meses.

ENSAYOS CLÍNICOS RELEVANTES

- **RTOG 97-14** (*Hartsell et al. JNCI* 2005). 898 pacientes de mama y próstata, 1-3 metástasis óseas dolorosas, aleatorizadas a 8 Gy en 1 fracción frente a 30 Gy en 10 fracciones. El criterio de valoración principal fue el alivio del dolor a los 3 meses. La toxicidad de G2-4 fue mayor en el grupo 30/10 (17% vs. 10%, $p = 0.002$), toxicidad tardía del 4% en ambos brazos. A los 3 meses, la tasa de respuesta general al dolor fue del 66%. Las tasas de respuesta completa y parcial fueron del 15% y 50%, respectivamente, en el grupo de 8 Gy vs. 18% y del 48% en el grupo de 30 Gy ($p = 0.6$). El retratamiento fue mayor en el grupo de 8 Gy que en el grupo de 30 Gy (18% vs. 9%, $p < 0.001$).
- **Ensayo noruego/suizo** (*Kaasa et al. Radiother Oncol* 2006). ECA de fase III, 376 pacientes (1000 planificados) con metástasis óseas dolorosas aleatorizadas a 8 Gy en 1 fx vs. 30 Gy en 10 fx. El criterio de valoración principal fue el alivio del dolor. Este ensayo finalizó antes, ya que los datos iniciales mostraron tasas similares de control del dolor, fatiga, calidad de vida y supervivencia (8-9 meses) entre ambos grupos.
- **Chow et al. Metaanálisis** (*Chow et al. JCO* 2007). 16 ensayos aleatorizados publicados desde 1986 en adelante, se comparó FU vs. MF (con mayor frecuencia, 8 Gy en 1 fx y 30 Gy en 10 fx). Los criterios de valoración principal fueron la tasa de respuesta general y completa (RG y RC). Se encontró que la FU y la MF eran equivalentes en la paliación del dolor con tasas de RC del 23% vs. 24% para la FU y la MF, respectivamente, y tasas de SG del 58% y 59%. Tasa de retratamiento 2.5 veces mayor con FU (IC 95%, 1.76-3.56, $p < 0.00001$). No hubo diferencia en el riesgo de fractura patológica.

URGENCIAS POR RADIOTERAPIA

ADNAN ELHAMMALI • MARY FRANCES MCALEER

COMPRESIÓN MEDULAR

- **Definición:** acontecimiento agudo, potencialmente mortal o mórbido causado por el cáncer para el que la radioterapia puede ser terapéutica y/o paliativa.
  - Síndrome de cola de caballo: debilidad de los miembros inferiores, anestesia en silla de montar, incontinencia intestinal/vesical.
- **Incidencia/prevalencia:** la mama, el pulmón y la próstata representan el 50-60% de los casos.
  El 70% afecta la columna torácica, el 20% la lumbar, el 10% la cervical.
- **Resultados:** mediana de SG de 3 meses. El estado ambulatorio previo al tratamiento es el mayor factor pronóstico del resultado funcional. Si es ambulatorio, la SG ~7 meses; si no es ambulatorio, SG ~1.5 meses.

Proceso diagnóstico

- **Antecedentes:** se debe ver y evaluar de inmediato al paciente. Preguntar sobre el dolor, los déficits motores/sensitivos/intestinales/vesicales y la duración de los síntomas. También debilidad, déficits sensitivos, disfunción intestinal/vesical. Establecer si el paciente tiene un diagnóstico de cáncer conocido con patología o con biomarcador de cáncer elevado (PSA, AFP, ACE, etc.). Evaluar el estado funcional. Informarse sobre el tratamiento de radiación anterior y la última quimioterapia.
- **Exploración:** exploración neurológica completa con localización clínica. Comprobar la anestesia en silla de montar y el tono rectal. El dolor de espalda es el síntoma de presentación inicial más frecuente y precede a los déficits neurológicos; por lo general, es peor al estar acostado.
- **Estudios de imagen:** se deben tomar imágenes de toda la columna, ya que muchos de los pacientes tendrán enfermedad epidural fuera del sitio sintomático primario. Obtener RM con al menos secuencias T1 y T2, preferiblemente con y sin contraste. La masa reforzada suele visualizarse mejor en T1 + C y la compresión medular espinal en T2, ya que el LCR es brillante (fig. 68-1). Considerar un mielograma por TC si existe contraindicación para la RM.

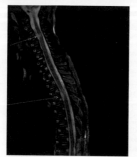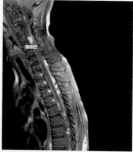

Figura 68-1 Secuencias de RM T2-FLAIR (*izquierda*) y T1 + C (*derecha*) que muestran la compresión medular en C3-C4 y T4-T5 en un niño de 7 años de edad con un nuevo diagnóstico de tumor neuroectodérmico primitivo (TNEP). La secuencia T2 muestra claramente la compresión medular con pérdida de la intensidad del LCR en las áreas donde el tumor ha invadido el conducto espinal (*flechas*).

Principios de tratamiento

- Se debe establecer un diagnóstico de cáncer antes de la radioterapia, ya sea con tejido o con biomarcadores elevados.
- Comenzar a administrar esteroides: dosis de carga de dexametasona 10 mg i.v. → 4 mg i.v. cada 6 h. Iniciar el inhibidor de la bomba de protones para la profilaxis gastrointestinal.
- Evaluación de neurocirugía para determinar si es candidato a cirugía. Para las neoplasias malignas no hemáticas, indicar cirugía → radiación; logra resultados funcionales superiores que la radiación sola.

Técnica de radioterapia

- **SIM:** varía según el sitio y la técnica. Considerar la tolerancia al dolor del paciente. En casos urgentes donde la simulación con base en TC no está disponible (noche, fines de semana), se debe utilizar la configuración clínica (*véase* el capítulo **Configuración clínica** para obtener más detalles).
- **Dosis:** esquemas más utilizados: 30 Gy en 10 fracciones o 20 Gy en 5 fracciones; 20 Gy en 8 fracciones para linfoma/mieloma múltiple. Considerar la posibilidad de realizar una radiocirugía en el postoperatorio después de la descompresión por histología oligometastásica o radiorresistente (*véase* el capítulo sobre **metástasis de la columna vertebral** para obtener más detalles).
- **Objetivo:** un cuerpo vertebral por encima y por debajo del sitio de la enfermedad + extensión al tejido blando + 1-2 cm lateralmente desde el cuerpo vertebral.
- **Técnica:** depende del nivel. En general:
  - Cervical (C1-C7): haces laterales opuestos.
  - Torácico (T1-T12): AP/PA o PA.
  - Lumbar (L1-L5): AP/PA o PA.
  - Sacro: laterales opuestos, AP/PA, o 3 campos (PA: laterales).

Tratamiento de efectos adversos

- **Control del dolor:** AINE, paracetamol, opiáceos. Iniciar el esquema intestinal si se recetan opiáceos.
- **Esofagitis:** modificación de la dieta (comida hecha puré/blanda/suave, comidas pequeñas frecuentes), anestésicos tópicos (enjuague bucal con lidocaína, glutamina), analgésicos (paracetamol, opiáceos).
- **Náuseas:** antieméticos previos al tratamiento y por razón necesaria. Ondansetrón como primera línea, agregar una segunda línea si es necesario.
- **Diarrea:** loperamida como primera línea y aumentar hasta un máximo de 8 comprimidos/día → segunda línea; alternar difenoxilato/atropina y loperamida.
- **Cistitis:** descartar IVU, analgésicos, jugo de arándano, fenazopiridina.

Reirradiación

- Si se identifica compresión medular en un campo previamente irradiado y el paciente no es candidato para cirugía o radiocirugía estereotáctica de la columna (RCEC), se puede ofrecer reirradiación a pacientes específicos.
- Considerar la esperanza de vida y la extensión del déficit neurológico, ya que la probabilidad de restaurar la función neurológica es menor, pero la reirradiación puede limitar la progresión.

- Según el análisis de *Nieder y cols.* (2006), el riesgo de mielopatía es < 3% si se cumplen las siguientes condiciones:
  - Intervalo entre ciclos de radiación ≥ 6 meses.
  - DBE acumulativa de la médula espinal ≤ 135 Gy asumiendo un valor α/β de 2 para la médula cervical/torácica y 4 para la médula lumbar.
  - DBE ≤ 98 Gy administrados en un único curso.

Ensayos clínicos relevantes
- *Patchell Lancet* 2005. 101 pacientes con evidencia por RM de compresión medular con al menos un síntoma (incluido el dolor) asignados al azar a cirugía + radioterapia frente a radioterapia sola (30 Gy en 10 fracciones). Se excluyen: lesiones solo de la cola de caballo, paraplejías durante > 48 h, histologías radiosensibles y tumores primarios del SNC. El criterio de valoración principal fue la deambulación a los 3 meses y se encontró al 84% frente a 57% ($p = 0.001$) favoreciendo la cirugía. Entre los individuos no ambulatorios en el momento del tratamiento, el 62% de los pacientes quirúrgicos recuperaron la capacidad para caminar frente a solo el 19% de los pacientes sometidos a radiación ($p = 0.01$).

ENFERMEDAD LEPTOMENÍNGEA (ELM)

Antecedentes
- **Definición:** afectación tumoral del LCR o leptomeninges (piamadre y aracnoides). Nota: la afectación de la duramadre no constituye ELM, ya que el LCR se encuentra entre la piamadre y las capas meníngeas aracnoideas.
- **Incidencia/prevalencia:** diagnosticado en ~5% de todos los pacientes con cáncer, con mayor frecuencia en mama y pulmón y el melanoma.
- **Resultados:** el pronóstico es malo con una mediana de supervivencia de 4 meses o menor.

Proceso diagnóstico
- Los pacientes suelen presentar síntomas neurológicos multifocales, ya que la enfermedad puede afectar a todo el neuroeje, por ejemplo, combinación de neuropatía craneal y debilidad de las extremidades. También puede presentarse con cefalea, disfunción cerebelosa, estado mental alterado, crisis convulsivas y síndrome de cola de caballo.
- Los pacientes con sospecha de ELM deben someterse a una RM del neuroeje completo (encéfalo y columna cervical, torácica y lumbar), así como a una punción lumbar para el análisis citológico del LCR. Nota: (1) debe realizarse una punción lumbar **después de** completar las imágenes de la columna vertebral a fin de evitar un muestreo de falsos positivos o un procedimiento innecesario si hay evidencia clara de diseminación de ELM a lo largo de las raíces nerviosas de la médula espinal/cola de caballo y (2) sensibilidad de la citología del LCR del 80-95%, por lo que se justifica repetir la punción lumbar en pacientes con alta sospecha clínica o hallazgos radiográficos relacionados con ELM.

Principios de tratamiento
- Los pacientes sintomáticos deben recibir dexametasona, como se describe en la sección anterior sobre la compresión medular.
- El tratamiento primario es la quimioterapia intratecal, mientras que la radioterapia se reserva para los sitios sintomáticos.
- Debe considerarse que los sitios sintomáticos pueden no tener una correlación radiográfica. El tratamiento localizado en el sitio sospechoso de la enfermedad en estos pacientes es razonable (p. ej., radioterapia a la columna lumbosacra en pacientes con síndrome de cola de caballo).
- Utilizar una dosis paliativa adecuada: 30 Gy en 10 fracciones, 20 Gy en 5 fracciones u 8 Gy en 1 fracción para la columna.

SÍNDROME DE LA VENA CAVA SUPERIOR (VCS)

- **Definición:** obstrucción del flujo sanguíneo a través de la VCS.
- **Incidencia/prevalencia:** el 60-80% de los casos son causados por malignidad, de los cuales el 50% son CPCNP, 25% son CPCP y 10% son LNH. Es relevante que del 20-40% es causado por procesos benignos (trombosis de dispositivos intravasculares como catéteres o marcapasos, infección). El 60% de los pacientes se presentan sin un diagnóstico previo de cáncer.
- **Resultados:** si el síndrome de VCS se trata de manera adecuada, la supervivencia es comparable con la de los pacientes en estadio/tipo de tumor sin el síndrome.

Proceso diagnóstico y tratamiento
- **Antecedentes y exploración física:** evaluar el estado respiratorio, los signos de compromiso de las vías respiratorias (estridor, edema bucofaríngeo) y la capacidad de los pacientes para acostarse en decúbito supino. Los síntomas de presentación incluyen disnea, edema de la cara/brazo/tórax, edema laríngeo que causa ronquera/estridor y tos. Los síntomas pueden empeorar al inclinarse hacia adelante o acostarse.
- **Estudios de imagen:** radiografía de tórax, TC de tórax con contraste. Considerar ecografía si existe preocupación por trombosis.

Principios de tratamiento

- Dado que la mayoría de los pacientes se presentan con cáncer no diagnosticado, se debe establecer un diagnóstico tisular antes de iniciar el tratamiento, a menos que un síndrome de VCS grave cause afectación de las vías respiratorias o, en raras ocasiones, coma debido a edema cerebral.
- Considerar técnicas mínimamente invasivas para diagnósticos rápidos (citología de esputo/líquido pleural, biopsia de nódulos superficiales, biopsia de MO para linfoma, biomarcadores de cáncer como AFP o β-hCG). Alternativamente, obtener tejido con técnicas guiadas por TC o broncoscopia.
- Para los pacientes con síntomas graves, se puede lograr un alivio rápido con la colocación de una endoprótesis intraluminal a fin de dar tiempo para establecer un diagnóstico patológico y antes del tratamiento con quimioterapia/radioterapia.
- Para histologías quimiosensibles (CPCP, linfoma, tumores de células germinales), se puede tratar solo con quimioterapia.

Técnica de radioterapia

- **SIM:** por lo general, se coloca Vac-Lok® superior, los brazos por encima de la cabeza, inclinación de la mesa si no puede recostarse.
- **Dosis:** si está clínicamente estable, tratar con la dosis adecuada para la histología primaria (p. ej., 66 Gy en 33 fracciones para CPCNP). Para fines paliativos, 30 Gy en 10 fracciones o 20 Gy en 5 fracciones. Se pueden considerar 3-4 Gy para las primeras fracciones y luego convertir a la dosis definitiva.
- **Objetivo:** delinear el VTM. VCO = VTM + margen de 0.5-2 cm (según la histología). VPO = VCO + 0.3-1 cm según la configuración y la capacidad del paciente para permanecer quieto.
- **Técnica:** para definitivo, considerar IMRT, RTC3D. Para el inicio paliativo o rápido del tratamiento, RTC3D o 2D (AP/PA, oblicuos).

Tratamiento de efectos adversos

- **Esofagitis:** modificaciones dietéticas (comida hecha puré/blanda/suave, comidas pequeñas frecuentes), anestésicos tópicos (enjuague bucal con lidocaína, glutamina), analgésicos (paracetamol, opiáceos).
- **Tos:** benzonatato, dextrometorfano.

AFECTACIÓN DE LAS VÍAS RESPIRATORIAS

- **Incidencia/prevalencia:** aproximadamente 80 000 casos de obstrucción maligna de las vías respiratorias ocurren cada año.
- Es posible que cause tos, disnea y neumonía y una morbilidad o mortalidad significativas.

Principios de tratamiento

- Las opciones de tratamiento sin radiación incluyen broncoscopia terapéutica con resección o colocación de endoprótesis y cirugía. Estas opciones de tratamiento pueden proporcionar un alivio rápido y tejido para el diagnóstico si es necesario.
- Para los candidatos a radioterapia definitiva, se prefiere la broncoscopia con el objetivo de permitir la planificación del tratamiento y el fraccionamiento apropiado.

Técnica radioterapia

- Se puede ofrecer radioterapia paliativa, generalmente de haz externo para casos urgentes. La braquiterapia intraluminal o intersticial se puede considerar en situaciones que no son de urgencia.
- Las dosis típicas de haz externo incluyen 45 Gy en 15 fracciones, 30 Gy en 10 fracciones (preferencia de las pautas de ASTRO) o 20 Gy en 5 fracciones. Si el plan es convertirlo en una intención terapéutica definitiva, administrar 3-4 Gy para las primeras fracciones y luego cambiar al esquema de dosificación definitivo.

HEMORRAGIA NO CONTROLADA

- **Incidencia/prevalencia:** ocurre en el 6-10% de los pacientes con cáncer, más típicamente en forma de hemoptisis, hemorragia digestiva superior/inferior, epistaxis, hematuria o hemorragia vaginal.

Proceso diagnóstico

- Valorar al paciente para confirmar que está hemodinámicamente estable y descartar anomalías plaquetarias, coagulopatías o causas iatrógenas (anticoagulantes) de la hemorragia.

Principios de tratamiento

- **Opciones de tratamiento sin radiación**
  - El taponamiento, si es accesible, es un método menos invasivo y puede lograr una hemostasia rápida.
  - La endoscopia (EGD, colonoscopia, broncoscopia y cistoscopia) puede lograr una hemostasia rápida y proporcionar tejido para el diagnóstico.

- La embolización por radiología intervencionista puede lograr una hemostasia rápida, pero requiere la identificación de un arteria nutricia que no causará una isquemia significativa del tejido normal si se emboliza.
- La cirugía es apropiada para algunos pacientes con enfermedad localizada.
- **Radioterapia:** por lo general, se necesitan días o semanas para lograr la hemostasia. Si el paciente es candidato a tratamiento definitivo, es preferible lograr una hemostasia rápida con un tratamiento sin radiación para permitir la planificación y el fraccionamiento definitivos.

Técnica de radiología
- La dosis varía según el sitio, el pronóstico, la gravedad de la hemorragia y el deseo de convertirlo en un tratamiento definitivo.
- Considerar 45 Gy en 15 fracciones, 30 Gy en 10 fracciones, 20 Gy en 5 fracciones, 8-10 Gy en 1 fracción, «dosis cuádruple» para el cáncer de cabeza y cuello (*Corry et al. Radiother Oncol* 2005): 14.8 Gy en 4 fracciones dos veces al día con un intervalo interfraccional > 6 h. Si es posible que se convierta en una intención definitiva, administrar 3-4 Gy para las primeras fracciones y luego convertirlo en una dosis definitiva.

ENFERMEDAD BENIGNA: NO NEURONAL

RACHIT KUMAR • CHRISTOPHER WILKE

OSIFICACIÓN HETEROTÓPICA

- La osificación heterotópica (OH) suele aparecer en los tejidos blandos periarticulares después de un traumatismo o una cirugía. Si bien la frecuencia estimada varía ampliamente entre el 10 y 80% de los casos, ~10% resulta en OH extensa, lo que conduce a dolor y deterioro.
- El mayor riesgo de OH se presenta en pacientes con antecedentes de OH, ya sea ipsilateral o contralateral (después de la segunda cirugía, el riesgo puede llegar al 100%).
- El dolor y la inmovilidad son las características clínicas de este diagnóstico. Por lo general, los osteofitos clínicamente relevantes pueden verse de manera inicial en radiografías simples de la articulación. Brooker, en 1973, describió un sistema de clasificación para la OH.

Grado I	Islas de hueso dentro del tejido blando alrededor de la cadera
Grado II	Exófitos de la pelvis o del extremo proximal del fémur con una distancia > 1 cm
Grado III	Exófitos de la pelvis o del extremo proximal del fémur con una distancia < 1 cm
Grado IV	Anquilosis ósea entre el fémur proximal y la pelvis

- Por lo general, el tratamiento de la OH implica cirugía y radioterapia, pero también puede incluir tratamiento médico.
  - Cirugía: eliminar las osificaciones clínicamente significativas que causen molestias.
  - Tratamiento médico: los AINE (indometacina) y los inhibidores de la COX-2 han mostrado resultados prometedores en la reducción del riesgo de desarrollo de OH en el entorno perioperatorio.
  - Radiación: por lo general, se completa 24 h antes o dentro de las 72 h posteriores a la cirugía.
- La radiación de dosis baja ha sido una técnica eficaz para reducir el riesgo de formación de OH. Tanto los esquemas preoperatorios (24 h antes de la cirugía) como postoperatorios (dentro de las 72 h después de la cirugía) demuestran eficacia para reducir el riesgo de OH. Las dosis de fracción única de 7-8 Gy en el contexto preoperatorio y 7 Gy en el postoperatorio demuestran una eficacia excelente con baja toxicidad, que no empeora la cicatrización de la herida. En la figura 69-1 se muestra un campo de ejemplo para un paciente con osificación heterotópica tratado en el postoperatorio.

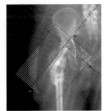

Figura 69-1 Campo AP estándar para osificación heterotópica.

QUELOIDES

- Los *queloides* se definen como áreas de tejido fibroso irregular formadas en el sitio de una cicatriz o lesión. A diferencia de las cicatrices hipertróficas, los queloides no disminuyen su tamaño con el tiempo. Pueden conducir a dolor e inflamación local como consecuencia de su carácter infiltrante. Ocurren con mayor frecuencia en áreas de alta tensión cutánea y a menudo se ven en la parte superior del cuerpo, alrededor de las articulaciones y en los lóbulos de las orejas. Aunque se desconoce la causa exacta de los queloides, se ha identificado una predisposición genética/racial, particularmente en los individuos de ascendencia africana.

- La resección quirúrgica de los queloides es el tratamiento inicial, reconociendo que > 50% de los pacientes recidivarán después de la cirugía sola. Las opciones sin radiación después de la cirugía incluyen apósitos de silicona a presión e inyecciones de esteroides.
- La radiación ayuda a disminuir la tasa de formación de queloides después de la cirugía en un 20-25%. Se requiere una coordinación detallada después de la cirugía para reducir de manera óptima la tasa de formación de queloides, y la radiación generalmente se completa dentro de las 24 h posteriores a la operación.
- Los esquemas típicos de fraccionamiento de dosis de radiación varían de una sola fracción de 7.5-10 Gy a 12-25 Gy en fracciones de 3 o 4 Gy. Los electrones se utilizan para optimizar la dosis en la cicatriz con un margen de 1 cm, con un bolo aplicado para asegurar una cobertura generosa en el campo postoperatorio. Por lo general, la profundidad de cobertura no se especifica siempre que el campo postoperatorio esté bien tratado.

GINECOMASTIA

- El uso de terapia de privación de andrógenos en los hombres con cáncer de próstata, particularmente en aquellos que reciben monoterapia con antiandrógenos (p. ej., bicalutamida 150 mg), con frecuencia produce ginecomastia, una proliferación benigna del tejido mamario, hasta en el 80% de los pacientes. La prevalencia es de ~15% en los hombres tratados con bloqueo androgénico total (agonistas de GnRH + antiandrógeno).
- Este agrandamiento de las mamas suele ser doloroso (mastodinia) y es una toxicidad significativa para muchos hombres que reciben terapia de privación de andrógenos.
- Los datos sobre la función de la radioterapia en este contexto demuestran que la radiación puede disminuir la incidencia de ginecomastia (disminución de ~80-50%), pero no reduce la mastodinia (fig. 69-2).
- Clásicamente, la radiación se ha administrado a una dosis de 12-15 Gy en fracciones de 3 Gy; sin embargo, también se ha investigado el tratamiento de dosis única de 9-10 Gy. Cuando se emplea en un contexto profiláctico, 10 Gy vs. radioterapia simulada redujeron con éxito la incidencia de ginecomastia, pero no disminuyeron la mastodinia (*Tyrrell IJROBP* 2004).
- Un artículo reciente de revisión sistemática publicado en *PLoS One* comparó los resultados de la radioterapia con el tamoxifeno y, aunque ambos parecían ser eficaces, se encontró que el tamoxifeno era más eficaz (*Fagerlund PLoS One* 2015).
- Con base en estos resultados, se debe considerar la utilización de tamoxifeno en lugar de radioterapia como tratamiento de primera línea para la ginecomastia, reconociendo la falta de ensayos concluyentes sobre el tema y el perfil de efectos adversos de este fármaco. Se debe considerar el tamoxifeno profiláctico o la radioterapia para los hombres tratados con terapia antiandrogénica a largo plazo.

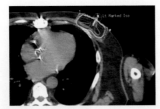
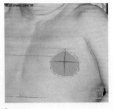

Figura 69-2 Campo de electrones estándar para ginecomastia.

CONTRACTURA DE DUPUYTREN

- La contractura de Dupuytren, también conocida como *enfermedad de Dupuytren*, es una alteración del tejido conjuntivo que afecta la aponeurosis palmar o plantar. Esta afección progresiva comienza con masas subcutáneas fijas a la piel, que llegan a causar una reacción perióstica y endurecimiento del tejido conjuntivo.
- Con el tiempo, la alteración da lugar a contracturas graves en flexión de las articulaciones metacarpofalángicas o interfalángicas proximales, lo que limita el uso de las manos o altera la deambulación. Las articulaciones afectadas con mayor frecuencia son el 4.° y 5.° dedos de la mano y el 1.° y 2.° dedos del pie.

- En más de la mitad de los pacientes, la progresión de la enfermedad se producirá 5 años después del diagnóstico. Los esteroides pueden usarse para los nódulos pequeños y dolorosos, aunque es probable que la enfermedad progrese. La colagenasa es eficaz en los pacientes con contracturas limitadas pero con eficacia a corto plazo. Si un paciente tiene limitaciones funcionales como consecuencia de la alteración, se recomienda la intervención quirúrgica.
- La radiación se implementa típicamente en las primeras etapas de la enfermedad para limitar la progresión, sobre todo en los pacientes con lesiones asintomáticas o deformidades leves en flexión. Se utilizan dosis de 30 Gy en 10 fracciones (ciclo dividido con un descanso de 6 semanas) o 21 Gy en fracciones de 3 Gy. La enfermedad objetivo incluye cordones palpables y nódulos con márgenes proximales/distales de 1-2 cm y laterales de 0.5-1 cm. Se utiliza ortovoltaje (120 kV) o electrones en bolo para asegurar una cobertura de la superficie con dosis adecuada (fig. 69-3).

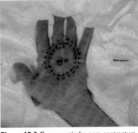

- La radiación pudo reducir el riesgo de progresión en un número significativo (> 70%) de pacientes con lesiones en estadio inicial, pero rara vez llevó a la regresión de las masas y cordones característicos. Los datos a largo plazo demuestran la mayor utilidad de la radiación cuando se utiliza dentro del primer año del diagnóstico.

Figura 69-3 Campo estándar para contractura de Dupuytren.

CONFIGURACIÓN CLÍNICA

CHAD TANG • PETER BALTER

DECLARACIONES DE CALIBRACIÓN

- Para cada haz, habrá un punto/geometría de referencia para el cual 1 UM (unidad monitor) administrará 1 cGy de dosis.
- Las geometrías de referencia más utilizadas para los aceleradores lineales son la distancia de la superficie de la fuente (DSE) y la distancia axial de la fuente (DAF) (fig. 70-1):

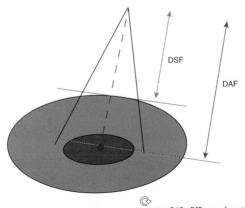

Figura 70-1 Ilustración que destaca la diferencia entre las técnicas DAF y DSF para referenciar geometrías. Nótese cómo la técnica DSF mantiene una distancia constante entre la fuente y la piel del paciente, mientras que la DAF hace referencia al isocentro (*marca granate*).

- DSE: 100 cm hasta la superficie, profundidad de $D_{máx}$ para un campo de 10 × 10 cm 1 UM = 1 cGy (agua). Utiliza una distancia constante entre la fuente y la superficie/piel. El **paciente** se mueve para cada campo.
- DAF: 100 cm hasta el punto de cálculo, profundidad de $D_{máx}$ para un campo de 10 × 10 cm 1 UM = 1 cGy (agua). Utiliza una distancia constante entre la fuente y el isocentro (100 cm para el acelerador lineal moderno). El **túnel** se mueve para cada campo.
- Si se están realizando cálculos (DSE) y la geometría de calibración de la máquina es DSE, se pueden utilizar las tablas PDP sin más correcciones del cuadrado inverso.
- Si se están realizando cálculos (DAF) y la calibración de la máquina es DAF, las tablas de RTM se pueden usar sin más correcciones del cuadrado inverso.
- Para calcular una configuración de DAF en una máquina con una calibración DSE, multiplicar la tasa de dosis de calibración por la corrección del cuadrado inverso de ([DSE de referencia + profundidad de $D_{máx}$/[DSE de referencia])^2. En general, será ([100 + 1.5 cm]/[100 cm])^2 = 1.03 para 6 × fotones.
- Para calcular la configuración de DSE en una máquina con una calibración DAF, multiplicar la tasa de dosis de calibración por ([DSE de referencia]/[DSE de referencia + profundidad de $D_{máx}$])^2. En general, será ([100 cm]/[10 + 1.5])^2 = 0.971 para 6 × fotones:

$$UM = \cfrac{\text{Dosis prescrita por campo}}{\text{Calibración en } \frac{cGy}{UM} \times \begin{array}{c}\text{Factor}\\\text{profundidad}\end{array} \times \begin{array}{c}\text{Factor tamaño}\\\text{de campo}\end{array} \times \begin{array}{c}\text{Factor fuera}\\\text{del eje}\end{array} \times \begin{array}{c}\text{Factor atenuación del haz}\end{array}}$$

- Para DSE, el factor de profundidad es el porcentaje de profundidad de dosis (% PD).*
- Para DAF, los factores de profundidad son RTM.*
- Los factores de tamaño de campo son la dispersión del colimador (Sc) para el ajuste del cabezal y la dispersión del fantoma (Sp)* para el tamaño del campo a la distancia de referencia.
- Se presentan los factores fuera del eje, pero no se recomienda tratar con base en cálculos manuales cuando se usa una geometría que requiere una corrección significativa fuera del eje (> 3%). Para haces sin cuña, ello es en general cierto, incluso para los puntos significativamente fuera del eje.
- Los factores de atenuación del haz incluyen factores de cuñas, factores de bandejas y otras atenuaciones.
  *Por lo general, estos factores se encuentran en tablas específicas de la máquina.

PUNTOS DE REFERENCIA GENERALES

- T1: proceso posterior más prominente
- T3: escotadura supraesternal, raíz de la espina de la escápula
- T4: ángulo esternal y segunda costilla
- T5: carina
- T7: parte inferior de la escápula
- T9: proceso xifoides
- L4: parte superior de la cresta ilíaca
- S2: espina ilíaca posterosuperior

REGLAS GENERALES

- La configuración de DAF generalmente se usa para planes con base en fotones a fin de tratar lesiones profundas.
- La configuración de DSE generalmente se usa para planes con base en electrones u ortovoltaje para tratar lesiones superficiales o para el tratamiento de un solo campo.
- Disminución de la dosis: 6 MV ~3.5% por cm; 18 MV ~2.0%/cm.
- Los cálculos de UM son ~110% de la prescripción de campo (p. ej., prescribir 150 cGy y anticipar ~170 UM).
- La concordancia entre cálculos independientes debe ser de ± 3% (o dentro de 1 UM, lo que sea mayor).
- Si la separación es < 20 cm, considerar fotones de 6 MV.

CONFIGURACIÓN DE CAMPO GENERAL

Primero: decidir la configuración (DAF vs. DSF).
Segundo: disposición del haz.
Tercero: energía del haz.
Cuarto: profundidad del tratamiento.
Quinto: tamaño del campo (X,Y).

- Encéfalo entero: campos laterales opuestos de 20 × 20 cm que cubren toda la cabeza, colimador rotativo para bloquear la cara, separación típica de 15 ± 2 cm. UM esperadas/campo = 166 ± 5 para 300 cGy, 6 MV según la máquina calibrada a 100 DSE + profundidad de $D_{máx}$.

- Columna vertebral: centrar el campo en el sitio de la enfermedad o compresión epidural, cubrir un cuerpo vertebral por encima y por debajo del cuerpo vertebral objetivo, expandir para cubrir la extensión de tejido blando, cubrir lateralmente 1-2 cm desde el borde del cuerpo vertebral. Revisar los registros de los pacientes para detectar posibles superposiciones de tratamientos anteriores.

PLANES GENERALES DE TRATAMIENTO

	Configuración de campo(s)	Dosis generales
Radiación de todo el encéfalo	Lateral izquierdo 50%/lateral derecho 50% prescrito al plano medio	30 Gy en 10 fracciones
Síndrome de la vena cava superior	AP 50%/PA 50%	30 Gy en 10 fracciones
Metástasis ósea dolorosa	AP 50%/PA 50%	30 Gy en 10 fracciones o 8 Gy en 1 fracción
Columna cervical	Lateral izquierdo 50%/lateral derecho 50%	30 Gy en 10 fracciones PA 100%
Columna torácica	AP ~33%/PA ~67% O PA 100%	Lateral izquierdo 50%/lateral derecho 50% ~50% PA/lateral izquierdo ~25%/lateral derecho ~25%
Columna sacra	Lateral izquierdo 50%/lateral derecho 50% O AP ~33%/PA ~67% O ~50% PA/lateral izquierdo ~25%/lateral derecho ~25%	
Superficie palpable	Electrones	Variable

5-FU	5-fluorouracilo	CCHNP	cáncer colorrectal heredita-rio no polipósico
6-MP	6-mercaptopurina		
AAD	ajuste acelerado de dosis	CCM	cirugía conservadora de la mama
AB	ángulo de bisagra		
ABH	lorazepam, difenhidramina, haloperidol	CCR	cáncer colorrectal
		CCRm	cáncer colorrectal metastásico
ABS	American Brachytherapy Society	CCTA	cúmulos de células tumora-les aislados
ABVD	doxorrubicina, bleomicina, vinblastina, dacarbazina	CDA	coeficiente de difusión aparente
AC	adriamicina, ciclofosfamida	CDIS	carcinoma ductal in situ
AC	ángulo de la cuña	CE	carcinoma epidermoide
ACDP	adenocarcinoma ductal pancreático	CE	cuadrado equivalente
		CECC	carcinoma epidermoide de cabeza y cuello
ACE	antígeno carcinoembrionario		
ACh	acetilcolina	CEMME	compresión epidural metastásica de la médula espinal
AChE	acetilcolinesterasa		
AChR	receptor de acetilcolina		
ACR	American College of Radiology	CEO	cáncer epitelial de ovario
		CHC	carcinoma hepatocelular
ACTH	corticotropina	CIH	colangiocarcinoma intrahepático
ADH	vasopresina		
AFP	alfafetoproteína	CL	control local
Ag	antígeno	CLR	control locorregional
AHV	ácido homovanílico	CME	carcinoma mucoepidermoide
APJ	astrocitoma pilocítico juvenil		
ARF	ablación por radiofrecuencia	CMET	cáncer de mama en estadio temprano
		CMI	cadena mamaria interna
ASTRO	American Society for Radiation Oncology	CMLA	cáncer de mama localmente avanzado
AUC	área bajo la curva (dosis)		
AVM	ácido vanilmandélico	CMS	cáncer de mama secundario
BAAF	biopsia por aspiración con aguja fina	CMT	cáncer medular de tiroides
		CMTN	cáncer de mama triple negativo
BAT	bloqueo androgénico total		
BH	biometría hemática	CNC	carcinoma nefrocítico (de células renales)
BHE	barrera hematoencefálica		
BMO	biopsia de médula ósea	CNCP	carcinoma neuroendocrino de células pequeñas
BNC	biopsia del nódulo centinela		
BTIC	braquiterapia intracavitaria	CNF	cáncer nasofaríngeo
BTV	braquiterapia vaginal	CNSI	carcinomas nasosinusales indiferenciados
CA	ciclofosfamida, metotrexato, fluorouracilo		
		CO	monóxido de carbono
CAI	conducto auditivo interno	CP	creación de pares
CaMI	cáncer de mama inflamatorio	CPA	células presentadoras de antígenos
		CPCNP	cáncer de pulmón de células no pequeñas
CAP	campos de alto poder		
CAP	ciclofosfamida/adriamicina/cisplatino	CPCP	cáncer de pulmón de células pequeñas
CAQ	carcinoma adenoide quístico	CPDM	cáncer de pulmón distinto al microcítico
CAR	receptor de antígeno quimérico	CPE	cirugía preservadora de la extremidad
CB	carcinoma basocelular	CPNM	cáncer de piel no melanoma
CBF	cáncer bucofaríngeo		
CCB	carcinoma de células basales	CPRC	cáncer de próstata resis-tente a la castración
CCC	cáncer de cabeza y cuello		

CPRE	colangiopancreatografía por resonancia magnética	**ECA**	ensayo controlado aleatorizado
CPRM	colangiopancreatografía por resonancia magnética	**ECC**	epirrubicina, cisplatino, capecitabina
CRTB	cirugía robótica transbucal	**EECC/EOC**	epirrubicina, cisplatino/oxaliplatino y capecitabina
CSDM	células supresoras derivadas de mieloides	**ECF**	epirrubicina, cisplatino, fluoracilo
CSNI	carcinoma sinonasal indiferenciado	**EEC**	extensión extracapsular
CTA	carcinoma de tiroides anaplásico	**EEN**	extensión extranodular
CTP	colangiografía transhepática percutánea	**EF**	efecto fotoeléctrico
		EFIT	efecto tóxico de inicio tardío
CTT	campos de tratamiento de tumores	**EfTox**	eficacia y toxicidad
CV	campo de visión	**EGD**	esofagogastroduodenoscopia
CVD	capa de valor décimo	**EGFR**	receptor del factor de crecimiento endotelial
CVM	capa de valor medio	**EGO**	examen general de orina
DAF	distancia axial a la fuente	**EHNA**	esteatohepatitis no alcohólica
DAMP	patrones moleculares asociados con daño	**EICH**	enfermedad de injerto contra hospedero
DA-R-EPOCH	dosis ajustada de etopósido + prednisona + vincristina + ciclofosfamisa + doxorrubicina + rituximab	**EII**	enfermedad intestinal inflamatoria
		ELM	enfermedad leptomeníngea
		EOC	epirrubicina, oxaliplatino, capecitabina
DBE	dosis biológica efectiva	**EP**	enfermedad progresiva
DD4A	vincristina/dactinomicina/doxorrubicina	**EPIC-QOL**	Expanded Prostate Cancer Index Composite
DE	desviación estándar	**ER**	receptor de estrógenos
DEQ	dosis equivalente	**ERGE**	enfermedad por reflujo gastroesofágico
DEXA	absorciometría dual de rayos X	**EVO**	enfermedad venooclusiva
DFC	distancia de la fuente de calibración	**FA**	factor de aplicador
DFP	distancia entre la fuente y el punto	**FAE**	fármacos antiepilépticos
		FAP	fosfatasa alcalina placentaria
DI	diabetes insípida	**FCI**	factor cuadrático inverso
DL50	dosis letal media	**FDG**	fluorodesoxiglucosa
DM	difosfonato de metileno	**FDG-PET**	PET con fluorodesoxiglucosa
DMSO	dimetilsulfóxido		
DMT	dosis máxima tolerada	**FE**	factor de emisión
DNL	disección de nódulos linfáticos	**FISH**	hibridación fluorescente *in situ*
DNLR	disección de nódulos linfáticos retroperitoneales	**FIV**	fertilización *in vitro*
		FLAIR	recuperación de la inversión por atenuación de líquidos
DPM	dosis pulmonar media		
DRA	disección radical axilar	**FP**	factor de peso
DSF	distancia a la superficie de la fuente	**FSH**	hormona foliculoestimulante
DSRE	degradador selectivo del receptor de estrógenos	**FTE**	familia de tumores Ewing
		fx	fracciones
DTL	dosimetría termoluminiscente	**GAG**	glioma de alto grado
		GBG	gliomas de bajo grado
DWI	imágenes con técnica de difusión	**GBM**	glioblastoma multiforme
EBA	exploración bajo anestesia	**G-CSF**	factor estimulador de colonias de granulocitos
EBR	eficacia biológica relativa		

GEC-ESTRO	The Groupe Européen de Curiethérapie and the European SocieTy for Radiotherapy & Oncology	**IHQ**	inmunohistoquímica
		IPI	índice pronóstico internacional
		IL	interleucina
GH	somatotropina	**ILV**	invasión linfovascular
GM-CSF	factor estimulador de colonias de granulocitos y macrófagos	**IMC**	índice de masa corporal
		IMPA	irradiación mamaria parcial acelerada
GnRH	hormona liberadora de gonadotropinas	**IMPT**	terapia de protones de intensidad modulada
GPID	gliomas protuberanciales intrínsecos difusos	**IMRT**	radioterapia de intensidad modulada
GS	genómicamente estable	**INR**	cociente internacional normalizado
Gy	Grey	**IPC**	irradiación de pulmón completo
hCG	gonadotropina coriónica humana	**IPN**	invasión perineural
Hct	hematócrito	**IPSS**	International Prostate Symptom Score
HDAC	histona-desacetilasa	**IRCE**	irradiación craneoespinal
HDV	histograma dosis-volumen	**IRGR**	imágenes por radiación gamma rápida
HIR	hepatopatía inducida por radioterapia	**IRMC**	irradiación de mama completa
HLA	antígeno leucocitario humano	**IRNR**	irradiación nodular regional
HPB	hiperplasia prostática benigna	**IRS**	Intergroup Rhabdomiosarcoma Study Group
HTA	histerectomía total abdominal	**ITC**	inhibidores de la tirosina-cinasa
HTL	histerectomía total laparoscópica	**IVT**	interfase del vaso del tumor
IAC	irradiación de abdomen completo	**IVU**	infección de vías urinarias
IAP	interferencia del arco púbico	**kV**	kilovoltaje
IBP	inhibidores de la bomba de protones	**LBA**	linfocito B activado
		LCLT	linfoma cutáneo de linfocitos T
IC	infusión continua		
ICC	insuficiencia cardíaca crónica	**LCM**	linfoma de células del manto
ICo	índice de conformidad	**LCR**	líquido cefalorraquídeo
ICP	irradiación craneal profiláctica	**LDH**	lactato-deshidrogenasa
ICRP	International Commission on Radiological Protection	**LDM**	leucodistrofia metacromática
		LH	hormona luteinizante
ICRU	International Commission on Radiation Units and Measurements	**LH**	linfoma de Hodgkin
		LHNE	linfoma de Hodgkin nodular esclerosante
IDH	isocitrato-deshidrogenasa	**LHPNL**	linfoma de Hodgkin con predominio nodular linfocitario
IDO	indicador de distancia óptica		
IE	ifosfamida, etopósido		
IELV	invasión estrómica linfovascular	**LHRH**	hormona liberadora de la hormona luteinizante
IFN	interferón	**LI**	lateral izquierda
IGBT	braquiterapia guiada por imagen	**linac**	linear accelerator
		LIT	linfocitos infiltrantes de tumores
IGF	factor de crecimiento insulínico	**LLA**	leucemia linfocítica aguda
IGRT	radioterapia guiada por imagen	**LLBPM**	linfoma de linfocitos B primario mediastínico

LLC	leucemia linfocítica crónica		**NMI**	nódulos mamarios internos
LLP	linfoma linfocítico de células pequeñas		**NNT**	número necesario a tratar
LMA	leucemia mieloide aguda		**NO**	óxido nítrico
LMC	leucemia mieloide crónica		**NS**	no significativo
LMD	linfoma de mutación doble		**OAD**	oblicua anterior derecha
LNH	linfoma no hodgkiniano		**OAI**	oblicua anterior izquierda
LPSNC	Linfoma primario del sistema nervioso central		**OCM**	optimización de campos múltiples
MALT	tejido linfoide asociado con mucosas		**OCU**	optimización de campo único
			OER	órgano en riesgo
MBNE	meduloblastoma con nodularidad extensa		**OH**	osificación heterotópica
MC	margen de configuración		**OID**	obstrucción del intestino delgado
MCM	mortalidad por cáncer de mama		**OLI**	oblicua lateral izquierda
			OMS	Organización Mundial de la Salud
MD	metástasis a distancia		**OPD**	oblicua posterior derecha
MDACC	MD Anderson Cancer Center		**OPI**	oblicua posterior izquierda
			OR	órganos en riesgo
MHC	complejo principal de histocompatibilidad		**OR**	razón de posibilidades
			P/D	pleurotomía/decorticación
MI	margen interno		**PA**	presión arterial
MIBG	metaiodobencilguanidina		**PAF**	poliposis adenomatosa familiar
MLT	microcirugía láser transbucal		**PAFG**	proteína acídica fibrilar glial
MMC	mitomicina c		**PAMP**	patrón molecular asociado con patógenos
MMR	razón de masa mediastínica		**PBE**	pico de Bragg extendido
MOPP	meclorretamina, vincristina, procarbazina, prednisona		**PC**	proteínas-cinasas
			PCR	reacción en cadena de la polimerasa
MRC	modelo de reevaluación continua		**PCTN**	probabilidad de complicación de tejidos normales
MRM	mastectomía radical modificada		**PCV**	procarbazina, lomustina y vincristina
MSI	inestabilidad de microsatélites		**PDGFR**	receptor del factor de crecimiento derivado de plaquetas
MSRE	modulador selectivo del receptor de estrógenos		**PDP**	porcentaje de dosis en profundidad
MUGA	gammagrafía cardíaca con radionúclidos		**PES**	plasmocitoma extramedular solitario
MV	megavoltaje		**PET**	tomografía por emisión de positrones
MVAC	metotrexato, vinblastina, doxorrubicina y cisplatino		**PFP**	pruebas de función pulmonar
NaCN	cianuro de sodio		**PG**	puntuación Gleason
NB	neuroblastoma		**PI**	profundidad de invasión
NC	nódulo centinela		**PIC**	presión intracraneal
NCCN	National Comprehensive Cancer Network		**PIM**	proyección de intensidad máxima
NCPD	nódulo cervical de primario desconocido		**PIVCM**	poliomavirus de células de Merkel
NDR	nivel de dosis recomendado		**plt**	plaquetas
NEEP	neumonectomía extrapleural		**POS**	plasmocitoma óseo solitario
NEM	neoplasia endocrina múltiple		**PR**	receptor de progesterona
NF	neurofibromatosis		**PRES**	síndrome de encefalopatía reversible posterior
NIC	neoplasia intraepitelial cervical			
NIPe	neoplasia intraepitelial de pene			
NL	nódulos linfáticos			

PRL	prolactina	**RTC2D**	radioterapia conformacional 2D
PSA	antígeno prostático específico	**RTC3D**	radioterapia conformacional 3D
QA	queratosis actínica	**RTCA**	radioterapia del campo afectado
QNA	quimioterapia neoadyuvante	**RTCE**	radioterapia de campo extendido
QRC	quimiorradiación concurrente	**RTE**	radioterapia externa
QS	química sanguínea	**RTEC**	radioterapia externa convencional
QT	quimioterapia	**RTES**	radioterapia estereotáctica
QTRT	quimiorradiación	**RTM**	razón tejido-máximo
Qx	cirugía	**RTME**	radioterapia de mama entera
RAB	resección anterior baja	**RTNA**	radioterapia del nódulo afectado
RAP	resección abdominoperineal	**RTPC**	radioterapia de pelvis completa
RB	retinoblastoma	**RTPM**	radioterapia posmastectomía
RCE	radiocirugía estereotáctica	**RTPO**	radioterapia postoperatioria
RCEC	radiocirugía estereotáctica de columna	**RTRVDA**	radioterapia reducida de volumen de dosis alta
RCEE	radiocirugía estereotáctica espinal	**RTSA**	radioterapia del sitio afectado
R-CHOP	rituximab, ciclofosfamida, hidroxicloruro de doxorrubicina, vincristina, prednisona	**RTUP**	resección transuretral prostática
		RTUTV	resección transuretral del tumor de vejiga
RCIU	restricción de crecimiento intrauterino	**RTVC**	radioterapia del ventrículo completo
RDA	reparación de discordancias de ADN	**RTX**	radioterapia con rayos X
RDC	radioterapia estereotáctica ablativa corporal	**RUC**	roturas de una cadena
		Rx	radiografía
RLA	resección local amplia	**SASM**	S. aureus suceptible a la meticilina
RLR	recurrencia locorregional		
RM	resonancia magnética	**SBRT**	radioterapia corporal estereotáctica
RMM	razón de masa mediastínica	**SCE**	supervivencia por causa específica
RMT	resección macroscópica total		
RMT	resección mesorrectal total	**SCV**	supraclavicular
RNH	Recombinación no homóloga	**SE**	selección de energía
		SEE	supervivencia específica para la enfermedad
RPO	razón de potenciación por oxígeno		
RPr	receptores de progesterona	**SEER**	Surveillance, Epidemiology, and End Results
RQT	resección cuasitotal		
RR	riesgo relativo	**SEW**	sarcoma de Ewing
RRA	reducción del riesgo absoluto	**SFOP**	Subcommittee of the French Society of Paediatric Oncology
RRD	radiografía reconstruida digitalmente		
		SG	supervivencia global
RRH	reparación de recombinación homóloga	**SIADH**	síndrome de secreción inadecuada de hormona antidiurética
RST	resección subtotal		
RT	radioterapia		
RTA	resección transanal	**SIM**	simulación
RTAC	radioterapia de abdomen completo	**SINS**	puntuación de inestabilidad de la columna por neoplasias
RTC	radioterapia conformacional		

SIS	sobreimpresión integrada simultánea	**TDA**	tasa de dosis alta
SLC	supervivencia libre de colostomía	**TDB**	tasa de dosis baja
		TDM	tasa de dosis media
SLE	supervivencia libre de enfermedad	**TDR**	tasa de dosis de repetición (pulsada)
SLMD	supervivencia libre de metástasis a distancia	**TED**	tumor del estroma digestivo
		TEL	transferencia de energía linear
SLP	supervivencia libre de progresión	**TE-MRC**	tiempo/evento-modelo de reevaluación constante
SLPD	supervivencia libre de progresión a distancia	**TEV**	tromboembolia venosa
SLPE	supervivencia libre de prograsión de la enfermedad	**TGF**	factor de crecimiento tumoral
		THP	tiempo hasta la progresión
SLR	supervivencia libre de recurrencias	**TICG**	tumor intracraneal de células germinales
SLS	supervivencia libre de sucesos	**TICGNG**	TICG no germinomatoso
		TKI	terapia con pazopanib
SMD	síndrome mielodisplásico	**TMM**	tumores malignos mixtos
SNC	sistema nervioso central	**TMO**	trasplante de médula ósea
SOB	salpingooforectomía bilateral	**TNEP**	tumor neuroepidérmico primitivo
SOD	superóxido-dismutasa	**TNF**	factor de necrosis tumoral
SOP	síndrome del ovario poliquístico	**TPDP**	terapia de protones de dispersión pasiva
SPER	síndrome postencefalopatía reversible	**TPF**	docetaxel, cisplatino, fluorouracilo
SPI	sarcoma pleomorfo indiferenciado	**TRR**	tumor renal rabdoide
		TSH	tirotropina
SRCC	sarcoma renal de células claras	**TT**	tamaño tumoral
		TT/RA	tumor teratoide/rabdoide atípico
SRP	sarcoma retroperitoneal		
STB	sarcoma de tejidos blandos	**TW**	tumor de Wilms
SUH	síndrome urémico hemolítico	**UM**	unidades de monitor
SUV	valor estandarizado de captación	**VAA**	vincristina/actinomicina/ adriamicina
t/s/m	tránsito/satélite/ microsatélite	**VATS**	cirugía toracoscópica asistida por video
TACE	quimioembolización arterial transcatéter	**VCO**	volumen clínico objetivo
		VDC	vincristina, doxorrubicina, ciclofosfamida
TAM	macrófagos asociados con tumor	**VEB**	virus de Epstein-Barr
TAMO	trasplante autólogo de médula ósea	**VEF**	volumen de espiración forzada
TC	tomografía computarizada	**VEGF**	factor de crecimiento endotelial vascular
TC4D	tomografía computarizada en 4D	**VEO**	volumen de evaluación objetivo
TCG	tumores de células germinales	**VExO**	volumen de exploración objetivo
TCGA	The Cancer Genome Atlas	**VHB**	virus de la hepatitis B
TCHC	tomografía computarizada de haz cónico	**VHS**	virus del herpes simple
TCM	trasplante de células madre	**VIO**	volumen interno objetivo
TCMH	trasplante de células madre hematopoyéticas	**VMAT**	arcoterapia volumétrica modulada
		VMO	volumen de mucosa objetivo
TCR	receptor de linfocitos T		
TCTHE	tratamiento cutáneo total con haz de electrones	**VPH**	virus del papiloma humano

VPO	volumen de planeación objetivo	**VTC**	volumen tumoral contrastado
VPR	volumen de planeación del riesgo	**VTM**	volumen tumoral macroscópico
VSE	velocidad de sedimentación eritrocitaria	**WAGR**	Tumor de Wilms, Aniridia, anomalías Genitourinarias y Retraso mental
VT	volumen tratado	**wt**	tipo silvestre

ÍNDICE ALFABÉTICO DE MATERIAS

Los números de página seguidos de f indican figuras y los seguidos de t indican tablas.

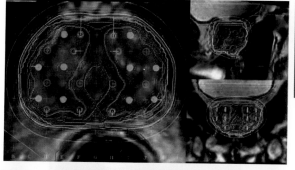

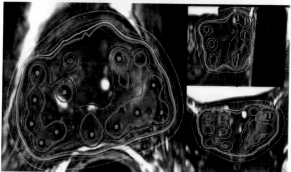

Figura 6-1 Ejemplo de preplanificación con RM para TDB (**A**) y de planificación para D0 (**B**) de un implante de monoterapia de braquiterapia con 144 Gy de I-125 para tratar el cáncer de próstata de riesgo intermedio. Se muestran las líneas de isodosis al 100%, 150% y 200%.

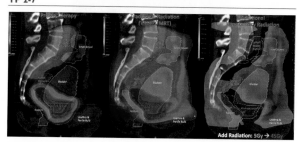

Figura 7-2 Plan comparativo que muestra la terapia de protones de intensidad modulada (*izquierda*) frente a un plan de VMAT/IMRT (*centro*). La dosis de radiación en exceso (*derecha*) se calcula restando el plan de terapia de protones del plan VMAT/IMRT.

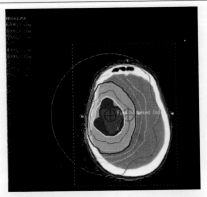

Figura 12-2 Plan representativo de un paciente con glioblastoma de grado IV. La línea de isodosis de 60 Gy (*blanca*) se puede ver rodeando la cavidad de resección roja/VTM (sombreado de color *rojo*). La línea de isodosis de 50 Gy (*azul*) cubre VTM + 2 cm (sombreado de color *bronceado*), que se expande para incluir una señal hiperintensa en la secuencia T2-FLAIR.

CB 5-2

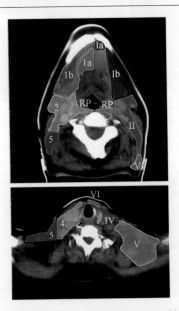

Figura 25-2 Imágenes de TC axiales que muestran los niveles nodulares a nivel del borde inferior de la mandíbula (*figura izquierda*) y la parte baja del cuello (*figura derecha*) (reimpreso de: Grégoire V, Levendag P, Ang KK, et al. CT-based delineation of lymph node levels and related CTVs in the node-negative neck: DAHANCA, EORTC, GORTEC, NCIC, RTOG consensus guidelines. *Radiother Oncol.* 2003;69(3):227-236. Copyright © 2003 Elsevier Ireland Ltd. Con autorización).

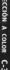

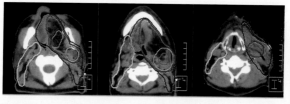

Figura 25-3 Paciente de 64 años de edad con EEC pT2N2a resecado (nódulo de 4.5 cm con EEC) de la lengua bucal reconstruido con un colgajo de pectoral tratado con quimioterapia. VTM (*verde*), VTM-N (*verde bosque*), VTM63 (*aguamarina*), VTM60 (*rojo*), VTM57 (*azul*) y VTM54 (*amarillo*) en 30 fracciones.

TIROIDES 5-28

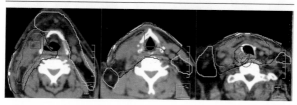

Figura 30-1 Paciente de 74 años de edad con cuatro resecciones previas por cáncer papilar de tiroides. Después de la cirugía, se encontró que tenía un nódulo de 3 cm en el nivel II derecho con EEC, nódulos en el nivel III derecho de grado 2/10 de hasta 2 cm, así como una masa en la pared lateral de la tráquea derecha resecada con márgenes quirúrgicos (+). Los contornos que se muestran son VTM-nódulo (*verde*), VCO63 (*violeta*), VCO60 (*rojo*), VCO57 (*azul*) y VCO54 (*amarillo*). El tratamiento se administró utilizando una sobreimpresión integrada simultánea en 30 fracciones.

PDCC 5-31

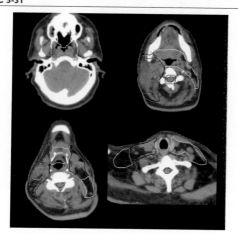

Figura 31-1 Volúmenes objetivo para NCPD con metástasis en los niveles nodulares linfáticos II-III izquierdos, mostrando VCO_HD (*rojo*), VCO_ID (*azul*) y VCO_ED (*amarillo*).

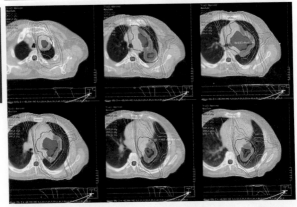

Figura 34-3 Plan de IMRT para CPCP de estadio limitado. La línea de isodosis de 45 Gy se muestra en *azul* alrededor de VPO (sombreado de color *azul cielo*), VCO (*bronceado*) y VTM (*rojo*). Nótese la preservación del pulmón contralateral.

ESÓFAGO 6-23

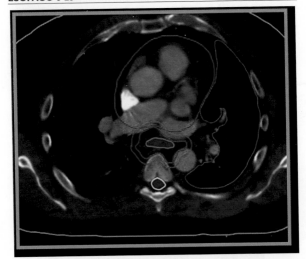

Figura 37-2 Imagen transversal representativa que ilustra los contornos típicos de un paciente con adenocarcinoma de esófago. Los contornos de VTM, VCO y VPO se muestran en *naranja*, *rojo* y *rosa*, respectivamente.

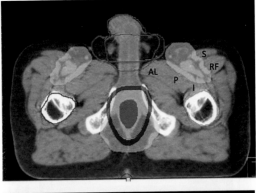

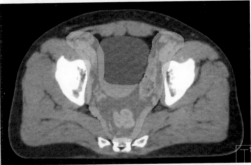

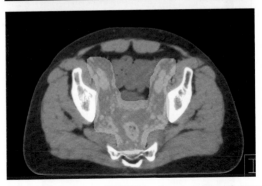

Figura 39-1 Atlas RTOG (utilizado para RTOG 0529). https://www.rtog.org/CoreLab/ContouringAtlases/Anorectal.aspx (Australasian GI Trials Group Atlas: Ng et al., *Int J Radiat Oncol Biol Phys*, 2012.; Inguinal Nodal Atlas: Kim et al., *Pract Rad Onc*, 2012).

PÁNCREAS 7-11

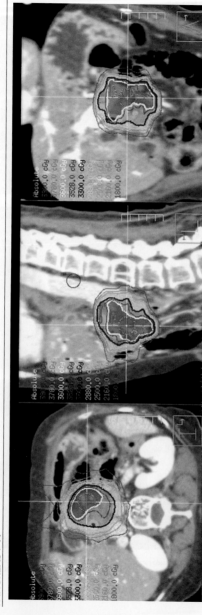

Figura 40-1 Imágenes representativas de cortes transversal axial, sagital y coronal (I → D) de un plan de tratamiento de SBRT para cáncer de páncreas localmente avanzado. La línea de isodosis *blanca* representa 36 Gy que abarca el sombreado de color *rojo*, que delimita VPO3 (interfase vaso-tumor menos VPR). La línea de isodosis *azul claro* representa 25 Gy, que abarca el contorno *amarillo* que representa VPO1 (tumor macroscópico + IVT + 3 mm). A este paciente se le colocaron fiduciales, que se utilizaron a diario para la guía de imágenes junto con TCHC.

ESTÓMAGO 7-15

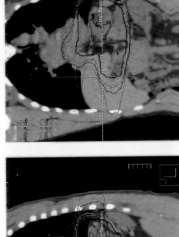
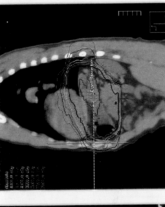
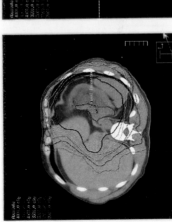

Figura 41-2 Imágenes de cortes transversal axial, sagital y coronal representativas (I → D) que ilustran un plan de tratamiento típico de IMRT de radiación preoperatoria para adenocarcinoma gástrico. La línea de isodosis de 45 Gy se muestra en *azul*, la cual engloba el VMO (*línea roja*) y los nódulos afectados y electivos, con una expansión de 1 cm. El tumor primario de este paciente se localizó en la unión gastroesofágica y se extendía 4 cm hacia el cardias.

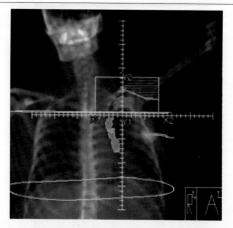

Figura 46-1 Diseño de campo supraclavicular/infraclavicular: RRD emparejada con campos tangentes no divergentes. Contornos: *azul*, nivel III axilar en RRD; *verde*, nódulos de la mama interna en los primeros tres espacios intercostales; *naranja*, cicatriz de mastectomía. Líneas: *amarillo*, bordes superior e inferior de campos tangentes. Bloques: *morado*, bloque de cabeza humeral.

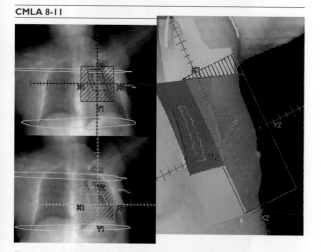

Figura 46-2 Diseño de campo CMI: RRD y renderizado de piel congruentes con los campos tangentes no divergentes y el campo supraclavicular. Contornos: *azul*, nivel III axilar en RRD; *verde*, nódulos de la mama interna en los primeros tres espacios intercostales; *naranja*, cicatriz de mastectomía. Líneas: *amarillo*, bordes superior e inferior de campos tangentes. Campos: *amarillo*, campo SCV oblicuo AP; *púrpura/aguamarina*, campos de CMI superior e inferior aposicionales; *rojo*, campo tangente medial.

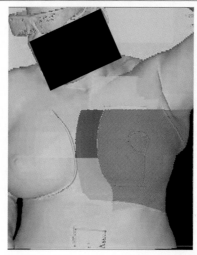

Figura 46-3 Representación compuesta de campos cutáneos de tratamiento totales (sin sobreimpresión). Campos: *amarillo*, campo SCV oblicuo AP; *púrpura/naranja*, campos de CMI superior e inferior aposicionales; campos tangentes *rojo/aguamarina*, medial y lateral.

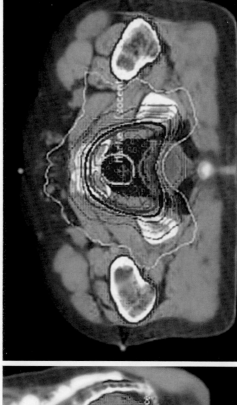

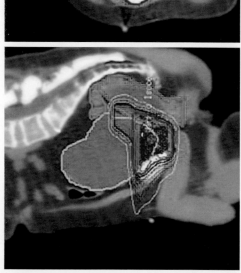

Figura 49-1 Vistas sagital y axial de un plan de radioterapia que trata la fosa prostática a 70 Gy (sombreado en *azul*) y la fosa seminal (sombreado en *amarillo*) a 63 Gy.

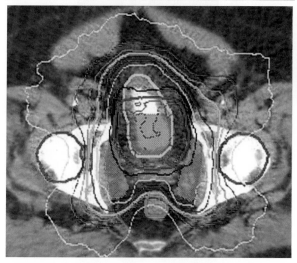

Figura 50-2 Plan de radiación para la conservación de la vejiga con IMRT usando 45 Gy (línea de isodosis *azul*) en 25 fracciones a los nódulos linfáticos y la vejiga completa, seguido de una sobreimpresión secuencial de la cavidad de resección de la vejiga a 64.8 Gy (línea de isodosis *roja*) en 26 fracciones.

CCU 10-3

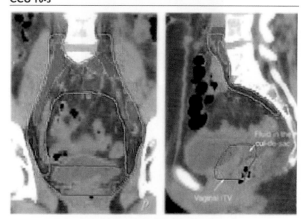

Figura 53-2 Línea de contorno *azul claro* en los planos coronal (*izquierda*) y sagital (*derecha*) que representa los nódulos linfáticos diana en un caso postoperatorio de cáncer de cuello uterino que se trató con IMRT. Nótese el VIO vaginal en *turquesa* (adaptado de Eifel and Klopp. Gynecologic Radiation Oncology, a practical guide. Wolters Kluwer, 2016).

ENDOMETRIO 10-7

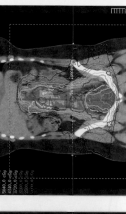

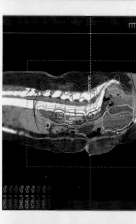

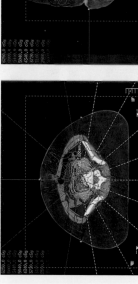

Figura 54-1 Plan de IMRT de campo extendido (RTCE). Se observa una línea de isodosis *azul* que representa 50.4 Gy y que cubre el VCO nodular y el VIO vaginal (*sombreado de color rojo*).

VULVA 10-13

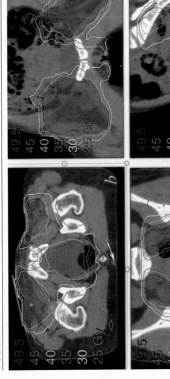

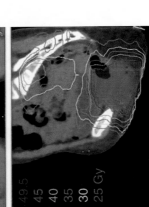

Figura 56-1 Plan de tratamiento representativo que ilustra la cobertura de los volúmenes clásicos del VCO (sombreado de color rojo) y VPO (sombreado de color púrpura) para una paciente con cáncer de vulva sometida a IMRT (adaptado de Eifel and Klopp. *Gynecologic Radiation Oncology: A Practical Guide*).

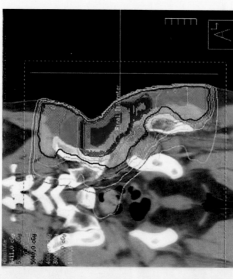

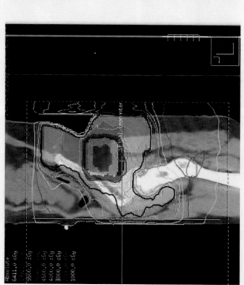

Figura 58-1 Imágenes sagitales y coronales (I → D) representativas de un plan de tratamiento de IMRT para un hombre de 40 años de edad en tratamiento con radioterapia adyuvante después de la resección R0 de un TNEP de grado III del miembro inferior izquierdo. El uso de IMRT en este caso permitió reducir la dosis a la cabeza femoral izquierda/fémur proximal. La *línea roja* de isodosis representa 59.92 Gy (que cubre el VTM) y la *azul*, 50.40 Gy (que cubre el VCO).

MELANOMA 11-8

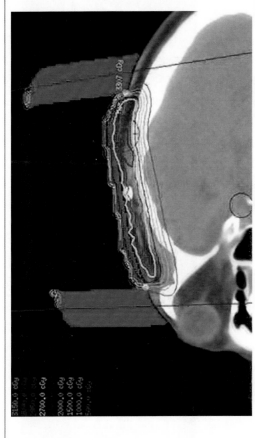

Figura 59-1 Plan de tratamiento de muestra de radioterapia para un paciente con un melanoma en la piel cabelluda. Este paciente fue tratado de manera postoperatoria con electrones al lecho tumoral a una dosis total de 30 Gy en 5 fracciones. Nótese la línea de isodosis de 27 Gy en *amarillo*, que se utiliza para evaluar la cobertura objetivo. Los puntos calientes de 30 Gy se ven en *rojo*.

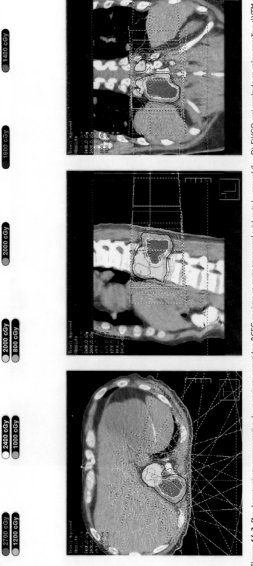

Figura 66-3 Plan de tratamiento representativo de un paciente sometido a RCEC en vistas en corte transversal axial, sagital y coronal (I → D). El VCO está resaltado en color *amarillo* y el VTM en *rojo*. La línea de isodosis *azul* representa 16 Gy y la línea de isodosis *blanca*, 24 Gy. Este paciente fue tratado con una fracción única.

2700 cGy
2400 cGy
2000 cGy
2000 cGy
1600 cGy
1400 cGy
1200 cGy
1000 cGy
800 cGy